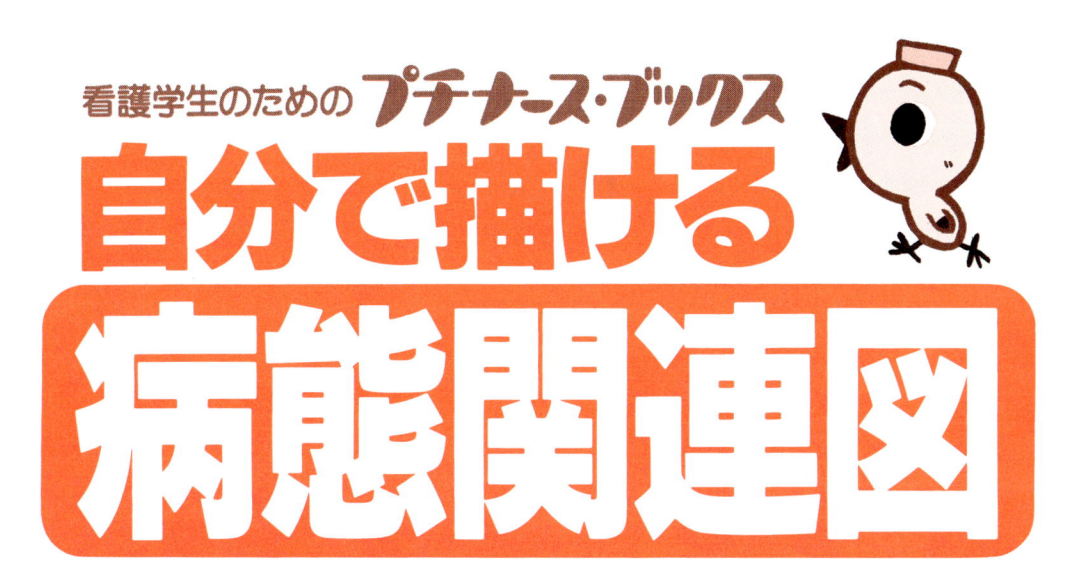

看護学生のための **プチナース・ブックス**

自分で描ける 病態関連図

[編集] 山岸節子　諏訪赤十字看護専門学校
[著] 諏訪赤十字看護専門学校

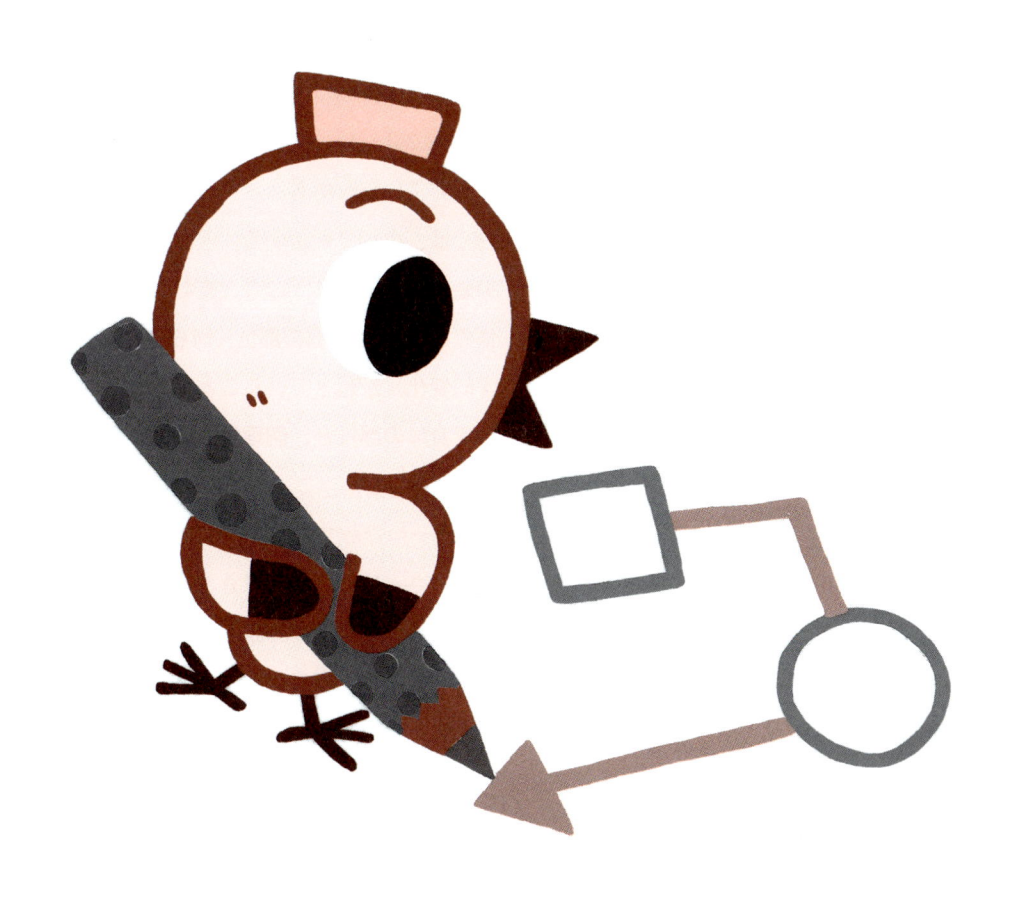

照林社

序文

元・諏訪赤十字看護専門学校
副学校長　原 宏子
Hiroko Hara

　本書は、看護学生が実習で看護を展開していくとき、受け持った患者さんの健康の障害をより早く理解し、看護の方向性を見いだすために考え出した病態関連図を記述したものです。

　近年、科学的な思考・自己学習力を高める等、看護を学ぶ学生に求められるものは多大なものがあります。みなさんは、大変な努力で学習をしていますが、その努力ほどには知識が積み重ならず、四苦八苦しているのが現状のようです。授業で解剖生理学、病理学等をかなりの時間を費やして学んでいますが、どうしても単独で断片的な知識を覚えるにとどまってしまっています。

どうすれば100の疾患を理解することができるでしょうか

　みなさんが実習に出て受け持った患者さんの健康障害を考えるとき、まず患者さんにつけられている診断名を手がかりに学習に入っていくことと思います。このとき、みなさんは疾患について学習することになりますが、平面的な理解に終わってしまって、残念なことに、今まで学習してきている知識があまり生かされず役立っていません。受け持ち患者さんが変われば、また一から学習することになり、なかなか理解につながらず、知識の積み重ねはかなり困難です。こうなると、たとえば100の疾患があったとすると、みなさんは100の疾患を学習し、覚えなくてはなりません。

　これでは、短い学習年限ですべてを理解するのが非常に困難であるといえます。そこで、当校では、少しでも効率的に理解させたいとの思いから、以下のように考えました。**疾患は「身体のどこかで（障害の部位）、何らかの変化（病理学的変化）が起きていること」**であるから、**疾患を身体の部位と、病理学的変化の組み合わせで考える**、ということです。そうすれば、100の疾患を一つひとつ覚えなくてもよいわけです。

　みなさんは、実習で患者さんを受け持ちますが、その90％以上は診断名がついています。そこで当校では、**疾患を部位と病理学的変化に分解**して、それぞれの知識を押さえなおした後、**再度組み合わせる作業をする**学習で理解させるようにしました。

　解剖生理の正常な役割・機能をもとにして、病理学的変化の関連図を重ねて考えると疾患の

理解ができるようになります（しかし、この考え方で疾患すべてが解決するわけではありません。この考え方で補いきれない疾患もあります）。

この考えを進めていくためには、
① 解剖生理学をきちんと理解しておくこと。
② 病理学総論で学んだ病変（炎症・腫瘍・出血・梗塞）をきちんと理解しておくこと。

以上の2点が前提となります。

その方法は、

1) まず疾患を①部位、②病理学的変化に分解し整理します（これを怠ると100の疾患を覚えなければなりません。授業などですでに学習が済んでいるところなので自己学習できます）。
2) 次に、①部位のもつ役割・機能、②病理学的変化を再度組み合わせ、重ね合わせて考えます。

病理学的変化による画期的な病態関連図

本書は、この病理学的変化を関連図にしたことが特徴です。この関連図を使って、①部位のもつ役割・機能、②病理学的変化を再度組み合わせ、重ね合わせて考えることにより、思考が育つことにもなります。①と②を基礎に、分解と組み合わせを意識して行い、訓練を重ねれば、何例か学習した後には頭の中で疾患の成り行きが大づかみに浮かんでくることうけあいです。

また、病理学的変化の成り行きの共通性もわかるようになると、きっと学習がおもしろくなります。みなさんの努力が実を結ぶ瞬間が訪れるわけです。

しかし、ここまで来るためにしてはいけないことが1つあります。それは、部位のもつ役割・機能と病理学的変化を再度組み合わせ、重ね合わせることを自分でせず、友人のものや本を丸写しにすることです。これだけはしてはいけません。いつまでたっても思考力がつきません。はじめは苦しくても、何例か丁寧に学習した後にはおもしろいほどわかってきます。また、自分のどこがわからないかも明らかになりますので、自ら学習が深められます。この考えを使って看護の方向を見いだし、よりよいケアのできる人に育って欲しいと願っています。

本書はプチナース1999年5月・6月増刊号に加筆、訂正を加え、一冊にまとめたものです。

謝辞
　本書の執筆に当たり、病理学的変化や病態関連図に関して私たちの疑問に納得行くまで説明してくださり、助言をいただいた当校の解剖生理学、病理学講師の成家庄二先生に心より感謝いたします。

本書の学習のしかた

諏訪赤十字看護専門学校

まず、身体のどこで、何が起きているのかを把握する

これからの学習について具体的に説明します。

疾患を理解するには、身体の「どこで」、「何が起きているか」というように分解するとわかりやすくなります。

A. 身体のどこで

身体の各部分はそれぞれ役割・機能をもっています。その役割・機能が障害されます（以後、**障害の場**と呼びます）。

B. 何が起きているか

病理学の総論で学んだ病気の一般的特徴（以後、**病理学的変化**と呼びます）です。

病理学的変化は、**炎症、腫瘍、出血、梗塞**の4つに大きく分けられます。

分解したA、Bをベースに、順をおって疾患を理解していきます。

1) 障害の場は、身体のなかでどんな役割・機能をもっているかを明らかにします。
2) 病理学的変化がもたらす細胞や組織、機能の変化を大まかにとらえます。
3) 「場の機能」と「病理学的変化」とを組み合わせることで、病気により出現する一般的特徴、すなわちどこが、どう影響をうけ、どう身体が変化していくのかが明確になります。そして、それぞれの病気に現れる症状が導き出されます。さらに、治療や検査のつながりを明らかにできます。

障害の場と病理学的変化の交叉した部分

それでは具体的に考えてみましょう。

例えば、肺炎を分解すると障害の場－肺、病理学的変化－炎症となります。

では、この**表1**で肺炎をみてみましょう。

障害の場の「肺」と病理学的変化の「炎症」のクロスしたところに肺炎があることがわかりますか。

つまり、**肺炎とは肺という場（部位）に炎症という病理学的変化がおきたもの**とわかります。

もう1つ例を出してみましょう。

肝癌は（**表1**には肝癌は記していませんが）**肝臓という場に、悪性腫瘍という病理学的変化がおきたもの**です。

ここで場の正常な機能を肺、肝臓について理解し、病理学的変化の炎症、悪性腫瘍について学んでおくならば、これを組み合わせると肺炎、肺癌、肝炎、肝癌が理解できることになります。このように、「障害の場」と「病理学的変化」を組み合わせることにより、多くの疾患の理解ができるのです。

以上のような考えをまとめるのに「関連図（sequence of events）」を用います。関連図では連

表1　病理学的変化と障害の場

障害の場（A） ＼ 病理学的変化（B）	炎症	腫瘍	循環障害		その他
			梗塞	出血	
脳			脳梗塞	脳出血 クモ膜下出血	
肺・気管支	肺炎 喘息	肺癌			
心臓			心筋梗塞		
胃		胃癌			
腸	胃腸炎	大腸癌			
肝臓	肝炎				肝硬変
膵臓		膵臓癌			
骨・関節・筋	慢性関節リウマチ				大腿骨頸部骨折 椎間板ヘルニア
内分泌					糖尿病
腎・排泄					慢性糸球体腎炎
造血器		白血病			
女性生殖器		子宮癌 子宮筋腫			

この表は本書で展開していく疾患を「障害の場」と「病理学的変化」が一目でわかるようにしたものです。

続して起こる成り行きを一定順序に配列し、これを線で結び、それらの関係を明らかにします。

関連図は共通性を重視し、単純化し、特殊なものは除いてあります。ここで重視したいことは関連図でのルートであり、思考のルートです。23ページまでの病理学的変化の病態関連図とその解説を学習し、28ページ以降具体的な疾患の病態関連図や事例を理解してください。

本書では、この手順を理解しやすいように以下のような構成で進めます。また、各疾患には、それぞれの応用編として事例を出して関連図の活かし方を示しました。

病理学的変化についての関連図とその解説
疾患の関連図とその解説
　関連図の解説では
　　1. 場の機能
　　2. 病理学的変化の定義
　　3. 疾患の概要
　　4. 成り行き
　　5. 症状・障害（成り行きで説明した、病理学的変化による症状と機能の障害について大事なことをピックアップしまとめたものです）
　　6. 検査（疾患によっては理解しやすいように、検査と治療が一緒に説明してあるものもあります）
　　7. 治療
　の順で解説していきます。
事例とその解説
病理学的変化は同じで障害の場が違う疾患の比較
障害の場は同じで病理学的変化が違う疾患の比較

なお、病気の一般的特徴は他にも、先天的異常、代謝障害などがあります。しかし、今回は最も代表的な4つに絞りました。なお、骨折は病理学的変化ではありませんが、各部位の骨折を理解していくベースとなるため最後に入れました。

目　次

序　文 …………………………………………………… 2
本書の学習のしかた …………………………………… 4

病理学的変化

①炎　症
炎症の病態関連図 ……………………………… 10
炎　症 …………………………………………… 12

②腫　瘍
腫瘍の病態関連図 ……………………………… 14
悪性腫瘍 ………………………………………… 16

③梗　塞
梗塞の病態関連図 ……………………………… 18
梗　塞 …………………………………………… 19

④出　血
出血の病態関連図 ……………………………… 20
出　血 …………………………………………… 22
●おたすけメモ：
　出血量・出血の場が問題 …………………… 23

骨折の病態関連図 ……………………………… 24
骨　折 …………………………………………… 26

病理学的変化別の疾患

■炎　症
肺炎の病態関連図 ……………………………… 28
肺　炎 …………………………………………… 30
事例：肺炎（細菌性肺炎） …………………… 32
事例の解説：肺炎 ……………………………… 34

気管支喘息の病態関連図 ……………………… 36
気管支喘息 ……………………………………… 38
事例：気管支喘息 ……………………………… 42
事例の解説：気管支喘息 ……………………… 44

急性胃腸炎の病態関連図A …………………… 46
急性胃腸炎の病態関連図B …………………… 48
急性胃腸炎の病態関連図C …………………… 50
急性胃腸炎 ……………………………………… 51
事例：急性胃腸炎 ……………………………… 56
事例の解説：急性胃腸炎 ……………………… 58

急性肝炎の病態関連図 ………………………… 60
急性肝炎 ………………………………………… 62
●おたすけメモ：病態関連図を使って
　実際の患者の病気を理解していく方法 …… 65

事例：急性肝炎 ………………………………… 66
事例の解説：急性肝炎 ………………………… 68

慢性関節リウマチの病態関連図 ……………… 70
慢性関節リウマチ ……………………………… 72
事例：慢性関節リウマチ ……………………… 76
事例の解説：慢性関節リウマチ ……………… 78

■病理学的変化は同じで、
　障害の場が違う疾患：肺炎と肝炎 ………… 80

●おたすけメモ：
　障害の場が違う疾患の理解の方法 ………… 81

■腫　瘍
肺癌の病態関連図 ……………………………… 82
肺　癌 …………………………………………… 84
事例：肺癌 ……………………………………… 86
事例の解説：肺癌 ……………………………… 88

胃癌の病態関連図 ……………………………… 90
胃　癌 …………………………………………… 92
事例：胃癌 ……………………………………… 94
事例の解説：胃癌 ……………………………… 96

大腸癌の病態関連図 …………………………… 98
大腸癌 …………………………………………… 100
事例：大腸癌 …………………………………… 102
事例の解説：大腸癌 …………………………… 104

膵癌の病態関連図 ……………………………… 106
膵　癌 …………………………………………… 108
事例：膵癌 ……………………………………… 112
事例の解説：膵癌 ……………………………… 114

急性白血病の病態関連図 ……………………… 116
急性白血病 ……………………………………… 118
事例：急性白血病 ……………………………… 120
事例の解説：急性白血病 ……………………… 122

子宮頸癌の病態関連図 ………………………… 124
子宮頸癌 ………………………………………… 126

- ●おたすけメモ：
  子宮頸癌と子宮体癌の比較 ……………… 128
  事例：子宮頸癌 ……………………………… 130
  事例の解説：子宮頸癌 ……………………… 132

  子宮筋腫の病態関連図 ……………………… 134
  子宮筋腫 ……………………………………… 135
  事例：子宮筋腫 ……………………………… 138
  事例の解説：子宮筋腫 ……………………… 139
- ■病理学的変化は同じで、障害の場が違う
  疾患の比較：肺癌と胃癌 ………………… 140

■梗 塞
心筋梗塞の病態関連図 ……………………… 142
心筋梗塞 ……………………………………… 144
事例：心筋梗塞 ……………………………… 146
事例の解説：心筋梗塞 ……………………… 148

脳梗塞の病態関連図 ………………………… 150
脳梗塞 ………………………………………… 152
事例：脳梗塞 ………………………………… 156
事例の解説：脳梗塞 ………………………… 158
- ■病理学的変化は同じで、障害の場が違う
  疾患の比較：脳梗塞と心筋梗塞 ……… 160

■出 血
脳出血の病態関連図 ………………………… 162
脳出血 ………………………………………… 164
事例：脳出血 ………………………………… 168
事例の解説：脳出血 ………………………… 170

クモ膜下出血の病態関連図 ………………… 172
クモ膜下出血 ………………………………… 174
事例：クモ膜下出血 ………………………… 182
事例の解説：クモ膜下出血 ………………… 184
- ■病理学的変化は同じで、障害の場が違う
  疾患の比較：脳出血とクモ膜下出血 ……… 188

- ■障害の場は同じで、病理学的変化が違う
  疾患の比較：脳梗塞と脳出血 …………… 190
- ●おたすけメモ：病態関連図をどう生かすか
  ──病態関連図の使用例 ………… 193
- ■障害の場は同じで、病理学的変化が違う
  疾患の比較：肺炎と肺癌 ………………… 194
- ■障害の場は同じで、病理学的変化が違う
  疾患の比較：子宮筋腫と子宮頸癌 ……… 196

■その他
肝硬変の病態関連図 ………………………… 198
肝硬変 ………………………………………… 200
事例：肝硬変 ………………………………… 204
事例の解説：肝硬変 ………………………… 206

大腿骨頸部骨折の病態関連図 ……………… 210
大腿骨頸部骨折 ……………………………… 212
事例：大腿骨頸部骨折 ……………………… 214
事例の解説：大腿骨頸部骨折 ……………… 216
- ●おたすけメモ：
  自分で病態関連図を描いてみよう ……… 217

腰椎椎間板ヘルニアの病態関連図 ………… 218
腰椎椎間板ヘルニア ………………………… 219
事例：腰椎椎間板ヘルニア ………………… 222
事例の解説：腰椎椎間板ヘルニア ………… 223

糖尿病の病態関連図 ………………………… 224
糖尿病 ………………………………………… 226
- ●おたすけメモ：病理学的変化が基にない
  疾患の病態関連図はどう描くか ………… 229

事例：糖尿病 ………………………………… 230
事例の解説：糖尿病 ………………………… 232

慢性糸球体腎炎の病態関連図 ……………… 233
慢性糸球体腎炎 ……………………………… 234
事例：慢性糸球体腎炎 ……………………… 236
事例の解説：慢性糸球体腎炎 ……………… 237

索 引 ……………………………………… 238

- ■ひとくちメモ
  肝炎…63／肝硬変・メドゥーサの頭…209／糖尿病の患者さんに関わる時…228

表紙デザイン：桜庭文一 ＋ ciel
表紙イラスト：大村みどり
本文デザイン：有限会社エディット
本文イラストレーション：江頭剛、笹野喜嗣、NIWAKO

執筆者一覧

■編集
山岸　節子　諏訪赤十字看護専門学校副学校長

■執筆
小栗ひろみ　諏訪赤十字看護専門学校専任教師
岡崎みち子　諏訪赤十字看護専門学校教務主任
山岸　節子　諏訪赤十字看護専門学校副学校長
山田みどり　諏訪赤十字看護専門学校専任教師
小平　孝子　諏訪赤十字看護専門学校専任教師
登内　秀子　諏訪赤十字看護専門学校専任教師
中村まゆみ　諏訪赤十字看護専門学校専任教師
高山　美佳　諏訪赤十字看護専門学校専任教師
新井　美紀　諏訪赤十字病院看護係長
北澤　　忠　諏訪赤十字看護専門学校専任教師
植松　洋子　元・諏訪赤十字看護専門学校専任教師
原　　宏子　元・諏訪赤十字看護専門学校副学校長

病理学的変化

① 炎症 … 10
② 腫瘍 … 14
③ 梗塞 … 18
④ 出血 … 20
骨　折 … 24

病理学的変化別の疾患

炎症
肺炎 … 28
気管支喘息 … 36
急性胃腸炎 … 46
急性肝炎 … 60
慢性関節リウマチ … 70

腫瘍
肺癌 … 82
胃癌 … 90
大腸癌 … 98
膵癌 … 106
急性白血病 … 116
子宮頸癌 … 124
子宮筋腫 … 134

梗塞
心筋梗塞 … 142
脳梗塞 … 150

出血
脳出血 … 162
クモ膜下出血 … 172

その他
肝硬変 … 198
大腿骨頸部骨折 … 210
腰椎椎間板ヘルニア … 218
糖尿病 … 224
慢性糸球体腎炎 … 233

病理学的変化 1

炎症の病態関連図

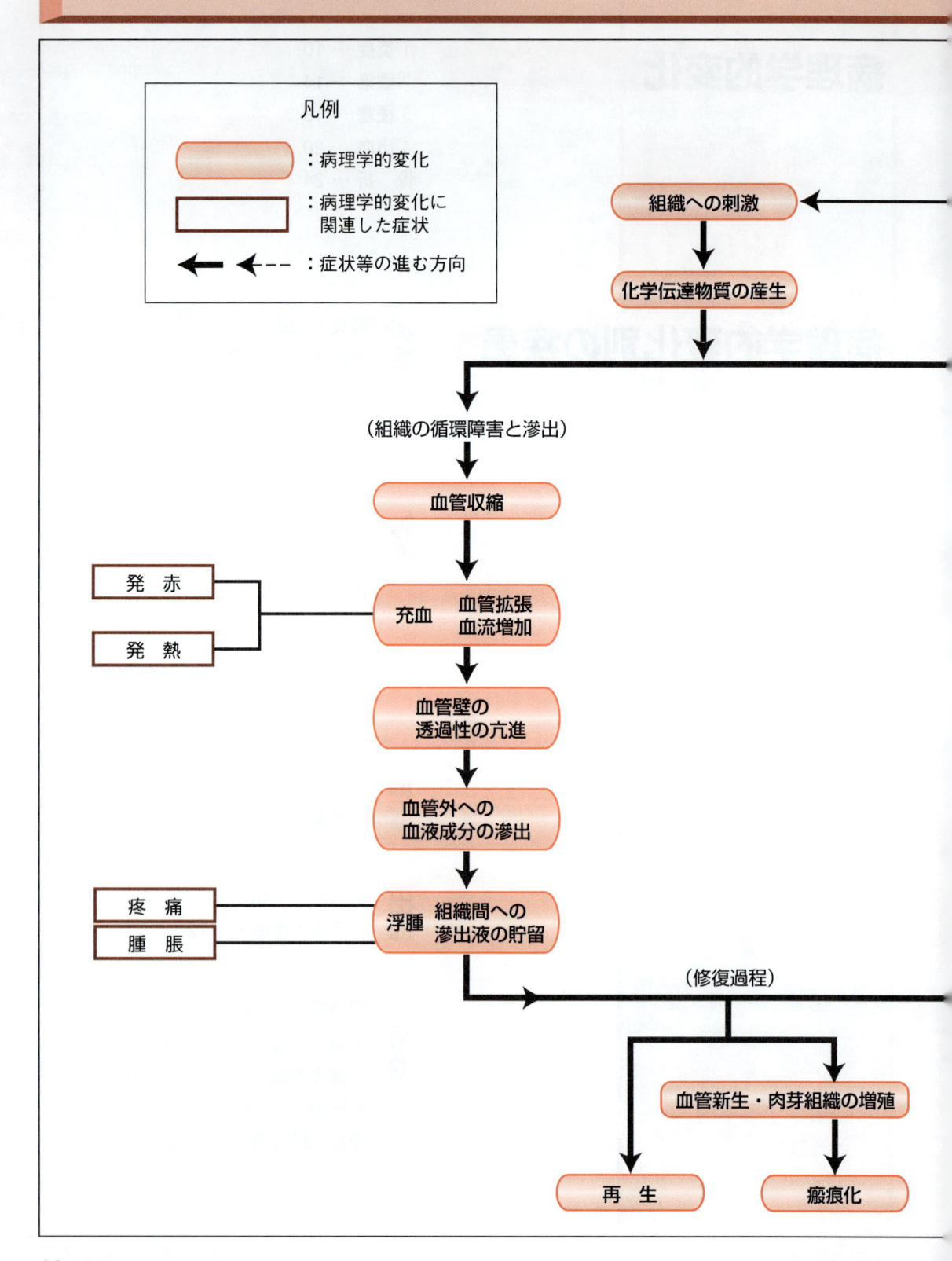

凡例
- ⬭（桃色）：病理学的変化
- ⬭（白）：病理学的変化に関連した症状
- ←　←--：症状等の進む方向

組織への刺激
↓
化学伝達物質の産生
↓
（組織の循環障害と滲出）
↓
血管収縮
↓
充血　血管拡張・血流増加 ── 発赤／発熱
↓
血管壁の透過性の亢進
↓
血管外への血液成分の滲出
↓
浮腫　組織間への滲出液の貯留 ── 疼痛／腫脹
↓
（修復過程）
↓
血管新生・肉芽組織の増殖
↓
再生　　瘢痕化

●炎症とは障害性の刺激に対する組織の反応である

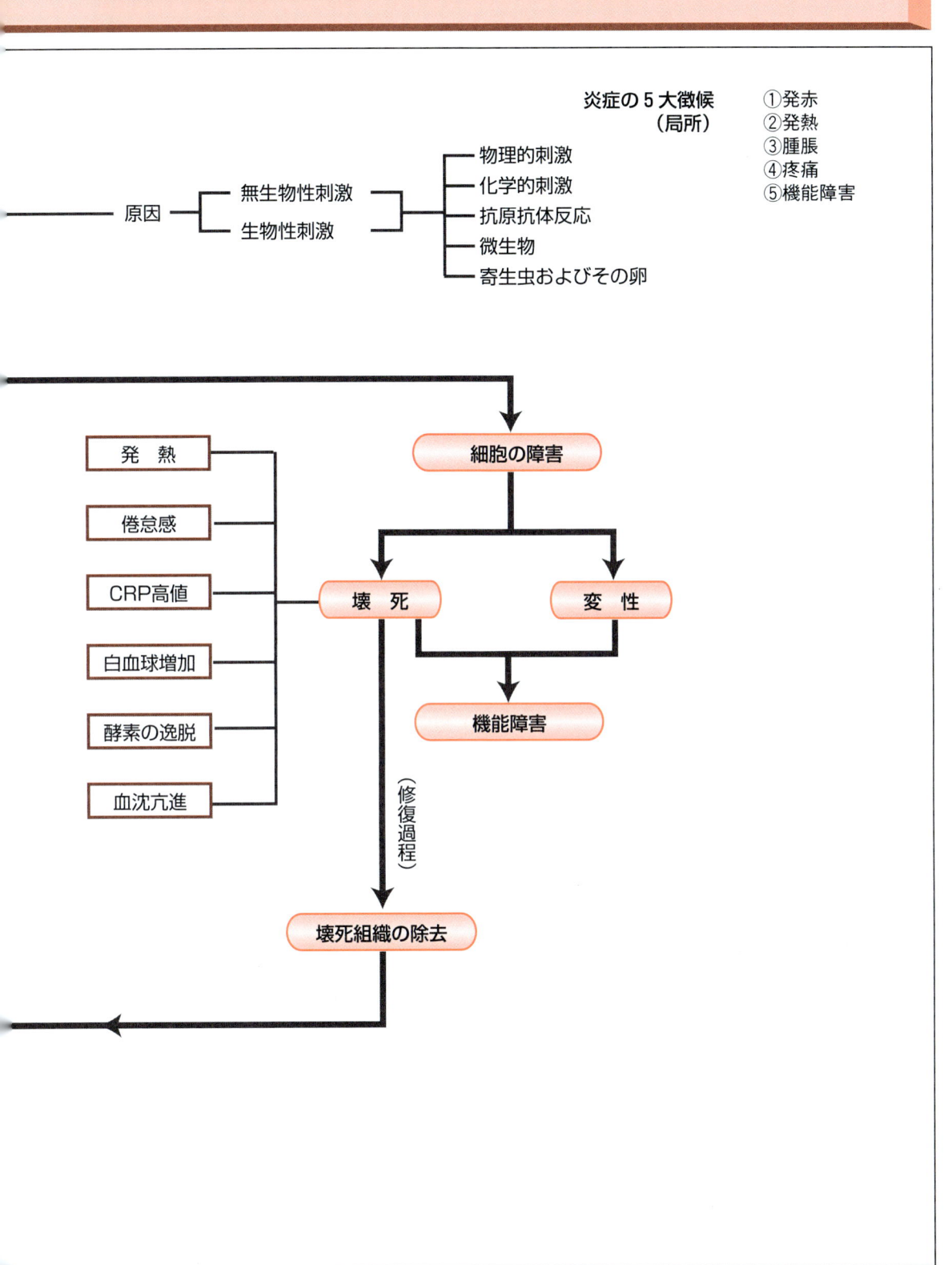

```
                                    炎症の5大徴候      ①発赤
                                      （局所）        ②発熱
                          ┌─ 物理的刺激              ③腫脹
              ┌─ 無生物性刺激 ─┼─ 化学的刺激              ④疼痛
── 原因 ──┤              ├─ 抗原抗体反応             ⑤機能障害
              └─ 生物性刺激  ─┼─ 微生物
                          └─ 寄生虫およびその卵
```

```
                           ↓
   ┌─ 発　熱 ─┐         細胞の障害
   ├─ 倦怠感 ─┤         ┌────┴────┐
   ├─ CRP高値 ┼── 壊　死         変　性
   ├─ 白血球増加┤         └────┬────┘
   ├─ 酵素の逸脱┤            機能障害
   └─ 血沈亢進 ─┘
                  │(修復過程)
                  ↓
              壊死組織の除去
                  ↓
              ←──
```

炎症

脳
肺・気管支
心臓
胃
腸
肝臓
膵臓
骨・関節・筋
内分泌
腎・排泄
造血器
女性生殖器

炎症

1．定義

障害性の刺激に対して起こる組織の反応で、次の3つの現象が組み合わされたものです[1]。
①細胞の障害
②組織の循環障害と滲出
③肉芽組織の増殖

2．原因

障害性の刺激を起こす原因としては、無生物性刺激と生物性刺激の2種類があります。物理的刺激には外傷・熱・寒冷・放射線など、化学的刺激には酸・アルカリなど、抗原抗体反応にはアレルギーなどが挙げられます。微生物による炎症には、病原体の刺激によって起こる感染症一般で細菌、ウイルスなどがあります。また寄生虫およびその卵も炎症を起こします。

3．成り行き

上記のような原因により、身体にとって有害な刺激があると化学伝達物質が産生されます。化学伝達物質は、その作用により2つの現象を起こします。では、前ページの炎症の病態関連図の右側の「細胞の障害」、次に左側の「組織の循環障害と滲出」の順に説明します。

1）細胞の障害

細胞の障害とは、細胞が生存に適さない環境におかれると、その機能を十分発揮できなくなるか、または機能を失い、時には死に至ることです。すなわち、障害を受けた細胞は**変性**、**壊死**という変化が現れます。

細胞の変性とは、障害を受けつつもどうにか生きている状態で、まだ回復可能な細胞の状態のことです。また、**壊死とは細胞の死のことで**す。

細胞の障害による特徴的な部分を以下に説明します。

①機能障害：細胞の集まりは組織と呼ばれ、組織の集まりが器官となります。細胞が障害され変性、または壊死に陥ると、組織や器官の機能は障害されます。
②酵素の逸脱：壊死に陥った細胞は崩壊し、細胞の中味が出てきます。
③CRP高値：組織の炎症、損傷などに反応して血漿蛋白（C反応性蛋白）が血中に増加します。
④発熱：細胞・組織の分解産物が体温調節中枢を化学的に刺激し、発熱が起きます。
⑤白血球数増加：生体への刺激に対する反応として、その他から白血球が増加します。
⑥血沈亢進：赤血球沈降速度は組織の破壊吸収の異常を反映して亢進します。
⑦倦怠感：これは原因が複雑であり、特定はできません。

2）組織の循環障害と滲出（図1）

正常な状態で組織を養っている末梢の細動脈が強く収縮することによって、組織は虚血の状態となります。その後間もなく細動脈は開き、今度は細静脈が収縮します。静脈への血液の流出は妨げられ、毛細血管は拡張して充血の状態となります。血流が増加すると、その部位は赤くなり（**発赤**）、熱をもちます（**発熱**）。

炎症で充血状態になると、毛細血管は血液を満たし、いっぱいに押し広げられます。毛細血管の内皮細胞と内皮細胞のつなぎ目は離れ、わずかのすき間が拡大し（**血管壁の透過性の亢進**）、すき間から普段出られない血漿蛋白や血球成分が血管外へ漏れ出します（**滲出**）。これらは組織間に貯留することになります。

滲出液は周囲より浸透圧が高いため、水がさらに集まります（**浮腫**）。この浮腫は組織の腫脹

として観察されます。これら漏れ出た血液成分は感染した病原体が周囲に広がらないように働きます。また、滲出液が関係する化学伝達物質により、疼痛が出ます。局所的な機能障害は、腫脹と疼痛から起きます。

こうして、1）細胞の障害、2）組織の循環障害の結果、最後に組織の浄化と修復が行われます。

3）肉芽組織の増殖

マクロファージは、壊死に陥った細胞の残骸などを貪食します。一方、肉芽組織は、破壊され欠損が生じた部分を埋めようと増殖してきます。そして、最後に硬い線維の塊になります（瘢痕化）。細胞の種類によっては再生による復元が行われます。

引用文献
1）高橋徹：標準看護学講座6 病理学、p.65、p.66、金原出版、1998

このようにして、炎症の起きた局所には5大徴候（図2）として、**発赤、発熱、腫脹、疼痛、機能障害**が現れます。

1）障害性の刺激：何らかの意味で身体にとり有害
2）化学伝達物質：組織が障害されると、崩壊した細胞や血小板などからヒスタミンやロイコトリエンなどが放出される。
3）組織の反応：刺激によりもたらされた身体の障害を何らかの仕方で取り除こうとする防御反応
4）CRP＝C反応性蛋白：急性の組織損傷、急性炎症、感染症において血中に増加する血漿蛋白。急性期蛋白の代表。疾患の重症度、経過、予後などの指標となる。

図1　炎症における循環の変化と滲出の発生[1]

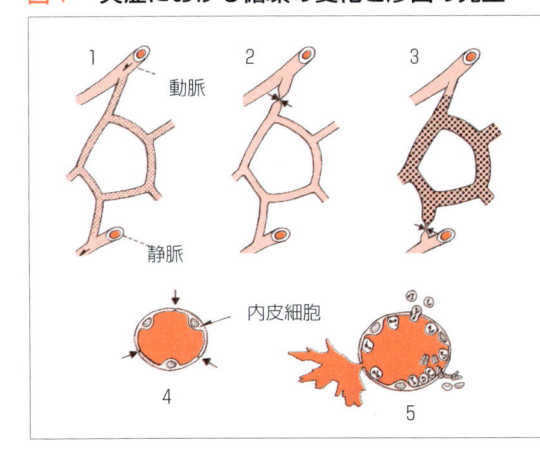

1．正常な毛細血管の循環を示す
2．毛細血管の入口（細動脈）での収縮（矢印）。
3．毛細血管の出口（細静脈）での収縮（矢印）。毛細血管には充血が発生する。
4．正常な状態（1）での毛細血管の断面。内皮細胞のつなぎ目（矢印）は閉じている。
5．充血状態（3）での毛細血管の断面。内皮細胞のつなぎ目が開き、すきまからフィブリノーゲン・白血球・赤血球などがもれ出ていく

図2　炎症の5大徴候

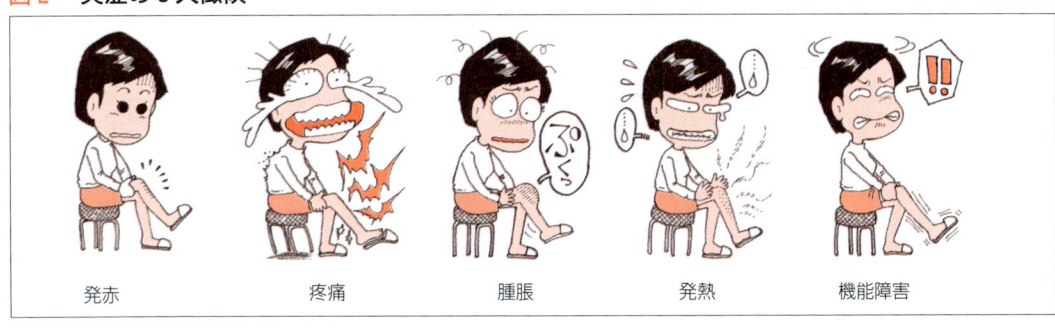

発赤　　疼痛　　腫脹　　発熱　　機能障害

病理学的変化 ②

腫瘍の病態関連図

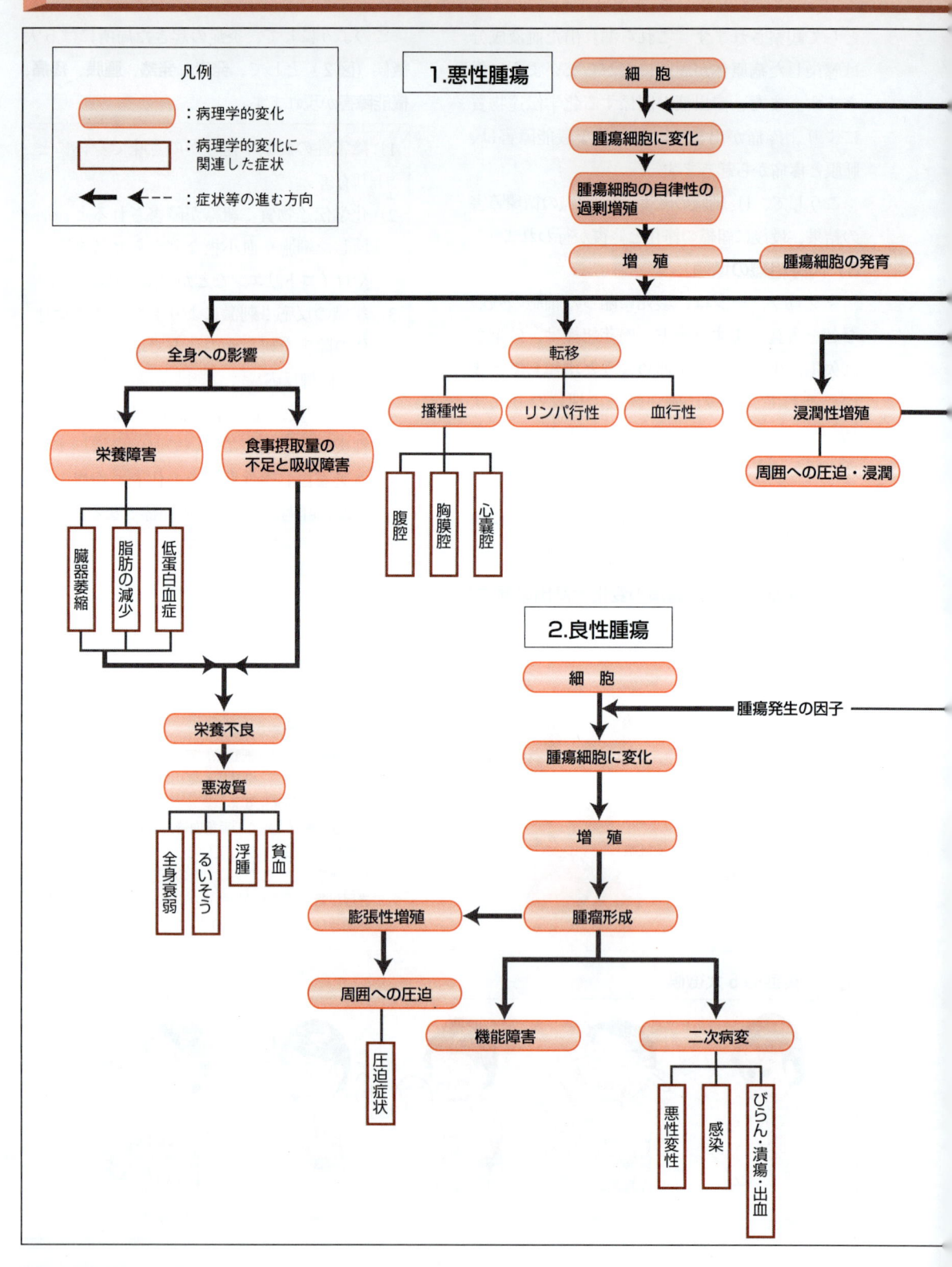

凡例
- ▭ :病理学的変化
- ▭ :病理学的変化に関連した症状
- ← ←-- :症状等の進む方向

1. 悪性腫瘍

細胞 → 腫瘍細胞に変化 → 腫瘍細胞の自律性の過剰増殖 → 増殖 ─ 腫瘍細胞の発育

増殖から分岐:
- 全身への影響
  - 栄養障害
    - 臓器萎縮
    - 脂肪の減少
    - 低蛋白血症
  - 食事摂取量の不足と吸収障害
  - → 栄養不良 → 悪液質
    - 全身衰弱
    - るいそう
    - 浮腫
    - 貧血
- 転移
  - 播種性
    - 腹腔
    - 胸膜腔
    - 心嚢腔
  - リンパ行性
  - 血行性
- 浸潤性増殖
  - 周囲への圧迫・浸潤

2. 良性腫瘍

細胞 ← 腫瘍発生の因子 → 腫瘍細胞に変化 → 増殖 → 腫瘤形成

腫瘤形成から分岐:
- 膨張性増殖 → 周囲への圧迫 → 圧迫症状
- 機能障害
- 二次病変
  - 悪性変性
  - 感染
  - びらん・潰瘍・出血

●腫瘍とは身体組織に由来する自律的な過剰増殖をおこしたもの

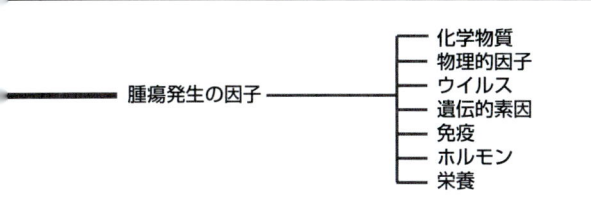

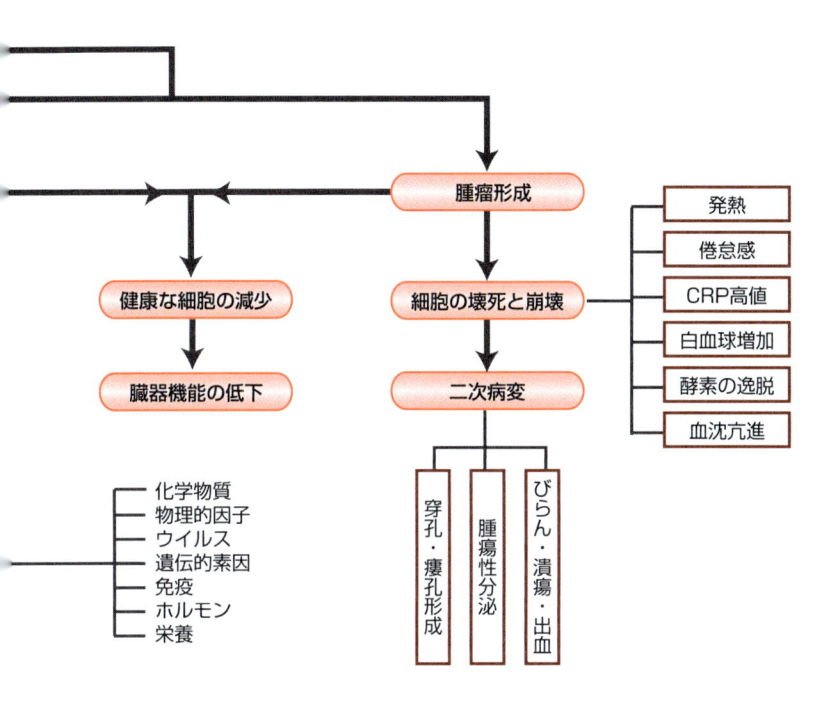

腫瘍発生の因子
- 化学物質
- 物理的因子
- ウイルス
- 遺伝的素因
- 免疫
- ホルモン
- 栄養

腫瘤形成 → 細胞の壊死と崩壊 → 二次病変

細胞の壊死と崩壊:
- 発熱
- 倦怠感
- CRP高値
- 白血球増加
- 酵素の逸脱
- 血沈亢進

健康な細胞の減少 → 臓器機能の低下

二次病変:
- 穿孔・瘻孔形成
- 腫瘍性分泌
- びらん・潰瘍・出血

- 化学物質
- 物理的因子
- ウイルス
- 遺伝的素因
- 免疫
- ホルモン
- 栄養

腫瘍

脳
肺・気管支
心臓
胃
腸
肝臓
膵臓
骨・関節・筋
内分泌
腎・排泄
造血器
女性生殖器

腫瘍 15

悪性腫瘍

1．定義

　腫瘍とは、細胞が腫瘍細胞に変わり、自律性の過剰増殖を起こしたものです。腫瘍は、良性腫瘍と悪性腫瘍に分けられます。良性腫瘍は、腫瘍による宿主の被害が局所的で、生命の危険がほとんどないものをいいます。また、悪性腫瘍とは、放置すれば必ず患者の命を奪う腫瘍のことです。悪性腫瘍は転移と浸潤を起こします。悪性腫瘍は上皮性腫瘍と非上皮性腫瘍に大別されます。上皮性腫瘍を癌腫、非上皮性腫瘍を肉腫といいます。

2．原因

　悪性腫瘍の発生因子には化学物質（例：コールタール）、物理的因子（例：放射線や紫外線）、ウイルス、遺伝的素因（特定の家系に腫瘍が高頻度に発生）、免疫、ホルモン、栄養があります。

3．成り行き

　悪性腫瘍の成り行きは、その特徴から以下の4ルートに分けられます。
・腫瘤とその二次病変によるもの
・浸潤性増殖
・転移
・悪性腫瘍が進行したとき全身に及ぼす影響

　前ページの悪性腫瘍の関連図を右側のルートから説明します。

1）腫瘤とその二次病変によるもの

　腫瘤の形成は、健康な細胞を減少させます。その結果、腫瘤が形成された臓器の機能は低下します。また、腫瘤は退行性変化として、変性や組織の壊死をきたします。細胞が障害されて変性や壊死が起きるとさまざまな反応が出てきます（細胞の壊死と崩壊：12ページの炎症の項を参照）。

　また、変性や壊死は腫瘍の表面にびらん、**潰瘍を形成**し、その結果、軽い機械的刺激によっても容易に出血します。これを**易出血性**といい、悪性腫瘍、特に癌の特徴です。また、腫瘍性潰瘍の表面や腫瘍内部に生じた壊死組織には感染が起こり、排泄物には特有な悪臭があり腫瘍性分泌といわれます。腫瘍の部位によりますが、腫瘍が他の管腔臓器に浸潤し穿孔し、瘻孔を形成することがあります。

2）浸潤性増殖

　浸潤という現象は、腫瘍細胞が周囲組織を壊しながら増殖するという性質によるもので、健康な細胞は減少し、臓器機能の低下につながります。また、周囲への組織、臓器を次々と圧迫したり破壊していきます。その結果、周囲の神経障害や循環障害、機能障害などが起きます。

3）転移

　転移とは、悪性腫瘍が非連続性に遠隔部位に進展することです。

　血行性転移は、腫瘍細胞が血管を破壊して血液中に入り、血流によって転移部位に到達します。血行性転移は通常、肺や肝臓に多くみられます。リンパ行性転移は、原発部位で腫瘍細胞がリンパ管に入り、リンパ流によって運ばれ、リンパ節に転移していきます。

　播種は、腹腔・胸膜腔・心囊腔などの体腔において、漿膜の表面に達した腫瘍細胞が内臓の動きに伴い、少しずつばらまかれ、漿膜面に広がることをいいます。

　転移を理解するには、周囲の解剖学的特徴をとらえておくことが重要です。

4）悪性腫瘍が進行したとき全身に及ぼす影響

　悪性腫瘍の場合、侵襲をうけた臓器の機能障害や腫瘍組織の代謝異常によって、全身への影響が大きくなります。悪性腫瘍の増殖には、大量の蛋白質を必要とし、その結果、臓器組織蛋

白の合成が犠牲となり、低蛋白血症や臓器組織の萎縮が起こります。

また、エネルギー供給源として脂肪が動員され、脂肪組織は急速に萎縮します。

また、原因は明らかになっていませんが、悪性腫瘍が体内に存在することによる食事摂取量の減少や吸収障害が起きます。

以上の結果から栄養不良となり、最終的には高度の消耗状態となります。すなわち、悪液質となるのです。悪液質では全身衰弱、るいそう、浮腫、貧血がみられます。

4．良性腫瘍と悪性腫瘍の関連図の比較

腫瘍発生の因子から増殖までは同じです。また、腫瘍そのものによる機能障害と二次的病変の一部は同じです。

腫瘍は悪性の場合浸潤性増殖であり、腫瘍細胞が周囲組織を壊しながら増殖するという性質で破壊的です。そのため、周囲の血管やリンパ管を破壊し、血管・リンパ管の中に入っていきます。また、周囲の組織・臓器をも破壊します（図1）。

良性の場合は、膨張性増殖であり、腫瘍が限局性の塊として大きくなっていく増殖のしかたをします。そのため、周囲の血管やリンパ管、周囲の組織・臓器は圧迫され、おしつぶされた影響が出現するのみです。

悪性腫瘍の場合は、このほか転移、腫瘍の存在からの全身への影響がありますが、良性の場合はそれがありません。

図1　腫瘍の発育形式[1]

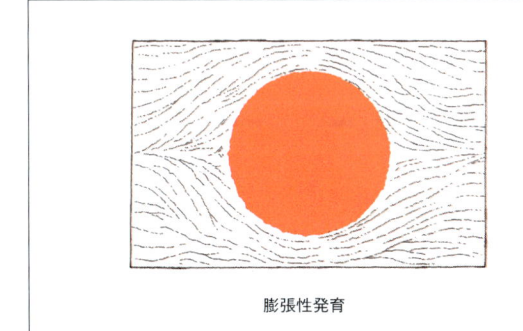

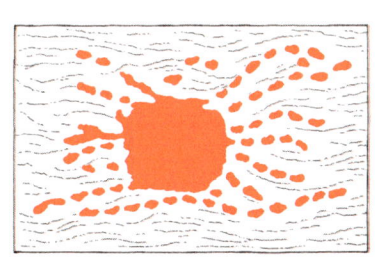

膨張性発育　　　　浸潤性発育

引用文献
1）中村恭一、坂本穆彦編：系統看護学講座　専門基礎4　疾病のなりたちと回復の促進〔1〕、病理学、p.65、医学書院、1997

病理学的変化 ③

梗塞の病態関連図

●梗塞とは局所の動脈において血管腔が閉塞され、そこから末梢部位が虚血となり組織が壊死に陥ること

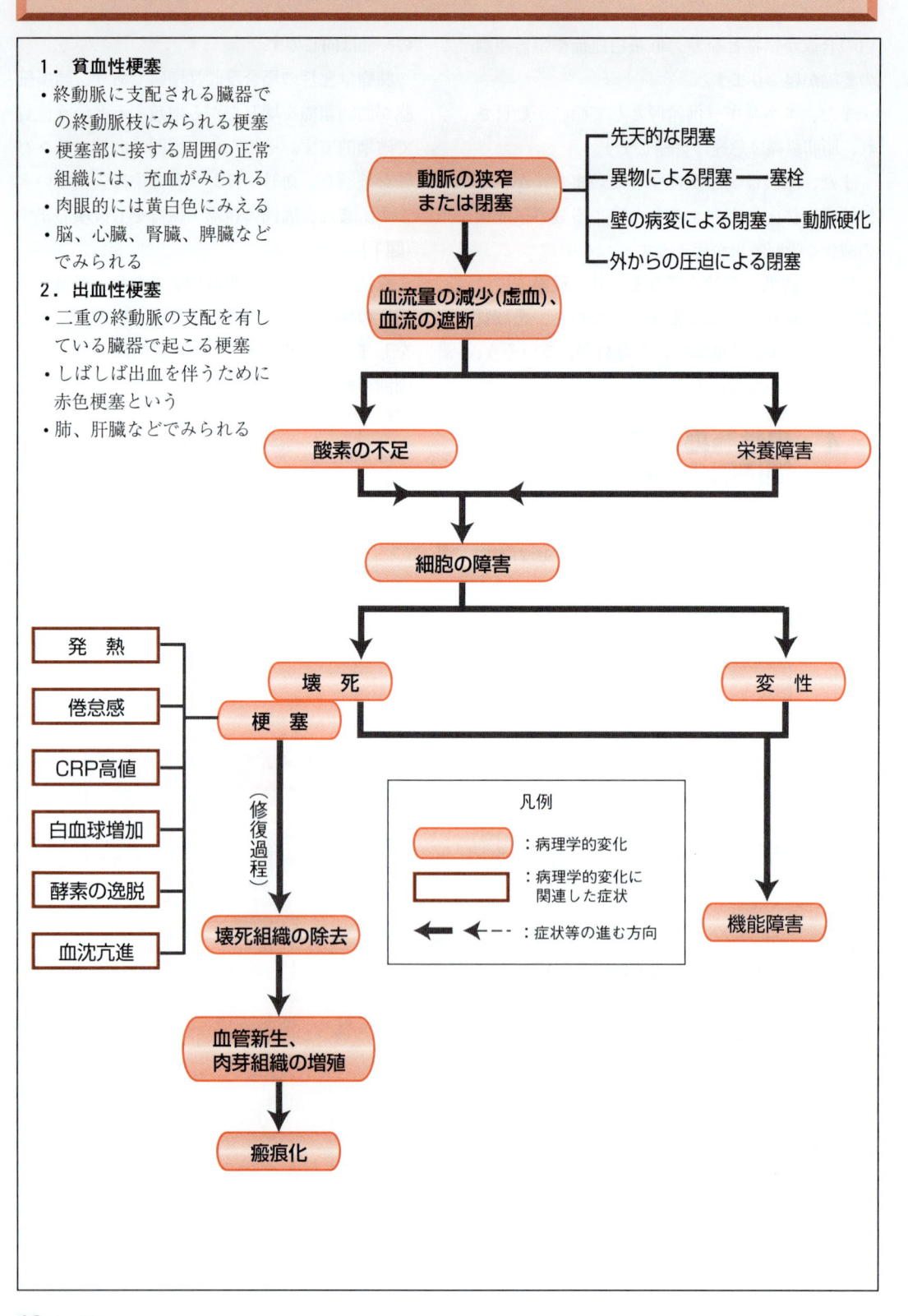

1. 貧血性梗塞
- 終動脈に支配される臓器での終動脈枝にみられる梗塞
- 梗塞部に接する周囲の正常組織には、充血がみられる
- 肉眼的には黄白色にみえる
- 脳、心臓、腎臓、脾臓などでみられる

2. 出血性梗塞
- 二重の終動脈の支配を有している臓器で起こる梗塞
- しばしば出血を伴うために赤色梗塞という
- 肺、肝臓などでみられる

```
動脈の狭窄または閉塞 ─┬─ 先天的な閉塞
                      ├─ 異物による閉塞 ── 塞栓
                      ├─ 壁の病変による閉塞 ── 動脈硬化
                      └─ 外からの圧迫による閉塞
        ↓
血流量の減少(虚血)、血流の遮断
        ↓
   ┌────┴────┐
酸素の不足   栄養障害
   └────┬────┘
        ↓
   細胞の障害
   ┌────┴────┐
  壊死        変性
  梗塞
```

症状:
- 発熱
- 倦怠感
- CRP高値
- 白血球増加
- 酵素の逸脱
- 血沈亢進

(修復過程)
↓
壊死組織の除去
↓
血管新生、肉芽組織の増殖
↓
瘢痕化

変性 → 機能障害

凡例
- 橙色楕円：病理学的変化
- 白色矩形：病理学的変化に関連した症状
- ←, ←-- ：症状等の進む方向

梗塞

1. 定義

局所の動脈において血管腔が閉塞され、そこから末梢部位が虚血となり、組織が壊死に陥ることをいいます。

2. 原因

動脈の狭窄や閉塞を起こすものには、以下の4つがあります[1]。
①先天的閉塞
②異物による閉塞―塞栓
③壁の病変による閉塞―動脈硬化
④外からの圧迫による閉塞

3. 成り行き

動脈が何らかの原因により狭窄または閉塞を起こすと、その部位および末梢側の血流量は減少します（虚血）。その後、または急激に血流の遮断が起きます。その結果、細胞は酸素不足・栄養障害となり、細胞は障害されます。細胞は酸素不足・栄養障害により、その働きを十分発揮できなくなり、時には死に至ります。

すなわち、障害をうけた細胞は、変性または壊死を起こします。変性または壊死を起こした細胞のある組織や臓器は機能障害を起こします。しかし血流が再開し、酸素や栄養が再び供給されると、変性を起こした細胞は回復し、組織や臓器は程度の差はあるものの機能回復します。ただし変性の種類や程度によっては機能障害を残すものもあります。また壊死した細胞に対しては修復過程として壊死組織の除去が行われます。そして壊死した部分を補うために、肉芽組織が増殖し、瘢痕化が起きます。瘢痕化が起きた組織や臓器は程度の差はあるものの機能障害が残ります。ただし再生能力の高い細胞の場合、細胞組織が増殖して元通りになるものや不完全ではあるが再生されるものもあります。

塞栓

ある程度以上大きな異物が血液中に存在し、血流によって運ばれていくときは、それが通過できないような末梢の血管に到達したところで閉塞を引き起こします。このことを塞栓症といいます。閉塞を起こしている異物を塞栓といいます。

異物には①血栓、②脂肪、③空気、④腫瘍組織、⑤その他があります。

虚血

動脈に通過障害があり、その動脈の支配を受けている臓器・組織が必要なだけの血液供給を受けられなくなった状態。細胞障害が発生する。領域全体が壊死に陥ると梗塞という。

CRP（C反応性蛋白）

急性の組織損傷、急性炎症、感染症において血中に増加する血漿蛋白。急性期蛋白の代表。疾患の重症度、経過、予後などの指標となります。

梗塞の場合も組織の損傷であり、CRP高値と考えられます。同じ梗塞でも心筋梗塞の場合は高値となりますが、脳梗塞の場合は増加しにくいといわれています。基本的には組織の損傷という捉え方からCRPは入れておきます。

引用文献
1) 高橋徹：標準看護学講座6 病理学、p.65、金原出版、1998

病理学的変化 ④

出血の病態関連図

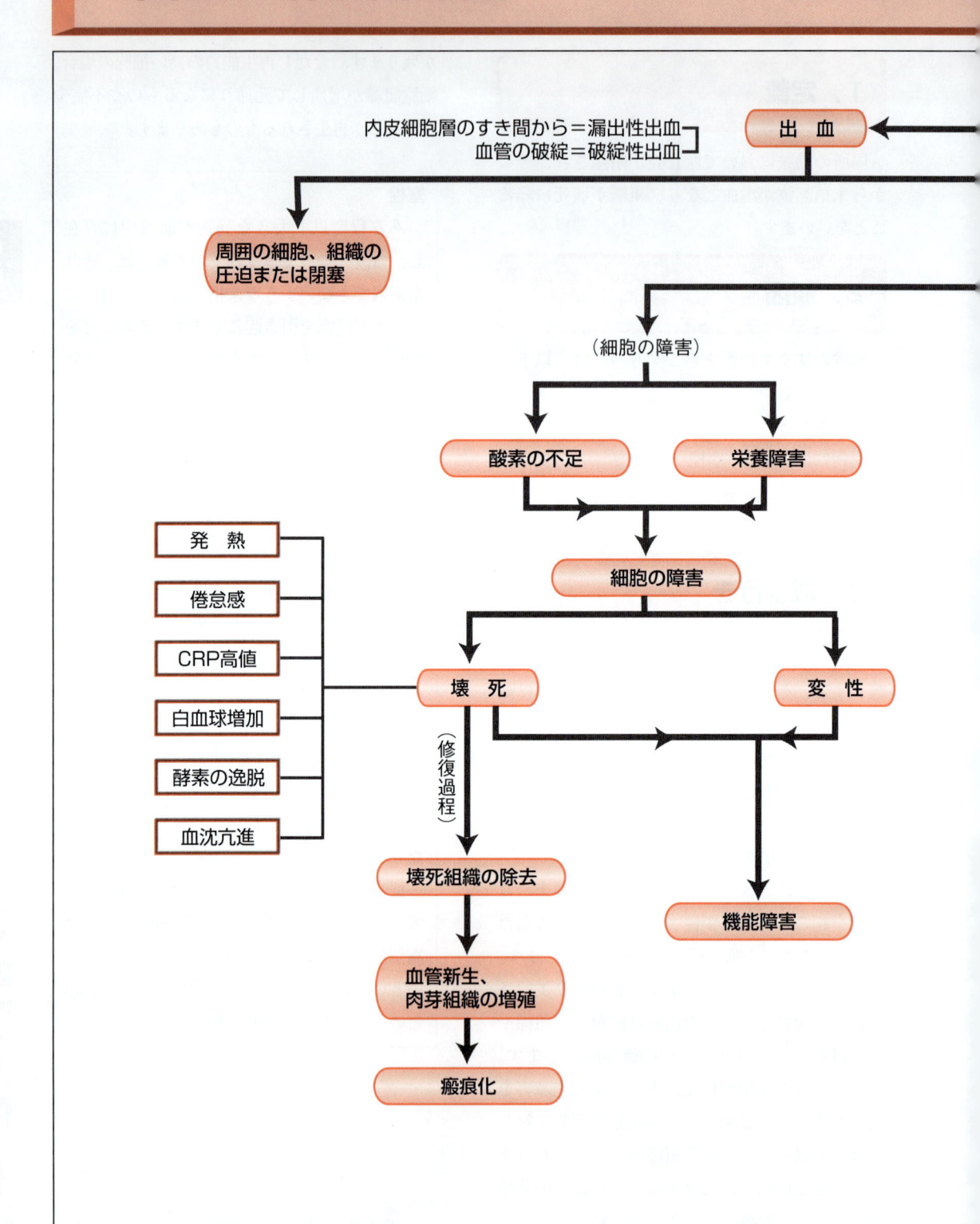

```
内皮細胞層のすき間から＝漏出性出血        出 血
血管の破綻＝破綻性出血
         ↓
   周囲の細胞、組織の
   圧迫または閉塞
                    ↓
                 （細胞の障害）
              ↓              ↓
           酸素の不足        栄養障害
                    ↓
                 細胞の障害
              ↓              ↓
   発　熱 ─┐
   倦怠感 ─┤
   CRP高値 ─┤   壊　死           変　性
   白血球増加 ┤
   酵素の逸脱 ─┤ （修復過程）
   血沈亢進 ─┘    ↓
           壊死組織の除去
                ↓
           血管新生、
           肉芽組織の増殖          機能障害
                ↓
             瘢痕化
```

●出血とは、血液を構成する全成分が、生体の心臓あるいは血管から外に出ること。赤血球が出ていることが全血液成分の逸出の判定指標になる

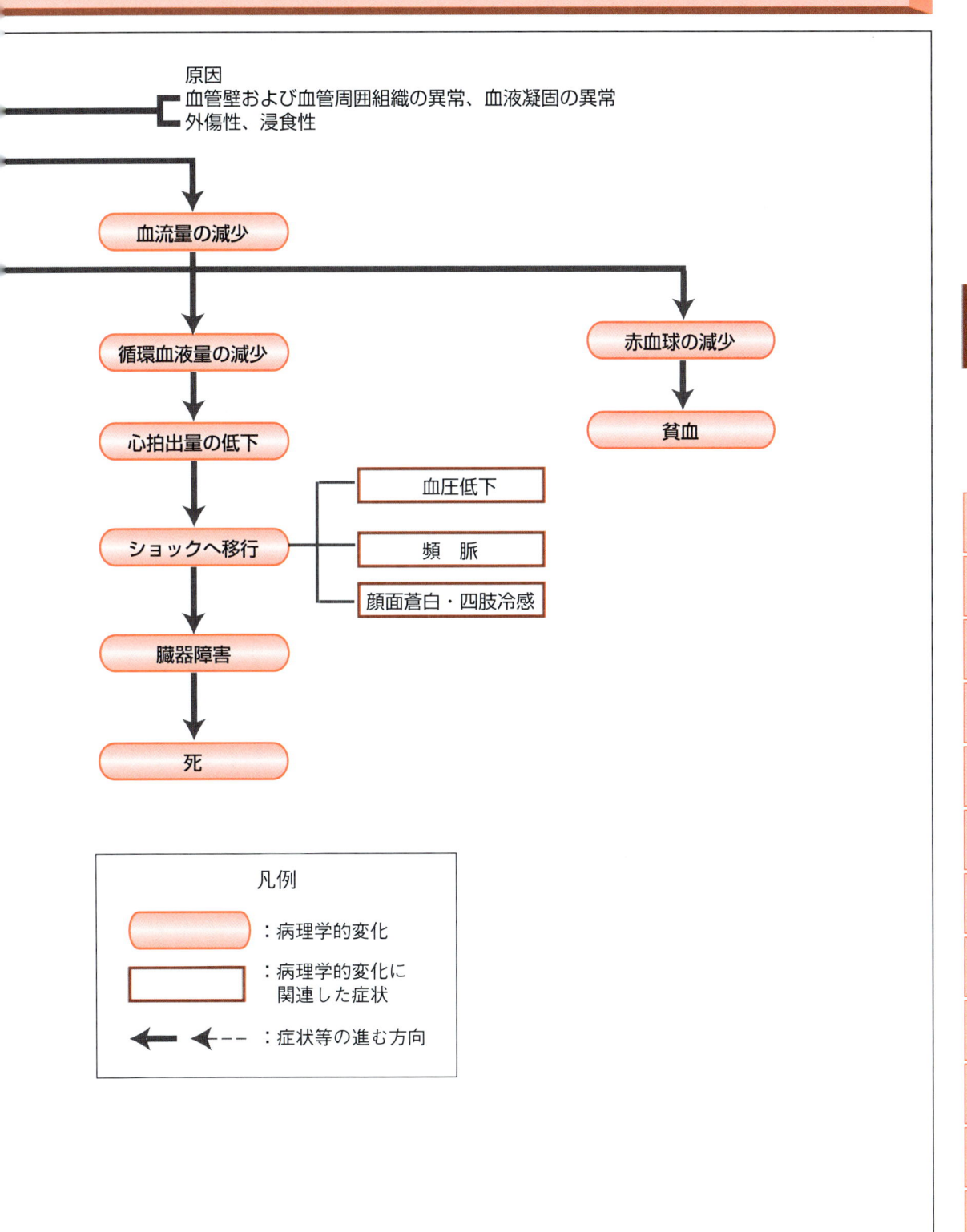

原因
- 血管壁および血管周囲組織の異常、血液凝固の異常
- 外傷性、浸食性

```
血流量の減少
   ↓
循環血液量の減少         赤血球の減少
   ↓                       ↓
心拍出量の低下            貧血
   ↓
ショックへ移行 ─── 血圧低下
             ─── 頻脈
             ─── 顔面蒼白・四肢冷感
   ↓
臓器障害
   ↓
死
```

凡例
- ⬭ ：病理学的変化
- ▭ ：病理学的変化に関連した症状
- ← ←-- ：症状等の進む方向

出血

脳
肺・気管支
心臓
胃
腸
肝臓
膵臓
骨・関節・筋
内分泌
腎・排泄
造血器
女性生殖器

出　血

1．定義

　出血とは、血液を構成する全成分が心臓あるいは血管から外に出ることです。赤血球が出ていることが全血液成分の逸出の判定指標になります。

　内皮細胞のすきまから出るものを漏出性出血、血管の破綻（はたん）からのものを破綻性出血といいます。

2．原因

1) 漏出性出血
①血管壁および血管周囲組織の異常
・ビタミンCの欠乏
・炎症
・酸素不足
②血液凝固の異常
　血液の凝固機序における各種成分の欠損、または減少によります。
例：血小板の減少など

2) 破綻（はたん）性出血
①外傷性
②浸食性
　動脈、静脈に病変があり、正常な血圧でも血管壁が破れて出血します。

3．成り行き

　血管外へ出た血液は、上記のような原因で大きく2つの影響を及ぼします。

・血流量の減少
・周囲の細胞・組織の圧迫または閉塞

　前ページの出血の病態関連図を「血流量の減少」、「周囲の細胞・組織の圧迫または閉塞」の順で説明します。

1)血流量の減少

　血流量の減少を以下の3つのルートに分けます。
①循環血液量の減少
　血管外に血液が出ると、全身の循環血液量は減少します。その結果、心拍出量は低下します。このまま出血が進行すると循環不全状態となり、ショック状態となります。

　症状としては、血圧低下、頻脈、顔面蒼白、四肢冷感が出ます。

　ショックになると、種々の組織にうっ血、出血、浮腫を生じ細胞の壊死が起こり、臓器障害を起こし、進行性で死に至ります。

②赤血球の減少
　循環血液量の減少の中で、全身に影響を与える血液成分は赤血球です。

　赤血球は、細胞にとって最も重要な酸素を運搬しています。ですから、赤血球の減少は、細胞の障害に直接結びつきます。赤血球の減少は、貧血を招きます。

③細胞の障害
　出血による血液・赤血球の減少は、酸素の不足、栄養障害を起こします。その結果、細胞の障害が起きます。細胞は酸素不足、栄養障害により、その働きを十分発揮できなくなり、時には死に至ります。

　すなわち、障害をうけた細胞は、変性または壊死を起こします。変性または壊死を起こした細胞のある組織や臓器は機能障害を起こします。しかし血液・赤血球が増加し、酸素や栄養が再び供給されると変性した細胞は回復し、組織や臓器は程度の差はあるものの機能回復します。ただし変性の種類や程度によっては機能障害を残すものもあります。

　また壊死した細胞に対しては修復過程として壊死組織の除去が行われます。そして壊死した部分を補うために、肉芽組織が増殖し、瘢痕化が起きます。

　これらの組織や臓器は程度の差はあるものの

機能障害が残ります。ただし再生能力の高い細胞の場合、細胞組織が増殖して元通りになるものや不完全ではあるが再生されるものもあります。

2）周囲の細胞・組織の圧迫または閉塞

血管外に出た血液のうち、体外に流出できないものは、その部分にとどまります。その結果、周囲に存在する組織を圧迫したり、血管などを周囲から圧迫し、狭窄や閉塞を起こします。とどまった血液の部分は、体表面では膨隆としてふれます。

おたすけメモ

出血量、出血の場が問題

出血は、**血流量の減少**から、①循環血液量の減少、②赤血球の減少、③細胞の障害と、**周囲の細胞・組織の圧迫または閉塞**などの影響を及ぼします。しかし、出血したからといって、この4つのルートすべてが、必ず起きるとは限りません。

循環血液量の減少や貧血の出現は、出血量の程度によります。少量の出血、例えば脳出血の場合は循環血液量の減少や貧血への影響はほとんど出現しません（例えば162ページの脳出血の病態関連図では出血の病態関連図から循環血液量の減少や貧血が削除してあります）。

一方、循環血液量の20％を（体重60kgの人ならおおむね1.2l）急激に失うような出血を起こすと、循環血液量の減少や貧血への影響が出ます。

また周囲の細胞、組織の圧迫または閉塞の出現は内出血した場によります。出血した血液の周囲が硬く囲まれている場合、内圧が高まり、血液は周囲の細胞や組織を圧迫することになり、周囲は正常に機能しなくなります。例えば、脳出血、クモ膜下出血、などです。

このように、出血の病態関連図ではルートすべてが起きるというよりも、出血の量、場により、どのルートが中心となるのかを考えてみることが大切です。

（文責：山岸）

炎症・腫瘍・梗塞・出血の定義における参考文献

1) 高橋 徹：標準看護学講座6 病理学、p.24、65、66、金原出版、1995
2) 福山裕三、高杉祐一：よくわかる内科、金原出版、1990
3) 佐藤純一：臨床看護に役立つ検査値の読み方、別冊ナーシングトゥデイ①、日本看護協会出版会、1992
4) 大西義久、他：エッセンシャル病理学 第4版、医歯薬出版、1998
5) 田中健蔵監修、遠城寺宗知編集：病理学 第5版、医学書院、1989
6) 武藤輝一、田邊達三監修：標準外科学 第7版、医学書院、1996
7) 中野昭一：図説 病気の成り立ちとからだ[I]、医歯薬出版、1996
8) 松本 悟監修、大井静雄著：図解 脳神経疾患の基礎と臨床、各疾患の病態・診断・治療・看護、メヂカルフレンド社、1986
9) 瀬戸信二編集：JJNブックス 循環器疾患ナーシング、医学書院、1993
10) 横山 武：図解 病理学 第2版、文光堂、1989
11) 後藤 稠：最新 医学大辞典 第2版、医歯薬出版、1996
12) 内薗耕二、他監修：看護学大辞典 第4版、メヂカルフレンド社、1998
13) 金井 泉原著、金井正光編著：臨床検査法提要 改訂30版、金原出版、1993
14) 伊藤 信也、山本一郎編：病態学入門 やさしい病理学と病気の解説、廣川書店、1977
15) 中村恭一編集：系統看護学講座 専門基礎[4] 病理学、医学書院、1998
16) 永原貞郎：看護学生のための病理学 第3版、医学書院、1998
17) 元木良一編：救急医療の基本と実際4「出血とショック」

骨折の病態関連図

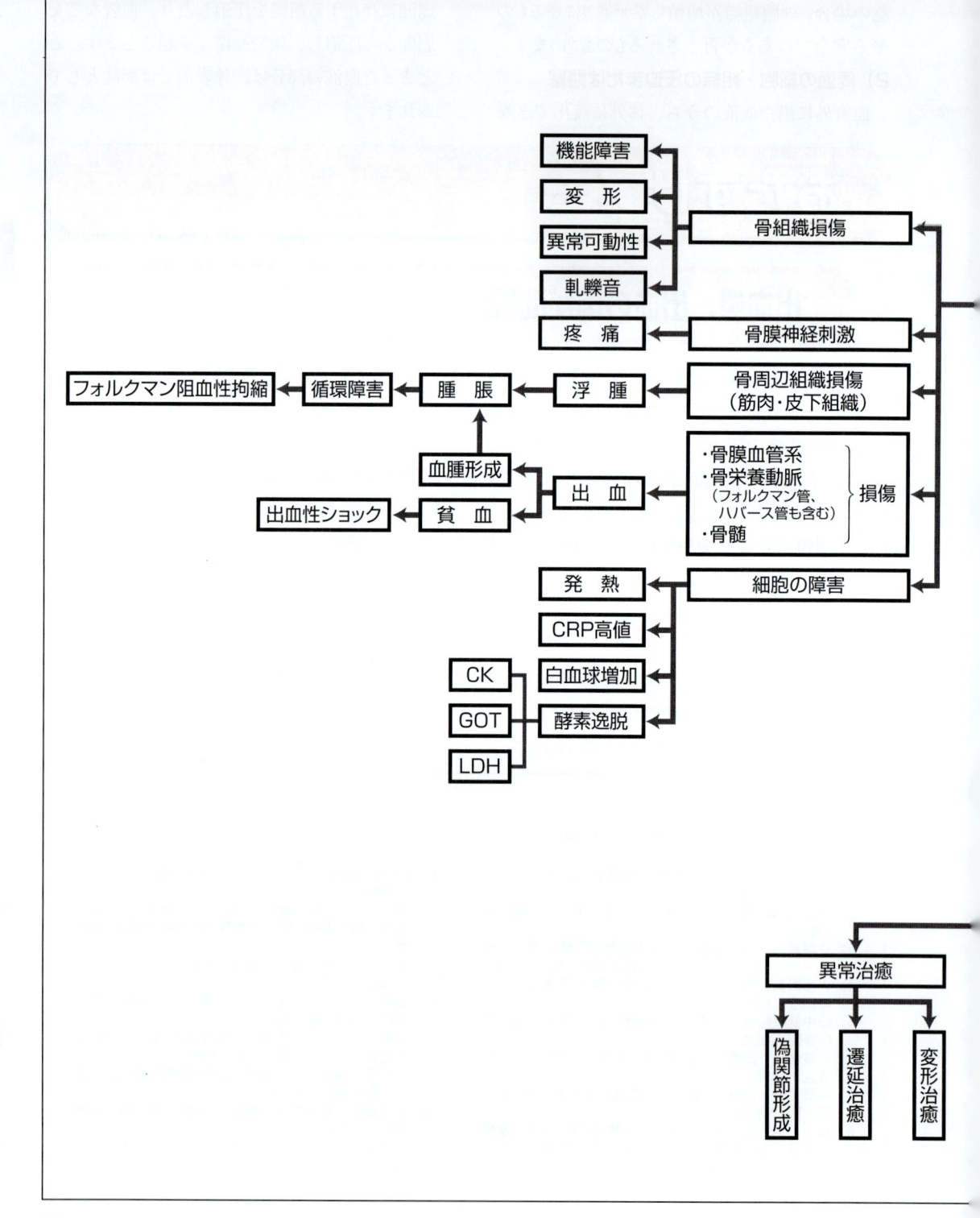

高山美佳

```
                                    機能障害 ←┐
                                    変 形  ←┤
                                    異常可動性←┼─ 骨組織損傷 ←────┐
                                    軋轢音  ←┘                  │
                                    疼 痛 ← 骨膜神経刺激          │
フォルクマン阻血性拘縮 ← 循環障害 ← 腫 脹 ← 浮 腫 ← 骨周辺組織損傷  │
                                                   （筋肉・皮下組織）│
                        血腫形成                                    │
                           ↑         ・骨膜血管系                   │
                        出 血 ←      ・骨栄養動脈 ┐損傷            │
出血性ショック ← 貧 血 ←              （フォルクマン管、              │
                                       ハバース管も含む）            │
                                     ・骨髄                          │
                        発 熱 ← 細胞の障害 ←──────────────┘
                        CRP高値
              CK        白血球増加
              GOT       酵素逸脱
              LDH
```

```
                        異常治癒
                    ┌──────┼──────┐
                  偽関節形成  遷延治癒   変形治癒
```

●骨折とは外力のため骨の組織の連続性が断たれたもの

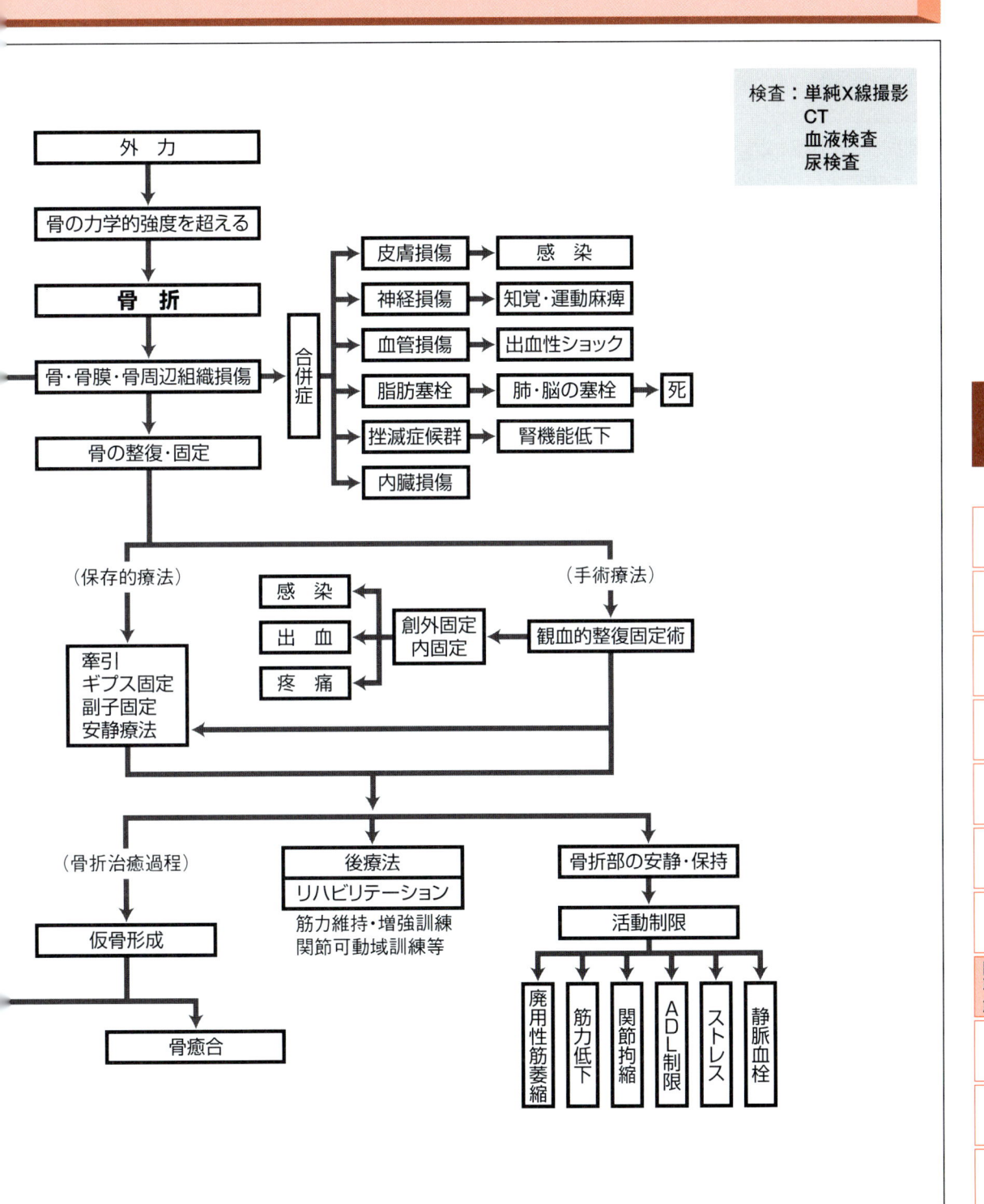

検査：単純X線撮影
　　　CT
　　　血液検査
　　　尿検査

```
外力
 ↓
骨の力学的強度を超える
 ↓
骨折
 ↓
骨・骨膜・骨周辺組織損傷 → 合併症 ┬→ 皮膚損傷 → 感染
 ↓                              ├→ 神経損傷 → 知覚・運動麻痺
骨の整復・固定                    ├→ 血管損傷 → 出血性ショック
                                 ├→ 脂肪塞栓 → 肺・脳の塞栓 → 死
                                 ├→ 挫滅症候群 → 腎機能低下
                                 └→ 内臓損傷
```

(保存的療法) / (手術療法)

観血的整復固定術 → 創外固定・内固定 → 感染／出血／疼痛

牽引
ギプス固定
副子固定
安静療法

(骨折治癒過程)
仮骨形成 → 骨癒合

後療法
リハビリテーション
筋力維持・増強訓練
関節可動域訓練等

骨折部の安静・保持
 ↓
活動制限
 ↓
廃用性筋萎縮／筋力低下／関節拘縮／ADL制限／ストレス／静脈血栓

骨折

高山美佳

1．定義

骨折とは外力のために骨の組織の連続性が断たれた状態です。その結果、骨の機能が障害されます。

骨の機能
①身体の支持
②筋肉の収縮時に"てこ"として作用する
③臓器・神経の保護
④造血
⑤カルシウム・リンの貯蔵

2．原因・分類

原因

骨折の直接の原因は、骨の力学的強度をこえた外力の作用です。

分類

骨折にはさまざまな分類がありますが、代表的な分類として、以下のようなものがあります。
①原因による分類
・外傷性骨折
・病的骨折
・疲労骨折
②外界との交通の有無による分類
・開放骨折（複雑骨折）
・皮下骨折（単純骨折、閉鎖骨折）

3．成り行き

骨に、その力学的強度をこえる外力が加わった結果、骨の組織が損傷され、同時に、骨を覆う骨膜、骨の周囲の筋肉なども損傷します。

その結果、骨の支持機能、筋肉の収縮時に"てこ"として作用する機能が障害されます。したがって、骨折の局所に、機能障害・変形・異常可動性・軋轢音（あつれきおん）が出現します。

骨、骨膜、骨周辺組織の損傷に伴って神経が刺激され、骨折部に限局した強い疼痛が出現し、また、これらの損傷は局所の出血や腫脹を引き起こします。出血は、貧血を招き、量が多くなると、出血性ショックに移行します。一方、局所の腫脹が強度になると内圧が亢進し局所の循環障害が発生し、動脈の血流障害を起こし、組織が虚血状態となり、不可逆性の変化を起こす危険性があります。これを、フォルクマン阻血（そけつ）性拘縮といいます。

骨、骨膜、骨周辺組織の損傷に伴って、筋肉細胞が傷害され細胞内の酵素が逸脱し、CK・GOT・LDHの上昇が現れ、また吸収熱がみられます。CRP高値、白血球増加もみられます。

骨折は局所の症状だけでなく、いくつかの合併症を引き起こします。骨折部の骨片により、皮膚・神経・血管を損傷する危険性があります。皮膚損傷を合併した骨折は開放骨折といい、感染の危険性が高く、また血管の損傷は出血性ショックにつながります。神経を損傷すると知覚・運動麻痺が起こります。骨折による脂質代謝の変化や、骨髄脂肪が血管内に流入することによって、脂肪塞栓が起きる危険性もあります。

非常に大きな外力が作用して骨折が発生した場合、周囲の筋肉も大きく損傷を受け、挫滅症候群を起こし、腎機能障害に至ります。臓器保護、神経保護機能を果たしている骨が骨折すると、保護されていた臓器、神経が損傷を受けます。

これらの合併症が起きると、それらに伴った症状が出現します。

4．検査

・骨折の部位、状態を明らかにする検査として、単純X線撮影、CTスキャンを行います。

- 合併症の有無、程度を明らかにするために、血液検査（赤血球・ヘモグロビン・ヘマトクリット・CK・LDH・尿素窒素・クレアチニン）や尿検査などを行います。

5．治療と成り行き

　骨折の治療の原則は、整復・固定・後療法です。

　損傷を受けた骨には、まず、整復・固定を行います。これには保存的治療と手術療法があり、保存的治療には、徒手整復・牽引・ギプス固定・副子固定・安静療法などがあります。手術療法は、観血的整復固定術で、術後にギプス固定などを組み合わせて治療が行われることもあります。

　骨折部が整復・固定された後は、骨折部は治癒をし始め、仮骨形成、骨癒合に至ります。この過程が順調に進むために骨折部の安静を保つ必要があり、そのため、活動制限が発生し、筋力低下・関節拘縮・ADL制限・褥創・ストレス・静脈血栓などが現れます。筋力低下、関節拘縮などは治療上必ず現れます。

　骨折部が整復・固定された後、できるだけ早期に、後療法を開始し、運動療法、温熱療法、水治療法等のリハビリテーションを行います。

　骨折は、その骨の部位、主として果たしていた機能、骨折の程度などにより、症状や合併症、治療過程での活動制限の程度などはかなり異なります。しかし、骨折の成り行き、検査、治療の成り行きは基本的には同じで共通性があります。

表1　各骨の平均癒合日数（Gurltによる）[1]

中手骨	2（週）
肋骨	3
鎖骨	4
前腕骨	5
上腕骨幹部	6
脛骨	7
上腕骨頸部	7
両下腿骨	8
大腿骨幹部	8
大腿骨頸部	12

古くから有名な表ですが、癒合日数が一般に短すぎるので、骨癒合期間の最少限度を示すものと理解しましょう。

表2　骨折部位から推定される出血量[2]

骨盤骨折	1,000〜1,500ml
大腿骨骨折	500〜1,000ml
脛骨骨折	500ml
上腕骨骨折	350ml

開放骨折の場合はこの2倍程度の出血量を見込む必要があります

引用文献
1) 寺山和雄、広畑和志監修：標準整形外科学、第6版、p.568、医学書院、1996
2) 前掲書、p.573、医学書院、1996

参考文献
1) 五十嵐三都男：系統看護学講座専門13、運動器疾患患者の看護、医学書院、1998
2) 寺山和雄、広畑和志監修：標準整形外科学、第6版、医学書院、1996
3) 宮崎和子監修、加藤光宝編集：看護観察のキーポイントシリーズ整形外科、改訂版、中央法規出版、1997

肺炎の病態関連図

高山美佳・岡崎みち子・
小平孝子・登内秀子・山岸節子

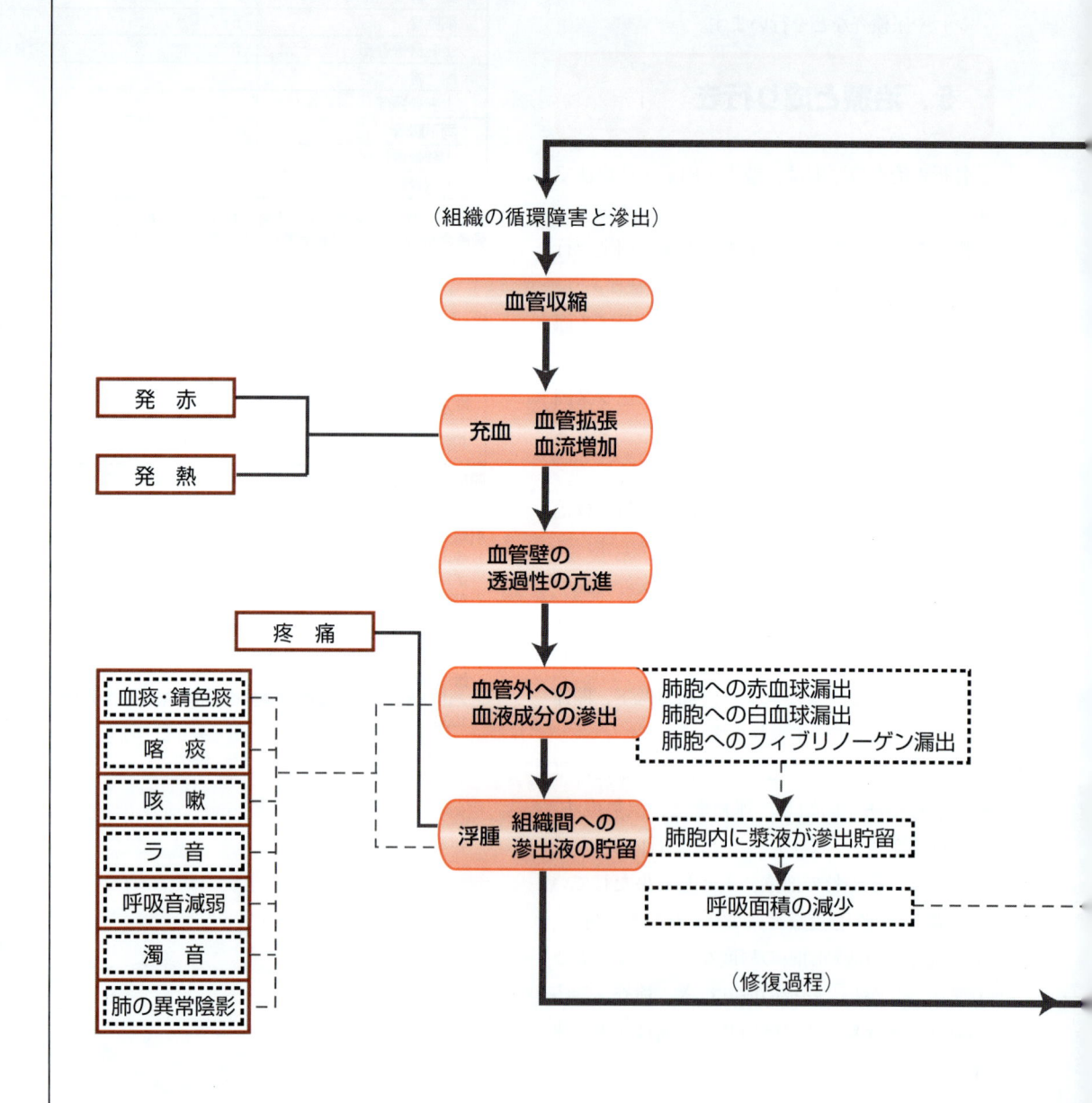

（組織の循環障害と滲出）

- 血管収縮
- 発赤 ─┐
- 発熱 ─┴─ 充血　血管拡張／血流増加
- 血管壁の透過性の亢進
- 疼痛 ─── 血管外への血液成分の滲出
  - 肺胞への赤血球漏出
  - 肺胞への白血球漏出
  - 肺胞へのフィブリノーゲン漏出
- 浮腫　組織間への滲出液の貯留
  - 肺胞内に漿液が滲出貯留
  - 呼吸面積の減少

- 血痰・錆色痰
- 喀痰
- 咳嗽
- ラ音
- 呼吸音減弱
- 濁音
- 肺の異常陰影

（修復過程）

28　炎症

●肺胞に起きた炎症

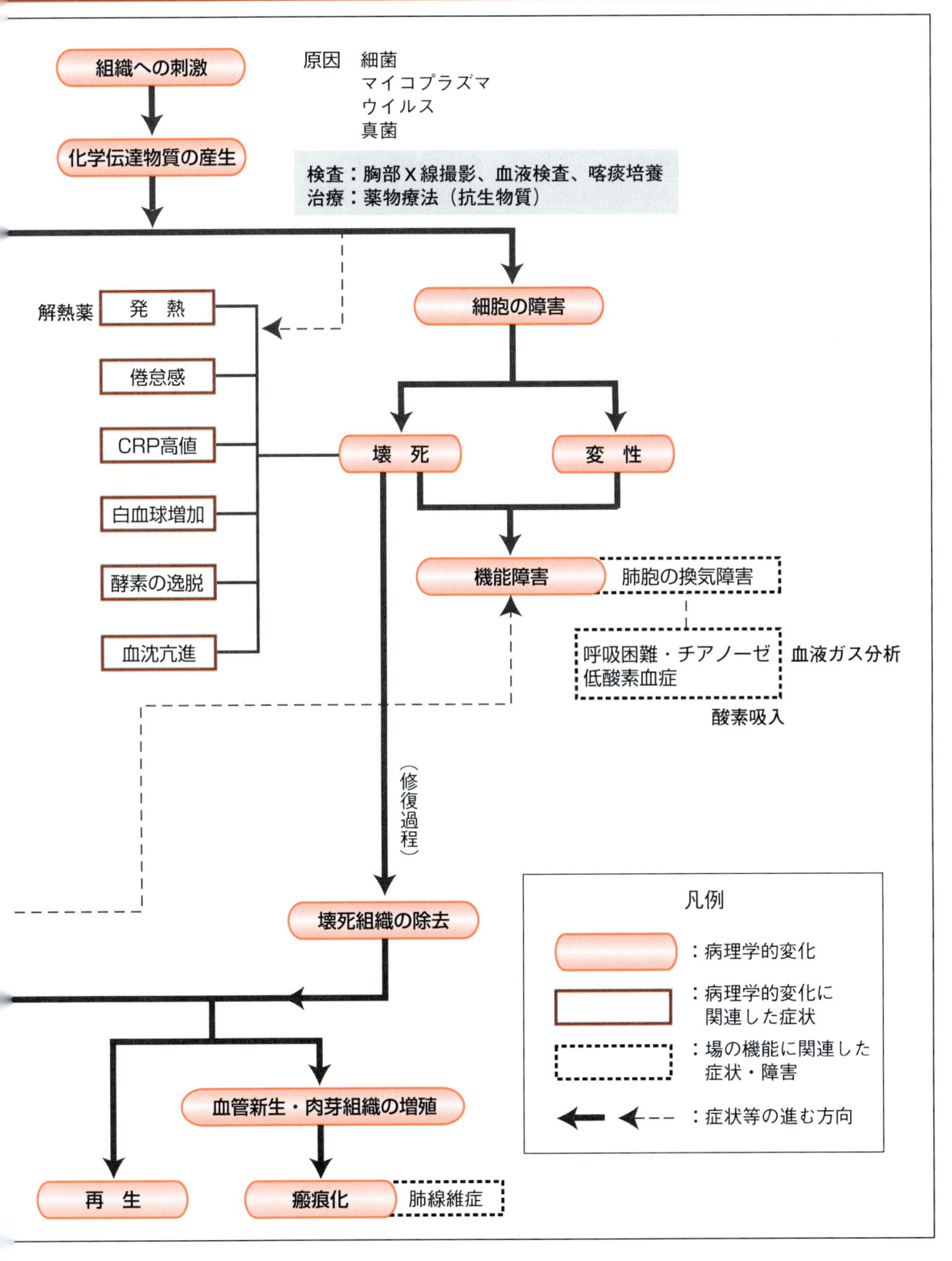

```
組織への刺激
    ↓
化学伝達物質の産生
```

原因　細菌
　　　マイコプラズマ
　　　ウイルス
　　　真菌

検査：胸部X線撮影、血液検査、喀痰培養
治療：薬物療法（抗生物質）

- 解熱薬 — 発熱
- 倦怠感
- CRP高値
- 白血球増加
- 酵素の逸脱
- 血沈亢進

細胞の障害
　├─ 壊死
　└─ 変性
　　　↓
　　機能障害 ┄ 肺胞の換気障害

呼吸困難・チアノーゼ　　血液ガス分析
低酸素血症
酸素吸入

（修復過程）
　↓
壊死組織の除去
　↓
血管新生・肉芽組織の増殖
　├─ 再生
　└─ 瘢痕化 ┄ 肺線維症

凡例
- ⬭ ：病理学的変化
- ▭ ：病理学的変化に関連した症状
- ┄▭┄ ：場の機能に関連した症状・障害
- ⟵　⟵ ┄ ：症状等の進む方向

肺炎　29

肺　炎

高山美佳・岡崎みち子・
小平孝子・登内秀子・山岸節子

1．肺の機能

　生体各部の代謝に必要な酸素を、外界の空気から体内に取り入れ、代謝の産物である二酸化炭素を体外に排出することで、人間は呼吸をしています。この酸素と二酸化炭素のガス交換を行うのが肺です。

2．炎症の定義

　炎症とは、障害性の刺激に対して起こる組織の反応のことです。

3．肺炎とは

　肺炎とは、肺胞に炎症という病理学的変化を起こし、その結果、肺の機能が障害されます。

1）原因
　肺炎の原因は、細菌、マイコプラズマ、ウイルス、真菌などの病原体の感染があります。

2）分類
　肺炎には、炎症の起こっている部位や、範囲、病原体などによって、実質性肺炎、間質性肺炎、気管支肺炎、大葉性肺炎、細菌性肺炎、ウイルス性肺炎、マイコプラズマ肺炎などに分類されます。

4．成り行き

　症状の出現や進行の仕方に違いはありますが、肺という臓器の炎症という病理学的変化によって引き起こされてくる症状は同じです。
　肺炎の原因となる病原体に感染すると、①感染による炎症症状、②肺の機能障害による症状が現れます。

1）感染による炎症症状
　これらの症状は、病原体を体内から排除しようとする防衛機構の働きによって発生します。
　病原体が体内に侵入すると、異種蛋白である病原体を生体は排除しようとします。
　病原体が侵入した肺の局所で、まず肺胞壁の血管が収縮します。その後しばらくして、収縮した肺胞壁の血管が拡張し、肺胞壁の血流量が増加していきます。血流量の増加は血管壁の透過性を亢進させ、その結果、血管外への血液成分の滲出が起こります。
　つまり、肺胞への赤血球、白血球、フィブリノーゲンの漏出や漿液の滲出・貯留が起こるのです。
　血管外への血液成分の滲出は、組織間への滲出液の貯留、すなわち浮腫となります。ただし肺炎の場合は、肺胞という球状の内部空間をもった部分に起こる炎症であるため、漏出や漿液の滲出・貯留は、肺胞のもつ球状の内部空間に現れることになります。この結果、血痰、錆色痰、喀痰、咳嗽、ラ音、呼吸音減弱、濁音、肺の異常陰影が現れます。また、肺胞には知覚神経の分布がないため、肺胞部分で炎症が起こっても疼痛は知覚されません。
　肺炎の原因菌によっては、細胞の障害は起こりません。
　病原体の出す毒素が刺激物質となり、発熱、倦怠感が現れます。病原体を攻撃するため白血球が増加します。病原体そのものの刺激や、病原体を攻撃する白血球の働きによる反応の結果、CRP高値、血沈亢進がみられます。
　つまり細胞の障害がおきなくても、病原体との反応によって炎症の病理学的変化が現れてきます。炎症の起こった組織は、修復過程をたどります。肺炎はほとんど細胞を破壊せず、また破壊しても、再生能力の高い上皮細胞までの障害のため、再生し、治癒します。しかし溶血性連鎖球菌や黄色ブドウ球菌による肺炎では、組織の破壊が強く、肺化膿症を引き起こします。

肺炎によって生じた肺胞内の滲出物が何らかの原因で、融解、喀出されなかった場合、滲出物は肉芽組織によって処理され、後に瘢痕が残ります。肺胞が瘢痕で埋められ、瘢痕が肺のあちこちに生じたとき、肺全体が硬くなり、弾力性を失う肺線維症という状態になります。

2）肺の機能障害による症状

炎症の結果起こった肺胞内の漿液滲出、貯留は、呼吸面積を減少させ肺胞の換気障害を起こします。すなわち、肺の機能であるガス交換に障害が現れるのです。その結果、呼吸困難、チアノーゼ、低酸素血症がみられます。

5．症状・障害

1）病理学的変化に伴う症状
- 発熱、倦怠感
- 白血球増加
- CRP高値
- 血沈亢進
- 血痰、錆色痰、喀痰、咳嗽
- ラ音、呼吸音減弱、濁音、肺の異常陰影

2）障害の場から出現する症状・障害

- 呼吸困難、チアノーゼ、低酸素血症

以下の症状は、病理学的変化によって起きるものでもありますが、肺という臓器に炎症が起きた結果として起きる症状でもあるため、障害の場から現れる症状としても整理することができます。
- 血痰、錆色痰、喀痰、咳嗽
- ラ音、呼吸音減弱、濁音、肺の異常陰影

6．検査

胸部X線撮影、血液ガス分析、血液検査として、白血球数、CRP、血沈測定、病原体特定のための喀痰培養などの検査を行います。

7．治療

肺炎の治療は、原因療法として、起炎菌に対して抗生物質を投与します。ウイルス性肺炎に対しては現在のところ有効な薬剤はありません。

対症療法では、解熱薬、去痰薬、鎮咳薬、気管支拡張薬の投与、酸素吸入などを行います。一般療法としては、安静療法、食事療法（栄養、水分補給）などがあります。

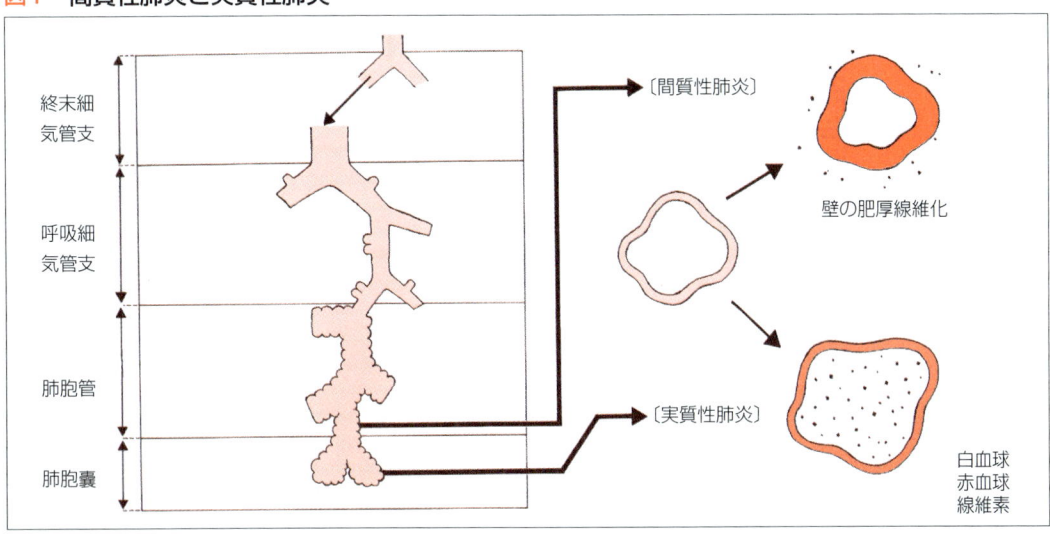

図1　間質性肺炎と実質性肺炎[1]

1）引用文献　中野昭一：図説 病気の成り立ちとからだ（II）、p.154、医歯薬出版、1996

事例：肺炎（細菌性肺炎）

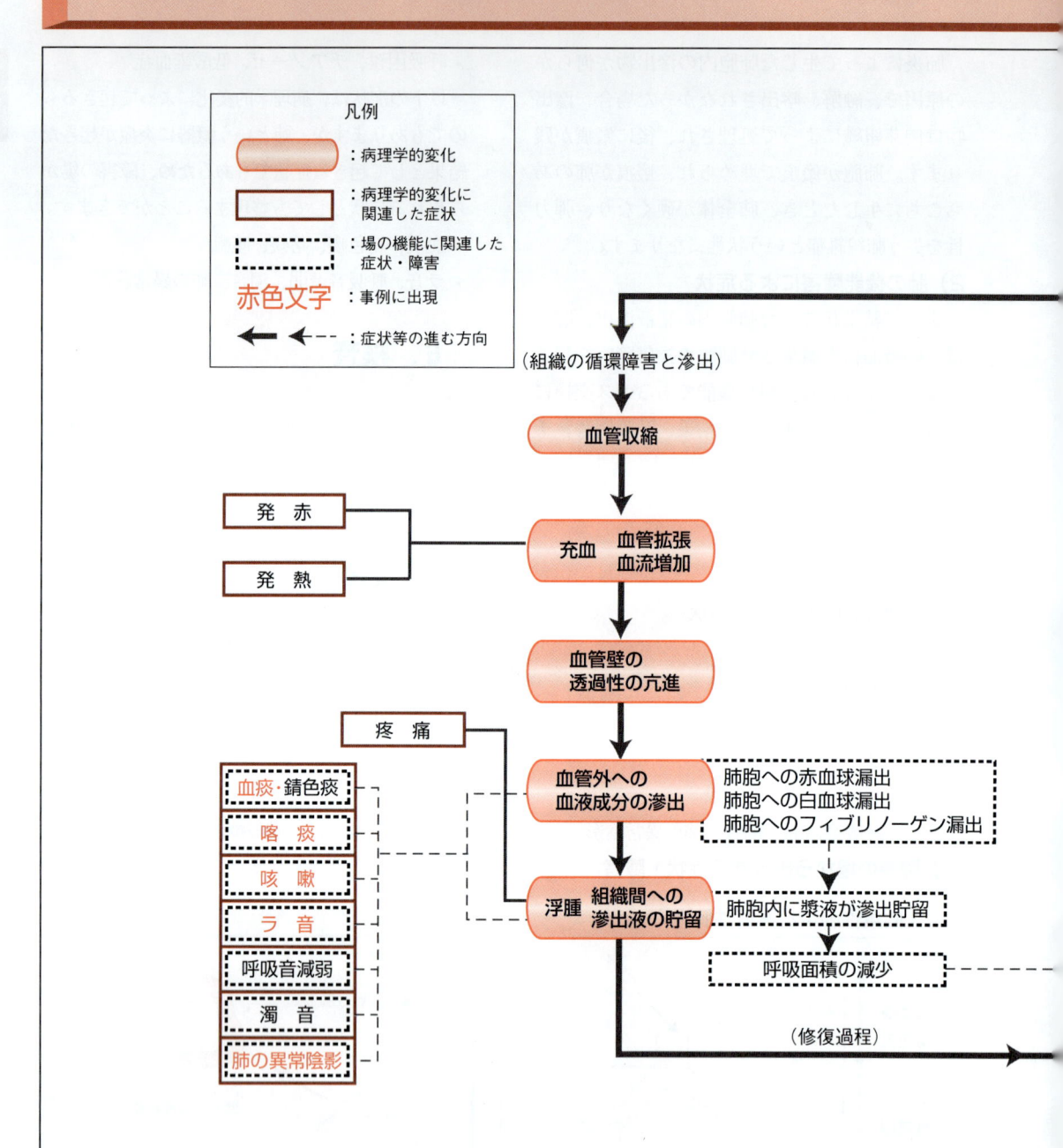

凡例

- ▭ ：病理学的変化
- ▭ ：病理学的変化に関連した症状
- ▭ ：場の機能に関連した症状・障害
- 赤色文字 ：事例に出現
- ← ←-- ：症状等の進む方向

（組織の循環障害と滲出）

血管収縮
↓
発赤 ─┐
      ├─ 充血　血管拡張・血流増加
発熱 ─┘
↓
血管壁の透過性の亢進
↓
疼痛 ──┐
       │
血痰・錆色痰 --┐
喀痰 --------┤
咳嗽 --------┤ 血管外への血液成分の滲出 ── 肺胞への赤血球漏出／肺胞への白血球漏出／肺胞へのフィブリノーゲン漏出
ラ音 --------┤   ↓
呼吸音減弱 ---┤ 浮腫　組織間への滲出液の貯留 ── 肺胞内に漿液が滲出貯留
濁音 --------┤   ↓
肺の異常陰影 -┘   呼吸面積の減少

（修復過程）

高山美佳・岡崎みち子・小平孝子・登内秀子・山岸節子

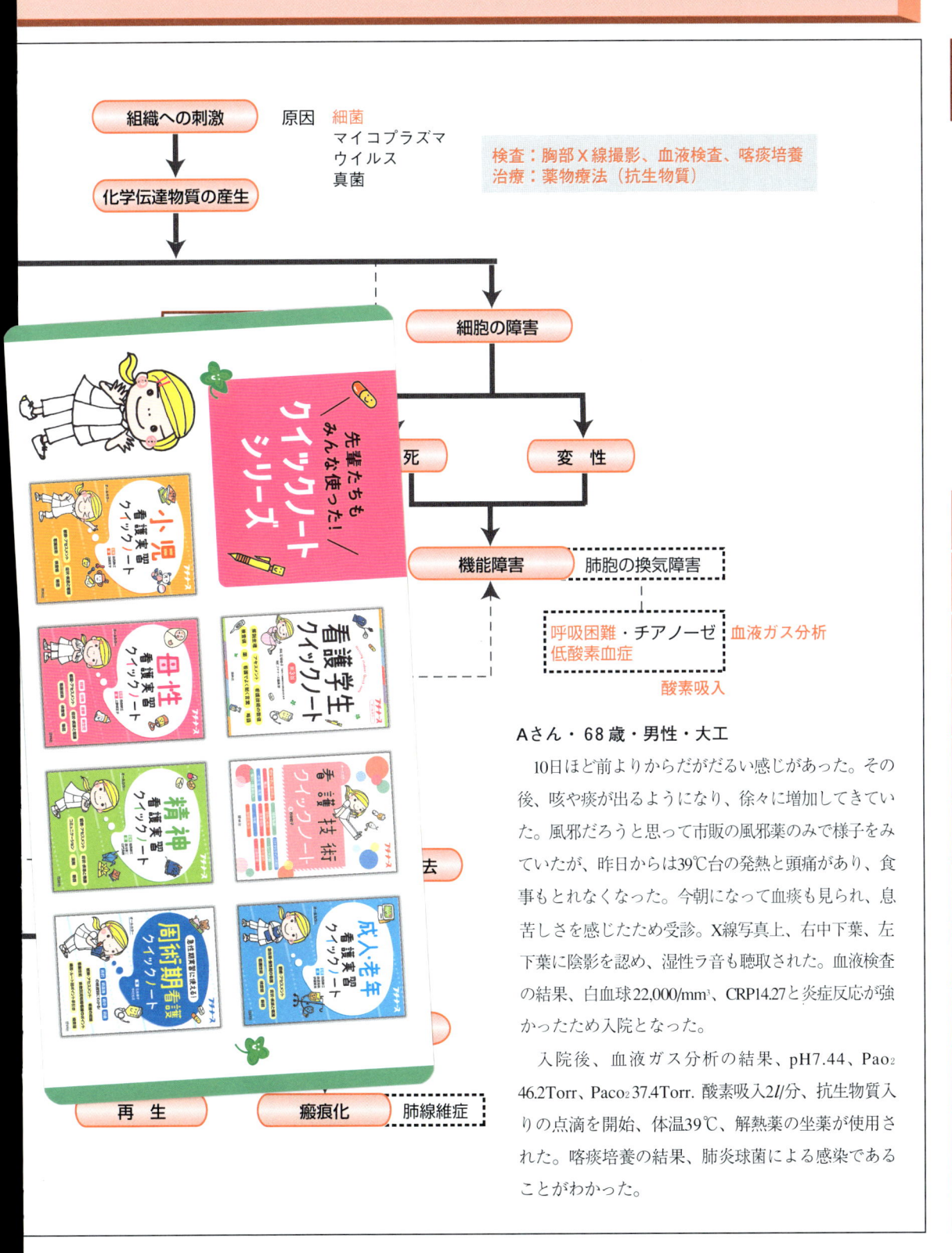

炎症

肺・気管支

原因　細菌
　　　マイコプラズマ
　　　ウイルス
　　　真菌

組織への刺激 → 化学伝達物質の産生

検査：胸部Ｘ線撮影、血液検査、喀痰培養
治療：薬物療法（抗生物質）

細胞の障害 → 死／変性 → 機能障害

肺胞の換気障害

呼吸困難・チアノーゼ　血液ガス分析
低酸素血症

酸素吸入

再生　瘢痕化　肺線維症

Aさん・68歳・男性・大工

10日ほど前よりからだがだるい感じがあった。その後、咳や痰が出るようになり、徐々に増加してきていた。風邪だろうと思って市販の風邪薬のみで様子をみていたが、昨日からは39℃台の発熱と頭痛があり、食事もとれなくなった。今朝になって血痰も見られ、息苦しさを感じたため受診。X線写真上、右中下葉、左下葉に陰影を認め、湿性ラ音も聴取された。血液検査の結果、白血球22,000/mm³、CRP14.27と炎症反応が強かったため入院となった。

入院後、血液ガス分析の結果、pH7.44、PaO_2 46.2Torr、$PaCO_2$ 37.4Torr. 酸素吸入2l/分、抗生物質入りの点滴を開始、体温39℃、解熱薬の坐薬が使用された。喀痰培養の結果、肺炎球菌による感染であることがわかった。

肺炎　33

事例の解説：肺炎

高山美佳・岡崎みち子・
小平孝子・登内秀子・山岸節子

[事例]
Aさん・68歳・男性・大工

10日ほど前よりからだがだるい感じがあった。その後、咳や痰が出るようになり、徐々に増加してきていた。風邪だろうと思って市販の風邪薬のみで様子を見ていたが、昨日からは39℃台の発熱と頭痛があり、食事もとれなくなった。今朝になって血痰も見られ、息苦しさを感じたため受診。X線写真上、右中下葉、左下葉に陰影を認め、湿性ラ音も聴取された。血液検査の結果、白血球22,000/mm^3、CRP14.27と炎症反応が強かったため入院となった。

入院後、血液ガス分析の結果、pH7.44、Pao_2 46.2Torr、$Paco_2$ 37.4Torr. 酸素吸入2l/分、抗生物質入りの点滴を開始、体温39℃、解熱薬の坐薬が使用された。喀痰培養の結果、肺炎球菌による感染であることがわかった。

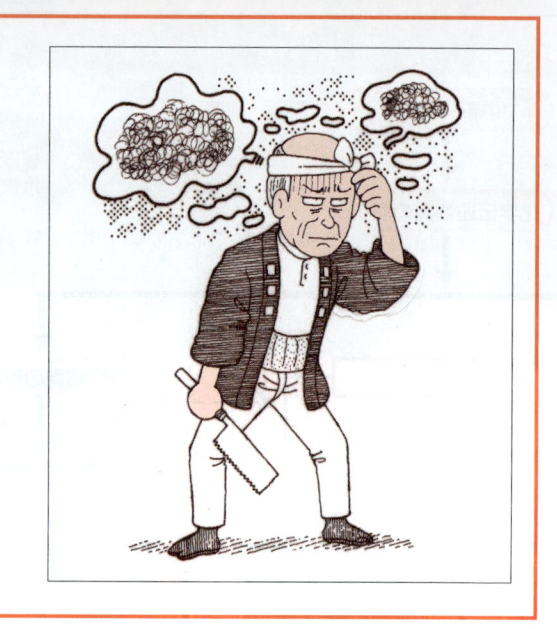

1. 原因

Aさんの肺炎の原因は細菌感染（肺炎球菌）です。

2. 検査

肺炎の診断のために、胸部のX線写真を撮影しました。その結果、右中下葉、左下葉に異常陰影が認められました。血液検査では、CRPの高値、白血球数の増加が認められました。これは、炎症反応を示すものです。

血液ガス分析で出た数値、Pao_2 46.2Torr、$Paco_2$ 37.4Torrは低酸素状態なので、肺の機能障害を示します。

3. 成り行き

細菌による感染の結果、①炎症という病理学的変化による症状、②肺の機能の障害が現れます。

1）炎症という病理学的変化による症状

細菌が体内に侵入すると、異種蛋白であるその細菌を排除しようとします。この反応の結果、白血球増加、CRP高値がみられ、病原体の出す毒素が刺激物質となり、39℃台の発熱、倦怠感が現れます。

肺胞内へ血液成分が滲出、貯留すると、咳嗽・痰・血痰が現れます。咳嗽は炎症の過程で発生する滲出液を排除しようとする働きです。

滲出液の貯留した部分を、空気が通過していくときに発生する破裂音である湿性ラ音がみられます。

胸部X線撮影での、右中下葉、左下葉の異常陰影は、肺胞内への血液成分の滲出、貯留の範囲を示します。陰影の広がりは、肺炎の重症度と直接関係します。

Aさんの肺炎は細菌性肺炎であり、最終的には滲出物は融解され、喀痰として喀出されます。その結果、肺胞組織は含気性を回復し、病変は修復されます。

2）肺の機能の障害

肺胞内への血液成分の滲出、貯留の結果、ガ

ス交換に障害が発生し、それに伴って呼吸困難がみられました。

血液ガス分析の結果、Pao_2 46.2Torr、$Paco_2$ 37.4Torrと低酸素状態であり、ガス交換の障害の程度を示しています。

肺の中の肺胞には、球状の内部空間があります。この空間に滲出液が貯留した結果の症状である、痰、血痰、湿性ラ音、異常陰影と滲出液を排除しようとする働きである咳嗽は、肺という場の特徴から起こってくることでもあるのです。

4．治療

肺炎の原因療法では、細菌に対して抗生物質が点滴投与されています。

一方、肺炎の対症療法では、発熱には解熱薬の投与、呼吸困難には酸素吸入が行われています。

引用文献
1）中野昭一編集：病態生理・生化学・栄養　図説・病気の成り立ちとからだ［II］、医歯薬出版株式会社、p.154、1996
2）山口和克監修：病気の地図帳、p47、講談社、1992

参考文献
1）山口瑞穂子、吉岡征子監修：疾患別看護過程の展開1　成人編I、学習研究社、1995
2）大西義久、他：エッセンシャル病理学　第4版、医歯薬出版、1998
3）日野原重明、他：ナースに必要な診断の知識と技術、医学書院、1978
4）田中健蔵監修、遠城寺宗知編集：病理学、医学書院、1989
5）高橋徹：標準看護学講座　病理学6、金原出版、1991
6）石原恒夫、他：系統看護学講座　専門6　成人看護学［2］呼吸器疾患患者の看護、医学書院、1998
7）宮崎和子監修、編集：看護観察のキーポイントシリーズ1　内科I、中央法規出版、1991
8）上田千恵子、他：クイックマスター　成人看護学1、医学芸術社、1998
9）佐藤純一：別冊「ナーシングトゥデイ」　臨床看護に役立つ検査値の読み方、日本看護協会出版会、1993

図1　気管支肺炎における肺胞内の変化[2]

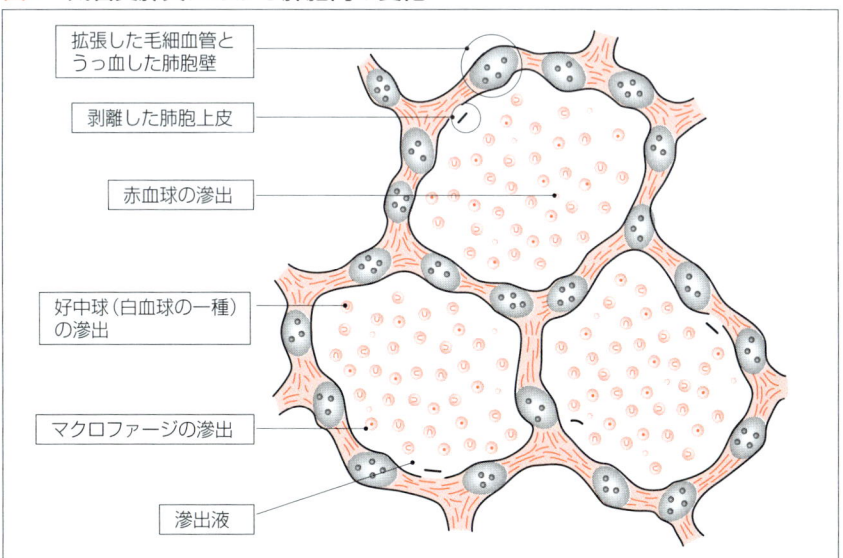

- 拡張した毛細血管とうっ血した肺胞壁
- 剥離した肺胞上皮
- 赤血球の滲出
- 好中球（白血球の一種）の滲出
- マクロファージの滲出
- 滲出液

末梢細気管支の、空気の動きの悪い場所の炎症として始まるが、炎症の場は、しだいに周りの肺胞内へと移行する。毛細血管の拡張と肺胞壁のうっ血、肺胞内を埋める好中球やマクロファージの滲出、肺胞上皮の剥離などがみられる

気管支喘息の病態関連図

山田みどり

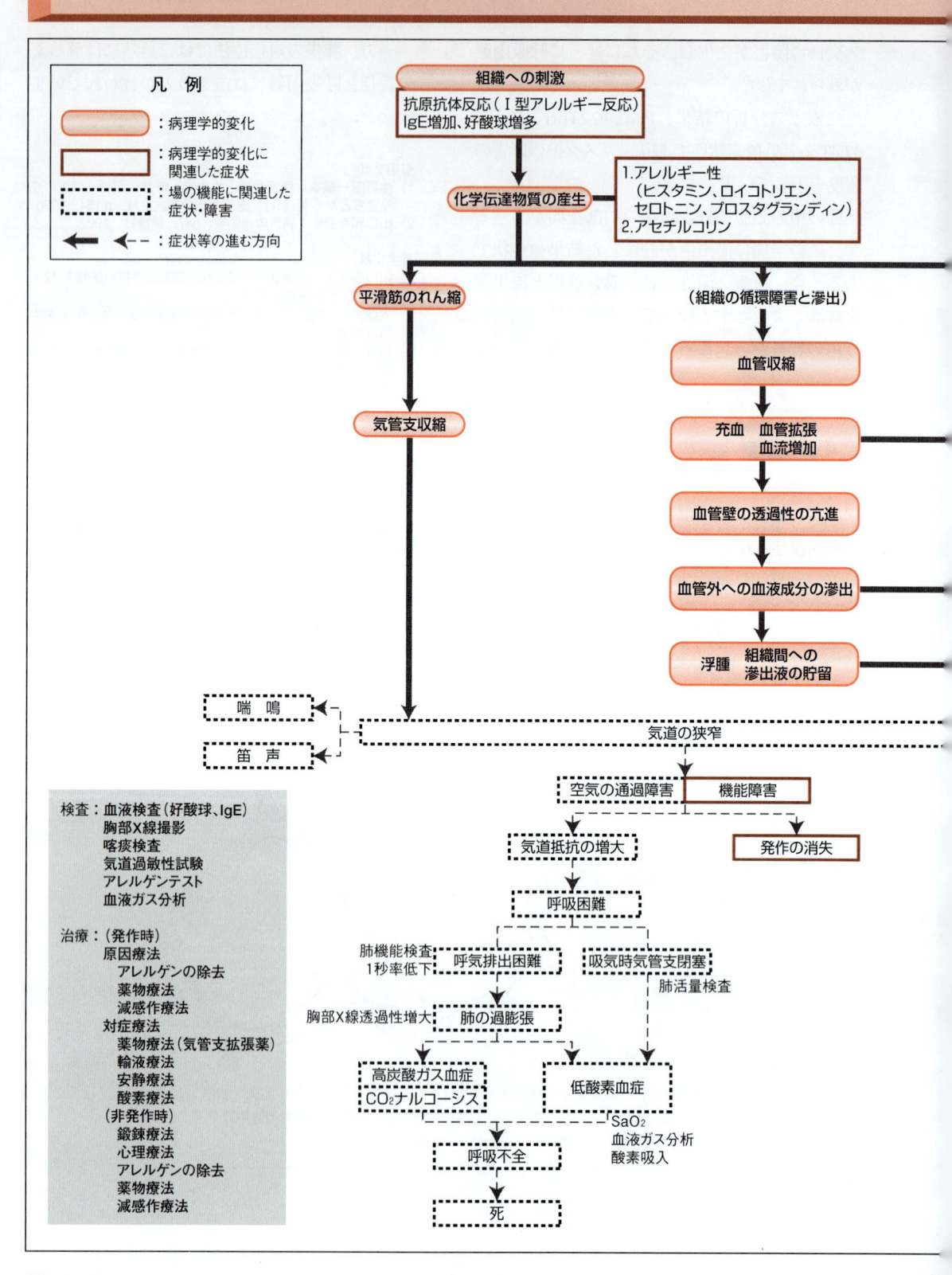

凡例
- ■ ：病理学的変化
- □ ：病理学的変化に関連した症状
- ┄ ：場の機能に関連した症状・障害
- ←, ←-- ：症状等の進む方向

```
組織への刺激
抗原抗体反応（Ⅰ型アレルギー反応）
IgE増加、好酸球増多
        ↓
化学伝達物質の産生 ← 1.アレルギー性
                      （ヒスタミン、ロイコトリエン、
                      セロトニン、プロスタグランディン）
                    2.アセチルコリン
        ↓
    （組織の循環障害と滲出）

平滑筋のれん縮          血管収縮
    ↓                      ↓
気管支収縮          充血 血管拡張 血流増加
                          ↓
                   血管壁の透過性の亢進
                          ↓
                   血管外への血液成分の滲出
                          ↓
                   浮腫 組織間への滲出液の貯留
```

- 喘鳴
- 笛声
- 気道の狭窄
- 空気の通過障害 → 機能障害 → 発作の消失
- 気道抵抗の増大
- 呼吸困難
  - 肺機能検査 1秒率低下 → 呼気排出困難
  - 吸気時気管支閉塞（肺活量検査）
- 胸部X線透過性増大 → 肺の過膨張
- 高炭酸ガス血症 / CO₂ナルコーシス
- 低酸素血症（SaO₂ 血液ガス分析 酸素吸入）
- 呼吸不全
- 死

検査：
- 血液検査（好酸球、IgE）
- 胸部X線撮影
- 喀痰検査
- 気道過敏性試験
- アレルゲンテスト
- 血液ガス分析

治療：（発作時）
- 原因療法
  - アレルゲンの除去
  - 薬物療法
  - 減感作療法
- 対症療法
  - 薬物療法（気管支拡張薬）
  - 輸液療法
  - 安静療法
  - 酸素療法

（非発作時）
- 鍛錬療法
- 心理療法
- アレルゲンの除去
- 薬物療法
- 減感作療法

●アレルゲンの刺激により気道狭窄と気道の炎症の結果起こる発作性呼吸困難

炎症

素　　因：アトピー体質
　　　　　気道の過敏性
原因・誘因：アレルゲン　吸入抗原（ハウスダスト、ダニ、
　　　　　　　　　　　　　　　　ペットの毛、花粉等）
　　　　　　　　　　　食物抗原（卵、牛乳、豆、そば等）
　　　　　　感染
　　　　　　ストレス、疲労、運動
　　　　　　気象

細胞の障害

発赤
発熱

腺細胞の分泌亢進　　機能障害　　気道繊毛上皮の破壊

喀痰検査
喀　痰
（好酸球）

気道内分泌物増加

腫　脹
気道粘膜浮腫・腫脹

咳嗽　　喘鳴

肺・気管支

気管支喘息　37

気管支喘息

山田みどり

1．気管・気管支の機能

　気管・気管支は肺まで空気を取り込む道筋であり、下気道に位置づけられます。これらは直接外界と通じている器官であるため、空気と一緒に異物や微生物も侵入してきます。

　気道には、粘膜から分泌する粘液が異物を捉え、繊毛の働きによって排出する防御機構があり、清浄な空気を肺まで送っています。

2．炎症の定義

　炎症とは、障害性の刺激に対して起こる組織の反応です。

3．気管支喘息とは

　はっきりとした定義は確定されていませんが、ここでは、アレルゲンの刺激により気道狭窄と気道の炎症の結果として起こる**発作性呼吸困難**とします。

　それは、一般的には、可逆性であり自然または治療によって改善します。

原因

　アレルギー説・自律神経説・内分泌説などがあげられますが、決定的原因は不明です。その中でも現在Ⅰ型アレルギーの関与が重要視されています。アレルゲンとしては、ハウスダスト・ダニ・花粉などの吸入抗原、牛乳・卵・豆・そばなどの食物抗原があります。素因としては、アトピー体質・気道の過敏性があげられます。

分類

1) 病因別分類（表1）

　一般的には、外因型（アトピー型）・内因型（非アトピー型）・混合型に分けられます。

2) 重症度別分類（表2）

喘息発作の強さとその頻度の組み合わせにより客観的な評価をしたもので、日本アレルギー学会気管支喘息重症度委員会が提出したものが使用されています。

4．成り行き

　アレルゲンが侵入してきたことにより起こる外因型について説明します。

　アレルゲンが体内に侵入すると、①種々の刺激によるアレルギー反応と炎症という病理学的変化による症状、②気管支という場の機能障害による症状が現れます。

1) 種々の刺激によるアレルギー反応と炎症症状

　ある抗原（アレルゲン）が体内に侵入すると、体内では免疫グロブリン（IgE）が産生され、肥満細胞や好塩基球の表面に付着します。この状態で再び抗原が侵入してくると、その抗原は、細胞上のIgEについて抗原抗体反応が起こります。

　そこで、肥満細胞・好塩基球から化学伝達物質であるヒスタミン・ロイコトリエン・プロスタグランディンなどが遊離されます。遊離された化学伝達物質は、細血管の拡張、血管壁の透過性の亢進、平滑筋のれん縮、粘液分泌亢進、神経刺激、白血球遊走化などの多彩な作用を有しています。そのため、気管支においては、主に次の3つの現象が認められます。

①細胞の障害
②組織の循環障害と滲出
③平滑筋のれん縮

①細胞の障害

　化学伝達物質により気管支粘膜細胞が傷害され粘液腺は肥大し、分泌の亢進が起こります。一方、気道の繊毛上皮の破壊により、分泌物の排泄遅延が起きます。分泌の亢進と排泄遅延のために気道内の分泌物は増加します。分泌物は喀痰となり、その刺激で咳嗽が出現します。喀痰が気道内に存

表1 喘息の病型[1]

病型	アトピー型(外因型)	非アトピー型(内因型)
swineford分類	アトピー型、混合型	感染型
血清IgE値	上昇	正常
環境アレルゲンに対するIgE抗体(RAST、即時性皮膚反応)	陽性	一般に陰性
発病	幼小児期	中年以後
他のアトピー疾患の合併、家族歴	多くあり	一般に同じ
好酸球増多	あり	あり
減感作療法	有効	無効
抗アレルギー薬(ICMR)	種類多い 有効	効果低い

表2 気管支喘息重症度判定基準(日本アレルギー学会重症度委員会による)[2]

- 重症度判定は発作好発時期連続4週間の状態により過去1年間の重症度を判定する。
- 発作強度と発作頻度の組み合わせで判定する。

①発作強度

	呼吸困難	会話	動作	チアノーゼ	意識状態
A（小発作）	苦しいが横になれる	普通	普通にできる	なし	正常
B（中発作）	苦しくて横になれない	やや困難	かなり困難 （トイレ、洗面所にかろうじて行ける）	なし	正常
C（大発作）	苦しくて動けない	困難	不能	あり	正常ないし意識障害、失禁

(注) 1.発作強度は主に呼吸困難の程度で判定し、ほかの項目は参考事項である。
　　 2.発作強度が混在する時は発作強度の重い方をとる。

②発作頻度（平均日数）
　1．1週間に1日以下
　2．1週間に4日未満
　3．1週間に4日以上

③重症度

頻度＼強度	W（喘鳴のみ）	A	B	C
1	軽	軽	中	中
2	軽	軽	中	重
3	軽	中	重	重

引用文献　宮本昭正、岡登志子：アレルギー性疾患と看護、p.77、文光堂、1982

在し、空気が通過することで喘鳴が起こります。

②組織の循環障害と滲出

　化学伝達物質、好酸球により血管壁の透過性が亢進し、血管外に血液成分が滲出され喀痰となります。この喀痰も咳嗽や喘鳴につながります。また、喀痰中には抗原抗体反応によって集まった好酸球が多く存在しているのが特徴です。

③平滑筋のれん縮

　アレルギー反応によって遊離された化学伝達物質は、平滑筋をれん縮する作用があります。気管支壁には、この平滑筋線維が束になって取り巻いています。その結果、平滑筋のれん縮により気管支全体が収縮し、空気の通りが悪くなります。

　以上の3つの現象、つまり①からは、**気道内分泌物の増加**、②からは、**粘膜の浮腫・腫脹**、③からは、**気管支が収縮**し、その結果**気道の狭窄**が起こり、笛声、喘鳴も出現します。

2）気管支の機能障害による症状

　喘息では太い気管支ではなく、主に細い気管支が障害されるため、呼気時には、高い胸腔内圧により気管支がつぶれてしまい、吸気はできるが呼気は難しい**呼気排出困難**になります。肺機能検査では、1秒量、1秒率の減少という閉塞性障害のパターンをとります。

　病態が重くなると、肺の末梢では吸気はできますが呼気ができず、肺胞は**過膨張**になり、CO_2がはけないため**高炭酸ガス血症**になります。また、喀痰の増加および粘稠度が増し、痰の喀出が困難になることから、徐々に肺のガス交換が障害され、また呼気が出せないと結果的に吸気もできないため**低酸素血症**になります。さらに悪化すると、呼吸性アシドーシスをきたし**呼吸不全**となり死に至ることもあります。

　一般的には気管支喘息は、可逆性の呼吸障害と考えられますが、一旦発作が起こると、一定期間は気道の過敏性が残り、発作を繰り返しやすくなります。また重積発作を繰り返すことにより、不可逆性の肺障害を残す場合もあります。

5．症状・障害

1）病理学的変化による症状
- 気道内分泌物の増加
- 気道粘膜の浮腫、腫脹
- 気管支収縮
- 気道の狭窄
- 好酸球増加
- 血清IgE高値

2）障害の場から出現する症状・障害
- 咳嗽、喀痰、喘鳴、呼吸困難
- 空気の通過障害
- 呼気排出困難
- 低酸素血症

6．検査

　検査は、確定診断・重症度を判定するため、と同時に治療方針を決定する目的で行います。
- 原因抗原の診断（アレルゲンテスト）
- 気道の過敏性試験
- 胸部X線撮影（X線の透過性の増大）
- 肺機能検査
- 血液検査（好酸球数・血清IgE）
- 血液ガス分析
- 経皮酸素飽和度（SaO_2）
- 鼻汁・喀痰検査

7．治療

　治療は、発作時の治療と非発作時の治療に大きく分けられます。

1）発作時の治療
- 原因療法（アレルゲンの除去、薬物療法）
- 対症療法（薬物療法、酸素療法、輸液療法）

2）非発作時の治療

- 原因療法（アレルゲンの除去、減感作療法、薬物療法、鍛錬療法、心理療法）

気管支喘息の原因は複合して関与しているものが多いため、治療は各療法を組み合わせて行うと効果的です。

引用文献
1）高久史磨監修、柏崎禎夫編集：アレルギー・膠原病、図説病態内科講座第16巻、メジカルビュー社、p.84、1994
2）宮本昭正、岡登志子：アレルギー性疾患と看護、文光堂、p.70、1982

参考文献
1）坂口直哉他：気管支喘息の病態生理、クリニカルスタディ、16（9）、1995
2）石川稔生、他監訳：呼吸器疾患患者の看護診断とケア、クリニカルナーシング2、医学書院、1990
3）福山裕三、高杉佑一：よくわかる内科、金原出版、1990
4）高橋徹：標準看護学講座6、病理学、金原出版、1998
5）山口瑞穂子、吉岡征子監修：新ベッドサイドの看護過程3、疾患別看護過程の展開 母子、小児編、学習研究社、1995
6）山口瑞穂子、吉岡征子監修：新ベッドサイドの看護過程1、疾患別看護過程の展開 成人編、学習研究社、1989
7）佐藤紀子監修：アセスメントに役立つ病態生理、文化放送ブレーン、1997
8）宮本昭正、中川武正：喘息テキスト 発作のしくみと予防、治療、南江堂、1990
9）薄井坦子：看護のための人間論ナースが視る人体、講談社、1990
10）薄井坦子：看護のための疾病論ナースが視る病気、講談社、1994
11）堺章：目でみるからだのメカニズム、医学書院、1994
12）中野昭一他：図説 病気の成立ちとからだ[Ⅰ]、医歯薬出版、1990
13）木村郁郎：図説 臨床看護医学、第7巻、同朋舎出版、1980
14）日野原重明監修、柏木登：感染、免疫系、看護のための臨床医学大系第13巻、情報開発研究所、1980
15）飯倉洋治、早川浩：小児の気管支喘息、医歯薬出版、1998
16）宮本昭正、岡登志子：アレルギー性疾患と看護、文光堂、1982
17）小児看護、16（8）：1993
18）内田雅代：喘息児をもつ家族のライフスタイルへの援助、小児看護、21（12）、1998

図1　気道閉塞の要因[2]

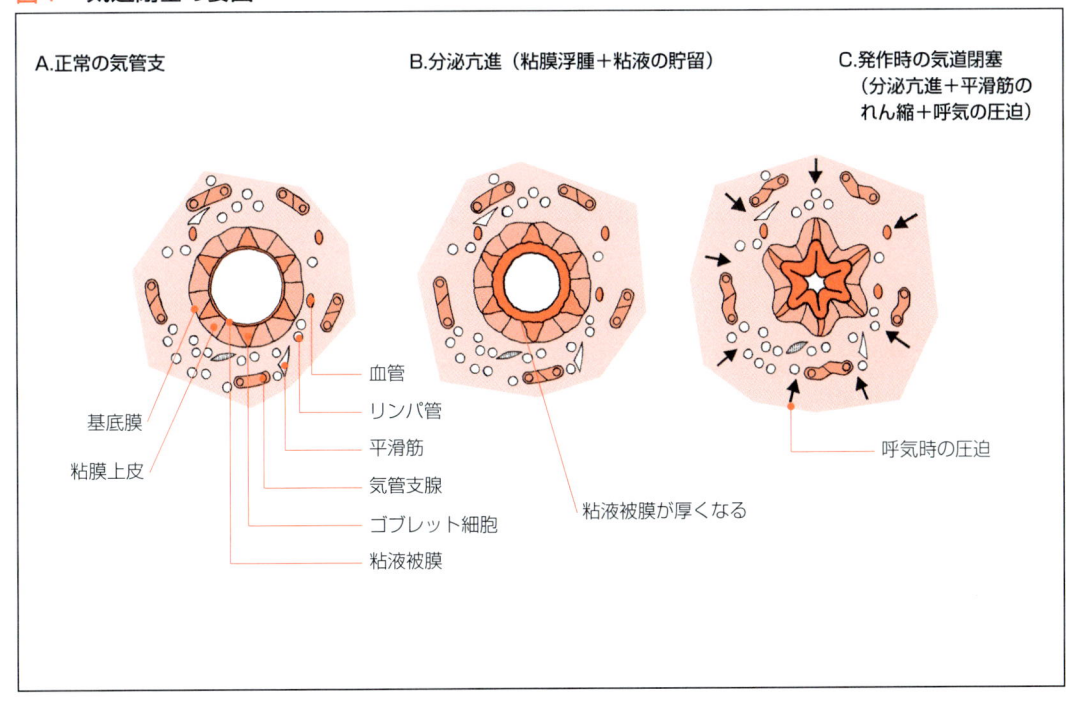

A.正常の気管支

B.分泌亢進（粘膜浮腫＋粘液の貯留）

C.発作時の気道閉塞（分泌亢進＋平滑筋のれん縮＋呼気の圧迫）

基底膜
粘膜上皮
血管
リンパ管
平滑筋
気管支腺
ゴブレット細胞
粘液被膜

粘液被膜が厚くなる

呼気時の圧迫

事例：気管支喘息

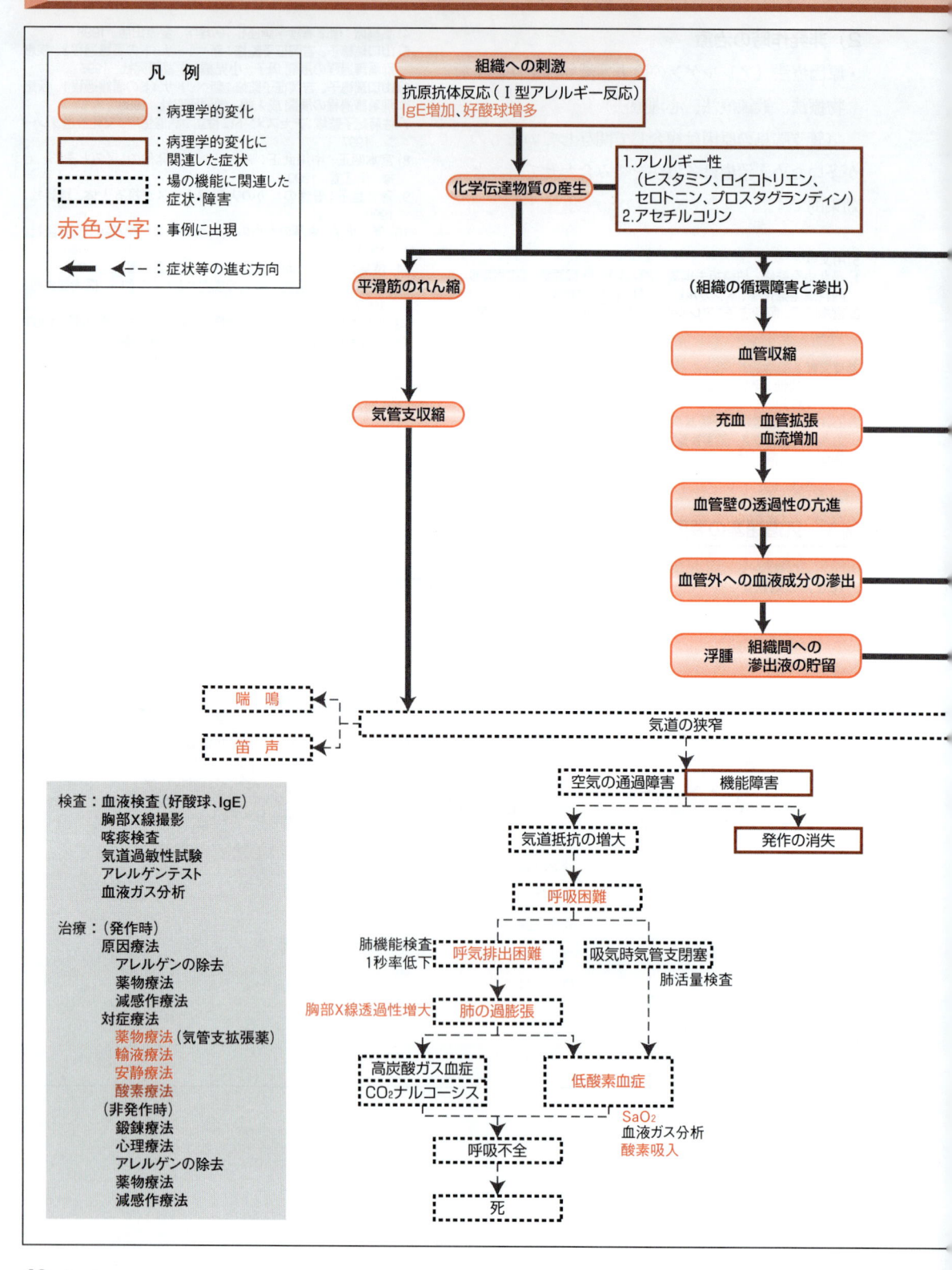

凡例
- 🟧（塗り）：病理学的変化
- ⬜（実線枠）：病理学的変化に関連した症状
- ⬛(破線枠)：場の機能に関連した症状・障害
- 赤色文字：事例に出現
- ← ⇠：症状等の進む方向

フローチャート

組織への刺激
→ 抗原抗体反応（Ⅰ型アレルギー反応）
　IgE増加、好酸球増多
→ 化学伝達物質の産生
　1. アレルギー性（ヒスタミン、ロイコトリエン、セロトニン、プロスタグランディン）
　2. アセチルコリン

→ 平滑筋のれん縮 → 気管支収縮

→（組織の循環障害と滲出）
　→ 血管収縮
　→ 充血　血管拡張　血流増加
　→ 血管壁の透過性の亢進
　→ 血管外への血液成分の滲出
　→ 浮腫　組織間への滲出液の貯留

→ 気道の狭窄
　→ 喘鳴
　→ 笛声

→ 空気の通過障害／機能障害
　→ 気道抵抗の増大
　→ 発作の消失
　→ 呼吸困難
　　　肺機能検査 1秒率低下
　　→ 呼気排出困難
　　→ 吸気時気管支閉塞
　　　肺活量検査
　→ 胸部X線透過性増大　肺の過膨張
　→ 高炭酸ガス血症　CO_2ナルコーシス
　→ 低酸素血症　SaO_2　血液ガス分析　酸素吸入
　→ 呼吸不全
　→ 死

検査・治療

検査：
- 血液検査（好酸球、IgE）
- 胸部X線撮影
- 喀痰検査
- 気道過敏性試験
- アレルゲンテスト
- 血液ガス分析

治療：（発作時）
- 原因療法
  - アレルゲンの除去
  - 薬物療法
  - 減感作療法
- 対症療法
  - 薬物療法（気管支拡張薬）
  - 輸液療法
  - 安静療法
  - 酸素療法

（非発作時）
- 鍛錬療法
- 心理療法
- アレルゲンの除去
- 薬物療法
- 減感作療法

42　炎症

山田みどり

素　因：アトピー体質
　　　　気道の過敏性
原因・誘因：アレルゲン　吸入抗原（ハウスダスト、ダニ、
　　　　　　　　　　　　　　　　ペットの毛、花粉等）
　　　　　　　　　　　食物抗原（卵、牛乳、豆、そば等）
　　　　感染
　　　　ストレス、疲労、運動
　　　　気象

細胞の障害

発赤
発熱

腺細胞の分泌亢進　　機能障害　　気道繊毛上皮の破壊

喀痰検査
喀　痰　←　気道内分泌物増加
（好酸球）
　↓　↓
咳嗽　喘鳴

腫　脹
気道粘膜浮腫・腫脹

炎症

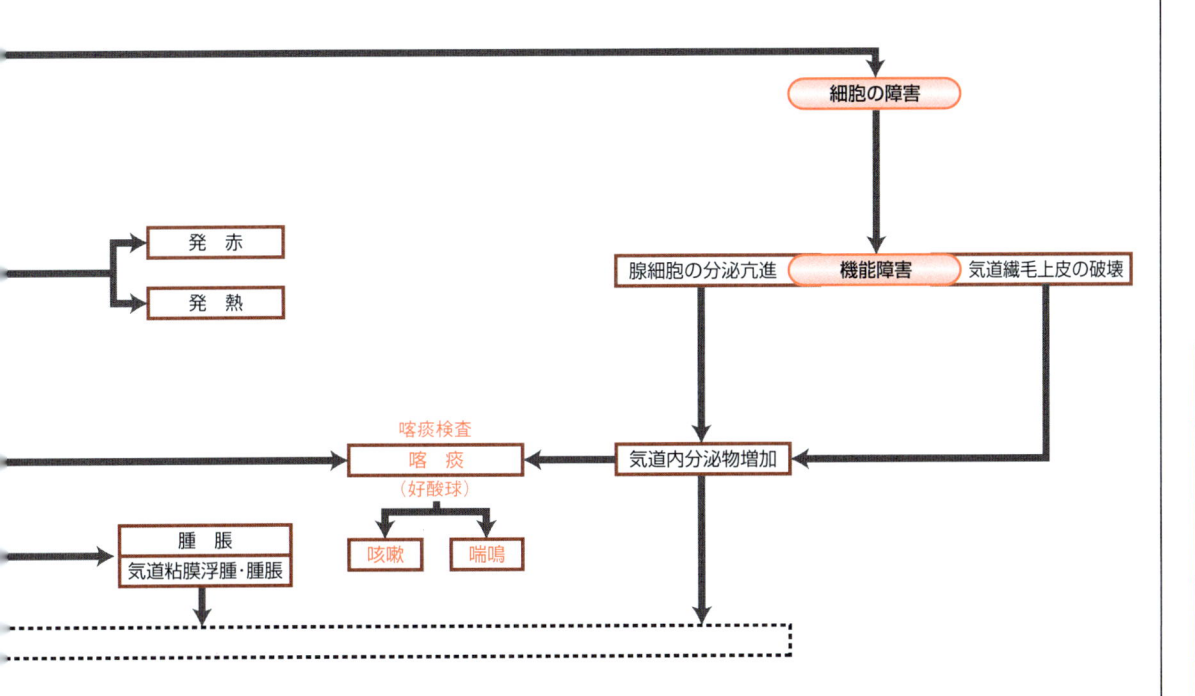

肺・気管支

Bちゃん・7歳・男児・小学1年生
　母親はアトピー性皮膚炎の既往がある。
　2歳で初回発作があり、3歳5か月で気管支喘息と診断された。アレルゲンは、ハウスダスト、犬の毛が認められた。年に1～2回の発作を起こし、近医で治療を受けて軽快していた。
　今回、2日前より鼻汁がでていた。本日明け方3時頃より咳嗽・喀痰、笛声、喘鳴、呼吸困難が出現してきた。処方されている吸入薬（気管支拡張薬）を使用していても発作はひどくなり、外来受診し入院となった。入院時、呼吸促迫があり起坐呼吸で呼吸数は30回／分、$SaO_2$89％、話すのもつらい状態であった。さっそく酸素吸入とアミノフィリン（強力な気管支拡張薬）入りの点滴が開始され、吸入も行われた。喘鳴はあるが、いくらか安定しファーラー位で休んでいる。
入院時検査データ
①血液検査：CRP 1.6mg/dl、白血球 9,600/mm^3、赤血球 480万/mm^3、好酸球 58/mm^3、IgE 154 IU/ml
②胸部X線検査：軽度の透過性の増大がみられる

気管支喘息

事例の解説：気管支喘息

山田みどり

[事例]
Bちゃん・7歳・男児・小学1年生

　母親はアトピー性皮膚炎の既往がある。
　2歳で初回発作があり、3歳5か月で気管支喘息と診断された。アレルゲンは、ハウスダスト、犬の毛が認められた。年に1～2回の発作を起こし、近医で治療を受けて軽快していた。
　今回、2日前より鼻汁がでていた。本日明け方3時頃より咳嗽・喀痰、笛声、喘鳴、呼吸困難が出現してきた。処方されている吸入薬（気管支拡張薬）を使用していても発作はひどくなり、外来受診し入院となった。入院時、呼吸促迫があり起坐呼吸で呼吸数は30回／分、SaO₂ 89％、話すのもつらい状態であった。さっそく酸素吸入とアミノフィリン（強力な気管支拡張薬）入りの点滴が開始され、吸入も行われた。喘鳴はあるが、いくらか安定しファーラー位で休んでいる。
入院時検査データ
①血液検査：CRP 1.6mg/dl、白血球 9,600/mm³、赤血球 480万/mm³、好酸球 58/mm³、IgE 154 IU/ml
②胸部Ｘ線検査：軽度の透過性の増大がみられる

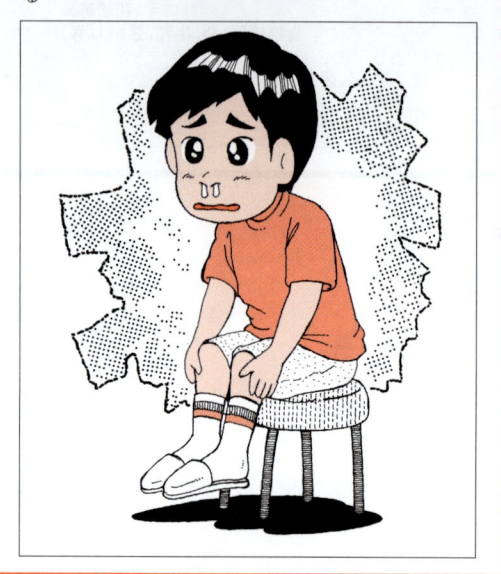

1．原因

　今回の発作もハウスダストによるアレルギー反応によって起こったものです。これは、血液検査データ（血清IgEの上昇、好酸球の増多）により裏づけられます。また、母親がアトピー性皮膚炎であり、Bちゃんもアトピー素因が考えられます。

2．検査

　原因の確定診断としてアレルゲンテストを行い、アレルゲンがハウスダスト、犬の毛であると判定されています。
　今回、入院時に喘息の程度を診断するために、血液検査・胸部Ｘ線検査・喀痰検査が行われています。

3．成り行き

　Bちゃんの今回の発作の成り行きを、①アレルギー反応と炎症、②気管支の機能の障害に分けて説明していきます。

1）アレルギー反応と炎症症状

　Bちゃんは、アトピー素因（遺伝性）もあり、2歳で初回発作がありました。その後、慢性に経過しているため、気道の過敏性も亢進していました。2日前より鼻汁が出ていたのは、軽度の上気道炎を起こしていたためと考えられます。そこにアレルゲンであるハウスダストにより抗原抗体反応が起きました。血液検査の結果でも好酸球増多、IgE上昇、CRP・白血球の上昇が認められます。症状の喀痰、喘鳴は細胞の障害、組織の循環障害と滲出からきているものです。

咳嗽は、喀痰を外部に排出しようとする反射によって起こっているものです。さらに、気管支の平滑筋のれん縮も加わり3つの現象の結果、気道の狭窄が起こっています。

成長過程からみて、7歳の小児の気管の太さは成人に比べて2／3程度であるため、症状も現れやすくなっています。このように小児の場合、年齢に応じた呼吸器の形態学的・生理学的特徴が症状の程度に関与しています。

2）気管支の機能障害による症状

空気の通り道である気道が狭窄されたため呼吸困難が出現しています。細い気管支は呼気時に胸腔内圧によって押しつぶされ、呼気排出困難となっています。肺胞が過膨張となってしまっているので、胸部X線検査で軽度の透過性の増大がみられています。呼気排出困難の状態は吸気もしにくくさせます。Bちゃんは十分な吸気もできない状態になり、そのため低酸素血症（SaO_2 89％）となってしまっています。

Bちゃんの体は少しでも低酸素血症を改善するために酸素を取り込もうとして、呼吸促拍（30回／分）となり、また胸郭を広げるために起坐呼吸をしています。Bちゃんは動脈血ガス分析の測定をしていないのではっきりとはわかりませんが、低酸素血症があることから、換気が十分に行われないことが予測され、血中の炭酸ガス濃度も上昇していることが考えられます。

4．治療

気管支喘息の治療は、2～3回深呼吸をすれば治まる軽いものから、集中的に強力な治療をしなければならないものまで幅広くあります。Bちゃんの場合、入院する前、近医から発作予防のための吸入薬（気管支拡張薬）を処方してもらい、家で使用していました。しかし、今回は吸入薬使用で症状が軽減されないため、受診したのは適切な判断だったといえます。

入院後は、対症療法として、気管支を拡張させる目的で輸液および吸入を行っています。また、低酸素症のために酸素吸入を開始しています。なるべく酸素消費量を増やさないように、そして体力の消耗を最小限にするためにベッド上で安楽な呼吸ができるよう安静療法を行っています。

輸液療法は、与薬の目的のほかに脱水の予防の目的でも行っています。発作の時は過呼吸となり食事摂取も十分できず、脱水になりやすいからです。脱水に傾くと、さらに状態を悪化させてしまいます。

以上のような対症療法と同時に、原因療法も行います。Bちゃんのアレルゲンはハウスダストです。そのため、アレルゲンであるハウスダストを除去するような環境の調整も必要となります。

小児の気管支喘息の場合、発作誘発の原因はアレルゲンのほかに心理的因子や生活因子が大きく関わってきます。そのため、家族に対するライフスタイルへの援助は重要です。Bちゃんの場合も発作を引き起こさないために、普段から身体を鍛えておくことなど、家族への生活全般についての指導が必要です。

急性胃腸炎の病態関連図A（ウイルス性胃腸炎）

新井美紀

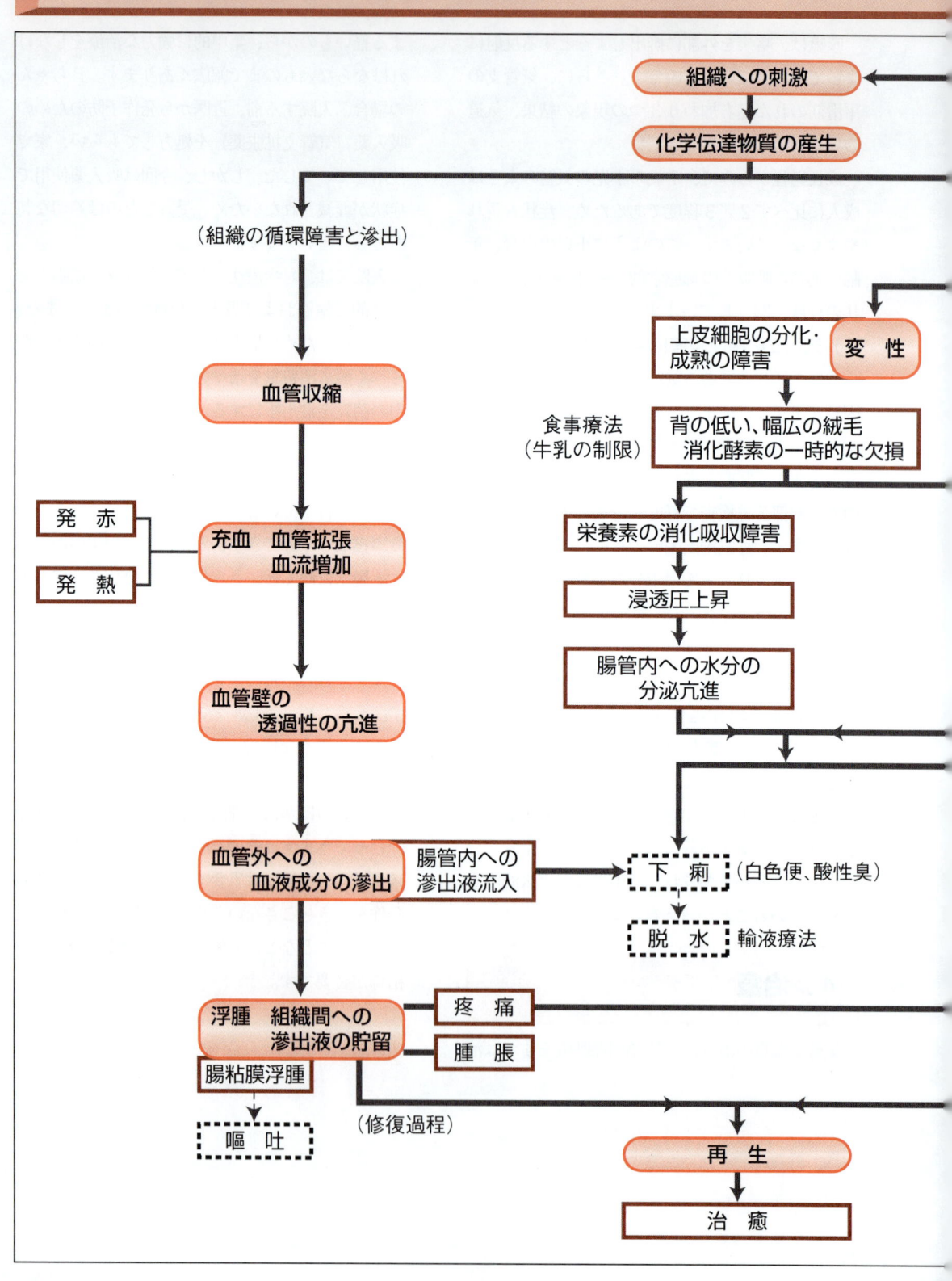

```
                                                    組織への刺激
                                                         ↓
                                                　化学伝達物質の産生
          ┌──────────────────────────────────────────────┤
          │（組織の循環障害と滲出）                        │
          ↓                                             ↓
                                              上皮細胞の分化・  ┌──┐
        血管収縮                              成熟の障害       │変性│
          ↓                                                 └──┘
                              食事療法            ↓
┌──┐                        （牛乳の制限）   背の低い、幅広の絨毛
│発赤│┐                                      消化酵素の一時的な欠損
├──┤├─ 充血　血管拡張                            ↓
│発熱│┘    血流増加                        栄養素の消化吸収障害
└──┘       ↓                                     ↓
                                              浸透圧上昇
      血管壁の                                      ↓
      透過性の亢進                            腸管内への水分の
          ↓                                  分泌亢進
                                                    ↓
      血管外への      腸管内への
      血液成分の滲出  滲出液流入  ──→     下　痢 （白色便、酸性臭）
          ↓                                        ↓
                                                  脱　水   輸液療法
      浮腫　組織間への ─── 疼痛
      滲出液の貯留    ─── 腫脹
      ┌────┐
      │腸粘膜浮腫│
      └────┘
          ↓              （修復過程）
      ┌────┐                              再　生
      │嘔　吐│                                  ↓
      └────┘                              治　癒
```

46　炎　症

●小腸および大腸の粘膜の炎症

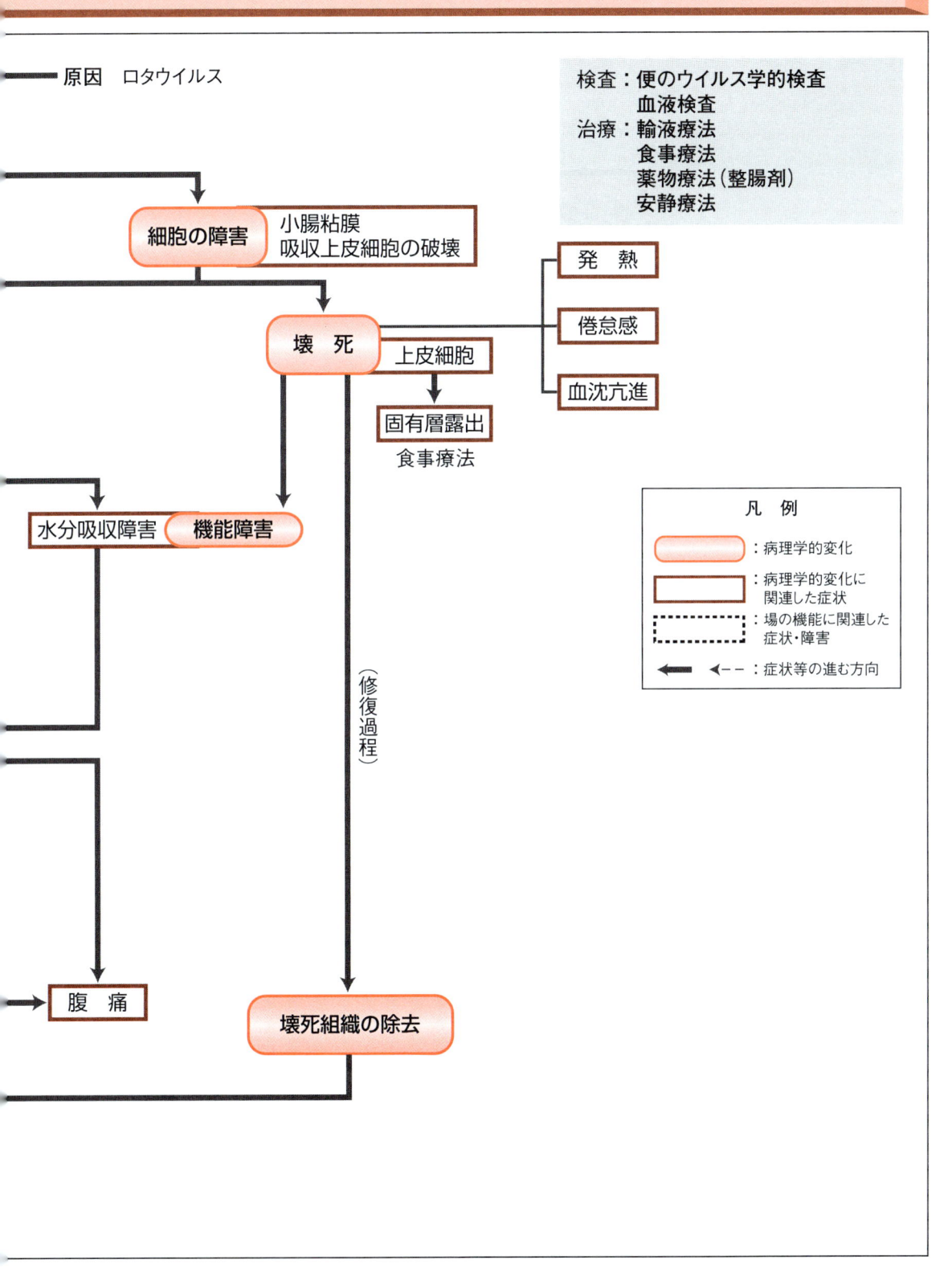

原因　ロタウイルス

検査：便のウイルス学的検査
　　　血液検査
治療：輸液療法
　　　食事療法
　　　薬物療法（整腸剤）
　　　安静療法

細胞の障害 — 小腸粘膜 吸収上皮細胞の破壊

壊死 — 上皮細胞

発熱
倦怠感
血沈亢進

固有層露出
食事療法

水分吸収障害　機能障害

（修復過程）

腹痛

壊死組織の除去

凡例
　　：病理学的変化
　　：病理学的変化に関連した症状
　　：場の機能に関連した症状・障害
　　：症状等の進む方向

炎症

腸

急性胃腸炎　47

急性胃腸炎の病態関連図B （細菌性胃腸炎）

新井美紀

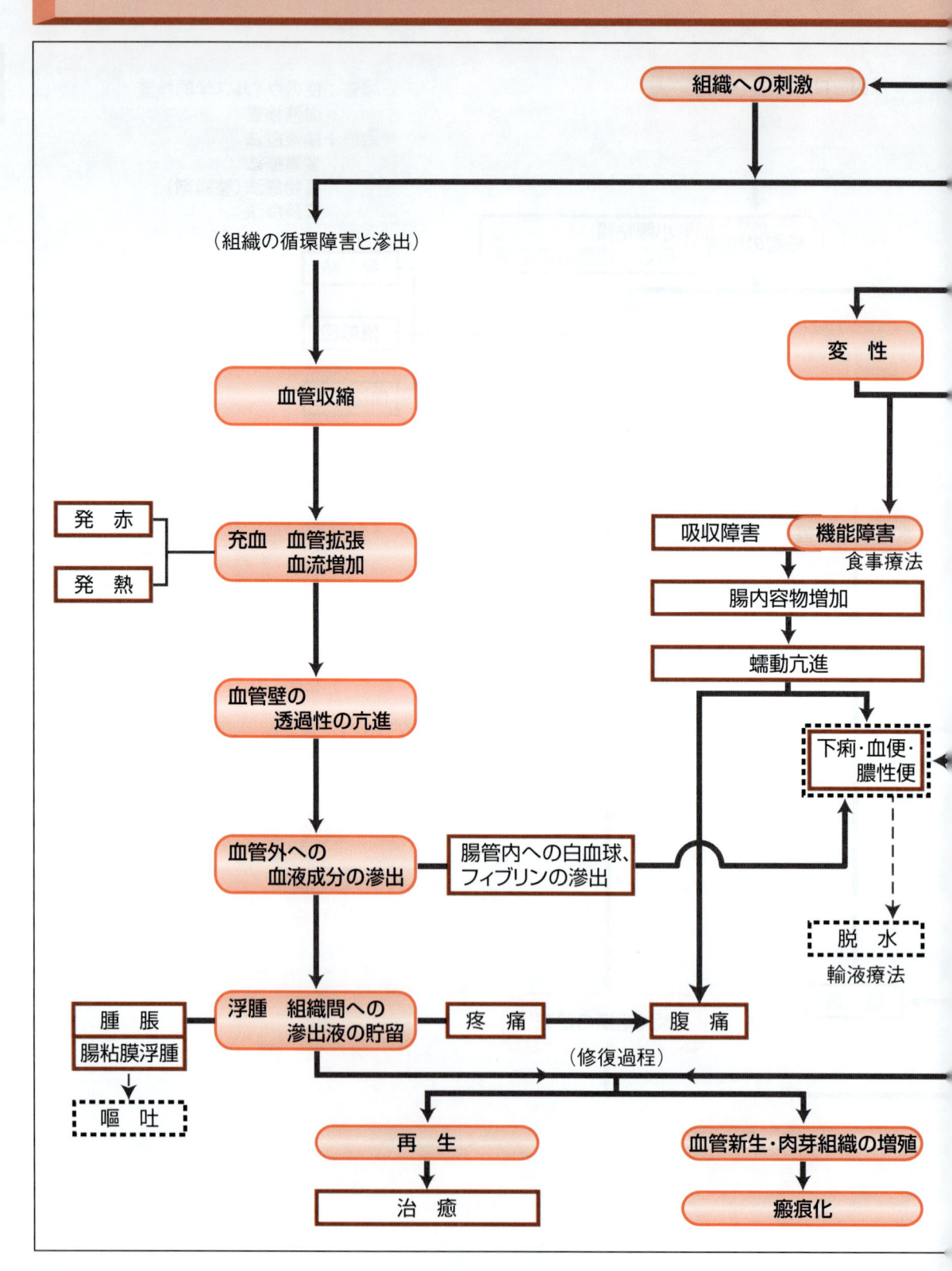

```
                                    組織への刺激
                                         │
                                         ▼
                              （組織の循環障害と滲出）
                                         │
                                         ▼
                                      血管収縮
                                         │
                                         ▼
    ┌─発 赤─┐        充血　血管拡張                          変 性
    └─発 熱─┘        　　　血流増加                            │
                                         │                    ▼
                                         ▼         吸収障害  機能障害
                                      血管壁の                  │   食事療法
                                      透過性の亢進              ▼
                                         │              腸内容物増加
                                         ▼                    │
                                      血管外への                ▼
                                      血液成分の滲出 ─→ 腸管内への白血球、
                                         │              フィブリンの滲出
                                         │                    │
                                         ▼                    ▼
                                                         下痢・血便・
                                                         膿性便
                                                              │
                                                              ▼
                                                           脱　水
                                                          輸液療法

    ┌─腫　脹─┐    浮腫　組織間への ─→ 疼痛 ─→ 腹痛
    └─腸粘膜浮腫─┘     滲出液の貯留
           │                              （修復過程）
           ▼                                   │
         嘔　吐                    ┌───────────┴────────────┐
                                   ▼                        ▼
                                 再　生              血管新生・肉芽組織の増殖
                                   │                        │
                                   ▼                        ▼
                                 治　癒                    瘢痕化
```

48　炎　症

●小腸および大腸の粘膜の炎症

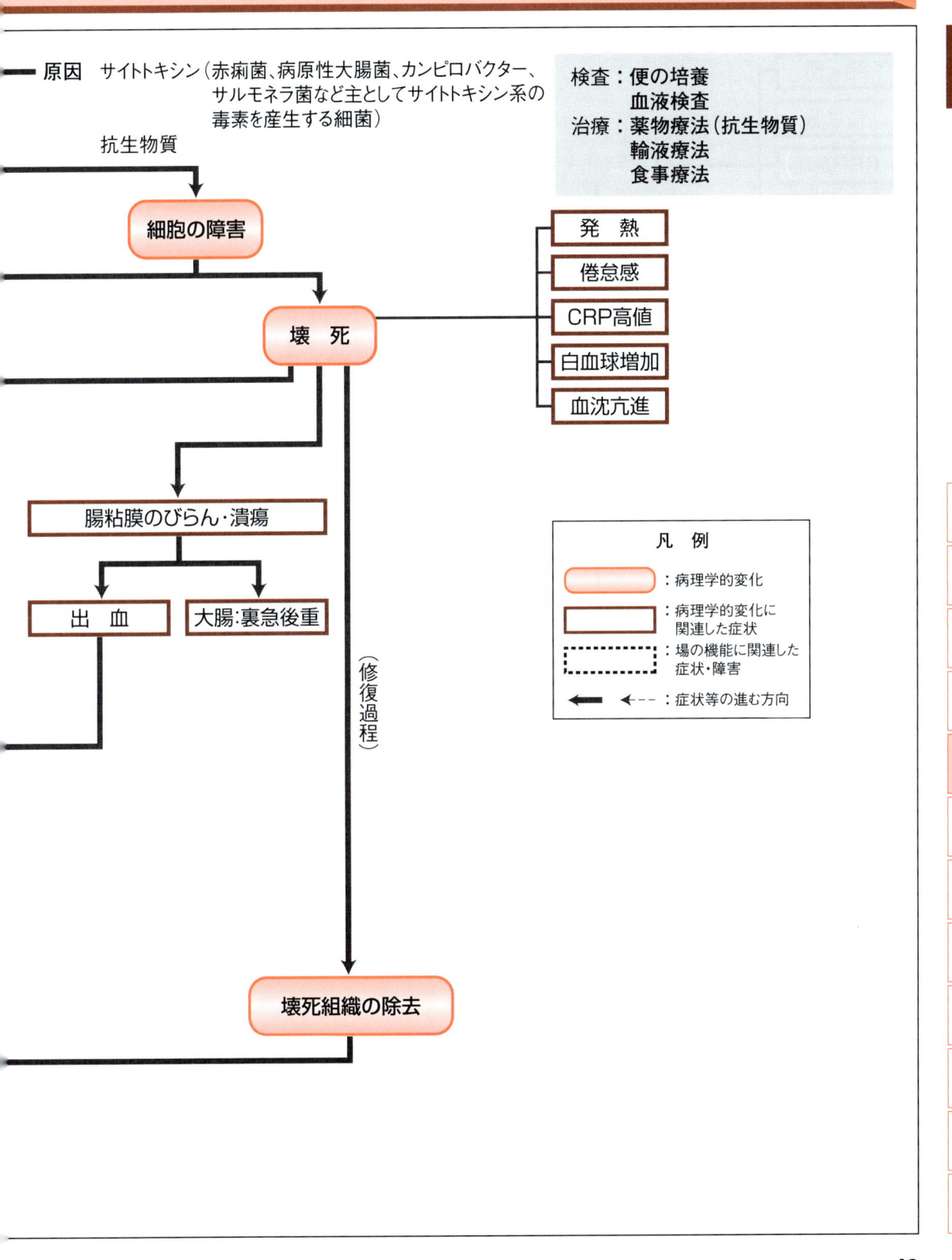

原因　サイトトキシン（赤痢菌、病原性大腸菌、カンピロバクター、サルモネラ菌など主としてサイトトキシン系の毒素を産生する細菌）

検査：便の培養
　　　血液検査
治療：薬物療法（抗生物質）
　　　輸液療法
　　　食事療法

```
             抗生物質
              ↓
         ┌─────────┐
         │ 細胞の障害 │
         └─────────┘
              ↓
         ┌─────┐ ──→ 発　熱
         │ 壊　死 │ ──→ 倦怠感
         └─────┘ ──→ CRP高値
              │   ──→ 白血球増加
              │   ──→ 血沈亢進
              ↓
      腸粘膜のびらん・潰瘍
         ↓         ↓
       出　血   大腸：裏急後重

      （修復過程）
              ↓
         ┌───────────┐
         │ 壊死組織の除去 │
         └───────────┘
```

凡　例

- ⬛（橙塗り角丸）：病理学的変化
- ▭（実線枠）：病理学的変化に関連した症状
- ▭（点線枠）：場の機能に関連した症状・障害
- ←　←--　：症状等の進む方向

炎症

腸

急性胃腸炎

急性胃腸炎の病態関連図C（細菌性胃腸炎） ●小腸および大腸の粘膜の炎症

新井美紀

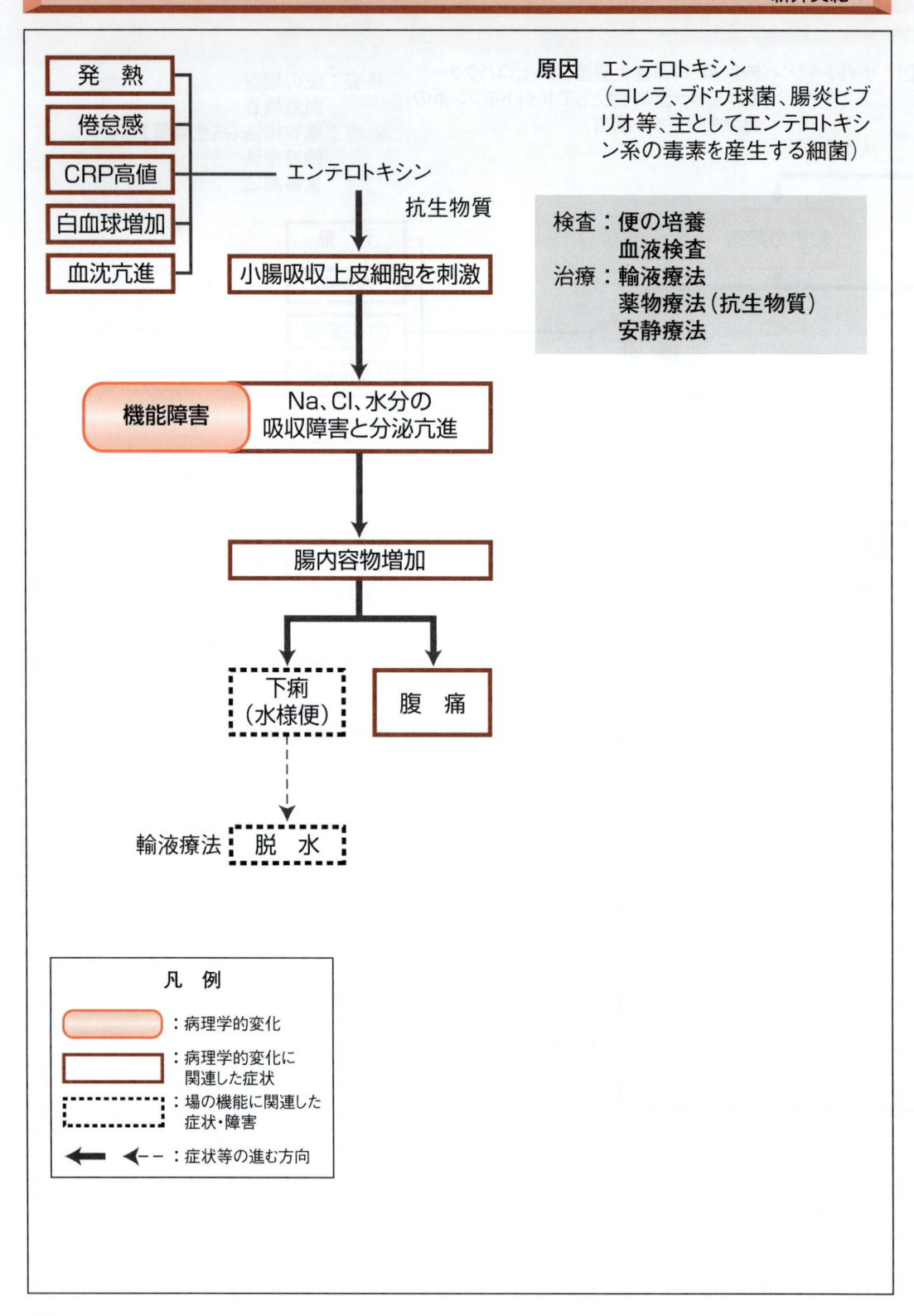

原因　エンテロトキシン
（コレラ、ブドウ球菌、腸炎ビブリオ等、主としてエンテロトキシン系の毒素を産生する細菌）

検査：便の培養
　　　血液検査
治療：輸液療法
　　　薬物療法（抗生物質）
　　　安静療法

- 発熱
- 倦怠感
- CRP高値
- 白血球増加
- 血沈亢進

エンテロトキシン
抗生物質
↓
小腸吸収上皮細胞を刺激
↓
機能障害 — Na、Cl、水分の吸収障害と分泌亢進
↓
腸内容物増加
↓
- 下痢（水様便） → 脱水（輸液療法）
- 腹痛

凡例
- ■（塗り）：病理学的変化
- □（実線枠）：病理学的変化に関連した症状
- □（破線枠）：場の機能に関連した症状・障害
- ←、← - -：症状等の進む方向

急性胃腸炎

新井美紀

1. 腸の機能

　小腸は、十二指腸から回腸へと続き、消化液の分泌をしています。また、小腸を食物が通過する間に、絨毛を介して栄養素と水分の吸収を行っています。小腸では、小腸に流入する水分の約80％を吸収しています。そして小腸の運動によって、残った腸内容を大腸に送り出しています。

　大腸は、小腸から送られた内容物から水分を吸収して（ここでは約20〜30％）、便を作ります。そして大腸の運動によって直腸へ送り、排泄させています。

2. 炎症の定義

　炎症とは、障害性の刺激に対する組織の反応をいいます。

3. 急性胃腸炎とは

　急性胃腸炎とは、小腸および大腸の粘膜に炎症という病理学的変化を起こしたものと定義します。そのため、腸の機能が障害されます（なお、「胃腸炎」という場合、上部消化管に炎症のある場合もありますが、腸炎の症状に嘔気、嘔吐を伴っているとき診断名としてつけられることも多く、ここでは腸粘膜からの刺激により嘔吐が伴っているので、腸の炎症というとらえ方をします）。

原因

　ウイルス性胃腸炎、細菌性胃腸炎に大別できます。
①ウイルス性胃腸炎：主として、ロタウイルス
②細菌性胃腸炎
　　i：サイトトキシン系の毒素を産生するもの
　　〈赤痢菌、病原性大腸菌（細胞侵入性大腸菌）、サルモネラ菌等〉
　　ⅱ：エンテロトキシン系の毒素を産生するもの
　　〈コレラ、病原性大腸菌（毒素性大腸菌）、ブドウ球菌、腸炎ビブリオ等〉

4. 成り行き

　原因となるウイルス、細菌に感染すると、①感染による炎症という病理学的変化による症状、②腸という場の機能障害による症状が現れてきます。

1) ウイルス性胃腸炎（関連図A）
①感染による炎症症状

　まず、関連図の右側のルートをたどってみてください。

　小腸粘膜の吸収上皮細胞は、腸陰窩（リーベルキューン腺窩）で分化・新生され、絨毛の表面を上昇しながら成熟します。ウイルスは、細胞の中に侵入して自らの遺伝子で細胞をウイルス合成の場とし、細胞の本来の機能を停止させます。そして、細胞を破壊して隣接の細胞に増殖していきます。ウイルス感染の結果、この成熟した吸収上皮細胞が破壊され、脱落し、粘膜固有層が露出してしまいます（図1）。

　微絨毛では、膜消化が行われていますが、感染の結果微絨毛を含む上皮細胞が失われてしまうため、消化が不十分な形で蛋白質が吸収されてしまうこととなり、アレルゲン吸収の場となってしまいます（図2）。

　腸陰窩での分化・成熟も障害されるため、絨毛は背が低く、幅の広いものとなってしまいます。これでは、絨毛の機能は果たせません。その結果、水分の吸収障害が起き、また、膜消化ができないために、栄養素が未消化のまま腸管内に存在することになります（二次性二糖類分解酵素欠損症）。そして腸内容の浸透圧が上昇し

ます。この浸透圧の上昇が、水分を腸管に引き込んで、水分過剰の状態を作り、下痢となって現れてきます。下痢は、脱水を招きます。

関連図の反対側のルートをたどってみましょう。感染の結果、血管壁の透過性の亢進が起き、滲出液が腸管内へ流入します。これも腸内容の水分を増して下痢となります。

腸粘膜の浮腫は内臓痛覚を刺激して腹痛を起こし、迷走神経を刺激して、求心性に嘔吐中枢を刺激し、嘔吐を起こします。嘔吐も、電解質とともに水分を喪失し、脱水を招いてしまいます。

ロタウイルスは、粘膜上皮組織の中でだけ感染を起こしますので、上皮細胞が脱落すればウイルスは排除され、腸粘膜は再生という形で治癒していきます。

②腸の機能障害による症状

腸の消化・吸収機能が障害され下痢が出現します。ロタウイルス感染の症状として特徴的なのは、白色便です。これは、分泌物の増加で色が薄められること、二次性二糖類分解酵素欠損の結果増えた未消化物に対して細菌が異常発酵し、その産物（H_2O_2、$NaNO_2$）がビリルビンを脱色すること等が原因といわれています。また、酸性臭の強いのもこの二次性二糖類分解酵素欠損の結果です。

図1　小腸粘膜の構造[1]

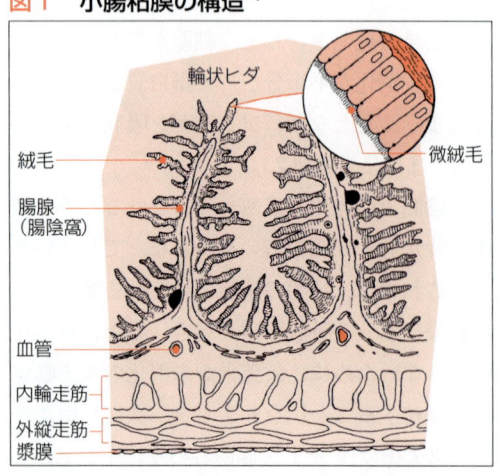

図2　膜消化[2]

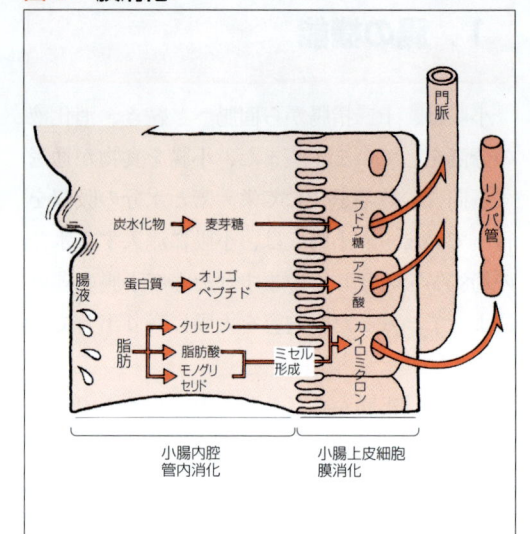

膜消化

消化活動の最終段階で、終末消化とも呼ばれます。消化管内から細胞に吸収され、血管やリンパ管に入るまでの消化です。

各栄養素は、例えば炭水化物はブドウ糖などの単糖類、蛋白質はアミノ酸、脂肪はカイロミクロンというように最終段階まで消化され、直ちに連結的に効率よく吸収されます。

この終末消化に関与する色々な酵素は、主に上皮細胞の微絨毛の細胞膜に含まれるので膜消化といわれます。

2) -i 細菌性胃腸炎：サイトトキシン系
（関連図B）

①感染による炎症症状

まず、関連図の右側のルートをたどってみてください。

サイトトキシン（細胞毒素）は、直接腸粘膜の細胞に侵入し、粘膜を破壊します。その結果、腸粘膜のびらん、潰瘍ができ、そこから出血を起こします。つまり、細胞が障害を受け壊死しているのです。赤痢菌は、主として大腸粘膜に定着しますので、このびらん・潰瘍が起こると、

裏急後重（しぶり腹）という症状として現れます。

　正常に機能する腸粘膜上皮細胞が減少し、消化・吸収という機能が障害されてしまいます。その結果、腸内容物が増加します。腸内容物の増加は、腸の蠕動運動を亢進させ、腸の伸展を起こし腹痛を招きます。また、腸管内への出血が便と混ざり、血便という症状を伴う下痢となります。下痢は、量が多ければ水分と電解質の喪失を招き脱水となります。

　関連図の反対側のルートをたどってみましょう。腸粘膜は、まさに炎症の症状そのものの充血、その結果として起こる血管壁の透過性の亢進、血管外への血液成分の滲出、粘膜の浮腫が起きています。血管外に出た白血球・フィブリンは、腸管内に滲出し、膿性の便として現れてきます。炎症による浮腫は、内臓痛覚を刺激して腹痛を起こします。また、迷走神経を刺激して、求心性に嘔吐中枢を刺激して、嘔吐を起こします。この嘔吐も、電解質と水分を喪失して、脱水を招きます。修復段階に行くと、腸粘膜は上皮細胞であるため、再生という過程をたどって治癒します。

　ただし、まれに細胞の破壊が粘膜下層に及ぶと、瘢痕化することもあります。

②腸の機能障害による症状

　腸の吸収機能が障害された結果下痢が現れてきます。

2）-ii 細菌性胃腸炎：エンテロトキシン系（関連図C）

①感染による炎症症状

　エンテロトキシン（腸管毒素）は、細胞を破壊しません。しかし、小腸の吸収上皮細胞に毒素が作用し、電解質のエネルギー依存性分泌を亢進させてしまいます。

　詳しくいうと、このエンテロトキシンは、小腸の吸収上皮細胞のcAMPを増加させ、絨毛細胞のNa、Clの吸収を抑制します。水分はNaClの吸収に伴い吸収されるため、結果として水分の吸収抑制が起きてきます。

　また、cAMPは腸陰窩（リーベルキューン腺窩）から、エネルギー依存性の陰イオンの輸送を亢進させます。それに伴って大量の水分が分泌されることになります。このようにして、大量の水分と電解質が腸管内に存在することになります。大量の腸内容物は、腸の過伸展や、蠕動亢進を招き、腹痛を起こしてきます。

　以上により、大量の水様性の下痢となり、下痢に伴って脱水が起きるのです。この場合、大量の電解質と水分を喪失するので、脱水の程度は非常に重症となります。

　腸粘膜は、障害されていないため、この場合排菌されてしまえば治癒します。

　なお、ここでの発熱は、細胞破壊からくるものではなく、細菌の産生する発熱物質の影響です。白血球増加、CRP高値、血沈亢進も、細菌感染の結果として出てきます。

②腸の機能障害による症状

　腸の水分吸収障害と分泌亢進により、下痢が現れます。

5．症状・障害

1）病理学的変化による症状
- 発熱、倦怠感
- 白血球増加
- CRP高値
- 血沈亢進
- 血便、膿性便
- 嘔吐
- 腹痛

2）障害の場から出現する症状
- 下痢
- 脱水

- 嘔吐

　ここで、注意してほしいことが1つあります。小腸の機能は、栄養素と水分を吸収することでした。しかし、栄養障害は成り行きにも症状にも出してはいません。なぜならば、急性胃腸炎という名のごとく、短期間で治癒してしまいますので、栄養障害は現れないのです。

　さて、ここで、A・B・C3つの急性胃腸炎の病態関連図を見比べてみてください。細かく分析すれば、成り行きには違いがみられます。しかし、最終的に起こってくるのは、どのタイプの胃腸炎でも下痢なのです。つまり、原因は何であれ、腸の消化吸収機能の障害である下痢が症状として出てくるわけです。

　このように、**「病理学的変化」** である炎症のプロセスのルートに、消化吸収という **「場の機能」** を組み合わせて考えるこの思考の方法は、原因による細部の違いはありますが、使っていけることがわかっていただけると思います。

6．検査

- 細菌学的検査、ウイルス学的検査で、下痢の原因となっている感染源を便から調べます。
- 血液検査で、炎症の程度・脱水の状態を調べて、電解質や水分の補正に役立てます。

7．治療

　細菌性の胃腸炎では、細菌に対して感受性のある抗生物質の投与が行われます。

　急性胃腸炎の場合、脱水が最も恐ろしい症状なので、脱水に対して輸液療法が行われます。また、嘔吐がなく、飲水が可能ならば、できるだけ水分摂取を勧めます。

　小腸粘膜の消化・吸収機能が障害されるため、消化のよい、機械的刺激の少ない食事を与える食事療法がとられます。ウイルス性胃腸炎に関して言えば、アレルゲン吸収の場となってしまうことや、二次性乳糖不耐症による浸透圧上昇性の下痢を起こしているため、牛乳は禁忌です。

　そして、不足している消化酵素を補う意味で、消化酵素薬の投与もされます。

　対症療法としては、腸蠕動亢進に対して、安静をとらせ、温罨法で腸蠕動亢進を抑制します。嘔吐が激しければ、制吐剤の投与を行います。

　小児でも、成人でも、胃腸炎が引き起こしていく成り行きは同じです。しかし、小児は成人に比べて、体水分量が多いという特徴があります。細胞外液量は、成人20％に対して、乳児30％です。つまり、水分が体外へ排泄されやすく、小児にとって水分の喪失は重大な意味をもつのです。

　そのため、胃腸炎で下痢・嘔吐を起こしたとき、小児は急激に脱水症状が現れ、生命の危険な状況に陥ってしまいます。だからこそ、小児の脱水徴候はいち早く発見して対処しなくてはなりません。このように、**ライフステージごとの身体的特徴を考え合わせて**、疾患を理解することも大切です（図3、表1）。

図3　成人および乳児の体液量[3]

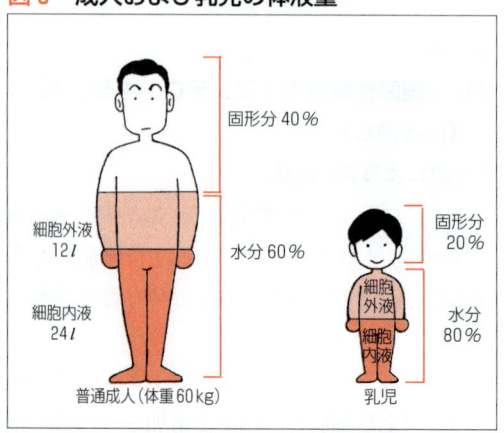

表1　体水分量[4]　　　　　　　　　　（体重%で表す）

	新生児	3か月乳児	1年乳児→成人
全体水分量	80%	70%	60%
細胞外液	40	30	20
細胞内液	40	40	40

＊二次性二糖類分解酵素欠損症と二次性乳糖不耐症

膜消化の場である微絨毛を障害されると二糖類分解酵素欠損症となります。ラクターゼだけではなく、ほかの酵素の欠損状態も起きますが、特にラクターゼは、傷害に対して過敏で、なおかつ正常な状態に戻るのにも時間がかかるため、乳糖不耐症が問題となってきます。

＊cAMP（cyclic adenosine monophosphate）

ATPが分解されてできます。
cAMPは、絨毛細胞ではNaイオン・Clイオンの吸収を抑制し、腸陰窩細胞では、陰イオンの分泌を促進します。

引用文献
1) 堺 章：目でみるからだのメカニズム、p.70、医学書院、1996
2) 前掲書、p.71
3) 高木永子監修：看護過程に沿った対症看護、病態生理と看護のポイント、p.468、学習研究社、1998、
4) 馬場一雄編集：系統看護学講座20、小児看護学［1］、p.52、医学書院、1997

参考文献
1) 日野原重明、他：人体の構造と機能〔1〕　解剖生理学（系統看護学講座専門基礎1）、医学書院、1997
2) 日野原重明監修・天羽敬祐、他編集：小児（看護のための臨床医学大系7）、情報開発研究所、1980
3) 中野昭一編集：図解症候の科学　クリニカル・サインと看護ケア、メヂカルフレンド社、1983
4) 大国真彦編集：小児科（臨床医学示説第4巻）、近代医学出版社、1982
5) 馬場一雄、吉武香代子編集：小児看護学〔2〕小児臨床看護各論（系統看護学講座専門21）、医学書院、1997
6) 阿部喬樹、福島梅野編集：症状別看護アセスメント（JJNブックス）、医学書院、1993
7) 遠城寺宗知編集：病理学、医学書院、1989
8) 前川喜平：標準小児科学（第3版）、医学書院、1997
9) 馬場一雄、吉武香代子編集・及川郁子、他：小児看護学〔1〕（系統看護学講座専門20）、医学書院、1995
10) 坪井良子監修：看護学セミナー1　小児看護学、学習研究社、1997
11) 山村雄一、他監修・熊原雄一、他編集：感染症（図説臨床内科講座第9巻）
12) 天児和暢、他：疾病の成り立ちと回復の促進〔3〕　微生物学（系統看護学講座専門基礎6）、医学書院、1997
13) 馬場一雄、他編集：感染と看護（看護MOOK No.6）、金原出版、1983
14) 大国真彦、沢田 淳編著：ナースの小児科学、中外医学社、1995
15) 小林 登編集：小児科学、医学書院、1980
16) 小児看護必携　専門ナースに必要な知識と技術、小児看護、Vol.20 No.4、へるす出版、1997

事例：急性胃腸炎

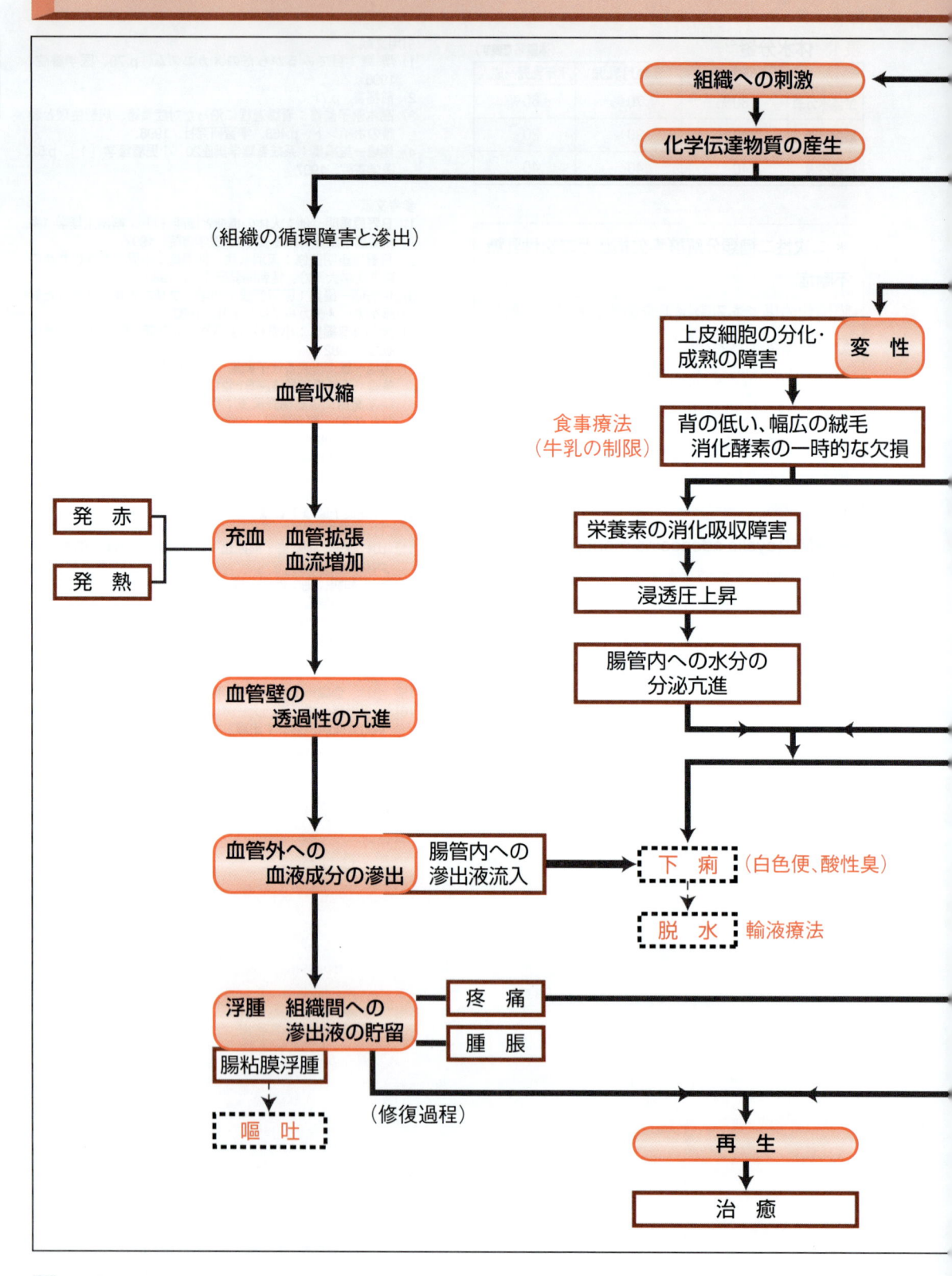

```
                                          組織への刺激
                                              ↓
                                        化学伝達物質の産生
                                              ↓
      （組織の循環障害と滲出）
              ↓                     上皮細胞の分化・    変 性
          血管収縮                   成熟の障害
                                              ↓
                              食事療法    背の低い、幅広の絨毛
                             （牛乳の制限）  消化酵素の一時的な欠損
                                              ↓
      発 赤 ─┐                        栄養素の消化吸収障害
              ├─ 充血　血管拡張              ↓
      発 熱 ─┘      血流増加            浸透圧上昇
                                              ↓
                                        腸管内への水分の
                                          分泌亢進
              ↓
          血管壁の
          透過性の亢進
              ↓
          血管外への    腸管内への      下 痢 （白色便、酸性臭）
          血液成分の滲出  滲出液流入        ↓
                                         脱 水   輸液療法
              ↓
          浮腫　組織間への ─ 疼痛
          滲出液の貯留   ─ 腫脹
          腸粘膜浮腫
              ↓           （修復過程）      再 生
           嘔 吐                              ↓
                                          治 癒
```

食事療法
（牛乳の制限）

下 痢 （白色便、酸性臭）

脱 水　輸液療法

嘔 吐

山田みどり

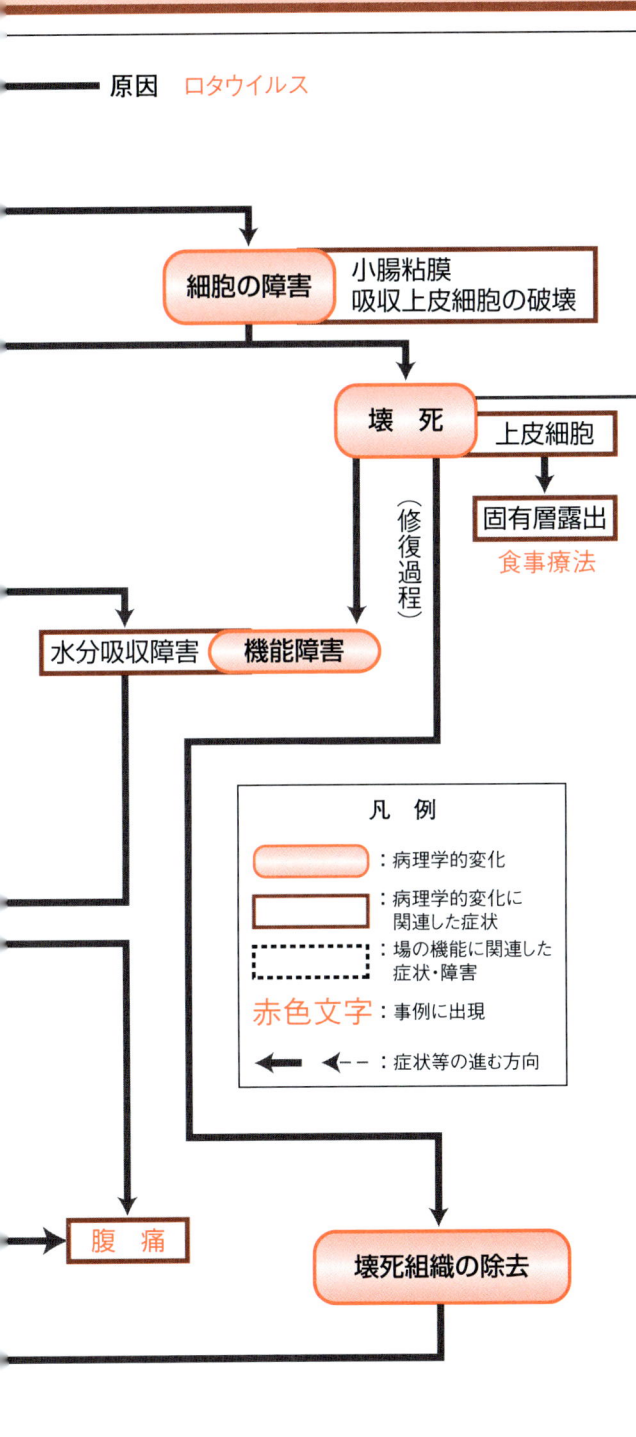

原因　ロタウイルス

検査：便のウイルス学的検査
　　　血液検査
治療：輸液療法
　　　食事療法
　　　薬物療法（整腸剤）
　　　安静療法

細胞の障害　小腸粘膜吸収上皮細胞の破壊

壊死　上皮細胞

発熱
倦怠感
血沈亢進

固有層露出
食事療法

（修復過程）

水分吸収障害　機能障害

凡　例
　　　：病理学的変化
　　　：病理学的変化に関連した症状
　　　：場の機能に関連した症状・障害
赤色文字：事例に出現
←　←--：症状等の進む方向

腹痛

壊死組織の除去

炎症
腸

Cちゃん・11か月・女児

発育状況：2月5日現在、出生から異常なく成長し、身長は78cm、体重は9,000g。つたい歩きをしている。片言を話している。食事は離乳食からほとんど大人と同じ食事になっている途中である。

数日前より鼻汁・咳嗽が続いていた。発熱はなかったが、食欲は低下していた。便はいつもと変わらず1回／日であった。昨夜より急に嘔吐があり、機嫌が悪くなった。

2月8日、今朝から便が泥状から水様になり、白っぽい淡黄色ですっぱい臭いがしていた。午前中に計5回の下痢があり、嘔吐も2回あった。ぐったりしてきたため、小児科外来を受診し入院となった。

受診時所見、体温37.5℃、脈拍120回／分、皮膚は乾燥、ツルゴール低下（＋）、体重8,600g
入院時検査データ
①血液検査　CRP 0.3mg／dl、白血球 8,200／mm^3、赤血球 470万／mm^3、ヘモグロビン 14.0g／dl、血沈（1時間値）46mm、Na 141mEq／l、K 4.5mEq／l、Cl 98mEq／l、BUN 20.1mg／dl
②便ウイルス学的検査：ロタウイルス（＋）
　入院直後、点滴が開始となる。絶飲食の指示が出た。

急性胃腸炎

事例の解説：急性胃腸炎

山田みどり

[事例]
Cちゃん・11か月・女児

　発育状況：2月5日現在、出生から異常なく成長し、身長は78cm、体重は9,000g。つたい歩きをしている。片言を話している。食事は離乳食からほとんど大人と同じ食事になっている途中である。

　数日前より鼻汁・咳嗽が続いていた。発熱はなかったが、食欲は低下していた。便はいつもと変わらず1回／日であった。昨夜より急に嘔吐があり、機嫌が悪くなった。

　2月8日、今朝から便が泥状から水様になり、白っぽい淡黄色ですっぱい臭いがしていた。午前中に計5回の下痢があり、嘔吐も2回あった。ぐったりしてきたため、小児科外来を受診し入院となった。

　受診時所見、体温37.5℃、脈拍120回／分、皮膚は乾燥、ツルゴール低下（＋）、体重8,600g

入院時検査データ
①血液検査　CRP 0.3mg／dl、白血球 8,200／mm^3、赤血球 470万／mm^3、ヘモグロビン14.0g／dl、血沈（1時間値）46mm、Na 141mEq／l、K 4.5 mEq／l、Cl 98mEq／l、BUN 20.1mg／dl
②便ウイルス学的検査：ロタウイルス（＋）

　入院直後、点滴が開始となる。絶飲食の指示が出た。

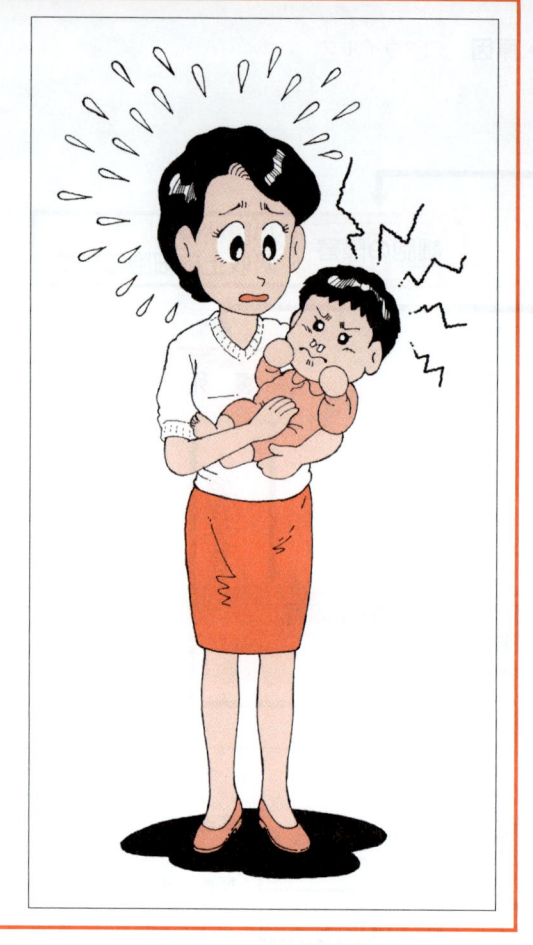

1．原因

　Cちゃんの場合、検便の結果ロタウイルスが検出されたので、ウイルス感染による急性胃腸炎であるといえます。ロタウイルス感染は、小児のウイルス性胃腸炎の原因のなかで最も多いものです。

2．検査

　下痢の原因となっている感染源を調べる目的で、便のウイルス学的検査を行い、ロタウイルスが検出されています。ロタウイルスに感染した便は白色になるのが特徴です。そのため、便の性状を観察することによって下痢の原因が予測できます。血液検査は、炎症の程度と脱水の状態をみるために行っています。

3．成り行き

　ロタウイルス感染の結果、Cちゃんには①感染による炎症症状、②腸の機能障害による症状が現れています。

1）感染による炎症症状

　炎症症状として血液検査には、血沈亢進がみられています。Cちゃんは、受診の日の午前中に計5回の下痢が起きています。これはロタウイルス

表1　乳児の血液検査基準値

検査項目	基準値
白血球	9,000/mm³
赤血球	460万/mm³
ヘモグロビン	12.0g/dl
血沈	10mm/h以下
Na	139〜146mEq/l
K	4.1〜5.3mEq/l
Cl	98〜106mEq/l
BUN	12.3mg/dl

感染の結果、腸の吸収上皮細胞が破壊され、絨毛の機能が障害されることから起こってきます。絨毛の破壊は水分の吸収機能の障害をおこしました。その結果、腸内容が増えます。そこに膜消化ができないための栄養素の吸収障害が加わり、浸透圧を上昇させて水分を引き込みます。

そのため、水様の下痢便になりました。また、血管壁の透過性も亢進しているため、滲出液が腸内に入りこんで下痢を助長しています。この下痢がCちゃんの脱水を引き起こしました。Cちゃんの便がすっぱい臭いがしたのは、二糖類分解酵素欠損が起こって、腸内容物が異常発酵したためです。

下痢のほかに、血管壁の透過性の亢進は、腹痛と嘔吐も引き起こします。腹痛は、腸粘膜の浮腫が内臓痛覚を刺激するためです。Cちゃんは腹痛は訴えていません。11か月ではまだ無理です。しかし、機嫌の悪さや食欲のなさは、おそらく腹痛があったことを思わせます。嘔吐は、腸粘膜の浮腫により迷走神経が刺激され嘔吐中枢刺激を受けて起こる求心性嘔吐です。Cちゃんは前夜1回、入院当日2回、計3回嘔吐しました。これもCちゃんの脱水の悪化の一因となっています。

2）腸の機能障害による症状

小腸は栄養素と水分の吸収、大腸は水分を吸収して便をつくり排泄する機能があります。

Cちゃんの場合、この腸の消化・吸収機能が障害されて起きた下痢とそれに伴う脱水が主な症状です。脱水としてはCちゃんの場合、軽度等張性脱水を示しています。正常値よりもBUNが上昇していること、ヘモグロビンが上昇していることから血液の濃縮がわかります。しかし、Naは正常範囲内にあるので等張性脱水なのです。

下痢と嘔吐で水分を失った結果、体重が減ってしまいました。また、Clが低下しているのは嘔吐で胃液を失ったからです。

4．治療

急性胃腸炎の場合、脱水がもっとも恐ろしい症状です。Cちゃんは軽度の等張性脱水でした。入院と同時に水・電解質の補充・補正のため輸液療法が開始されました。

また、絶飲食の指示が出ました。これは、Cちゃんは嘔吐しているので、経口的に水分を飲ませても吐いてしまい、かえって電解質を失い脱水をひどくするからです。また消化管を休ませ、消化機能の回復をはかるためです。しかし、嘔吐がない場合や嘔吐がおさまれば、水分を少しずつとって経口的に脱水を補正していきます。

食事療法としては、まず重湯、スープなどの消化のよい機械的刺激の少ないものから食事をすすめていきます。そして、徐々に今まで食べていたような食事へと近づけていきます。このとき注意することは、浸透圧上昇性の下痢を誘発しないようにすることです。とくに、二次性乳糖不耐症をひきおこす危険があること、アレルゲン吸収の危険があることから牛乳は禁忌です。お母さんにも牛乳（乳製品）は飲ませないようによく言わなければなりません。

整腸薬はCちゃんに処方されませんでした。便の性状を観察していけばよいでしょう。あとは、腸の安静を保ち、体力を消耗しないように安静療法をとります。他、嘔吐・腹痛・発熱に対しては対症療法が行われます。

急性肝炎の病態関連図

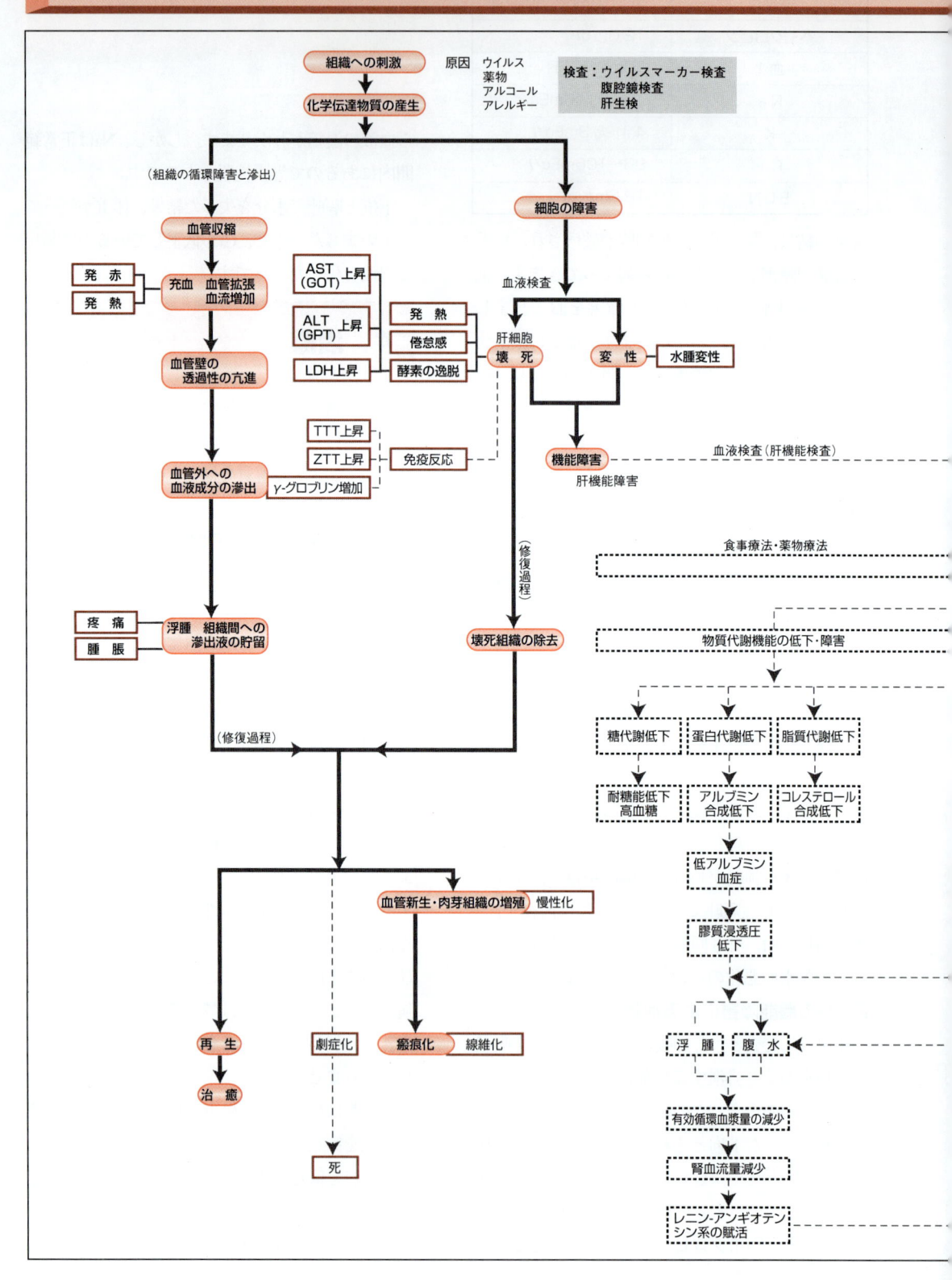

小平孝子

原因　ウイルス
　　　薬物
　　　アルコール
　　　アレルギー

検査：ウイルスマーカー検査
　　　　腹腔鏡検査
　　　　肝生検

組織への刺激 → 化学伝達物質の産生

（組織の循環障害と滲出）

血管収縮 → 充血 血管拡張 血流増加 ← 発赤／発熱

血管壁の透過性の亢進

血管外への血液成分の滲出

浮腫 組織間への滲出液の貯留 ← 疼痛／腫脹

AST(GOT)上昇
ALT(GPT)上昇　発熱／倦怠感
LDH上昇　酵素の逸脱

TTT上昇
ZTT上昇　免疫反応
γ-グロブリン増加

細胞の障害

血液検査

肝細胞　壊死／変性 － 水腫変性

機能障害 ---- 血液検査（肝機能検査）
肝機能障害

（修復過程）

壊死組織の除去

血管新生・肉芽組織の増殖 － 慢性化

再生 → 治癒
劇症化 ---- 死
瘢痕化 － 線維化

食事療法・薬物療法

物質代謝機能の低下・障害

糖代謝低下／蛋白代謝低下／脂質代謝低下

耐糖能低下 高血糖／アルブミン合成低下／コレステロール合成低下

低アルブミン血症

膠質浸透圧低下

浮腫／腹水

有効循環血漿量の減少

腎血流量減少

レニン-アンギオテンシン系の賦活

Expert NURSE プチナース 照林社

"授業""実習""国試"に役立つ!
看護学生のための おすすめ本
2023 Vol.1

※定価には10％の消費税が含まれております。

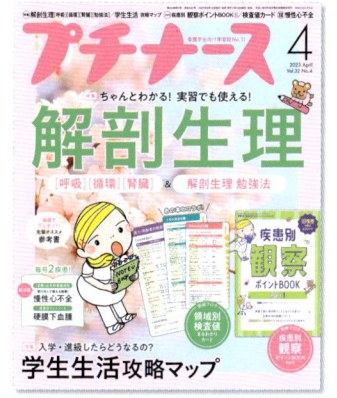

プチナースは毎月1回、10日ごろに発売するよ!

定期購読がおすすめ!

「プチナース」は看護学生向け学習誌です

看護学生生活のスケジュールに合わせたラインアップで、必要な情報を必要な時期にお届け!

取り外して持ち運べる!「別冊 疾患別看護過程」や便利な「別冊フロク」が毎号ついています!

春はごうかな特別フロクもあるよ!

まずは **プチナースWEBを check!!**

定価：1,100円（税込） AB判

＼Pick up! プチナースと一緒に活用しよう!／

看護学生 スタディガイド2024
編集：池西静江、石束佳子
定価：5,940円（税込）
A5判／本編1,408頁＋別冊224頁
ISBN978-4-7965-2748-4

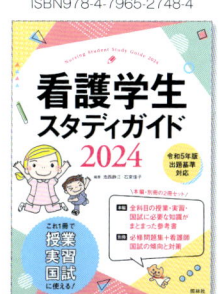

看護師国試 過去問解説集2024
編集：看護師国家試験対策プロジェクト
定価：5,940円（税込）
B5判／本編1,344頁＋別冊208頁
ISBN978-4-7965-2749-1

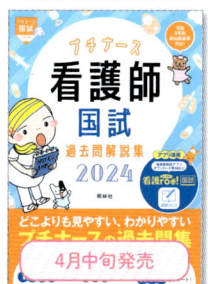

4月中旬発売

特長
1. **過去10年分の国試問題**から約2000問厳選！類題も充実
2. **「必修」「頻出」「正答率70％以上」**などアイコンつき
3. **全問に正答率を掲載**。落としてはいけない問題がひとめでわかる！
4. 500点以上の**図表**で知識を深く、広くサポート！

国試対策に定評のあるプチナースの過去問解説集。本編は過去10年分の看護師国試を中心に、必修・一般・状況設定問題から約2000問を厳選。プチナースらしい豊富な図表とわかりやすい解説で、国試合格に必要な実力が身につきます。別冊には最新第112回国試の問題と解説を掲載。

＼ 実習に強い看護学生になれる本!! ／

病期・発達段階の視点でみる
疾患別 看護過程
編著：任和子
定価：5,280円（税込）
AB判／648頁
ISBN978-4-7965-2522-0

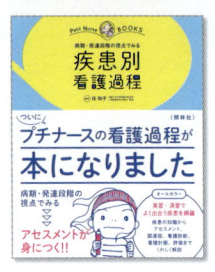

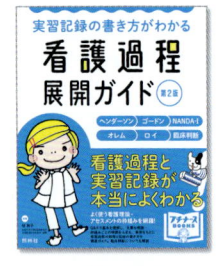

アセスメント・看護計画がわかる
症状別 看護過程 第2版
編著：小田正枝
定価：3,410円（税込）
AB判／400頁
ISBN978-4-7965-2543-5

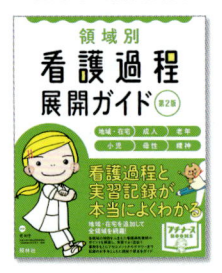

病期・発達段階の視点でみる
小児 看護過程
編著：市江和子
定価：2,200円（税込）
AB判／200頁
ISBN978-4-7965-2547-3

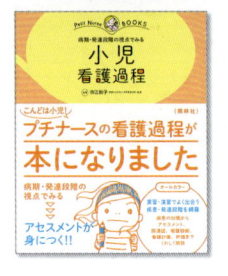

経過・ウェルネスの視点でみる
母性 看護過程
編著：古川亮子
定価：2,310円（税込）
AB判／208頁
ISBN978-4-7965-2576-3

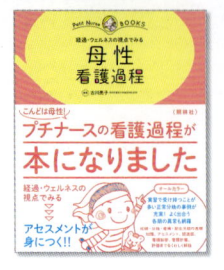

実習記録の書き方がわかる
看護過程展開ガイド 第2版
編著：任和子
定価：2,970円（税込）
AB判／314頁
ISBN978-4-7965-2549-7

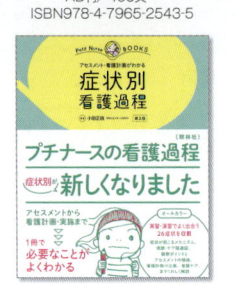

領域別
看護過程展開ガイド 第2版
地域・在宅／成人／老年／小児／母性／精神
編著：任和子
定価：2,530円（税込）
AB判／232頁
ISBN978-4-7965-2550-3

実習でよく挙げる
看護診断・計画ガイド
編著：小田正枝
定価：2,420円（税込）
AB判／168頁
ISBN978-4-7965-2395-0

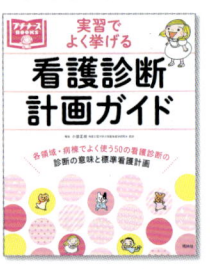

わかる！使える！バイタルサイン・フィジカルアセスメント
著：中村充浩
定価：2,090円（税込）
AB判／152頁
ISBN978-4-7965-2450-6

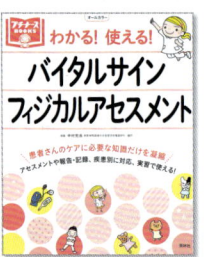

＼ コンパクトサイズで実習に持っていける！ ／

成人・老年看護実習クイックノート
監修：池西静江　著：森嶋真帆、伊藤美栄
定価：990円（税込）
文庫判／144頁
ISBN978-4-7965-2428-5

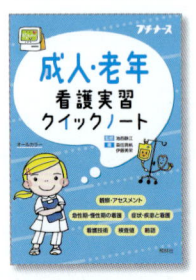

小児看護実習クイックノート
監修：池西静江　著：四俣芳子
定価：990円（税込）
文庫判／128頁
ISBN978-4-7965-2429-2

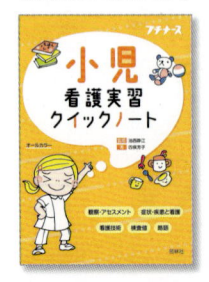

母性看護実習クイックノート
監修：池西静江　著：上敷領正子
定価：990円（税込）
文庫判／128頁
ISBN978-4-7965-2430-8

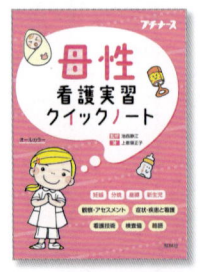

精神看護実習クイックノート
監修：池西静江　著：濱川孝二、山門真樹
定価：990円（税込）
文庫判／128頁
ISBN978-4-7965-2431-5

※当社ホームページで試し読みができます

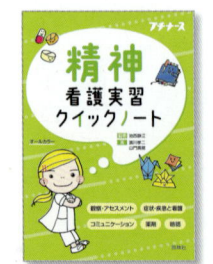

根拠からわかる！実習で実践できる！
基礎看護技術
著：中村充浩、北島泰子
定価：3,190円（税込）
B5判／320頁
ISBN978-4-7965-2572-5

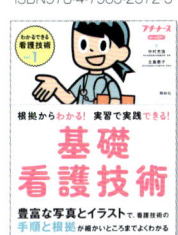

根拠からわかる！実習で実践できる！
臨床看護技術
著：中村充浩、北島泰子
定価：2,750円（税込）
B5判／240頁
ISBN978-4-7965-2573-2

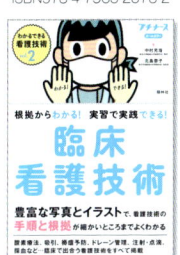

ズボラな学生の看護実習本
ずぼかん
著・イラスト：中山有香里
監修：中山祐次郎、角田直枝
定価：1,760円（税込）
B5判／240頁　ISBN：978-4-7965-8050-2

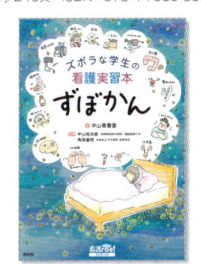

かげさんの実習おたすけノート
著・イラスト：看護師のかげ
定価：1,430円（税込）
A5判／148頁
ISBN978-4-7965-2529-9

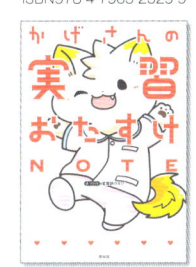

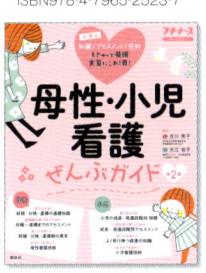

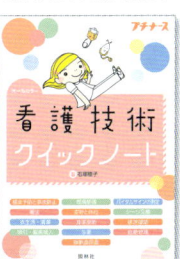

急性期実習に使える！
周術期看護ぜんぶガイド
著：北島泰子、中村充浩
定価：1,980円（税込）
AB判／176頁
ISBN978-4-7965-2498-8

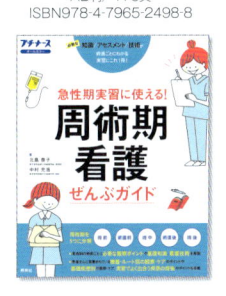

母性・小児看護ぜんぶガイド 第2版
編集：古川亮子、市江和子
定価：2,090円（税込）
AB判／192頁
ISBN978-4-7965-2523-7

基礎・成人などすべての実習に使える！
老年看護ぜんぶガイド
編著：八島妙子
定価：1,980円（税込）
AB判／176頁
ISBN978-4-7965-2559-6

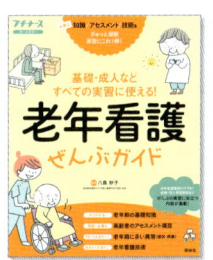

アセスメントができるようになる！
検査まるわかりガイド
著：浅野嘉延
定価：2,200円（税込）
AB判／168頁
ISBN978-4-7965-2482-7

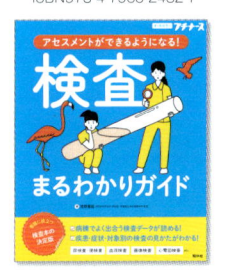

急性期実習に使える！
周術期看護クイックノート
著：北島泰子、中村充浩
定価：未定
文庫判／未定
ISBN978-4-7965-2578-7

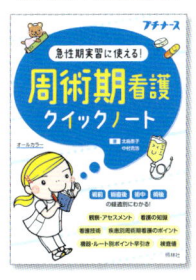

看護学生クイックノート 第3版
監修：石塚睦子　編集：プチナース編集部
定価：1,100円（税込）
文庫判／144頁
ISBN978-4-7965-2577-0

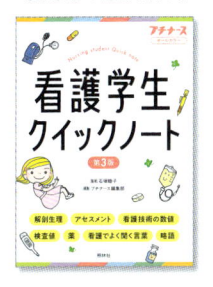

看護技術クイックノート
著：石塚睦子
定価：990円（税込）
文庫判／128頁
ISBN978-4-7965-2532-9

新版 看護学生お役立ちカード
編集：プチナース編集部
価格：1,320円（税込）
A6変型判／カード24枚
ISBN978-4-7965-7009-1

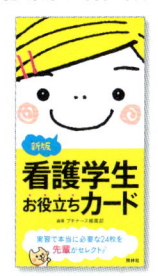

＼苦手を克服!!　「解剖生理」／

ここから始める！　看護学校　入学前ドリル
著：菊地よしこ
定価：1,100円（税込）
B5判／120頁
ISBN978-4-7965-2418-6

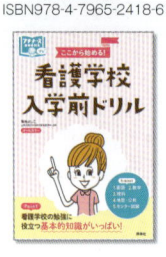

楽しく学ぶ！　看護につながる　解剖生理　改訂版
著：小寺豊彦
定価：1,980円（税込）
B5判／144頁
ISBN978-4-7965-2377-6

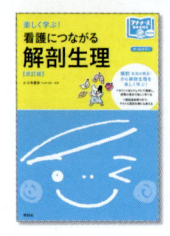

書いて覚える　解剖生理　ワークブック
著：安谷屋均
定価：2,530円（税込）
B5判／144頁＋別冊104頁
ISBN978-4-7965-2367-7

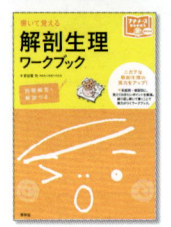

らくらく学べて臨床に生かせる　解剖生理　ポイントブック　第2版
著：内田陽子　医学監修：宇城啓至
定価：1,650円（税込）
B6判／160頁
ISBN978-4-7965-2453-7

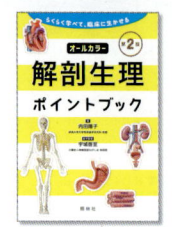

＼苦手を克服!!　その他オススメ本／

1日20分10日でできる　看護計算ドリル　第2版
著：菊地よしこ　梅崎みどり　塩谷由加江
定価：1,540円（税込）
B5判／128頁
ISBN978-4-7965-2449-0

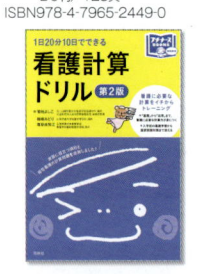

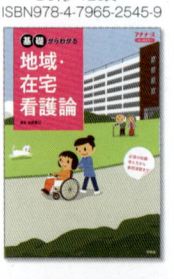

看護学生のための　臨地実習ナビ　改訂版
編著：本江朝美
定価：2,200円（税込）
B5判／240頁
ISBN978-4-7965-2473-5

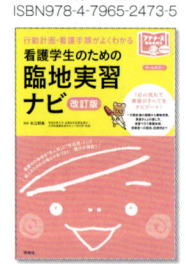

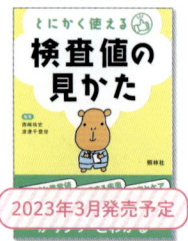

実習記録に　つまずいたとき読む本
著：ローザン由香里
定価：1,760円（税込）
B5判／152頁
ISBN978-7965-2477-3

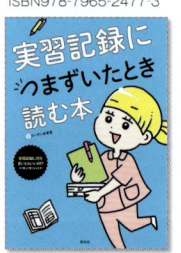

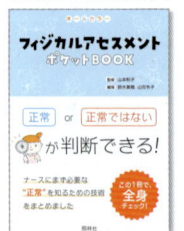

よくわかる　看護職の倫理綱領　第3版
編著：峰村淳子、石塚睦子
定価：880円（税込）
B5判／72頁
ISBN978-4-7965-2548-0

基礎からわかる　地域・在宅看護論
編著：池西静江
定価：1,980円（税込）
B5判／120頁
ISBN978-4-7965-2545-9

とにかく使える　検査値の見かた
編著：西﨑祐史　渡邊千登世
定価：1,430円（税込）
文庫判／320頁
ISBN978-4-7965-2579-4

2023年3月発売予定

フィジカルアセスメント　ポケットBOOK
監修：山本則子　編著：鈴木美穂・山花令子
定価：1,540円（税込）
文庫判／128頁
ISBN978-4-7965-2500-8

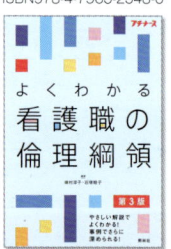

術後アセスメント・ケア　ポケットBOOK
著：慶應義塾大学病院　看護部
定価：1,760円（税込）
A6変型判／192頁
ISBN978-4-7965-2564-0

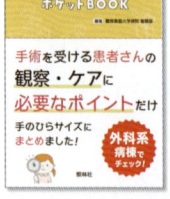

●ご注文は書店へお願いいたします。　●お問い合わせは照林社営業部へお願いいたします。
※当社ホームページで試し読みができます
※未刊の商品については表紙が変わる場合がございます
○照林社　〒112-0002　東京都文京区小石川2-3-23　TEL03-5689-7377
https://www.shorinsha.co.jp　○Twitter @shorinsha　○Instagram shorinsha_sales　2023.02現在

試し読みはこちら

●急激に肝細胞の一部が破壊されて肝臓に炎症が起こる病変

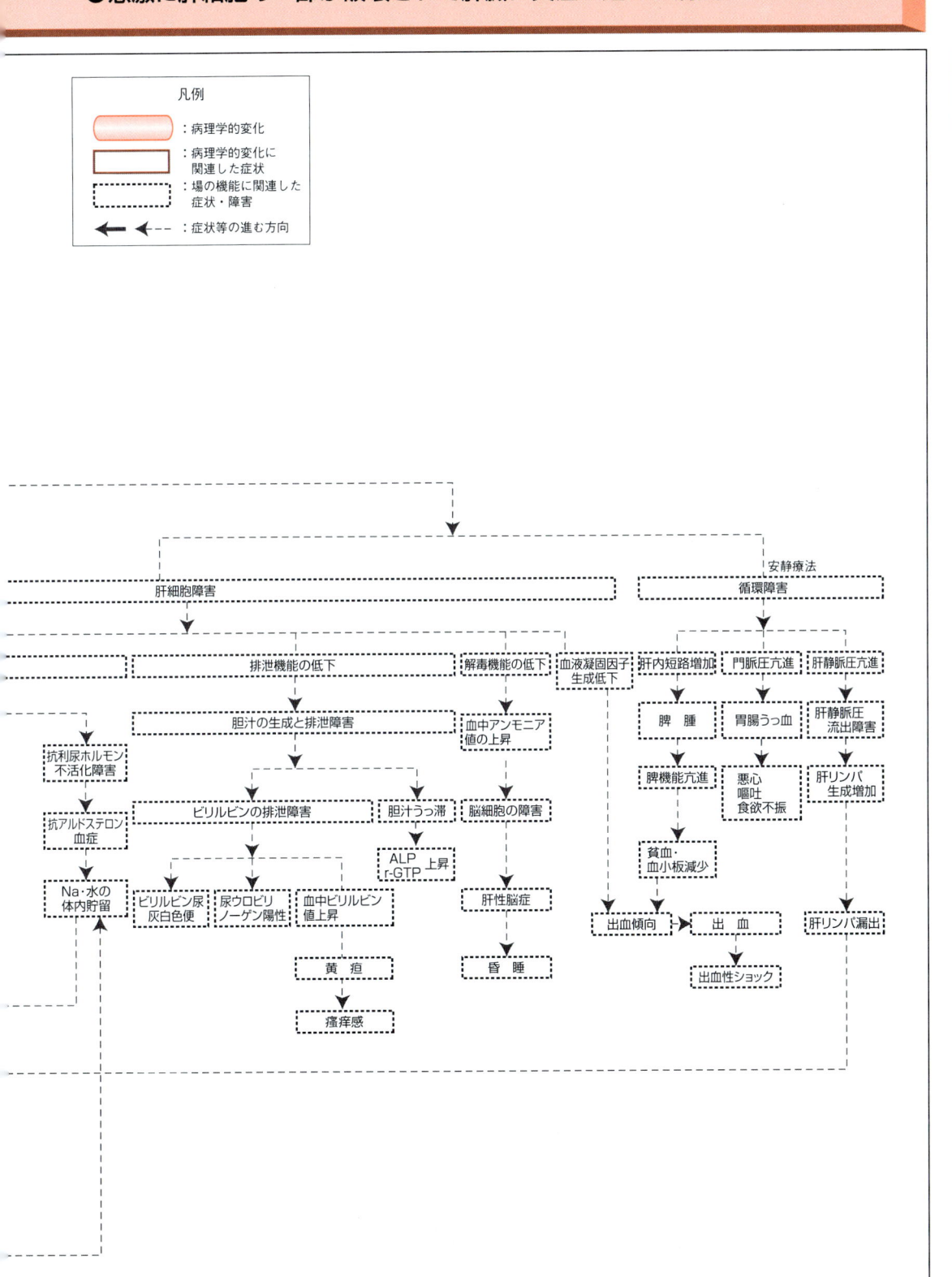

凡例
- ■：病理学的変化
- □：病理学的変化に関連した症状
- ┈：場の機能に関連した症状・障害
- ← ←┈：症状等の進む方向

安静療法

肝細胞障害　　　　　　　　　　　　　　　循環障害

排泄機能の低下　　解毒機能の低下　血液凝固因子生成低下　肝内短路増加　門脈圧亢進　肝静脈圧亢進

胆汁の生成と排泄障害　　血中アンモニア値の上昇　　脾腫　胃腸うっ血　肝静脈圧流出障害

抗利尿ホルモン不活化障害

抗アルドステロン血症

ビリルビンの排泄障害　　胆汁うっ滞　脳細胞の障害　　脾機能亢進　悪心嘔吐食欲不振　肝リンパ生成増加

Na・水の体内貯留　　ビリルビン尿灰白色便　尿ウロビリノーゲン陽性　血中ビリルビン値上昇　ALP上昇 r-GTP　　肝性脳症　貧血・血小板減少

黄疸　　昏睡　　出血傾向　出血　肝リンパ漏出

瘙痒感　　　　出血性ショック

炎症

肝臓

急性肝炎　61

急性肝炎

小平孝子

1．肝臓の機能

　肝臓は消化管から吸収された栄養素の代謝、排泄、解毒など、生体の恒常性維持に大きな役割を果たし、生きていくうえで重要な働きをしています。
- 代謝機能
- 排泄機能
- 解毒機能
- 血液凝固因子の生成

　これら、人が生きていくために必要な肝臓の働きを「肝機能」と呼んでいます。

2．炎症の定義

　炎症とは、障害性の刺激に対する組織の反応のことです。

3．急性肝炎とは

　急性肝炎（acute hepatitis）とは、急激に肝細胞の一部が破壊されて、肝臓に炎症が起こる病変です。

原因
　ウイルス、薬物、アルコール、アレルギーなどが原因で起こりますが、主に肝炎ウイルスの感染によるものです。

4．成り行き

　肝炎ウイルスに感染すると、一定の潜伏期間を経て、①炎症の症状と、②肝臓の機能障害の症状が現れます。
　これらの症状は、ウイルス自身が肝臓を障害するために起こるのではありません。ウイルスという異物を体内から排除しようとする免疫機構の働きによって、リンパ球がウイルスの住みついた肝細胞を丸ごと破壊するために起こるものです。
　その結果、まず、①炎症症状が起こり、続いて②肝細胞の破壊に伴う肝機能の障害が現れます。

1）炎症の症状

　炎症症状としては、肝細胞壊死による発熱・倦怠感や、肝酵素であるAST（GOT）・ALT（GPT）・LDHの逸脱がみられます。急性肝炎の場合、細菌感染の炎症でみられるような、白血球増加やCRPの高値は、通常認められません。それに代わって免疫反応を示すTTT・ZTTなどの上昇がみられます。また、肝臓の腫大とそれに伴う肝被膜緊張のため、上腹部痛が起こります。

2）肝臓の機能障害の症状

　肝機能障害としては、高頻度に黄疸が現れます。これは、肝細胞障害に伴う排泄機能の低下によって血中ビリルビンが増加し、肝細胞性黄疸をきたすためです。また、同時に、尿ウロビリノーゲンの陽性所見や、ビリルビン尿、灰白色便なども認められます。
　さらに、胆汁うっ滞が起こると、ALPの上昇がみられます。代謝機能障害もしばしば認められ、蛋白代謝障害による低アルブミン血症が起こります。さらに、凝固因子合成障害による皮下出血なども確認されます。
　一方、肝臓の循環障害によって門脈圧亢進が起こると、胃腸うっ血をきたし、悪心・嘔吐・食欲不振などの症状が現れます。肝細胞の破壊の程度によっては、その他の症状も起こりえますが、肝臓のもつ大きな予備能力のため、目立った症状が現れないこともあります。
　免疫機構の働きによってウイルスが排除されると、炎症は消退します。そして肝細胞のもつ非常に強い再生力により、残存細胞が増殖し、肝臓の機能障害は回復します。その結果、急性肝炎は治癒に導かれます。

ただし、A型肝炎が100％治癒するのに対し、B型およびC型肝炎の場合、ウイルスの排除が完全に行われず、炎症が慢性化する場合があります。特にC型肝炎は、高率に慢性肝炎に移行します。これらはウイルスの性状の違いによるものです。

また、急性肝炎のうち、ごく一部に、炎症を起こした肝細胞が一挙に大量に壊死し、肝細胞の破壊が広範囲に及ぶものがあります。これは、劇症肝炎と呼ばれ、①の炎症症状、②肝臓の機能の障害による症状が、ともに非常に強く現れます。特に肝細胞障害のうち、解毒障害の結果としての肝性脳症を発現し、昏睡をもたらします。そして、最終的には、重篤な肝臓の機能障害による肝不全状態となり、多くが死に至ります。

5．症状・障害

1）病理学的変化である炎症に伴う症状
- 発熱
- 倦怠感
- 肝酵素逸脱
  AST（GOT）・ALT（GPT）・LDHの上昇
- 肝腫大

2）障害の場から出現する肝機能障害に伴う症状
- 黄疸
- 悪心、嘔吐、食欲不振

6．検査

- 血液検査によるウイルスマーカー検査
- 肝機能検査
- 腹腔鏡検査
- 肝生検

7．治療

- 安静療法
- 食事療法

安静療法は、肝血流量確保のためのものです。一方、食事療法は、肝細胞修復のためのもので、高エネルギー・高蛋白・高ビタミン食で、消化のよいものを提供します。食事摂取が不十分な場合には、薬物療法として、ブドウ糖・アミノ酸製剤・ビタミン剤などの輸液を行います。

ひとくちメモ

肝炎

肝臓病というとどうしても「酒の飲み過ぎが原因」と発想しがちですが、アルコールが肝臓病の直接的原因となることは、実際にはそう多くはありません。

肝炎の場合も、肝炎ウイルスによる感染で起こるものがそのほとんどです。肝炎を起こすウイルスは、これまでにAからFまでの6つの型が報告されており、さらに第7番目の存在も注目されています。そのうち、日本で感染する確率が高いのは、A型、B型、C型の3つです。

これら3つのウイルスのいずれもが発症すると急性肝炎を起こし、そのうち慢性肝炎→肝硬変に移行し、肝癌を発症する危険性のあるのはB型、C型の2つです。

表1 ウイルス性肝炎の種類と特徴

型	診断	年齢	感染経路	輸血後肝炎	慢性化	劇症化	発生状況（頻度）	肝病変
A型	IgM型 HA抗体（＋）	子供 若年（50歳以上少ない）	経口感染 水平感染	（－）	しない 再感染しない	時に認められるが、他の型に比べて少ない	流行性 散発発生	急性肝炎
B型	HBs抗原（＋） IgM型 HBc抗体（＋）	全年齢	血液 唾液 精液 垂直感染 水平感染	10％程度	☆一過性 ↓ しない （成人の一般感染） ☆キャリア ↓ する （母子感染）	認められる 急性肝炎の約1％ （BとCの重感染） （BとDの重感染）	一過性 急性肝炎の20〜40％	急性肝炎 ↓ 慢性肝炎 ↓ 肝硬変 ↓ 肝癌
C型	HCV抗体（＋） （抗C-100抗体）	15歳以下は、ほとんど陽性者なし 年齢とともに増えるが、高年齢層では2％程度	血液 精液 水平感染	80％程度	☆輸血後肝炎 HCV抗体（＋）の90％遷延化 ☆成人が感染しても50〜80％慢性化	認められる AとC、BとCの重感染・同時感染例要注意、生存率はA型、B型に比べて有意に低い	急性肝炎の30〜50％	急性肝炎 ↓ 慢性肝炎 ↓ 肝硬変 ↓ 肝癌
D型	δ抗体（＋） HBs抗原なしにはHDVは存在しない	全年齢	血液 精液 HBVキャリアへの重感染・同時感染	まれ	HBVキャリアへの重感染は持続感染になる可能性が高い、同時感染は一過性	B型慢性肝炎にHDVが感染すると、重症化、劇症化することが多い	HBs抗原（＋）の約1.3％程度	急性肝炎 ↓ 慢性肝炎 ↓ 肝硬変
E型	除外診断 抗原・抗体系は確立されていないがA型とは異なる	我が国では輸入例のみ	経口感染	（－）	しない	しないが妊婦がかかると重症化することがある	インド・ミャンマー・中国などの水系で発生。我が国では輸入のみ	急性肝炎

おたすけメモ

登内　秀子

病態関連図を使って実際の患者の病気を理解していく方法

　病態関連図は、病気によりどのような機序で、どのような症状（身体にとっての影響）が出現してくるかを整理したもので、症状の程度は表されていません。実際、この関連図を利用して患者さんの病気を見ていくと、どうしても、患者さんに症状が出現しているか、出現していないかだけで見てしまいがちです。しかし、例えば一口に貧血といっても、ヘモグロビンが10.0g/dlの貧血と、ヘモグロビンが6.0g/dlの貧血では大きな違いがあります。この程度の違いで、治療も違いますし、貧血から引き起こされる病態関連図の矢印の次の症状に進展していく危険性も違ってきます。ですから、症状の出現の有無だけでなく、どの程度出現しているかを把握していくことが重要です。

　また、出現していない症状にも注目してみることも大切です。例えば、一般的に肝障害の程度をみるときは、ASTなどの逸脱酵素の上昇を確認します。しかし、肝硬変の場合は、肝細胞の破壊が進み、壊される正常細胞が少なくなると、ASTなどは上昇しなくなります。このように症状が出現していないことにも、その人の病気の状態が表されている場合があります。

　さらに、この病態関連図は単純化、一般化して描いているので、実際の患者さんの病気をあてはめていくと、あてはまらないものも出てくると思います。その時は病態関連図の中の他のルートとの関係、治療との関係、その人が持っている他の病気との関係などから原因を考えてみてください。そうすることにより、導き出せてくると思います。

機能障害について

　細胞が障害を受け、変性や壊死という状態になると、細胞は正常な働きをすることができなくなります。組織や臓器は、細胞が集まって、身体にとって大事なそれぞれの機能を果たしています。ですから、細胞が正常に働かないということは、機能障害を起こすことにつながるのです。

　しかし、1つの組織・臓器は何億個もの細胞の集合体ですし、臓器自体かなり予備能力を残しながら働いているので、少しの細胞が障害されても機能障害は目に見えて現れません。逆にいえば、実際に機能障害が現れていたら、その組織・臓器の細胞はかなりたくさん障害された、または予備能力でも補いきれないほど障害されたと考えてもよいでしょう。

　例をあげて考えてみます。悪性腫瘍の関連図に、腫瘍の増殖から、健康な細胞の減少→臓器機能の低下とつながるルートがあります。悪性腫瘍は浸潤性に周囲の細胞を壊しながら増殖しますから、その臓器の健康な細胞は減少し、破壊された分の働きは低下することになります。しかし、肺癌のとき、肺の機能であるガス交換が障害され、呼吸困難が現れるのは実際には癌が肺の広範囲に広がってきてからです。また、人間はもともと片肺でも無理な運動さえしなければ生活していけるほどの能力を持っています。ですから呼吸困難が出現してくるのは、かなり障害されてからといえるでしょう。ただし、呼吸困難は、太い気管支の狭窄や胸水の貯留などにも影響され出現するので単純に障害された細胞の量だけで出現するともいえません。

　以上のように機能障害は、細胞の障害された量、臓器の予備力、臓器の中で障害されている部位などに影響され出現してきます。

事例：急性肝炎

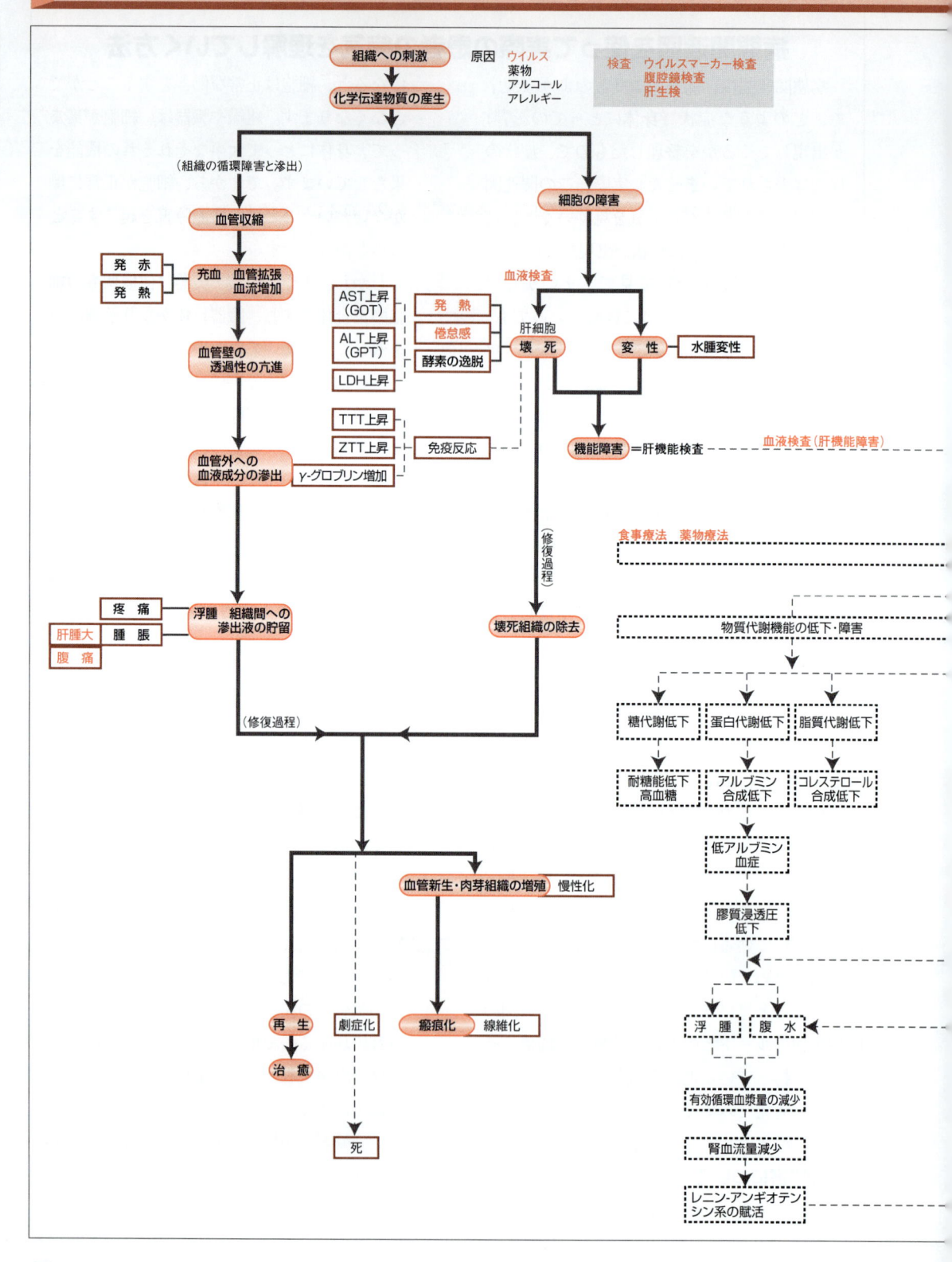

```
                    組織への刺激        原因  ウイルス      検査  ウイルスマーカー検査
                         │               薬物              腹腔鏡検査
                    化学伝達物質の産生     アルコール         肝生検
                         │               アレルギー
         ┌───────────────┴───────────────┐
  （組織の循環障害と滲出）              細胞の障害
         │                                 │
       血管収縮                             │
         │                            血液検査
   発赤 ─ 充血 血管拡張                      │
   発熱 ─      血流増加      AST上昇 ─ 発熱   │
         │                  (GOT)           │
       血管壁の              ALT上昇 ─ 倦怠感 肝細胞    変性 ─ 水腫変性
       透過性の亢進           (GPT)   酵素の逸脱 壊死
         │                  LDH上昇           │
         │                                    │
         │                  TTT上昇           │
       血管外への            ZTT上昇 ─ 免疫反応 機能障害 ＝ 肝機能検査 ─── 血液検査（肝機能障害）
       血液成分の滲出        γ-グロブリン増加                          
         │                                                          食事療法 薬物療法
   疼痛 ─ 浮腫 組織間への                （修復過程）
   肝腫大 腫脹  滲出液の貯留                                           物質代謝機能の低下・障害
   腹痛 ─                              壊死組織の除去                        │
         │                                                    ┌────────┼────────┐
         │                                                  糖代謝低下 蛋白代謝低下 脂質代謝低下
         │                                                    │        │         │
         │                                                  耐糖能低下 アルブミン コレステロール
         │（修復過程）                                        高血糖    合成低下   合成低下
         │                                                             │
         │                                                          低アルブミン
         │                                                          血症
         │                                                             │
         │                                                          膠質浸透圧
         │                                                          低下
         │      血管新生・肉芽組織の増殖 慢性化                           │
         │            │                                          ┌─────┴─────┐
    再生  劇症化    瘢痕化 ─ 線維化                                浮腫      腹水
    治癒                                                             │
          死                                                    有効循環血漿量の減少
                                                                     │
                                                                 腎血流量減少
                                                                     │
                                                                 レニン-アンギオテン
                                                                 シン系の賦活
```

炎症

小平孝子

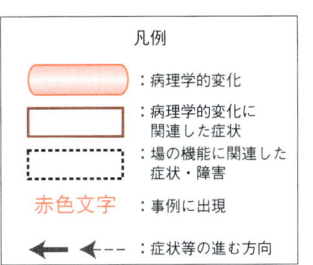

凡例	
▭ (桃色塗り)	：病理学的変化
▭ (実線枠)	：病理学的変化に関連した症状
▭ (破線枠)	：場の機能に関連した症状・障害
赤色文字	：事例に出現
← ←	：症状等の進む方向

Dさん・36歳・男性・コンピューター技師

6か月前より、単身赴任で香港に行っていた。3～4週間前より、微熱・食欲不振が現れ、徐々に倦怠感が強くなった。そのうち、嘔気が持続し、食事もほとんど摂れなくなった。

風邪だろうと思い、市販の風邪薬を飲み続けていたが、いっこうによくならず、それどころか黄疸や皮下出血も出現してきたため、これはただならぬことと、急きょ帰国した。

受診した結果、急性肝炎が疑われ入院となった。血液検査の結果は、AST（GOT）1,516IU/l、ALT（GPT）1,980IU/l、LDH 1,165IU/l、血中ビリルビン8.5mg/dl、ALP 489IU/l であり、ウイルスマーカー検査によって、A型肝炎と診断された。

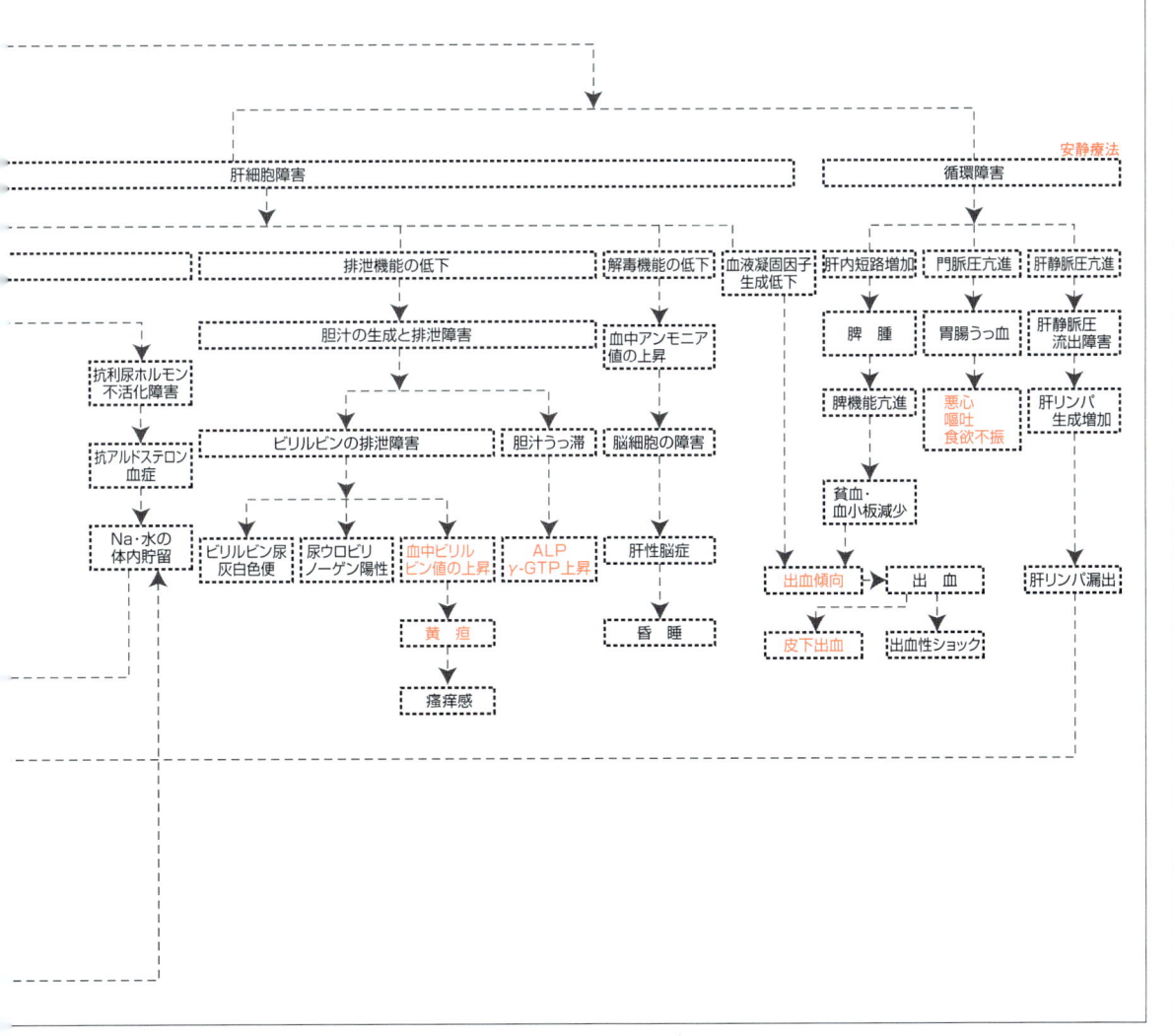

[図：急性肝炎の病態関連図。肝細胞障害→排泄機能の低下・解毒機能の低下・血液凝固因子生成低下、循環障害→肝内短絡増加・門脈圧亢進・肝静脈圧亢進 等の経路を示す。主要項目：胆汁の生成と排泄障害、血中アンモニア値の上昇、脾腫、胃腸うっ血、肝静脈圧流出障害、抗利尿ホルモン不活化障害、抗アルドステロン血症、ビリルビンの排泄障害、胆汁うっ滞、脳細胞の障害、脾機能亢進、悪心・嘔吐・食欲不振、肝リンパ生成増加、Na・水の体内貯留、ビリルビン尿 灰白色便、尿ウロビリノーゲン陽性、血中ビリルビン値の上昇、ALP γ-GTP上昇、肝性脳症、貧血・血小板減少、出血傾向、出血、肝リンパ漏出、黄疸、昏睡、皮下出血、出血性ショック、瘙痒感、安静療法]

炎症

肝臓

急性肝炎 **67**

事例の解説：急性肝炎

小平孝子

1．原因

　Dさんの急性肝炎は、A型肝炎と判明しました。A型肝炎ウイルスの感染経路は、汚染された食べ物や水などによる経口感染です。したがって、Dさんは単身赴任先である香港で、何らかのかたちでA型肝炎ウイルスに汚染された食べ物や飲み水を摂取したに違いありません。

　まんまとDさんの体内に入り込んだA型肝炎ウイルスは、まず、腸管に感染し、その後肝臓へと運ばれました。そして、肝臓で増殖を開始し、やがてDさんを急性肝炎に至らしめました。

2．成り行き

　一定の潜伏期間を経た後、Dさんは、発熱・食欲不振・倦怠感などの症状をもって発症しました。これらの症状がしばらく続いた後、黄疸が出現し、さらに皮下出血まで現れました。そして、入院して血液検査をした結果、A型肝炎であることがわかり、血液中のAST（GOT）、ALT（GPT）、LDHの上昇が認められました。また、血中ビリルビン値の上昇および、ALPの高値もみられました。

　これらDさんの体に起こった出来事は、すべて①炎症という病理学的変化によるもの、と②肝臓の機能の障害によるものです。

1）炎症という病理学的変化による症状

　Dさんの場合、まず、発熱・食欲不振、続いて倦怠感が現れました。このうちの発熱は、まさに肝細胞壊死に伴う炎症の症状です。また、倦怠感についても、肝細胞の急激な破壊に伴う壊死の結果とみてよいでしょう。

　血液データのうち、AST（GOT）、ALT（GPT）、LDHは、肝細胞の破壊・壊死の際、肝細胞から逸脱して上昇してくるもので、Dさんの場合も、

これら3つの酵素の高度な上昇がみられました。また、事例からではわかりませんが、免疫反応を示すZTTやTTTも、一時的には上がっていただろうと思われます。

2）肝臓の機能の障害による症状

　Dさんに現れた症状のうちの黄疸は、肝機能の障害、すなわち肝細胞の仕事がうまく行かなくなった結果です。

　肝臓のさまざまな仕事のうち、黄疸はビリルビンの生成および排泄のルートに原因があります。肝細胞の破壊により、その中にあった胆汁が一時的に、どっと血中に増量したり、肝内細胆管なども障害されるために、ビリルビンの排泄は妨げられ血中に逆流するのです。Dさんの肝臓でもそれらのことが起こり、結果として黄疸が現れたわけです。

　さらに、胆汁の流れが悪くなると、肝細胞でのALPという酵素の合成が活発になります。Dさんの場合もALPの上昇がみられました。

　肝臓の仕事には、血液凝固因子の生成もあります。Dさんには、このルートが障害されたと思われる、皮下出血も現れています。

　一方、Dさんの初発症状のうち、悪心・嘔吐・食欲不振などの消化器症状は、肝臓の循環障害の結果生じたものです。肝臓に流れ込む門脈のうっ血は、さらに門脈へ流れ込む胃や腸の静脈にうっ血を引き起こして、胃腸そのものをうっ血させ、その機能に障害をもたらすのです。

3．検査

　いかにも肝炎という症状がみられるDさんは、入院後まず血液を調べられ、肝機能やウイルスマーカーが検査されるでしょう。急性肝炎が発症した場合、それがA型のものかどうかを確定するのは、血液中のA型肝炎ウイルスに対する「IgM型抗体」の存在です。

4．治療

急性肝炎の治療のポイントは、まず、安静臥床にして、必要な血液を確保することです。したがって、Dさんの入院生活も、できるだけ横になって安静にしていることが必要です。

A型急性肝炎は、自然治癒することが多く、食欲さえあれば、安静以外に特別な治療を必要としない場合もあります。しかし、Dさんのように比較的症状が激しく、食事が十分摂れないような場合には、食事療法に加えて点滴が行われます。

A型肝炎は、劇症肝炎にならない限り予後は良好で、急性肝炎から慢性肝炎へ移行することは100％ありえません。

図1　A型肝炎の経過

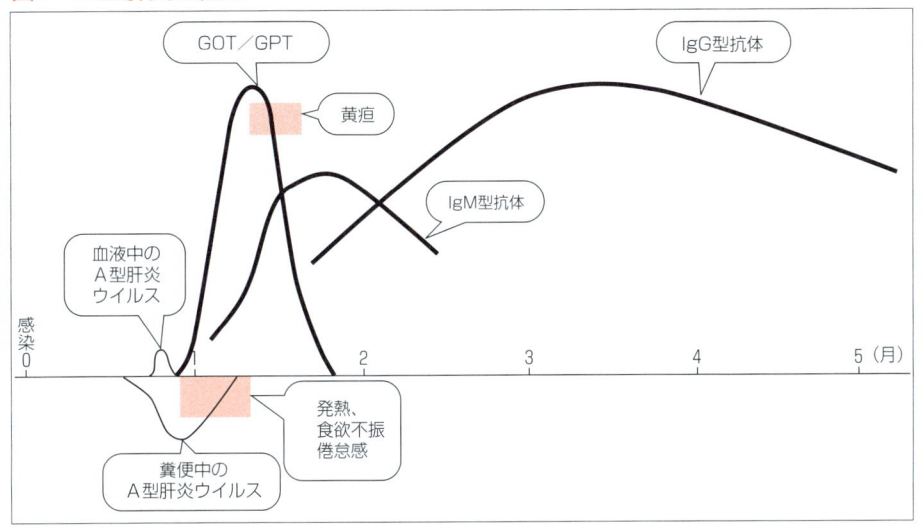

参考文献
1) 高橋　徹：標準看護講座　病理学6、金原出版、1998
2) 宮崎和子監修・編集：看護観察のキーポイントシリーズ　改訂版　内科Ⅲ、中央法規出版、1996
3) 日野原重明総監修・杉田輝地、藤村龍子責任編集：ナーシング・マニュアル7　消化器疾患看護マニュアル（Ⅱ）肝・胆・膵、学習研究社、1989
4) 佐藤純一：別冊ナーシング・トゥデイ①　臨床看護に役立つ検査値の読み方、日本看護協会、1993
5) 鈴木　宏総監修：別冊NHK今日の健康　これだけは知っておきたい肝臓病、日本放送出版協会、1994
6) 福山裕三、高杉裕一：よくわかる内科、金原出版、1990
7) 看護学大辞典　第4版、メヂカルフレンド社、1998

慢性関節リウマチ（RA）の病態関連図

凡例
- ▭（淡色塗り）：病理学的変化
- ▭（実線枠）：病理学的変化に関連した症状
- ▭（破線枠）：場の機能に関連した症状・障害
- ← ←--：症状等の進む方向

原因不明
内因（遺伝的素因）に外因（外的要因）が作用する
↓
免疫異常
├─ 自己抗体産生（リウマトイド因子）
│   ↓
│   免疫複合体を形成（IgG-リウマトイド因子複合体）
└─ T細胞機能異常（抑制型T細胞機能低下、失調）
↓
化学伝達物質の産生
↓
リウマチ性炎症
＝
関節の炎症
＝
滑膜炎

（組織の循環障害と滲出）

血管収縮
↓
充血　血管拡張　血流増加 → 滑膜の充血
　├→ 関節の発赤・熱感（発赤／発熱）
↓
血管壁の透過性の亢進
↓
血管外への血液成分の滲出 → フィブリン滲出 → フィブリノイド変性
↓
浮腫　組織間への滲出液の貯留
　├→ 関節痛（疼痛）
　├→ 関節の腫脹（腫脹）
　└→ 滑膜　浮腫／関節液の増加・貯留 → 関節包・関節靱帯の伸展

関節包・靱帯・皮下組織への炎症の広がり
関節周囲の筋萎縮
関節包・靱帯・腱の脆弱化

関節支持性低下
↓
朝のこわばり
関節可動域制限
関節可動域の制限

↓
滲出物の処理
↓
変形・脱臼
- 手関節・手指尺側偏位
- ボタンホール変形
- スワンネック変形
- 中足趾節関節亜脱臼
- 外反母趾
- 環軸関節亜脱臼　等

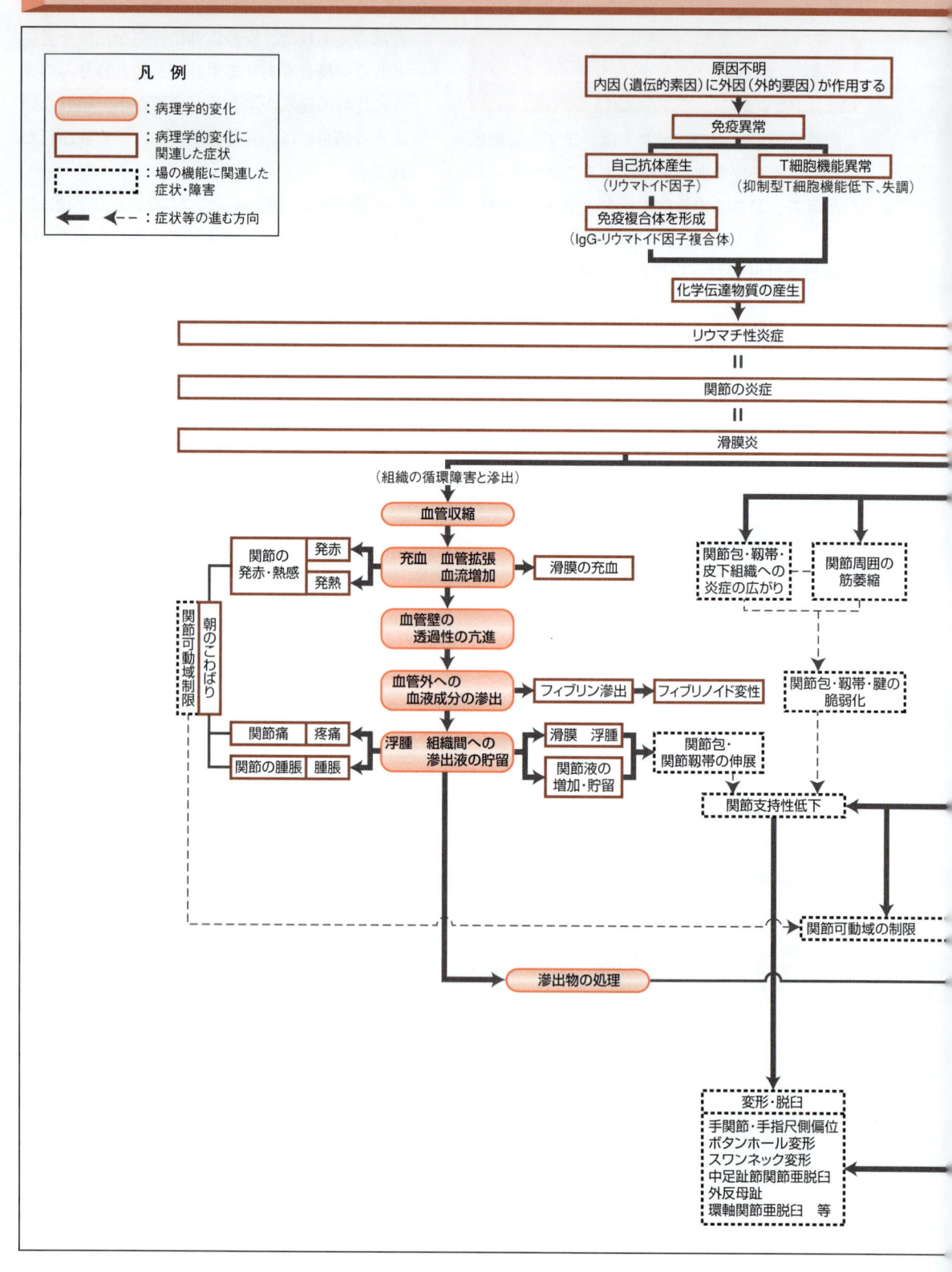

高山美

●多発性の関節炎を主症状とする慢性炎症性疾患で、その炎症は非化膿性である

検査：血液検査（リウマトイド因子、CRP、血沈、白血球数）、
　　　関節部の単純X線撮影、CT、関節液検査、関節造影
治療：薬物療法（非ステロイド抗炎症薬、抗リウマチ薬、
　　　　　　　免疫抑制薬、ステロイド薬）
　　　基礎療法（安静、栄養、教育）
　　　リハビリテーション
　　　手術療法（滑膜切除術、関節形成術、関節固定術、
　　　　　　　人工関節置換術）

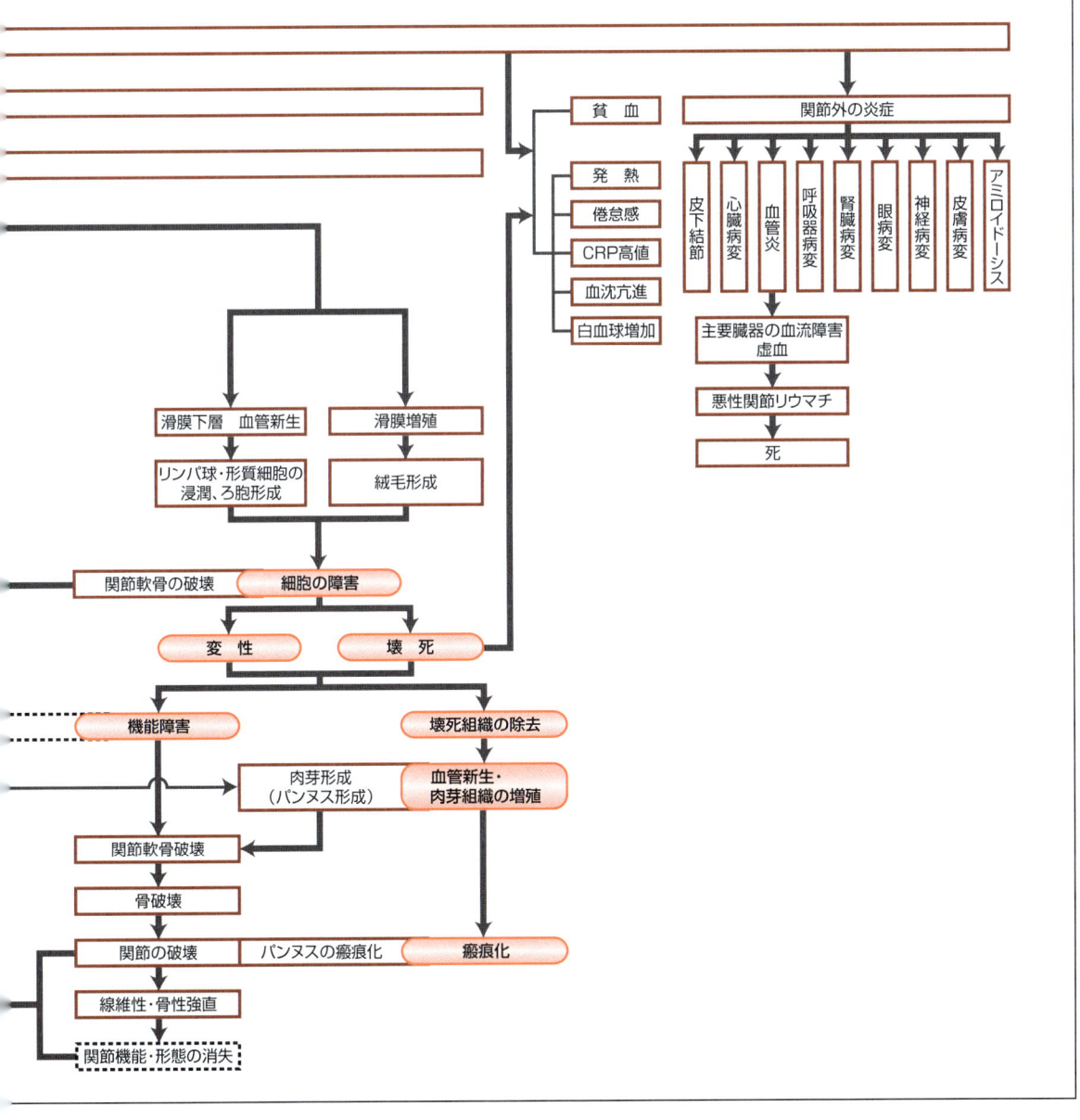

貧血
発熱
倦怠感
CRP高値
血沈亢進
白血球増加

関節外の炎症
- 皮下結節
- 心臓病変
- 血管炎
- 呼吸器病変
- 腎臓病変
- 眼病変
- 神経病変
- 皮膚病変
- アミロイドーシス

主要臓器の血流障害
虚血
↓
悪性関節リウマチ
↓
死

滑膜下層　血管新生
リンパ球・形質細胞の浸潤、ろ胞形成

滑膜増殖
絨毛形成

関節軟骨の破壊 → 細胞の障害
　　　　　　　　↓
　　　　　変性　　壊死

機能障害　　壊死組織の除去

肉芽形成
（パンヌス形成）

血管新生・
肉芽組織の増殖

関節軟骨破壊
骨破壊
関節の破壊
線維性・骨性強直
関節機能・形態の消失

パンヌスの瘢痕化　瘢痕化

慢性関節リウマチ

慢性関節リウマチ（RA）

高山美佳

1．関節の機能

　関節は骨と骨をつなぎ、運動をスムーズに行う機能を果たしています。

2．炎症の定義

　炎症とは障害性の刺激に対する組織の反応をいいます。

3．慢性関節リウマチとは

　多発性の関節炎を主症状とする、慢性炎症性疾患で、その炎症は、非化膿性です。

原因

　慢性関節リウマチは女性に多い原因不明の全身性疾患です。

　何らかの内因（遺伝的素因）をもつものに、何らかの外因（外的要因）が作用して、免疫異常が起こると考えられていますが、不明な部分はまだ多くあります。

　慢性関節リウマチでは、IgGに対する自己抗体とされるリウマトイド因子の存在、各種の免疫複合体が血清や関節液、関節滑膜などに存在することから、現在のところ、自己免疫疾患として考えられています。また、細胞性免疫の異常として、抑制型Ｔ細胞機能の低下、機能失調も認められます。

　免疫異常の結果、アレルギー性の炎症が結合組織に起こり、組織が障害されます。

4．成り行き

　免疫異常によるアレルギー性の炎症によって、①炎症という病理学的変化による症状、②炎症を起こした場の機能の障害による症状が出現します。慢性関節リウマチは、全身性の炎症ですが、関節に起こる炎症が特徴であるため、ここでは、②炎症を起こした場の機能の障害は、関節の機能の障害を中心に整理します。

1）炎症という病理学的変化による症状

　リウマチの初期は、滑膜の炎症から始まります。関連図の一番左のルートと、中央のルートをみてください。

　炎症を起こした滑膜は充血、浮腫となり、フィブリンが滲出します。その結果、関節液は増加し、貯留します。また滑膜は増殖し、絨毛を形成します。滑膜下層では血管新生され、そこではリンパ球、形質細胞などの炎症細胞の浸潤が起こり、ろ胞を形成します。

　上記のような、免疫反応による炎症によって関節軟骨が破壊されていきます。細胞破壊による産物、滲出物の処理のために、炎症性肉芽が形成され、この肉芽が関節軟骨を覆うように増殖していくと（パンヌス形成）、関節軟骨の破壊が進み、さらに、肉芽は関節軟骨周辺の骨組織を破壊していきます。

　この過程が進行して行くなかで、炎症に伴う症状として、関節痛（自発痛、運動痛）、関節の腫脹、関節の発赤が現れ、関節リウマチ特有の症状として、"朝のこわばり"が出現します。

　関節の炎症は、手指、足趾の末梢関節に初発することが多く、両側性、左右対称性に病変が発生することが、関節リウマチの特徴です。

　関節軟骨、骨破壊の結果、関節は変形、破壊され、炎症の鎮静化とともにパンヌスは瘢痕化し、線維性、骨性強直を起こします。

　関連図の中央右よりのルートをみてください。リウマチの炎症によって、発熱、倦怠感、CRP高値、血沈亢進、白血球増加、貧血が全身症状として出現します。

2）関節の機能の障害による症状

　関節の炎症症状である、関節痛（自発痛、運

動痛）および関節の腫脹は関節の運動制限を起こし、関節の機能障害となります。関連図中央左よりのルートをみてください。

滑膜の炎症は関節包、靱帯、腱、皮下組織に広がり、関節包、靱帯、腱を脆弱化させます。これは、炎症に伴う関節周囲の筋肉の萎縮とともに、関節の支持性を低下させます。また、関節液の増加や滑膜の増殖も関節包、靱帯を伸展させ、関節の支持性を低下させます。

この結果、関節の可動域の障害が起こり、関節軟骨、骨の破壊の進行とともに、関節の変形、脱臼を起こし、関節運動が障害され、関節機能が障害されます。骨性強直に至ると、関節の運動機能は消失し、関節の形態も失われます。

この過程の進行状態や程度は、関節X線写真での関節裂隙狭小化、関節面破壊像、骨萎縮、関節面不適合などの所見として認められます。

関節の変形、脱臼が末梢の小関節にとどまっている場合は運動制限もわずかですが、肘、肩、膝などの主要な大関節に変形、脱臼が及ぶと、大きく運動が制限されることになり、日常生活動作にも大きな障害が現れます。

関節リウマチの主な変形、脱臼として以下のものがあります。

- 手関節、手指の尺側偏位
- ボタンホール変形
- スワンネック変形
- 中足趾節関節亜脱臼
- 外反母趾
- 環軸関節亜脱臼

関節の変形、脱臼は関節の運動機能を障害するだけでなく、周囲にある神経を圧迫し、神経障害を起こすことがあります。特に、環軸関節亜脱臼は脊髄を圧迫する危険性があります。

関節以外の炎症について

慢性関節リウマチの炎症は全身性に発生します。全身性の炎症の結果、関節以外では、リウマチ性皮下結節・血管炎・心臓病変・呼吸器病変・腎臓病変・眼病変・神経病変・皮膚病変・アミロイドーシスなどが現れます。それぞれの障害の場の違いによって、出現する症状、障害は異なります。

血管炎の進行によって、主要臓器の血流障害、虚血が起こり、臓器機能が障害され、種々の治療に抵抗し生命が脅かされるものを、悪性関節リウマチといい、予後不良です。

予後

慢性関節リウマチは、発症後いったん症状が悪化するものの寛解するタイプが約35％、長期間にわたり寛解と増悪を繰り返し関節の機能障害を起こしていくタイプが約50％、治療に抵抗性で悪化していく進行タイプが約15％といわれています。悪性関節リウマチは慢性関節リウマチの約1％にみられるといわれています。

5．症状・障害

1）病理学的変化による症状

- 関節痛（自発痛、運動痛）　・関節の腫脹
- 関節の発赤　・朝のこわばり　・発熱
- 倦怠感　・CRP高値　・血沈亢進
- 白血球増加　・貧血

2）関節の機能の障害

- 関節の変形、脱臼　・関節の運動制限

6．検査

- 免疫反応、炎症反応を調べるために血液検査（リウマトイド因子、CRP、血沈、白血球）を行います。
- 関節の状態を把握するために、関節部の単純X線撮影、CT、関節液検査、関節造影などを行います。

7．治療

慢性関節リウマチの治療は、基礎療法（安静・栄養・教育）、薬物療法（非ステロイド抗炎症薬・抗リウマチ薬・免疫抑制剤・ステロイド薬）、リハビリテーション（機能維持訓練・装具使用など）、外科的療法（滑膜切除術・関節形成術・関節固定術・人工関節置換術）などがあります。

アメリカ・リウマチ協会の分類基準を用いて診断し、慢性関節リウマチの進行段階によって、いくつか治療を組み合わせて行います。

図1　RA関節病変の進展様式[1]

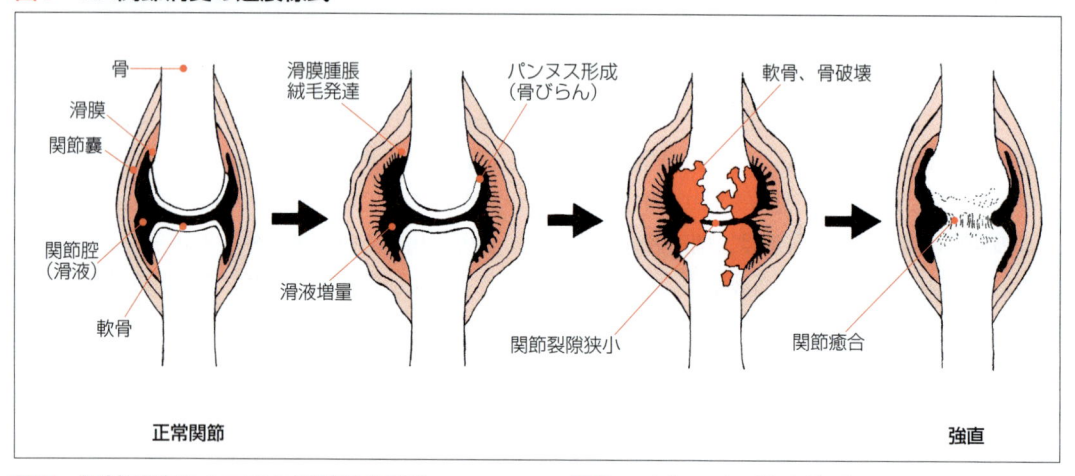

正常関節　　　　　　　　　　　　　　　　　　　　　　　　　　強直

骨／滑膜／関節嚢／関節腔（滑液）／軟骨
滑膜腫脹絨毛発達／滑液増量
パンヌス形成（骨びらん）／関節裂隙狭小
軟骨、骨破壊／関節癒合

図2　慢性関節リウマチの関節外症状[4]

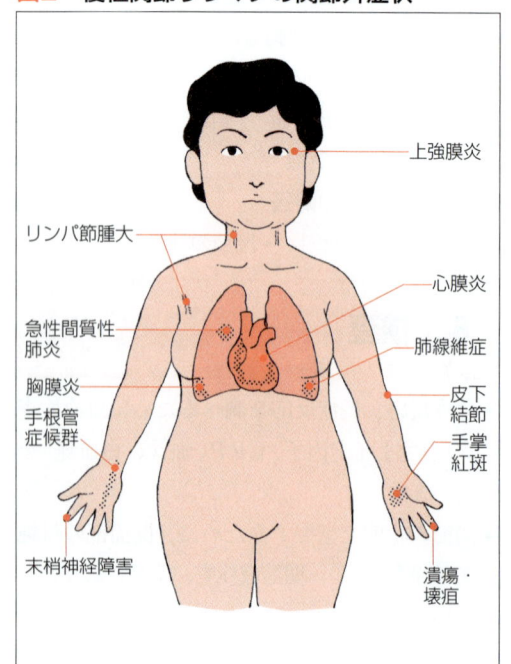

上強膜炎／リンパ節腫大／心膜炎／急性間質性肺炎／肺線維症／胸膜炎／皮下結節／手根管症候群／手掌紅斑／末梢神経障害／潰瘍・壊疽

図3　リウマチの治療体系

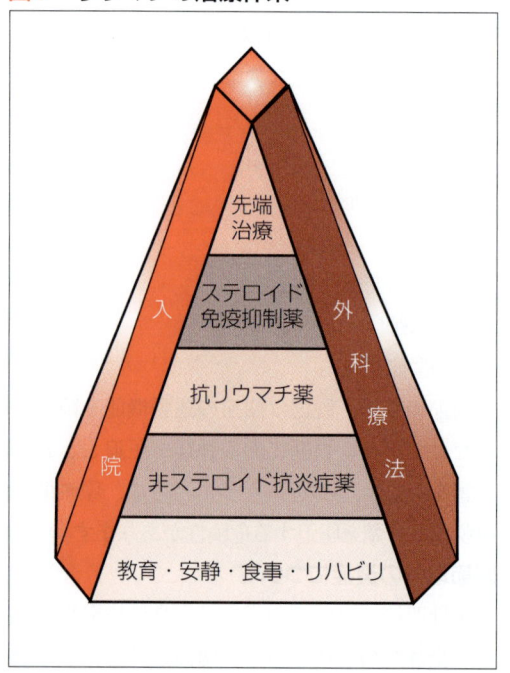

先端治療／ステロイド免疫抑制薬／抗リウマチ薬／非ステロイド抗炎症薬／教育・安静・食事・リハビリ
入院／外科療法

表1　慢性関節リウマチの分類基準（アメリカ・リウマチ協会改訂、1987）[2]

項目	定義
①朝のこわばり	朝のこわばりが少なくとも1時間以上持続すること
②3関節領域以上の関節炎	少なくとも3つの関節領域で、軟部組織の腫脹または関節液の貯留を医師が確認すること（関節領域とは左右のPIP関節、MCP関節、肘関節、膝関節、足関節、MTP関節の全部で14か所である）
③手の関節炎	手関節、MCP関節またはPIP関節の、少なくとも1か所の関節領域に腫脹があること
④対称性の関節炎	対称性に関節炎が同時に認められること（PIP・MCP・MTP関節領域では完全に左右対称でなくともよい）
⑤リウマトイド結節	骨が突出した部分または関節周囲の伸側にみられる皮下結節を医師が確認すること
⑥血清リウマトイド因子	いずれの方法でもよいが、正常対象群が5％以下の陽性率を示す方法で、異常値を示すこと
⑦X線像の変化	手関節または指のX線前後像で慢性関節リウマチに典型的な変化を示すこと。すなわち、関節もしくはその周囲にエロジオンまたは限局性の骨萎縮が認められること（変形性関節症様の変化のみでは不十分）

＊少なくとも4項目をみたす症例をRAとする。1から4までは少なくとも6週間持続していること。

表2　慢性関節リウマチの進行程度による分類（アメリカ・リウマチ協会）[3]

進行度(stage)	X線所見	筋萎縮	関節外の罹患（結節）	関節変形	強直
Ⅰ	破壊像なし、時に骨萎縮	なし	なし	なし	なし
Ⅱ	骨萎縮、骨や軟骨に軽い破壊が時に存在	関節の付近	あってもよい	なし	なし
Ⅲ	骨萎縮、骨や軟骨の破壊像	広範	あってもよい	亜脱臼、尺側偏位、過伸展	なし
Ⅳ	Ⅲ＋骨性強直	広範	あってもよい	亜脱臼、尺側偏位、過伸展	線維性または骨性強直

引用文献
1) 高久史麿監修：アレルギー・膠原病、図説病態内科講座16、p.194、メジカルビュー社、1994
2) 寺山和雄、広畑和志監修：標準整形外科学、第6版、p.201、医学書院、1996
3) 前掲書、p.202
4) 高久史麿監修：アレルギー・膠原病、図説病態内科講座16、p.195、メジカルビュー社、1994

参考文献
1) 赤松功也、堀嘉昭編集：整形外科／皮膚、図説臨床看護医学第9巻、同朋舎出版、1986
2) 宮崎和子監修、加藤光宝編集：看護観察のキーポイントシリーズ整形外科（改訂版）、中央法規出版、1997
3) 大西義久他編：エッセンシャル病理学、第4版、医歯薬出版、1998
4) 塩川優一、宮本昭正編集：内科Q＆Aアレルギー性疾患・膠原病、金原出版、1983
5) 足立山尾他：血液疾患、膠原病ナーシング、JJNスペシャルNo.30、医学書院、1992
6) 中野昭一他：図説、病気の成立ちとからだ、医歯薬出版、1996
7) 高橋徹：病理学、標準看護学講座6、金原出版、1995
8) 五十嵐三都男他：系統看護学講座 専門13、運動器疾患患者の看護、医学書院、1998
9) 堺章：目でみるからだのメカニズム、医学書院、1997
10) 佐藤紀子監修：アセスメントに役立つ病態生理、文化放送ブレーン、1997
11) 寺山和雄、広畑和志監修：標準整形外科学、第6版、医学書院、1996
12) 山口瑞穂子、吉岡征子監修：新ベッドサイドの看護過程1、疾患別看護過程の展開成人編、学習研究社、1989
13) 遠城寺宗知編集：病理学、第5版、医学書院、1989
14) 宮崎和子監修・編集：看護観察のキーポイントシリーズ内科（改訂版）、中央法規出版、1996
15) 吉利和監修、佐々木智也編集：リウマチハンドブック、最新看護セミナー、メヂカルフレンド社、1983
16) 竹内勤：自己免疫疾患と慢性関節リウマチの病態生理、クリニカルスタディ、18（2）、1997
17) 竹内勤：慢性関節リウマチの診断・治療、クリニカルスタディ、18（2）、1997
18) 坂田敏郎：免疫系の生理、慢性関節リウマチの病態生理、クリニカルスタディ、15（1）、1994
19) 坂田敏郎：慢性関節リウマチの診断・治療、クリニカルスタディ、15（1）、1994

事例：慢性関節リウマチ

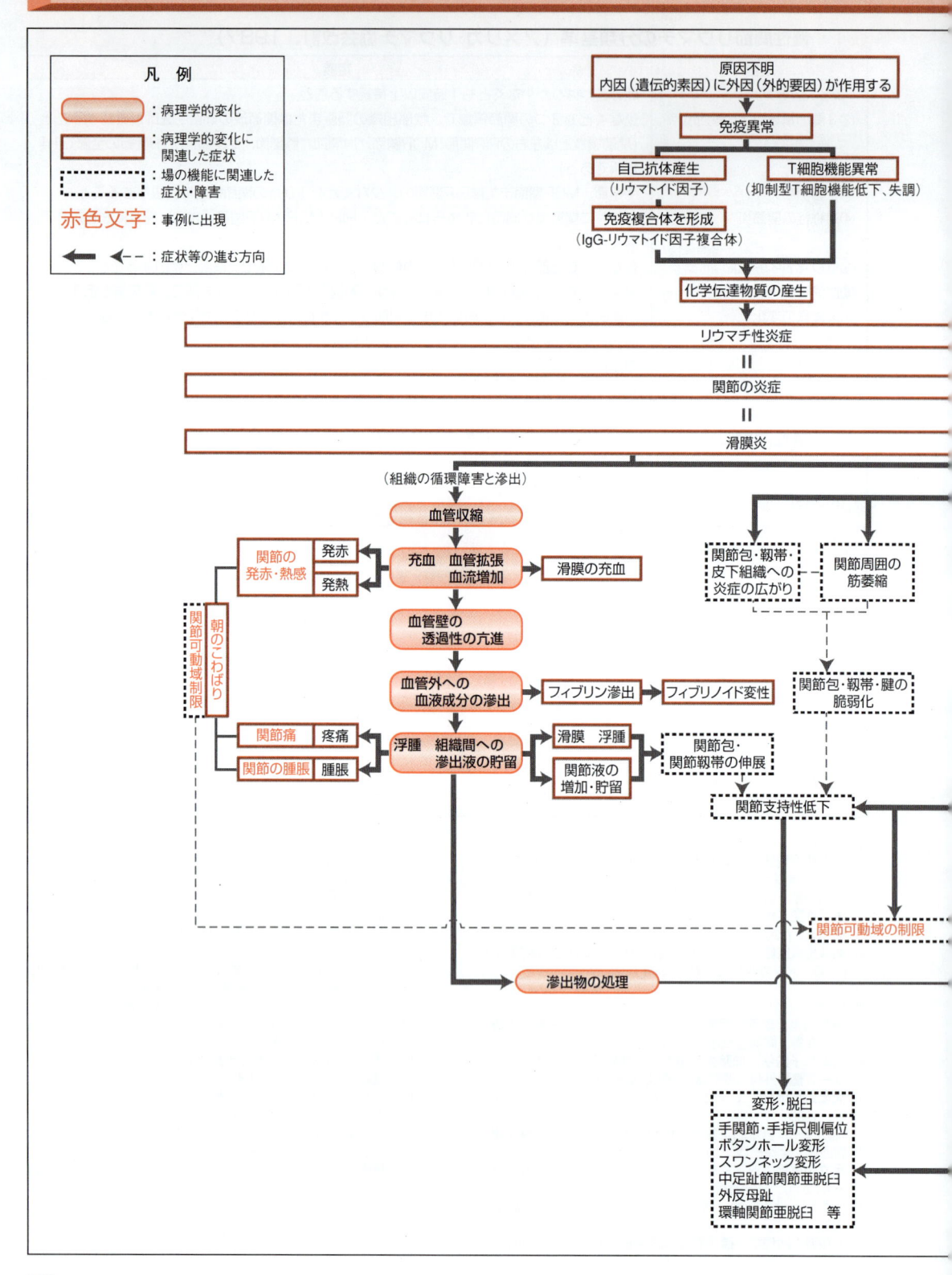

凡例
- ▭（橙色塗り）：病理学的変化
- ▭（枠のみ）：病理学的変化に関連した症状
- ▭（破線枠）：場の機能に関連した症状・障害
- 赤色文字：事例に出現
- ← ←--：症状等の進む方向

```
原因不明
内因（遺伝的素因）に外因（外的要因）が作用する
        ↓
      免疫異常
      ↙      ↘
自己抗体産生          T細胞機能異常
（リウマトイド因子）   （抑制型T細胞機能低下、失調）
      ↓
免疫複合体を形成
（IgG-リウマトイド因子複合体）
      ↓
化学伝達物質の産生
      ↓
  リウマチ性炎症
      ‖
   関節の炎症
      ‖
    滑膜炎
```

（組織の循環障害と滲出）

- 血管収縮
- 充血　血管拡張　血流増加 → 滑膜の充血
  - 関節の発赤・熱感 ← 発赤／発熱
- 血管壁の透過性の亢進
- 血管外への血液成分の滲出 → フィブリン滲出 → フィブリノイド変性
- 浮腫　組織間への滲出液の貯留
  - 関節痛／疼痛
  - 関節の腫脹／腫脹
  - 滑膜　浮腫
  - 関節液の増加・貯留
  - → 関節包・関節靱帯の伸展

- 関節包・靱帯・皮下組織への炎症の広がり
- 関節周囲の筋萎縮
- 関節包・靱帯・腱の脆弱化
- 関節支持性低下
- 朝のこわばり
- 関節可動域制限
- 関節可動域の制限

- 滲出物の処理
  - 変形・脱臼
    - 手関節・手指尺側偏位
    - ボタンホール変形
    - スワンネック変形
    - 中足趾節関節亜脱臼
    - 外反母趾
    - 環軸関節亜脱臼　等

高山美佳

検査：血液検査（リウマトイド因子、CRP、血沈、白血球数）、
　　　関節部の単純X線撮影、CT、関節液検査、関節造影
治療：薬物療法（非ステロイド抗炎症薬、抗リウマチ薬、
　　　　　　　免疫抑制薬、ステロイド薬）
　　　基礎療法（安静、栄養、教育）
　　　リハビリテーション
　　　手術療法（滑膜切除術、関節形成術、関節固定術、
　　　　　　　人工関節置換術）

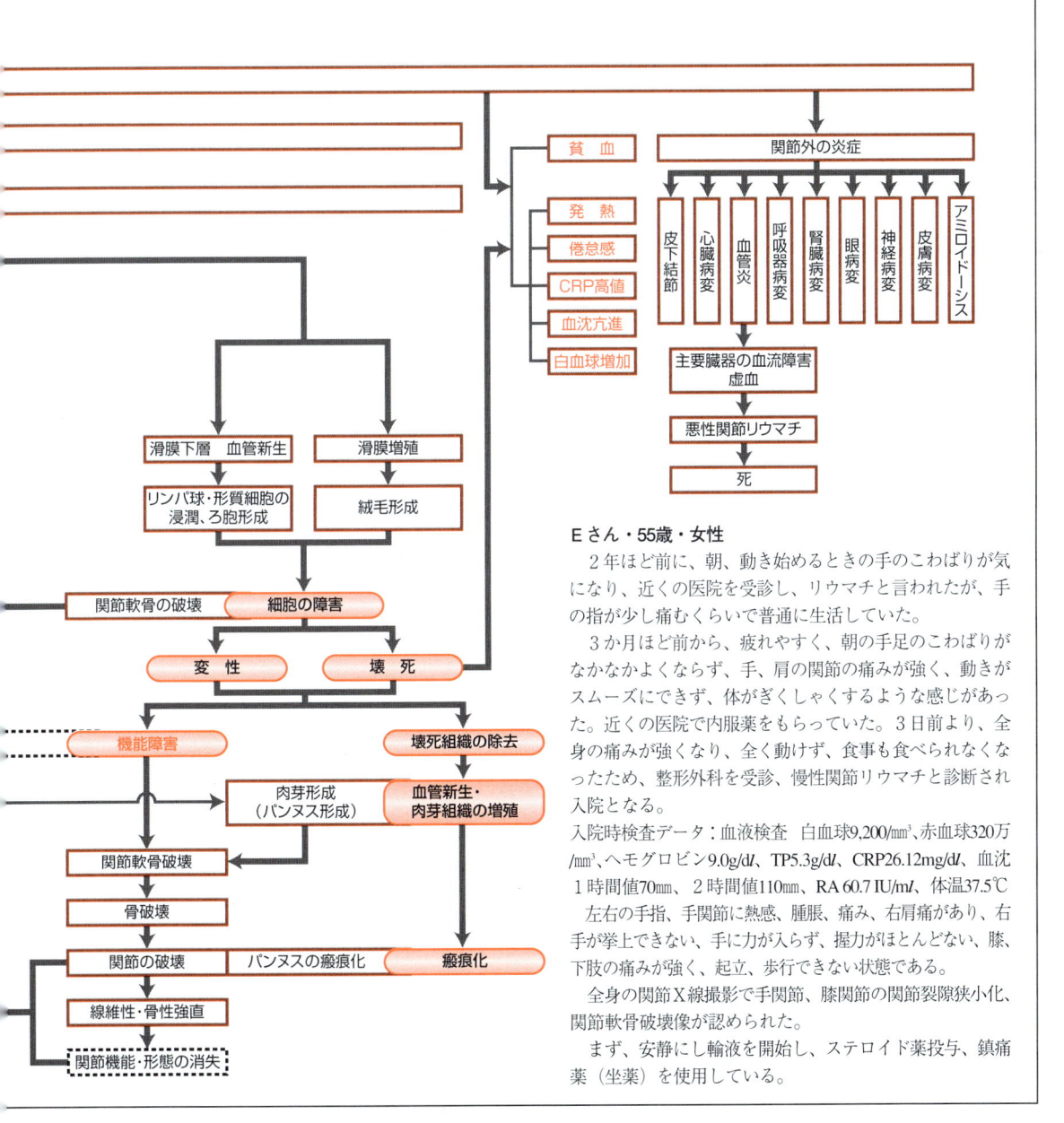

炎症

貧血
発熱
倦怠感
CRP高値
血沈亢進
白血球増加

関節外の炎症
- 皮下結節
- 心臓病変
- 血管炎
- 呼吸器病変
- 腎臓病変
- 眼病変
- 神経病変
- 皮膚病変
- アミロイドーシス

主要臓器の血流障害・虚血
↓
悪性関節リウマチ
↓
死

滑膜下層　血管新生 → リンパ球・形質細胞の浸潤、ろ胞形成
滑膜増殖 → 絨毛形成
関節軟骨の破壊　細胞の障害
変性　壊死
機能障害　壊死組織の除去
肉芽形成（パンヌス形成）　血管新生・肉芽組織の増殖
関節軟骨破壊
骨破壊
関節の破壊　パンヌスの瘢痕化　瘢痕化
線維性・骨性強直
関節機能・形態の消失

骨・関節・筋

Eさん・55歳・女性

2年ほど前に、朝、動き始めるときの手のこわばりが気になり、近くの医院を受診し、リウマチと言われたが、手の指が少し痛むくらいで普通に生活していた。

3か月ほど前から、疲れやすく、朝の手足のこわばりがなかなかよくならず、手、肩の関節の痛みが強く、動きがスムーズにできず、体がぎくしゃくするような感じがあった。近くの医院で内服薬をもらっていた。3日前より、全身の痛みが強くなり、全く動けず、食事も食べられなくなったため、整形外科を受診、慢性関節リウマチと診断され入院となる。

入院時検査データ：血液検査　白血球9,200/mm³、赤血球320万/mm³、ヘモグロビン9.0g/dl、TP5.3g/dl、CRP26.12mg/dl、血沈1時間値70mm、2時間値110mm、RA 60.7 IU/ml、体温37.5℃

左右の手指、手関節に熱感、腫脹、痛み、右肩痛があり、右手が挙上できない、手に力が入らず、握力がほとんどない、膝、下肢の痛みが強く、起立、歩行できない状態である。

全身の関節X線撮影で手関節、膝関節の関節裂隙狭小化、関節軟骨破壊像が認められた。

まず、安静にし輸液を開始し、ステロイド薬投与、鎮痛薬（坐薬）を使用している。

慢性関節リウマチ

事例の解説：慢性関節リウマチ

高山美佳

[事例]
Eさん・55歳・女性

2年ほど前に、朝、動き始めるときの手のこわばりが気になり、近くの医院を受診し、リウマチと言われたが、手の指が少し痛むくらいで普通に生活していた。

3か月ほど前から、疲れやすく、朝の手足のこわばりがなかなかよくならず、手、肩の関節の痛みが強く、動きがスムーズにできず、体がぎくしゃくするような感じがあった。近くの医院で内服薬をもらっていた。3日前より、全身の痛みが強くなり、全く動けず、食事も食べられなくなったため、整形外科を受診、慢性関節リウマチにて入院となる。

入院時検査データ：血液検査　白血球9,200/mm^3、赤血球320万/mm^3、Hgb9.0g/dl、TP5.3g/dl、CRP26.12mg/dl、血沈 1時間値70mm、2時間値110mm、RA 60.7 IU/ml、体温37.5℃

左右の手指、手関節に熱感、腫脹、痛み、右肩痛があり、右手が挙上できない、手に力が入らず、握力がほとんどない、膝、下肢の痛みが強く、起立、歩行できない状態である。

全身の関節X線撮影で手関節、膝関節の関節裂隙狭小化、関節軟骨破壊像が認められた。

まず、安静にし輸液を開始し、ステロイド薬投与、鎮痛薬（坐薬）を使用している。

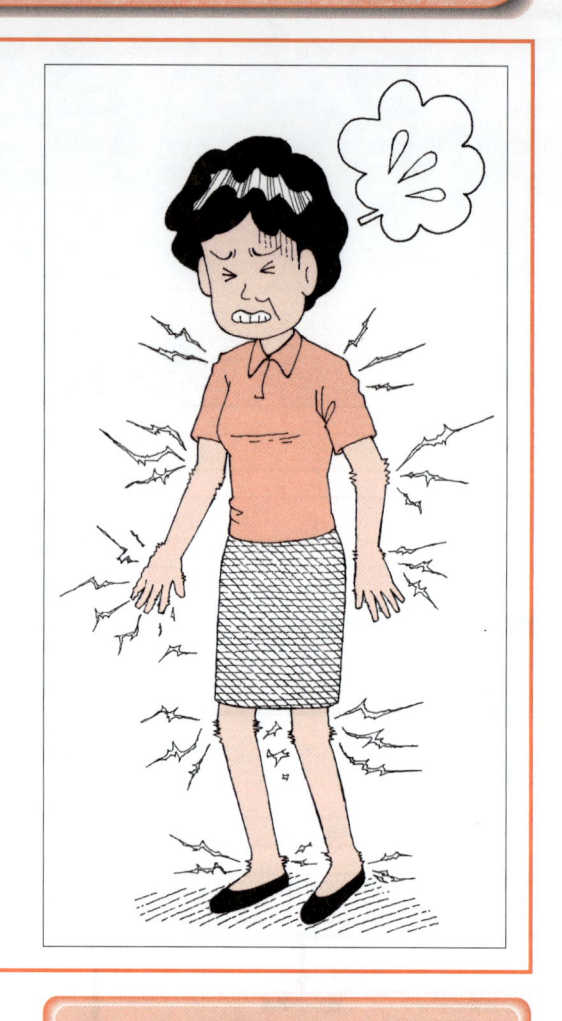

1．原因

原因は不明ですが、RA60.7 IU/mlで高値を示しているため、何らかの免疫異常が起こっていると考えられます。

2．検査

慢性関節リウマチの診断、進行状態を明らかにするために、血液検査、関節X線撮影が行われました。血液検査の結果から、全身での強い炎症が認められます。関節X線撮影の結果から、関節リウマチが進行していることがわかります。

3．成り行き

免疫異常によると考えられるアレルギー性の炎症によって、①炎症という病理学的変化による症状、②関節の機能の障害による症状が出現しています。

1）炎症という病理学的変化による症状

Eさんに起こっている、左右の手指、手関節に熱感、腫脹、痛み、右肩痛があり、右手が挙上できない、手に力が入らず、握力がほとんど無い、膝・下肢の痛みが強く、起立、歩行できないという状態は、関節に炎症が起こったための症状です。

入院するまでの期間にEさんの関節では、免疫異常による滑膜の炎症が始まり、炎症を起こした滑膜は充血、浮腫となり、フィブリンが滲出しています。その結果関節液は増加し、貯留します。また滑膜は増殖し、絨毛を形成します。滑膜下層では血管新生され、そこではリンパ球、形質細胞などの炎症細胞の浸潤が起こり、ろ胞を形成し、関節軟骨が破壊されていく過程が進行していったと考えられます。

　この過程が進行していくなかで、炎症に伴う症状として、関節痛（自発痛、運動痛）、関節の腫脹、関節の熱感、が現れています。

　Eさんにはじめに現れた、動き始める時の手のこわばり、朝の手足のこわばりがなかなかよくならない、という状態は、慢性関節リウマチ特有の症状の"朝のこわばり"です。

　血液検査の結果の、CRP26.12mg/dl、白血球9,200/mm^3、血沈1時間値70mm、2時間値110mm、そして体温の上昇は、かなり強い炎症が全身に起こっていることを示しています。赤血球320万/mm^3、Hgb9.0g/dlは、いずれも低値であり、貧血状態を示しています。TPの低下は、炎症、疼痛による消耗のためだと考えられます。

2）関節の機能の障害による症状

　Eさんに起こっている、右手が挙上できない、手に力が入らず、握力がほとんどない、起立、歩行できないなどは、関節の炎症の結果起こっている関節の機能障害です。強い関節痛、関節の腫脹など炎症が激しいため、関節機能も強く障害され、ほとんど動けないような強い運動障害になっています。

　関節X線撮影で認められた、手関節、膝関節の関節裂隙狭小化、関節軟骨破壊像は、リウマチ炎症による関節破壊の進行の程度を示しています。

　Eさんには、明らかな関節の変形、脱臼はまだ起こっていませんが、炎症の進行に伴い、関節包、靭帯の伸展、脆弱化、関節周囲の筋肉の萎縮が起こり、関節の支持性が低下していると考えられます。さらに、関節軟骨の破壊が進むと、関節の変形、脱臼が出現してくると考えられます。

4．治療

　Eさんは、症状、検査結果から、慢性関節リウマチの急性増悪期で、強い炎症が起こっていると考えられます。

　炎症を抑え、痛みを軽減する目的で、薬物療法（ステロイド薬投与、鎮痛薬〈坐薬〉）が行われています。同時に、安静にすることによって、炎症を起こしている関節への負担を軽減し、鎮痛を図っています。

　炎症に伴う全身の消耗に対して、輸液が行われました。

　炎症がおさまり、疼痛が軽減してきたら、リハビリテーションとして、徐々に関節可動域訓練などをはじめ、関節機能の維持を図ります。また、関節の痛みを軽減し、低下した関節の支持性を補うために装具を使用することもあります。

病理学的変化は同じで、障害の場が違う疾患

岡崎みち子

肺炎と肝炎

肺炎の関連図（p.28～29）と肝炎の関連図（p.60～61）を参照しながら読んでください。

病理学的変化に伴う症状の共通性

炎症は細胞の障害・組織の循環障害と滲出・肉芽組織の増殖の3つの現象が組み合わさったものだと「炎症の関連図の解説」で示しました。ここで、肺炎と肝炎の関連図をみてみましょう。

肺炎の場合の細胞の障害は原因菌によっては起こりません。**病原体の毒素が刺激となり、発熱・倦怠感を起こします。病原体を攻撃するために、白血球が増加しCRP高値、血沈亢進**となります。循環障害と滲出に関しては、炎症の成り行きと同じ過程を踏みます。

肺胞壁の循環障害は、血管壁の透過性の亢進を起こし、**肺胞内に血液成分の滲出を起こします。これが痰**です。治癒過程においては肺炎はほとんど細胞を破壊せず、また、破壊しても再生する上皮細胞までの障害のため再生のルートをたどります。一部の原因菌によっては、肉芽細胞の増殖から繊維化へのルートをたどります。

これに対し肝炎の場合は、**肝細胞の破壊により発熱・倦怠感・肝酵素（AST・ALT・LDHなど）の逸脱**がみられます。CRPは肝臓で作られる蛋白なので、肝臓の機能が障害されているため高値になりません。白血球もウイルス感染のため増加しません。**循環障害と滲出から肝臓の腫大・上腹部痛**が起きています。肉芽組織の増殖は治癒過程にみられますが、多くの肝炎の場合は再生力が強いため再生の過程を通っています。一部は慢性化します。

上記から、病理的変化に伴う共通性についてまとめます。細胞の障害ルートについては病原体の違い、臓器のもつ細胞の違いがあるので、発熱・倦怠感のみ同じように現れます。循環障害の部分は肝炎では滲出液が肝臓で起き、肝臓の腫大となり、肺炎では肺胞内に滲出液が漏出して痰になっています。肉芽組織の増殖の部分は、両方とも再生能力が大きいので、線維化はあまり起きません。それぞれの臓器の細胞がもつ特徴に影響されている部分がありますが、以上が共通性です。

障害の場から出現する機能障害

肺の働きはガス交換です。それが障害されると呼吸困難・チアノーゼを起こします。

肝臓は代謝・排泄・解毒・血液凝固因子の生成という働きがあり、それが障害され、低アルブミン血漿・黄疸・皮下出血などが現れます。

このようにそれぞれの臓器の働きに基づいた障害が現れます。

おたすけメモ

障害の場が違う疾患の理解の方法
岡崎みち子

　肺炎と肝炎との比較を通して、障害の場が違う疾患の比較について書きます。

　肺炎も肝炎も両方とも炎症という病理学的変化が起きています。つまり、炎症の3つの現象〈**細胞の障害、組織の循環障害と滲出、肉芽組織の増殖**〉が起きています。しかし、それぞれの臓器（細胞）がもつ特徴があり、3つの現象が必ずしも現れるわけではありません。例えば、肺炎も肝炎も肉芽組織の増殖のルートについては、ほとんどの事例で起きません。また、肺炎の細胞の障害のルートのように、細胞の障害が起きなくても、炎症の病理学的変化が起きる場合もあります。また、肝炎のCRPのように肝臓で作られているので上昇しないということもあります。**つまり、同じルートでも同じように症状が現れるわけではありません。**

　このように、細部までみていくと違いが出ます。この違いについては各疾患の関連図や、他の本で疾患の理解をしながら、自分なりに結びつけて考えてもらいたいと思います。しかし、肺炎も肝炎も炎症という病理学的変化から起きる3つのルートと、機能障害というルートを加え、合計4つのルートで考えています。このようにルート別で考えていくと、その疾患になぜその症状が起きたかが理解しやすくなります。

　ここで大切なことは病理学的変化を基にした関連図のルートです。このルートが思考のルートになるわけです。

　あともうひとつ障害の場から出現する機能障害があります。ここではそれぞれの臓器に基づいた障害が現れるので、その場の機能の特徴をおさえてゆくことが必要です。

　関連図すべてに共通にいえることは、**病理学的変化がどういうルートで起きていくか**ということと、**その場の機能の特徴**をおさえていくことです。

肺癌の病態関連図

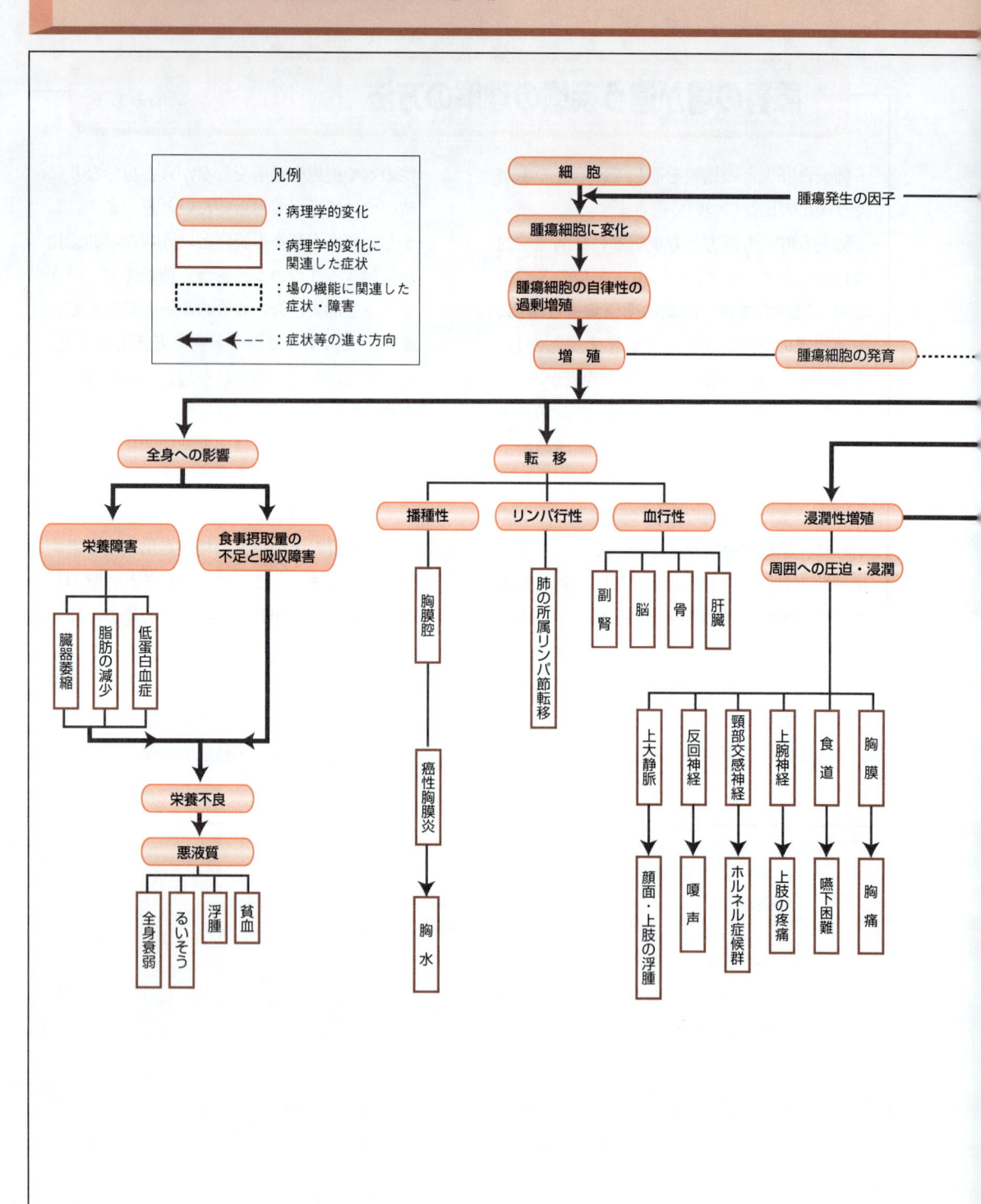

登内秀子

凡例
- ■ ：病理学的変化
- □ ：病理学的変化に関連した症状
- ┆┆ ：場の機能に関連した症状・障害
- ← ←-- ：症状等の進む方向

細胞 → 腫瘍細胞に変化 ← 腫瘍発生の因子
↓
腫瘍細胞の自律性の過剰増殖
↓
増殖 ←---- 腫瘍細胞の発育

全身への影響
- 栄養障害
  - 臓器萎縮
  - 脂肪の減少
  - 低蛋白血症
- 食事摂取量の不足と吸収障害
↓
栄養不良
↓
悪液質
- 全身衰弱
- るいそう
- 浮腫
- 貧血

転移
- 播種性
  - 胸膜腔 → 癌性胸膜炎 → 胸水
- リンパ行性
  - 肺の所属リンパ節転移
- 血行性
  - 副腎
  - 脳
  - 骨
  - 肝臓

浸潤性増殖
- 周囲への圧迫・浸潤
  - 上大静脈 → 顔面・上肢の浮腫
  - 反回神経 → 嗄声
  - 頸部交感神経 → ホルネル症候群
  - 上腕神経 → 上肢の疼痛
  - 食道 → 嚥下困難
  - 胸膜 → 胸痛

●気管支上皮、気管支腺、肺胞上皮に発生した悪性腫瘍

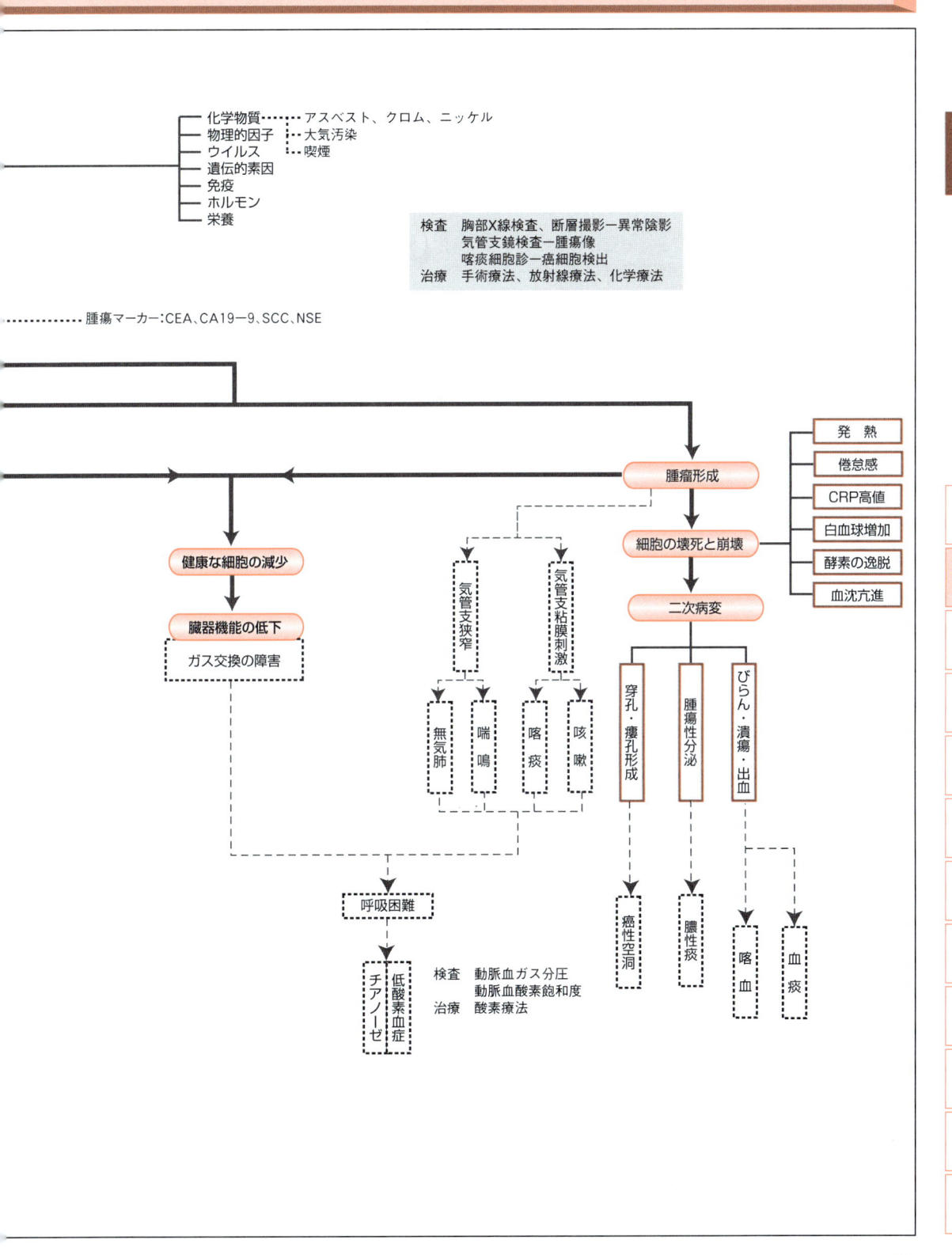

- 化学物質 …… アスベスト、クロム、ニッケル
- 物理的因子 …… 大気汚染
- ウイルス …… 喫煙
- 遺伝的素因
- 免疫
- ホルモン
- 栄養

検査　胸部X線検査、断層撮影—異常陰影
　　　気管支鏡検査—腫瘍像
　　　喀痰細胞診—癌細胞検出
治療　手術療法、放射線療法、化学療法

腫瘍マーカー：CEA、CA19-9、SCC、NSE

腫瘍形成 → 発熱／倦怠感／CRP高値／白血球増加／酵素の逸脱／血沈亢進

細胞の壊死と崩壊 → 二次病変

健康な細胞の減少 → 臓器機能の低下 → ガス交換の障害

気管支狭窄：無気肺／喘鳴
気管支粘膜刺激：喀痰／咳嗽

二次病変：
- 穿孔・瘻孔形成 → 癌性空洞
- 腫瘍性分泌 → 膿性痰
- びらん・潰瘍・出血 → 喀血／血痰

呼吸困難 → チアノーゼ／低酸素血症

検査　動脈血ガス分圧
　　　動脈血酸素飽和度
治療　酸素療法

肺癌　83

肺癌

登内秀子

1．肺の機能

生体各部の代謝に必要な酸素を外界の空気から体内に取り入れ、代謝産物である二酸化炭素を体外に排出します。この酸素と二酸化炭素のガス交換が肺の機能です。

2．癌の定義

癌とは、上皮細胞に発生した悪性腫瘍をいいます。

3．肺癌とは

肺癌は、気管支上皮、気管支腺、肺胞上皮に悪性腫瘍という病理学的変化を起こしたものです。それにより肺の機能が障害された状態です。

1）原因

肺癌の発生と喫煙との因果関係は、しだいに明らかになっています。

喫煙指数（Brinkman-Index＝1日の本数×喫煙年数）の多い人や、喫煙の開始年齢が低い人ほど、肺癌に罹患するリスクは高くなります。また、職業によりアスベスト、クロム、ニッケルなどの物質を扱う人、大気汚染の進んだ地域に住む人に、肺癌が多く発生することも指摘されています。

2）分類

肺癌を発生部位別に分類すると、主気管支から区域気管支までに発生した**肺門型**と、これより末梢の気管支、肺胞に発生した**末梢型**に分けられます。また、組織学的に分類すると、**扁平上皮癌・腺癌・小細胞癌・大細胞癌**に分けられます。

4．成り行き

発生因子の関与などにより、気管支上皮、気管支

図1　肺癌の進展様式[1]

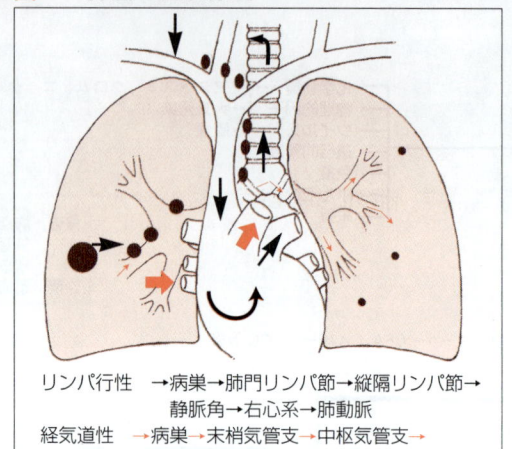

リンパ行性　→病巣→肺門リンパ節→縦隔リンパ節→静脈角→右心系→肺動脈
経気道性　→病巣→末梢気管支→中枢気管支→末梢気管支
血行性　→病巣→肺静脈→大動脈

腺、肺胞上皮の細胞が癌細胞に変化します。そして自律性に過剰増殖して肺癌となります。

発生部位、組織型によって症状の出現や進行の仕方に違いはありますが、肺という臓器が癌という病理学的変化によって引き起こされてくる症状は同じです。

肺癌の症状は、①癌により肺という臓器が障害されるために出現するもの、②癌の病理学的特徴である浸潤、転移により出現してくるものに二分されます。

1）癌により肺が障害されるために出現する症状

気管支内に癌が発育してくると、癌により気管支粘膜が刺激されて、咳嗽、喀痰が出現します。さらに、癌が増殖してくると気管支が狭窄を起こし、狭窄音である喘鳴が聞かれるようになります。閉塞すると末梢の肺は無気肺となります。

組織型分類の扁平上皮癌は、肺門周囲に発生し無気肺を起こしやすいのが特徴です。

癌は腫瘤様に増殖するとともに、退行性変化として腫瘍組織の壊死・崩壊を起こします。それにより出血し、血痰や喀血が現れ、壊死組織に感染が加われば膿性の痰がみられます。また、気管支に破れると、空洞化を起こし、CT検査などで空洞像がみら

れます。

癌がこのように肺に増殖してくると、肺の健康な細胞は減少し、肺の機能であるガス交換が障害されていきます。しかし、肺胞は2億個以上もあり、かなり広範囲に癌が広がってこないと全体の機能には影響は現れません。咳嗽、喀痰などの症状の悪化、閉塞による無気肺に機能低下も加わると、ますます呼吸困難が悪化し、低酸素血症を引き起こします。

2）浸潤・転移による症状

癌が浸潤性に増殖してくると、特に肺門型の場合、縦隔にある臓器・神経を圧迫し、さまざまな症状を引き起こします。食道を圧迫すると嚥下困難となり、右肺では上大静脈を圧迫し顔面や上肢に浮腫などを起こします。左肺の場合、縦隔のリンパ節転移を起こすと、左反回神経を圧迫し嗄声が出現します。

末梢型では胸壁に向かって浸潤し、胸膜を侵すと胸痛が出現するようになります。

また、肺尖部に発生して鎖骨上窩に浸潤していく**パンコースト型肺癌**では、上腕神経叢を侵して、上肢の激しい疼痛や、**ホルネル症候群**といわれる症状（眼裂狭小・瞳孔縮小・眼瞼下垂など）が現れます。

血行性転移は、肺静脈から大循環系に入り、全身に広がります。主なものは、肝臓・骨・副腎・脳などです。

リンパ行性転移は、所属の肺内リンパ節、肺門リンパ節、縦隔リンパ節などに転移し、静脈系に入っていきます。

播種性転移は、癌が胸膜表面に達すると、呼吸運動により胸膜腔内にばらまかれます。胸膜に着床した癌は小結節・腫瘤を形成し、濾出性、のちに滲出性に胸水を生じます（**癌性胸膜炎**）。

肺での癌の増殖、浸潤・転移によって他臓器における癌の増殖が進むと、癌組織の代謝異常から栄養障害が引き起こされ、悪液質となっていきます。

5．症状・障害

1）障害の場（肺）から出現する症状
- 咳嗽
- 喀痰、血痰、膿性痰
- 喘鳴
- 無気肺
- 呼吸困難
- 低酸素血症
- チアノーゼ

2）病理学的変化（癌）により出現する症状
①浸潤
- 胸膜浸潤：胸痛
- 食道浸潤：嚥下困難
- 上腕神経浸潤：上肢の疼痛
- 頸部交感神経浸潤：ホルネル症候群
- 反回神経浸潤：嗄声
- 上大静脈浸潤：顔面・上肢の浮腫

②転移
- 血行性：肝・脳・副腎・骨
- リンパ行性：肺の所属リンパ節（肺内・肺門・縦隔）
- 播種：癌性胸膜炎

6．検査

肺癌は、まず胸部X線撮影、断層撮影で異常陰影を認め、さらに気管支鏡検査、喀痰細胞診などで確定診断をつけていきます。

7．治療

治療としては、切除可能なものは手術療法が行われ、放射線療法、化学療法が併用されます。癌の組織型によっては、放射線療法や化学療法に高い感受性を示すものもあります。

小細胞癌は進行が速く発見時には、切除不能な場合が多いのですが、放射線・抗癌剤の感受性は高く、完全寛解を目的として、化学療法を行うこともあります。

引用文献
1) 上田知恵子、他：クイックマスター成人看護学1、医学芸術社、p.73、1998

事例：肺癌

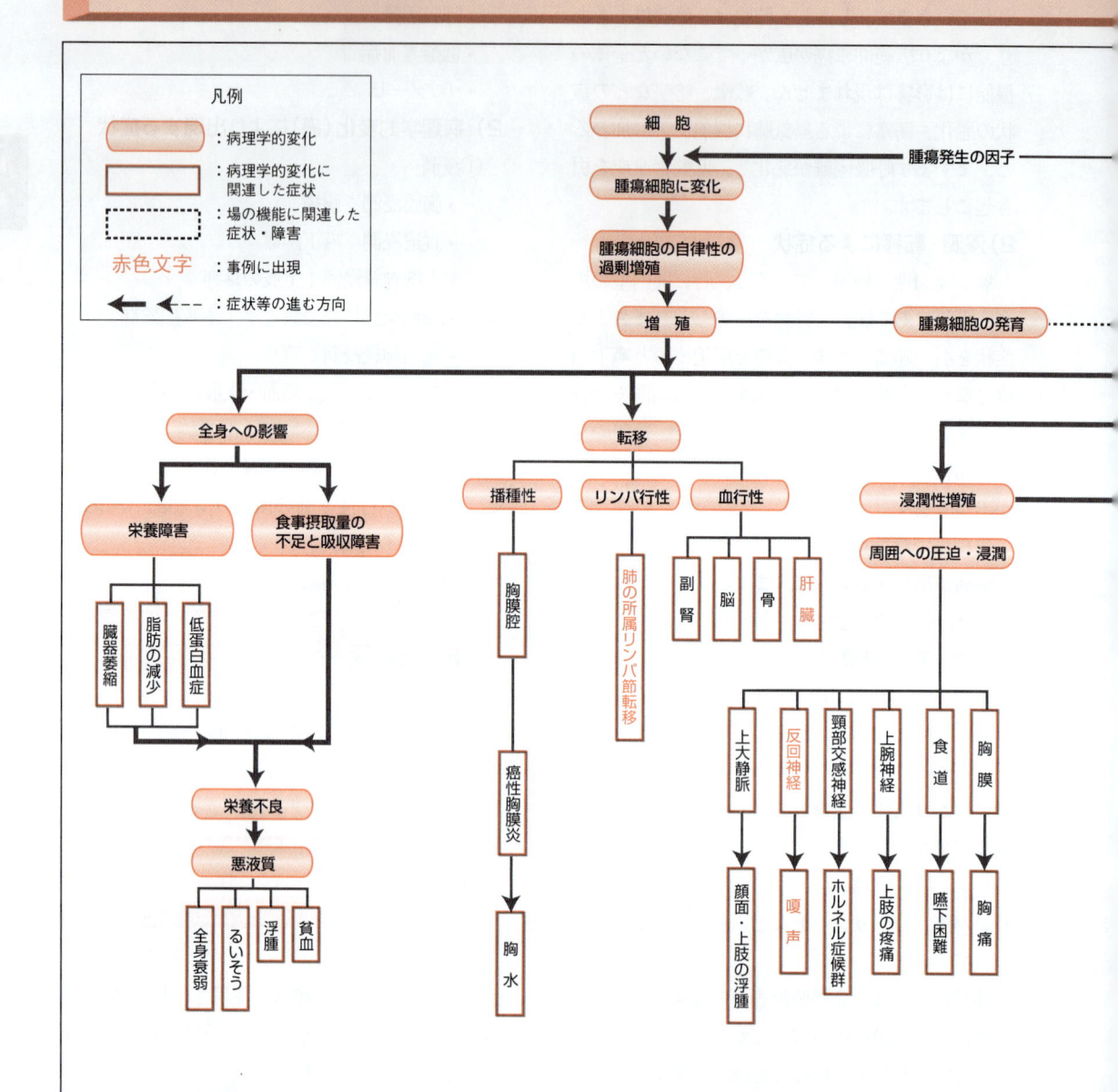

凡例
- ■ ：病理学的変化
- □ ：病理学的変化に関連した症状
- ┆┆ ：場の機能に関連した症状・障害
- 赤色文字：事例に出現
- ← ←-- ：症状等の進む方向

```
細胞 ← 腫瘍発生の因子
 ↓
腫瘍細胞に変化
 ↓
腫瘍細胞の自律性の過剰増殖
 ↓
増殖 ←―― 腫瘍細胞の発育
```

増殖より分岐：
- 全身への影響
  - 栄養障害 → 臓器萎縮／脂肪の減少／低蛋白血症
  - 食事摂取量の不足と吸収障害
  - → 栄養不良 → 悪液質 → 全身衰弱／るいそう／浮腫／貧血
- 転移
  - 播種性 → 胸膜腔 → 癌性胸膜炎 → 胸水
  - リンパ行性 → 肺の所属リンパ節転移
  - 血行性 → 副腎／脳／骨／肝臓
- 浸潤性増殖 → 周囲への圧迫・浸潤
  - 上大静脈 → 顔面・上肢の浮腫
  - 反回神経 → 嗄声
  - 頸部交感神経 → ホルネル症候群
  - 上腕神経 → 上肢の疼痛
  - 食道 → 嚥下困難
  - 胸膜 → 胸痛

Fさん・78歳・男性

　喫煙歴60年、15本/日、一人暮らしをしている。半年前より咳嗽・喀痰が多くなったが、風邪だと思い様子をみていた。2か月前より、血痰が時々出るようになり、最近になり喘鳴と嗄声が出現した。微熱も続き倦怠感も強くなった。連絡を受けた息子夫婦に付き添われ、受診し入院となった。

　胸部X線撮影、気管支鏡検査・喀痰細胞診・CT検査などの結果、左肺門部の小細胞癌で、かなり進行しており縦隔まで浸潤していることがわかった。リンパ節転移と肝転移も認められた。手術は不適応であり、放射線療法と化学療法による治療を行うことを説明された。

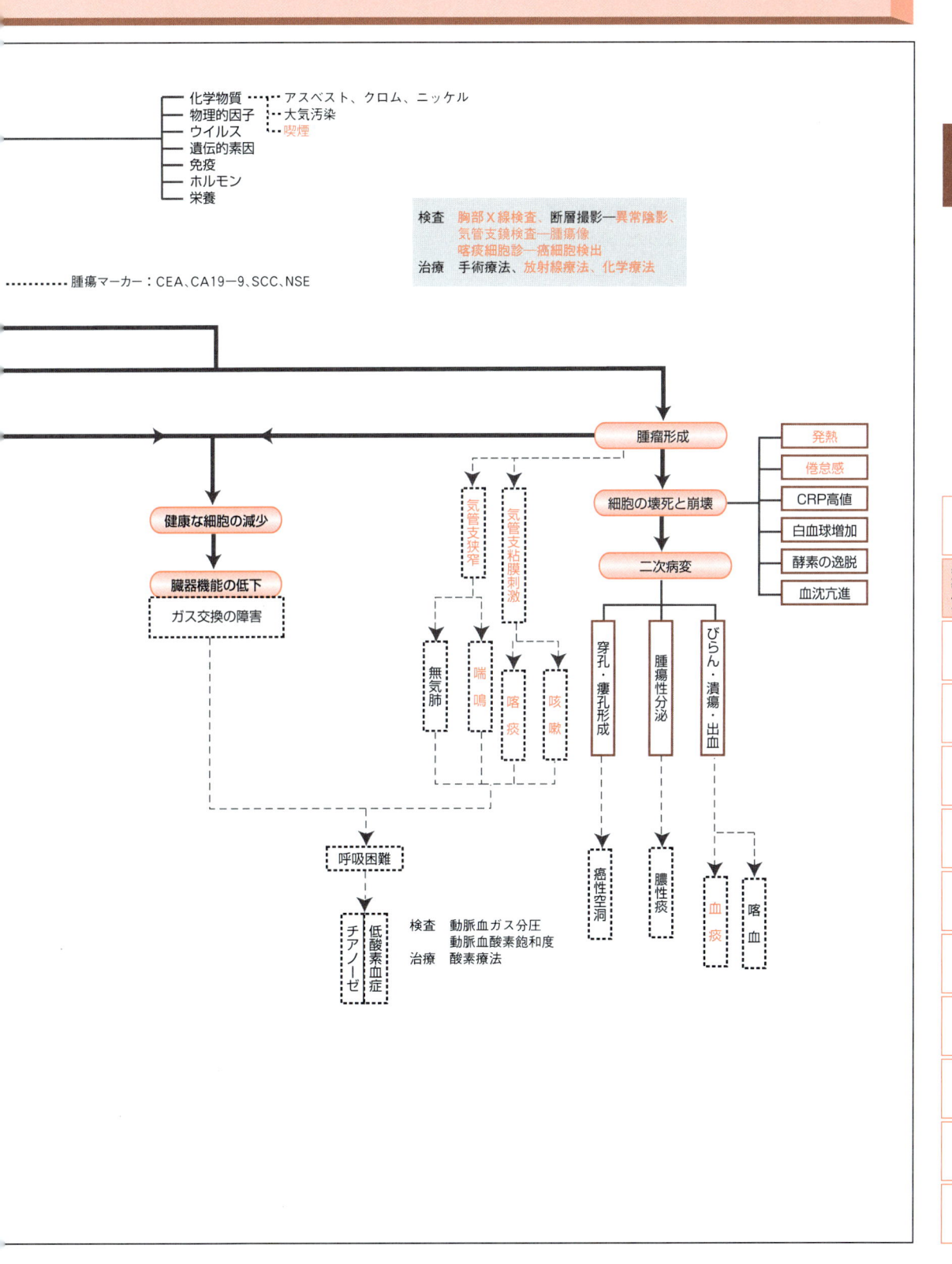

登内秀子

- 化学物質 …… アスベスト、クロム、ニッケル
- 物理的因子 …… 大気汚染
- ウイルス …… 喫煙
- 遺伝的素因
- 免疫
- ホルモン
- 栄養

検査　胸部X線検査、断層撮影─異常陰影、
　　　気管支鏡検査─腫瘍像
　　　喀痰細胞診─癌細胞検出
治療　手術療法、放射線療法、化学療法

……… 腫瘍マーカー：CEA、CA19-9、SCC、NSE

腫瘍形成 → 細胞の壊死と崩壊 → 二次病変
- 発熱
- 倦怠感
- CRP高値
- 白血球増加
- 酵素の逸脱
- 血沈亢進

健康な細胞の減少 → 臓器機能の低下 → ガス交換の障害

気管支狭窄 → 無気肺
気管支粘膜刺激 → 喘鳴、喀痰、咳嗽

二次病変：
- 穿孔・瘻孔形成 → 癌性空洞
- 腫瘍性分泌 → 膿性痰
- びらん・潰瘍・出血 → 血痰、喀血

呼吸困難 → 低酸素血症・チアノーゼ

検査　動脈血ガス分圧
　　　動脈血酸素飽和度
治療　酸素療法

腫瘍

肺・気管支

肺癌　87

事例の解説：肺癌

登内秀子

[事例]
Fさん・78歳・男性

　喫煙歴60年、15本/日、一人暮らしをしている。半年前より咳嗽・喀痰が多くなったが、風邪だと思い様子をみていた。2か月前より、血痰が時々出るようになり、最近になり喘鳴と嗄声が出現した。微熱も続き倦怠感も強くなった。連絡を受けた息子夫婦に付き添われ、受診し入院となった。
　胸部X線検査、気管支鏡検査・喀痰細胞診・CT検査などの結果、左肺門部の小細胞癌で、かなり進行しており縦隔まで浸潤していることがわかった。リンパ節転移と肝転移も認められた。手術は不適応であり、放射線療法と化学療法による治療を行うことを説明された。

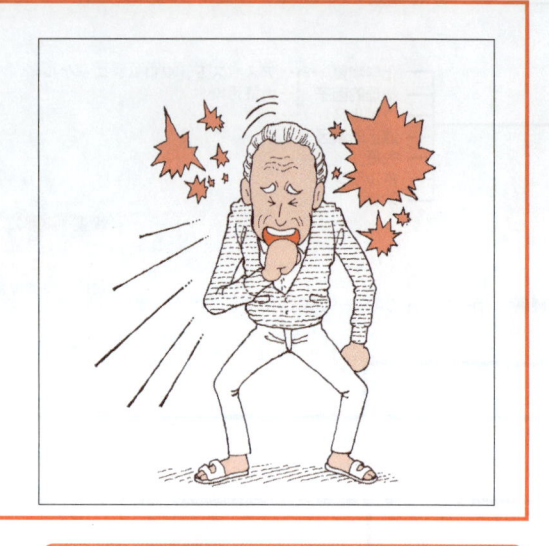

1．原因

　Fさんの場合、肺癌の発生因子として喫煙が挙げられます。喫煙の開始年齢は18歳であり、また、Brinkman indexは多く、15本×60年＝900です（800～1,000以上をHigh riskグループとして扱います）。

2．検査

　肺癌の診断のために、胸部X線撮影・気管支鏡検査・喀痰細胞診が行われました。胸部X線撮影では左肺門部の異常陰影を認め、さらに、気管支鏡検査にて直接内腔を検索し、腫瘍の位置、形態を確認することができました（気管支鏡は、亜区域気管支まで調べることができます）。
　気管支鏡検査時には生検を行うこともでき、肺癌の診断には重要な検査となります。
　Fさんの肺癌は肺門部にあり、生検も可能ですが、喀痰細胞診を資料として取り上げました。喀痰細胞診は、末梢型など生検を行うのが困難な場合などに行われ、患者の苦痛も少なく癌の確定診断を得るために有効な方法です。

3．成り行き

　Fさんの肺癌は、左肺門部に発生した小細胞癌です。すでに、縦隔に浸潤し、リンパ節や肝臓にも転移していました。そのため、①癌により肺が障害されたことによる症状、②癌の病理学的特徴である浸潤・転移による症状が出現します。

1）肺の障害による症状

　初発症状は、咳嗽・喀痰といった呼吸器疾患に一般的に最も多くみられる症状でした。そのためFさんも風邪と思い込み、そのまま様子をみていたのです。その後、癌は増殖し、肺門型の癌であったために太い気管支が狭窄され、気管支狭窄症状である喘鳴が出現しました。また、癌の壊死・崩壊により、出血が起こって血痰もみられるようになりました。
　太い気管支の狭窄や咳嗽、喀痰の症状の悪化もあり、ガス交換の障害をきたしていることが予測されます。さらに癌の増殖が進むと、肺の健康な細胞が減少し、ますますガス交換は障害されていくでしょう。呼吸困難は自覚的な症状であるため、程度は人によって異なります。ガス交換の障害の程度を知るためにも動脈血ガス分圧などを調べる

必要があるでしょう。

また、癌の壊死・崩壊などからくる微熱と、咳嗽による消耗が加わり、倦怠感が強くなっていました。倦怠感の出現は、肝転移による代謝障害、癌の増殖による栄養障害も関係していることが考えられます。そのため、栄養状態などを調べる必要があります。

2）浸潤・転移による症状

Fさんには嗄声が出現しています。これは、反回神経が傷害され起こったものです。反回神経は、左右経路がやや異なり、左の方が長く、傷害されやすい位置にあります。リンパ行性転移で、肺門・縦隔のリンパ節に転移し、リンパ節の腫脹により周囲を圧迫し、左反回神経が傷害されたためと考えられます。

また、血行性転移により肝転移もみられます。癌の増殖による肝機能障害が考えられるためAST・ALTなどの検査データや、黄疸などの症状の出現に注意する必要があります。

4．治療

Fさんの場合、転移があるため手術による根治は望めません。そのため、放射線療法と化学療法を併用し、癌の縮小化を図ります。高齢であり、全身状態もあまりよくないことを考えますと、副作用による影響や二次感染には、注意が必要です。

参考文献
1) 山口瑞穂子、吉岡征子監修：疾患別看護過程の展開　成人編Ⅱ、学習研究社、1990
2) 武藤輝一、田邊達三監修・小柳　仁、他編集：標準外科学第7版、医学書院、1996
3) 後藤　稠、他：最新医学大辞典　第2版、医歯薬出版、1996
4) 大久保忠成、他：系統看護学講座（専門8）　成人看護学[4] 消化器疾患患者の看護、医学書院、1998
5) 福山裕三、高杉裕一：よくわかる内科、金原出版、1990
6) 宮崎和子監修・編集：看護観察のキーポイントシリーズ2　内科Ⅱ、中央法規出版、1992
7) 田村圭子、国分浩子：肺癌の病態・症状・治療　看護に必要な知識、エキスパートナース　EN看護学生版5月号、照林社、1996
8) 上田知恵子、他：クイックマスター　成人看護学1、医学芸術社、1998
9) 宮崎和子監修・編集：看護観察のキーポイントシリーズ1　内科Ⅰ、中央法規出版、1992

表1　細胞診による悪性度の判定分類（パパニコロウ）

クラスⅠ	異型細胞のないもの
クラスⅡ	異型細胞は存在するが、悪性ではないもの
クラスⅢ	悪性細胞の疑わしい細胞が存在する。しかし、悪性とは断定できないもの
クラスⅣ	悪性細胞の可能性が強いもの
クラスⅤ	確実に悪性細胞であるもの

表2　肺癌の組織型分類と特徴

組織型	扁平上皮癌	腺癌	小細胞癌	大細胞癌
発生部位	肺門部	末梢肺野	肺門部	亜区域気管支〜末梢
喫煙との関係	大	小	大	大
好発性別	男性	女性	ほぼ同じ	ほぼ同じ
発生頻度	36％	41％	12％	6％
増大の速さ	遅い	中等度	非常に速い	速い
増殖・転移の特徴	気管支内腔を閉塞するように発育し、病初期から無気肺・閉塞性肺炎・膿瘍形成を合併しやすい。限局傾向が強い。遠隔転移は、比較的遅い。	しばしば、胸膜の鋭い陥没を伴い、境界は不鮮明で粘膜下に増殖する傾向が強い。局所での増殖は遅いが、リンパ行性・血行性転移の頻度は高い。	最も未分化で悪性度が高い。縦隔内リンパ節転移・早期の遠隔転移を起こしやすい。	増殖・転移が速い。扁平上皮癌のように圧排性増殖を示すものと、腺癌のように粘膜下増殖を示すものとがある。
治療切除	簡単	難しい	不可	難しい
放射線・制癌剤の感受性	高い	低い	高い	低い
予後	良い	やや悪い	最も悪い	悪い
予後の良い順	1	2	4	3

胃癌の病態関連図

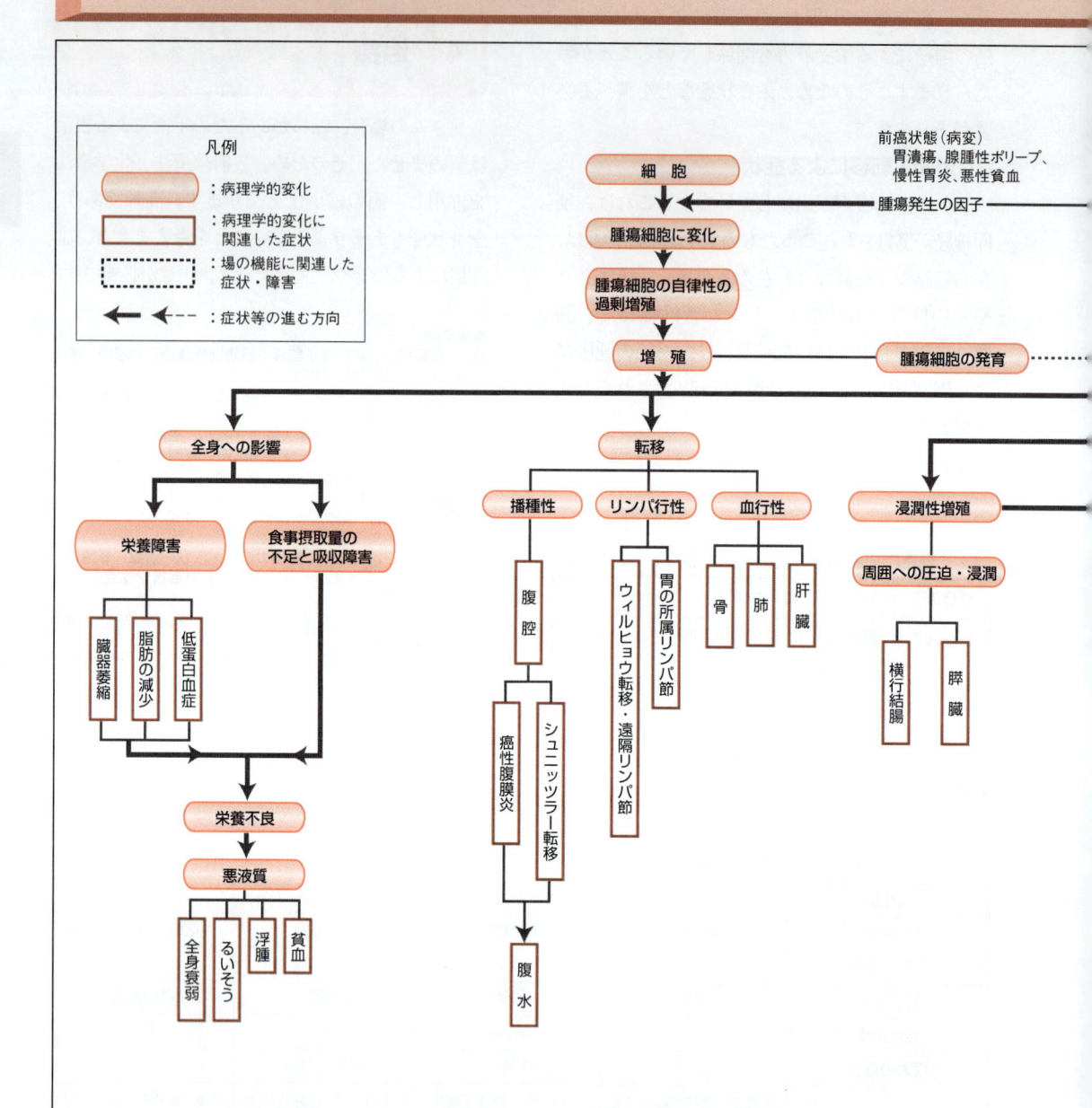

登内秀子

凡例
- ■ ：病理学的変化
- □ ：病理学的変化に関連した症状
- ┌┄┐ ：場の機能に関連した症状・障害
- ← ←-- ：症状等の進む方向

前癌状態（病変）
胃潰瘍、腺腫性ポリープ、慢性胃炎、悪性貧血

細　胞
↓ ← 腫瘍発生の因子
腫瘍細胞に変化
↓
腫瘍細胞の自律性の過剰増殖
↓
増　殖 ──── 腫瘍細胞の発育

- 全身への影響
  - 栄養障害
    - 臓器萎縮
    - 脂肪の減少
    - 低蛋白血症
  - 食事摂取量の不足と吸収障害
  - → 栄養不良
    - 悪液質
      - 全身衰弱
      - るいそう
      - 浮腫
      - 貧血

- 転移
  - 播種性
    - 腹腔
      - 癌性腹膜炎
      - シュニッツラー転移
      - 腹水
  - リンパ行性
    - 胃の所属リンパ節
    - ウィルヒョウ転移・遠隔リンパ節
  - 血行性
    - 骨
    - 肺
    - 肝臓

- 浸潤性増殖
  - 周囲への圧迫・浸潤
    - 横行結腸
    - 膵臓

●胃粘膜上皮に発生した悪性腫瘍

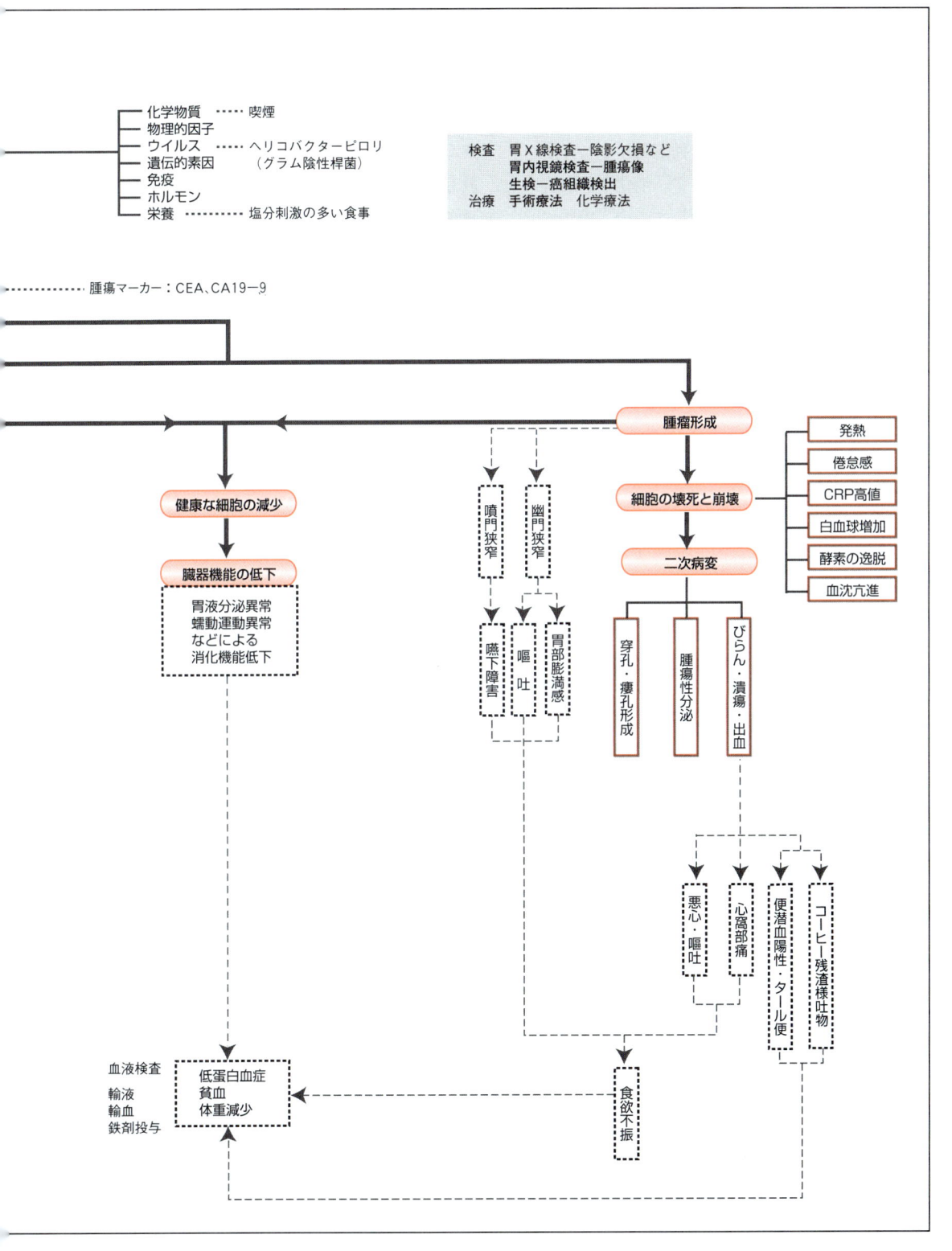

- 化学物質 ……喫煙
- 物理的因子
- ウイルス ……ヘリコバクターピロリ（グラム陰性桿菌）
- 遺伝的素因
- 免疫
- ホルモン
- 栄養 ……塩分刺激の多い食事

検査　胃X線検査―陰影欠損など
　　　胃内視鏡検査―腫瘍像
　　　生検―癌組織検出
治療　手術療法　化学療法

……腫瘍マーカー：CEA、CA19-9

- 腫瘍形成
  - 細胞の壊死と崩壊
    - 発熱
    - 倦怠感
    - CRP高値
    - 白血球増加
    - 酵素の逸脱
    - 血沈亢進
  - 二次病変
    - 穿孔・瘻孔形成
    - 腫瘍性分泌
    - びらん・潰瘍・出血

- 噴門狭窄 → 嚥下障害
- 幽門狭窄 → 嘔吐、胃部膨満感

- 健康な細胞の減少
  - 臓器機能の低下
    - 胃液分泌異常
    - 蠕動運動異常
    - などによる消化機能低下

- 悪心・嘔吐
- 心窩部痛
- 便潜血陽性・タール便
- コーヒー残渣様吐物

食欲不振

血液検査
輸液
輸血
鉄剤投与

低蛋白血症
貧血
体重減少

胃癌

胃癌

登内秀子

1．胃の機能

胃液（塩酸・ペプシノーゲン）を分泌し、食道より送り込まれた食物を蠕動運動によって混ぜ合わせ、蛋白質を消化します。消化された食べ物は、半流動体となって少しずつ十二指腸に送り込まれます。

2．癌の定義

癌は、上皮細胞に発生した悪性腫瘍をいいます。

3．胃癌とは

胃癌は胃の粘膜上皮に、悪性腫瘍という病理学的変化を起こした状態です。これにより胃の機能が障害されます。

原因

胃癌の発生には、喫煙・塩分刺激の多い食物の摂取、近年注目されている抗酸性グラム陰性桿菌ヘリコバクターピロリ、遺伝性素因などの関与が指摘されています。また前癌状態（病変）として、胃潰瘍・腺腫性ポリープ・慢性胃炎・悪性貧血などが挙げられます。

4．成り行き

前癌病変や発生因子の関与など何らかの原因によって、胃粘膜上皮の細胞が癌細胞に変化し、自律性に過剰増殖することにより胃癌が発生します。癌の発生部位により症状の出現の仕方は多少異なりますが、胃という臓器が、癌という病理学的変化によって引き起こされてくる症状は同じです。

胃癌の症状には、①癌により胃が障害され出現するもの、②癌の病理学的特徴である浸潤・転移により出現するものがあります。

1）癌により胃が障害され出現する症状

胃粘膜に癌が発育すると、腫瘍により内腔が狭くなります。しかし、胃は消化管のなかでも最も内腔が拡張した部分であるために、小さな腫瘍では狭窄は問題となりません。

最も狭窄の起こりやすい部位は、胃の入り口である噴門と出口である幽門です。これらの部位に癌ができ狭窄が起きると、そこでの食物の通過が妨げられ、嚥下障害・嘔吐・胃部膨満感などの症状が出現します。

癌の壊死・崩壊によってできる潰瘍型の病変は、消化性潰瘍に似た悪心・嘔吐・心窩部痛・出血といった症状を引き起こします。しかし、これらの症状は、早期胃癌ではほとんどみられないか軽度で、心窩部痛も食事と無関係な鈍痛として現れます。出血も一般に少量ずつ、持続していることが多く、コーヒー残渣様の吐物としてみられるか、便潜血反応が陽性になる程度です。

癌が胃に増殖してくると、胃の健康な細胞は減少し、胃の機能である消化機能が低下しはじめます。しかし、これはかなり胃の広範囲に癌が広がってこないと、全体の消化機能には影響が現れません。狭窄による食物の通過障害、悪心・嘔吐、心窩部痛などの症状による食欲不振に消化機能の低下も重なり、低蛋白血症を引き起こします。

胃液は蛋白質の消化だけでなく、鉄の吸収に関与しています。ですから、胃液の分泌が減少すると、鉄の吸収が阻害され鉄欠乏性貧血を起こします。癌性潰瘍からの持続的な出血に、鉄の吸収障害が加わり、ますます貧血となっていきます。

2）浸潤・転移による症状

胃癌の浸潤性増殖により圧迫・浸潤を起こし

やすい隣接する臓器は、膵臓と横行結腸です。そのため、手術時に合併切除されることもあります。

血行性転移の最も多い例は、肝臓への転移です。それは、胃静脈が門脈を経て肝臓に入るからです。そのため、胃癌が発見された時、腹部CT検査などで肝転移の有無を確認することが重要となります。他に肺・骨などにも転移します。

リンパ行性転移では、胃壁内のリンパ管から病巣近くの所属リンパ節に入り、遠隔リンパ節に転移していきます。腹部リンパ管はそれぞれ集合し鎖骨窩リンパ本幹となり鎖骨静脈に注ぐため、左鎖骨上窩リンパ節に転移を起こしやすくなります。この左鎖骨上窩リンパ節転移を**ウィルヒョウ転移**といい、表在し腫瘤を触知できるので診断に役立ちます。

播種性転移とは、癌が胃の漿膜面に浸潤してくると胃の蠕動運動により癌が腹腔にばらまかれることです。臓側腹膜・壁側腹膜に着床した癌は、小結節あるいは腫瘤を形成し濾出性、後に滲出性に腹水を生じていきます（**癌性腹膜炎**）。ダグラス窩への転移を**シュニッツラー転移**とよび、直腸指診の際、硬い索状物として触れます。

胃での癌の増殖、浸潤・転移による他臓器での癌の増殖が進むと、癌組織の代謝異常から栄養障害が引き起こされます。胃の障害による低蛋白血症や貧血も重なって、ますます栄養不良となり、悪液質となっていくのです。

5．症状・障害

1）障害の場（胃）から出現する症状
- 噴門狭窄：嚥下障害
- 幽門狭窄：嘔吐、胃部膨満感
- コーヒー残渣様吐物
- タール便
- 心窩部痛
- 悪心・嘔吐
- 食欲不振
- 低蛋白血症
- 貧血
- 体重減少

2）病理学的変化による症状
①浸潤
- 膵臓浸潤
- 横行結腸浸潤

②転移
- 血行性：肝臓、肺、骨
- リンパ行性：胃の所属リンパ節
　　　　　　　ウィルヒョウ転移
　　　　　　　遠隔リンパ節
- 播種：癌性腹膜炎

6．検査

胃癌は胃X線検査・胃内視鏡検査で発見され、生検の結果、胃癌と診断されます。

7．治療

早期に根治的手術を行うことが基本です。術式には胃の一部を残す**胃亜全摘術**と、**胃全摘術**とがあります。いずれも周囲の血管・リンパ節も含め切除されます。

胃癌の治療では、化学療法は補助療法となります。

事例：胃癌

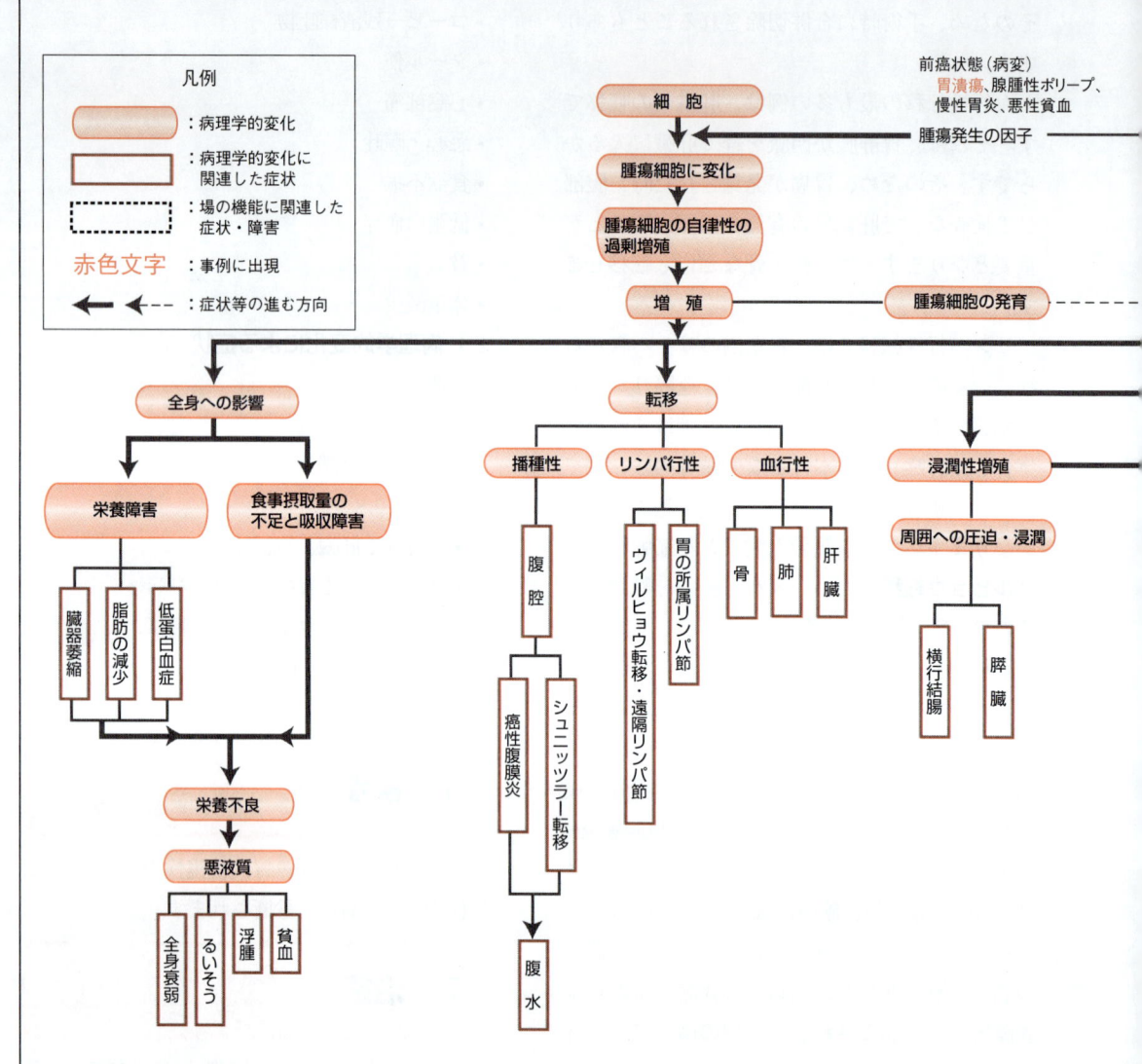

凡例
- 　　　　　：病理学的変化
- 　　　　　：病理学的変化に関連した症状
- （破線枠）：場の機能に関連した症状・障害
- 赤色文字：事例に出現
- ←─ ←--：症状等の進む方向

前癌状態（病変）
胃潰瘍、腺腫性ポリープ、慢性胃炎、悪性貧血

細胞 ← 腫瘍発生の因子
↓
腫瘍細胞に変化
↓
腫瘍細胞の自律性の過剰増殖
↓
増殖 ── 腫瘍細胞の発育

- 全身への影響
  - 栄養障害
    - 臓器萎縮
    - 脂肪の減少
    - 低蛋白血症
  - 食事摂取量の不足と吸収障害
  - 栄養不良
  - 悪液質
    - 全身衰弱
    - るいそう
    - 浮腫
    - 貧血

- 転移
  - 播種性
    - 腹腔
      - 癌性腹膜炎
      - シュニッツラー転移
      - 腹水
  - リンパ行性
    - ウィルヒョウ転移・遠隔リンパ節
    - 胃の所属リンパ節
  - 血行性
    - 骨
    - 肺
    - 肝臓

- 浸潤性増殖
  - 周囲への圧迫・浸潤
    - 横行結腸
    - 膵臓

Gさん・67歳・男性

　3か月ほど前より、時々心窩部の痛みがあった。最近、痛みが強くなり、嘔気も出てきた。食欲もなく、時々黒色便もみられ、倦怠感が強くなったため受診した。
　胃内視鏡検査で小彎胃角部に腫瘍像がみられ、生検の結果、胃癌であると診断された。胃癌はボールマン3型の進行癌であった。2週間後手術目的で入院となり、術前検査が行われた。
　主な検査結果は、血清総蛋白5.4g/dl、アルブミン2.9g/dl、赤血球数310万/mm³、ヘモグロビン8.6g/dlであった。
　体重は2か月で3kg減少している。胸部X線検査、腹部CT検査で肺、肝臓への転移はみられなかった。既往として5年前に胃潰瘍にて内服治療したことがある。

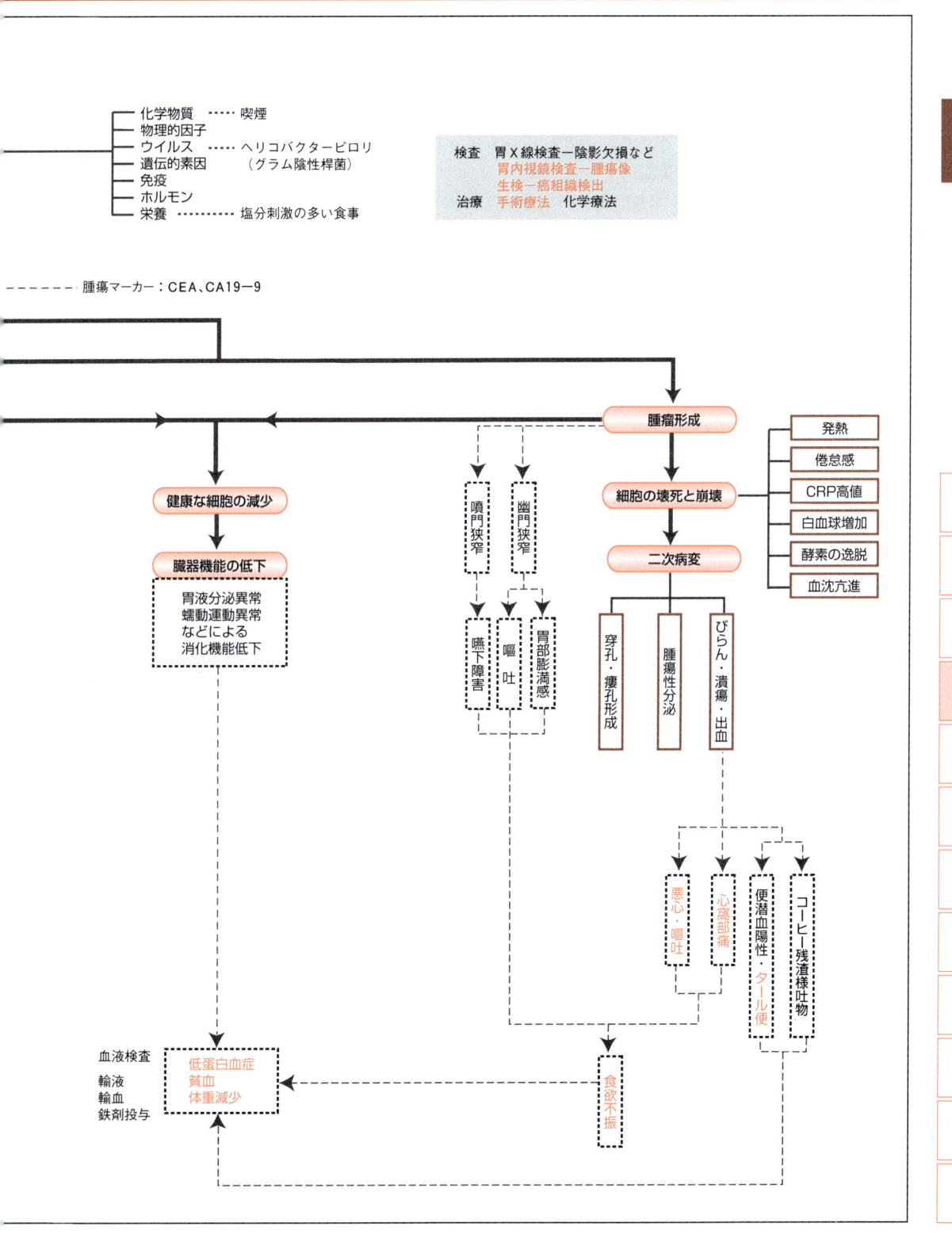

登内秀子

- 化学物質 …… 喫煙
- 物理的因子
- ウイルス …… ヘリコバクター・ピロリ
- 遺伝的素因　（グラム陰性桿菌）
- 免疫
- ホルモン
- 栄養 ……… 塩分刺激の多い食事

検査　胃X線検査－陰影欠損など
　　　胃内視鏡検査－腫瘍像
　　　生検－癌組織検出
治療　手術療法　化学療法

----- 腫瘍マーカー：CEA、CA19-9

腫瘍形成 → 細胞の壊死と崩壊 → 二次病変
- 発熱
- 倦怠感
- CRP高値
- 白血球増加
- 酵素の逸脱
- 血沈亢進

健康な細胞の減少 → 臓器機能の低下
- 胃液分泌異常
- 蠕動運動異常
- などによる
- 消化機能低下

噴門狭窄 → 嚥下障害
幽門狭窄 → 嘔吐、胃部膨満感

二次病変:
- 穿孔・瘻孔形成
- 腫瘍性分泌
- びらん・潰瘍・出血

症状:
- 悪心・嘔吐
- 心窩部痛
- 便潜血陽性・タール便
- コーヒー残渣様吐物

血液検査
輸液
輸血
鉄剤投与

→ 低蛋白血症、貧血、体重減少 ← 食欲不振

胃癌　95

事例の解説：胃癌

登内秀子

[事例]
Gさん・67歳・男性

3か月ほど前より、時々心窩部の痛みがあった。最近、痛みが強くなり、嘔気も出てきた。食欲もなく、時々黒色便もみられ、倦怠感が強くなったため受診した。

胃内視鏡検査で小彎胃角部に腫瘍像がみられ、生検の結果、胃癌であると診断された。胃癌はボールマン3型の進行癌であった。2週間後手術目的で入院となり、術前検査が行われた。

主な検査結果は、血清総蛋白5.4g/dl、アルブミン2.9g/dl、赤血球数310万/mm^3、ヘモグロビン8.6g/dlであった。

体重は2か月で3kg減少している。胸部X線検査、腹部CT検査で肺、肝臓への転移はみられなかった。既往として5年前に胃潰瘍にて内服治療したことがある。

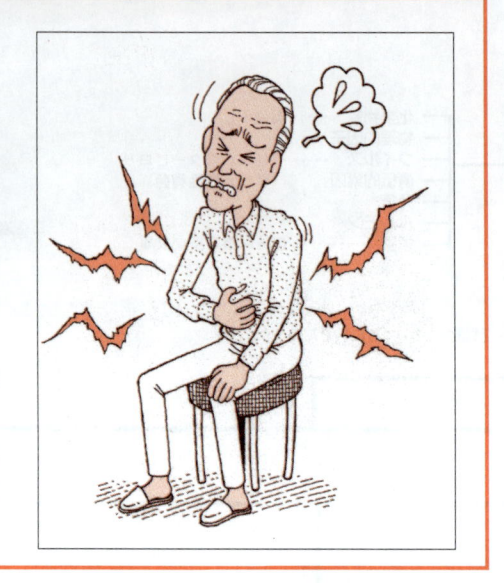

1. 原因

Gさんの場合、5年前の胃潰瘍が前癌状態として挙げられます。

2. 検査

胃癌の診断のために、胃内視鏡検査と生検が行われました。胃内視鏡検査にて、胃粘膜の病変の部位、形態を確認しました。その組織片を採取して組織学的検査を行い、悪性のものかどうかを判定しました。さらに、浸潤、転移の有無を調べるために、胸部X線検査（肺転移の有無）、腹部CT検査（膵浸潤、肝転移の有無など）を行いました。

3. 成り行き

Gさんの胃癌は、ボールマン3型の進行癌でした。しかし、術前検査において周囲への浸潤、転移はありませんでした。その結果、Gさんに起こった症状は、癌により胃が障害されたことによる症状のみで、癌の病理学的特徴である浸潤、転移による症状は現れませんでした。

胃の障害による症状

ボールマン3型の癌とは、潰瘍浸潤型であり、癌細胞の壊死と崩壊によって起こる癌性潰瘍の症状が現れます。Gさんの症状には、心窩部痛、嘔気、出血による黒色便がみられました。心窩部痛、嘔気は食欲不振をまねき、低蛋白血症（血清総蛋白5.4g/dl、アルブミン2.9g/dl）につながっています。

また、出血による貧血（赤血球数310万/mm^3、ヘモグロビン8.6g/dl）も起こしています。さらに低蛋白血症や貧血の随伴症状である倦怠感や体重減少もみられています。

このまま胃で癌が広がっていくと胃の消化機能は低下し、さらに低栄養状態を悪化させていくことが考えられます。

4. 治療

低蛋白血症と貧血に対しては、術前に輸液、

輸血、鉄剤与薬などにより、改善しておく必要があります。また、心窩部痛、嘔気を軽減するとともに、消耗を防ぎ、心身の安楽をはかることも必要です。

手術療法は、全身麻酔下で胃亜全摘術が行われます（癌の浸潤が広範囲であれば、胃全摘術となります）。

参考文献
1) 山口瑞穂子、吉岡征子監修：疾患別看護過程の展開　成人編Ⅱ、学習研究社、1990
2) 武藤輝一、田邊達三監修・小柳　仁編集：標準外科学　第7版、医学書院、1996
3) 後藤　稠、他：最新医学大辞典　第2版、医歯薬出版、1996
4) 大久保忠成、他：系統看護学講座（専門8）　成人看護学[4]　消化器疾患患者の看護、医学書院、1998
5) 福山裕三、高杉裕一：よくわかる内科、金原出版、1990
6) 宮崎和子監修・編集：看護観察のキーポイントシリーズ2　内科Ⅱ、中央法規出版、1992
7) 日野原重明、関　泰志、阿部正和：系統看護学講座　専門基礎2　解剖学、医学書院、1987
8) 臨床看護臨時増刊号　症状別病態生理事典、へるす出版、1987

図1　早期胃癌の分類（日本消化器内視鏡学会による）

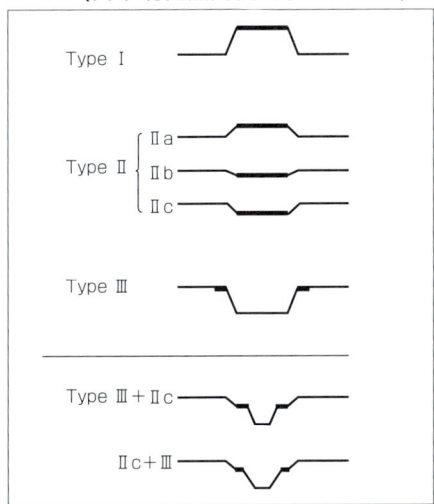

図2　胃癌の肉眼的分類（ボールマンによる）

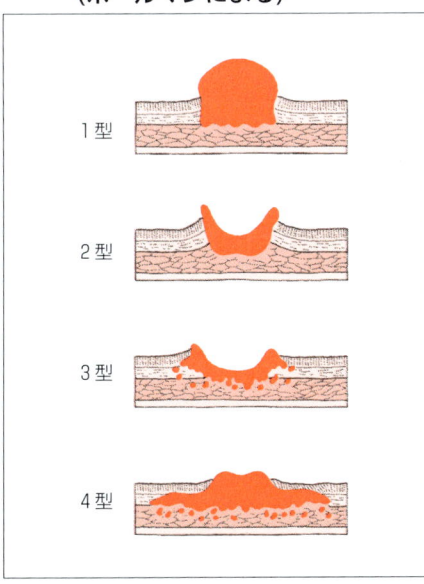

図3　リンパ系

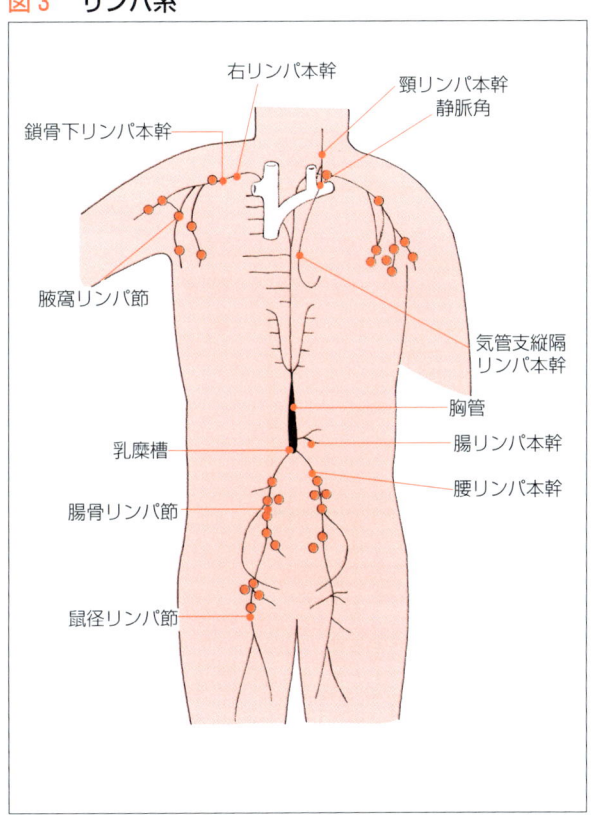

表1　生検組織による診断基準分類

グループⅠ	異型のないもの
グループⅡ	軽度の異型を伴うもの
グループⅢ	異型がかなり強いもの
グループⅣ	異型が高度で強く癌を疑うもの
グループⅤ	明らかに癌であるもの

大腸癌の病態関連図

登内秀子

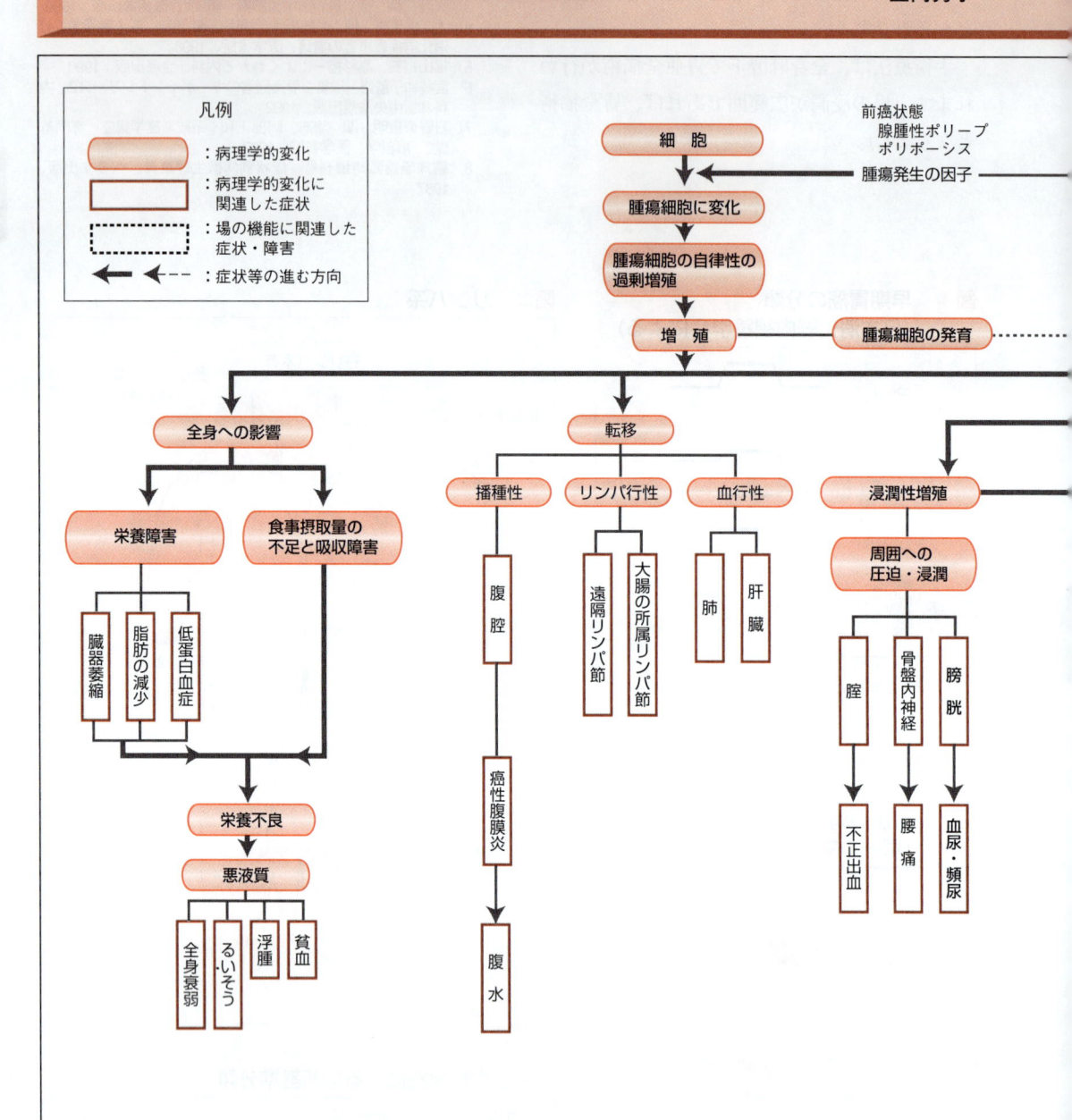

凡例
- ▭ ：病理学的変化
- ▭ ：病理学的変化に関連した症状
- ▭ ：場の機能に関連した症状・障害
- ← --→ ：症状等の進む方向

前癌状態
　腺腫性ポリープ
　ポリポーシス
　──腫瘍発生の因子──

細胞
↓
腫瘍細胞に変化
↓
腫瘍細胞の自律性の過剰増殖
↓
増殖 ── 腫瘍細胞の発育

全身への影響
- 栄養障害
  - 臓器萎縮
  - 脂肪の減少
  - 低蛋白血症
- 食事摂取量の不足と吸収障害

→ 栄養不良 → 悪液質
- 全身衰弱
- るいそう
- 浮腫
- 貧血

転移
- 播種性
  - 腹腔 → 癌性腹膜炎 → 腹水
- リンパ行性
  - 遠隔リンパ節
  - 大腸の所属リンパ節
- 血行性
  - 肺
  - 肝臓

浸潤性増殖
- 周囲への圧迫・浸潤
  - 腟 → 不正出血
  - 骨盤内神経 → 腰痛
  - 膀胱 → 血尿・頻尿

●大腸粘膜上皮に発生した悪性腫瘍

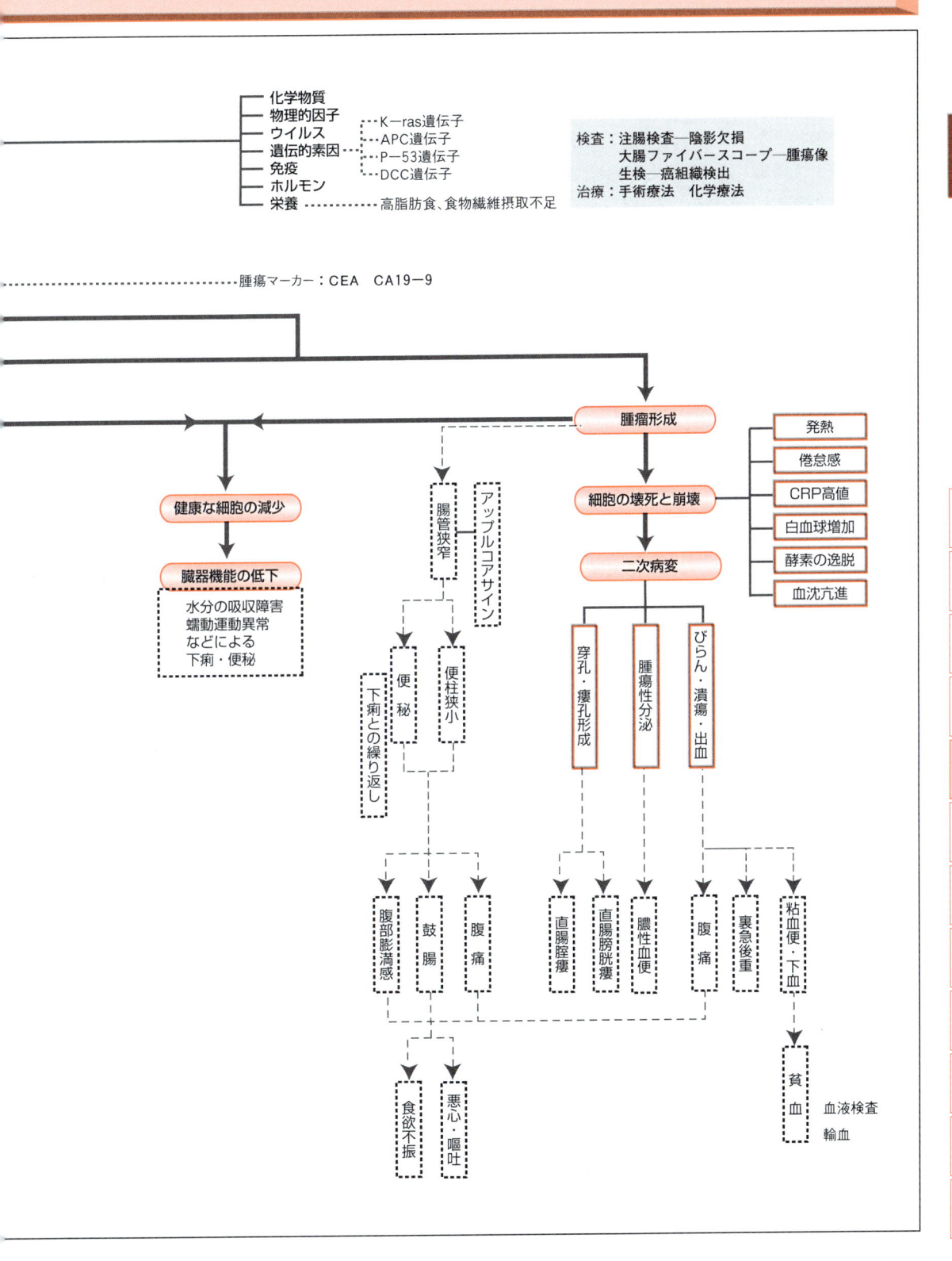

- 化学物質
- 物理的因子
- ウイルス
- 遺伝的素因
  - K-ras遺伝子
  - APC遺伝子
  - P-53遺伝子
  - DCC遺伝子
- 免疫
- ホルモン
- 栄養 ……… 高脂肪食、食物繊維摂取不足

検査：注腸検査—陰影欠損
　　　大腸ファイバースコープ—腫瘍像
　　　生検—癌組織検出
治療：手術療法　化学療法

腫瘍マーカー：CEA　CA19-9

【フローチャート】

- 健康な細胞の減少 → 臓器機能の低下
  - 水分の吸収障害
  - 蠕動運動異常
  - などによる
  - 下痢・便秘

- 腸管狭窄 / アップルコアサイン
  - 便秘
  - 便柱狭小
  - 下痢との繰り返し

- 腫瘤形成 → 細胞の壊死と崩壊 → 二次病変
  - 発熱
  - 倦怠感
  - CRP高値
  - 白血球増加
  - 酵素の逸脱
  - 血沈亢進

- 二次病変
  - 穿孔・瘻孔形成
  - 腫瘍性分泌
  - びらん・潰瘍・出血

症状：
- 腹部膨満感
- 鼓腸
- 腹痛
- 直腸腟瘻
- 直腸膀胱瘻
- 膿性血便
- 腹痛
- 裏急後重
- 粘血便・下血 → 貧血　血液検査　輸血
- 食欲不振
- 悪心・嘔吐

大腸癌

大腸癌

登内秀子

1．大腸の機能

　小腸より液状となって送られてきた内容物の水分を吸収して濃縮します。そして固形便として直腸に送り排泄する役割をしています。

　水分吸収は、特に上行結腸・横行結腸起始部において著明であり、便の貯留と排泄は直腸の主な機能です。

2．癌の定義

　癌とは、上皮細胞に発生した悪性腫瘍をいいます。

3．大腸癌とは

　大腸癌とは、大腸粘膜上皮に悪性腫瘍という病理学的変化を起こしたものです。これにより大腸の機能が障害されていきます。

原因

　大腸癌の発生には、高脂肪食の摂取、食物繊維の摂取不足などの因子の他に、遺伝子の関与が考えられます。

　また、前癌状態（病変）として、腺腫性のポリープ、ポリポーシスが挙げられます。

　大腸の腺腫は、胃のポリープより異型性が強く癌化しやすい特徴をもっています。腺腫の一部に癌を合併するものもあります（**腺腫内癌**）。

4．成り行き

　前癌病変や発生因子の関与など、何らかの原因によって、大腸粘膜上皮の細胞が癌細胞に変化し、自律性過剰増殖することにより大腸癌が発生します。大腸癌の発生部位により、症状の出現の仕方は異なりますが、大腸の機能が障害されることによって、出現する症状は共通です。

　大腸癌の症状は、①癌により大腸が障害されるために出現するもの、②癌の病理学的特徴である浸潤、転移によるものとに分けられます。

1）癌により大腸が障害され出現する症状

　大腸粘膜に癌が発生し増殖してくると、腫瘍により腸管内腔が狭くなります。この腸管狭窄は、注腸検査で**アップルコアサイン**という特徴的な所見を示します。腸管狭窄は便の通過障害をきたし、便秘、便柱狭小として現れます。便秘が続くと、腸内容が腐敗・発酵して下痢となり、便秘と下痢を繰り返すようになります。しかし、右結腸に癌が発生した場合は、管腔が広く腸内容も流動的なため、狭窄による症状は現れにくくなります。

　便秘など便の停滞は、腸内発酵とも重なって、腹部膨満感・鼓腸をきたします。また、狭窄部より上部の腸管は拡張・伸展されて、腹痛を起こします。

　癌の壊死・崩壊によってできる潰瘍型の病変は、血管の損傷により出血を起こします。特に便の通過が刺激となるので、便に血液が付着していたり、排便時に出血をみることが多くあります。

　右結腸癌では出血しても排出までに時間がかかるため、腸内細菌により分解変性され、黒色便として排出されます。

　大腸癌では、急激で大量な出血はまれです。少量ずつ続いていることが多く、便潜血反応や貧血から発見されることもあります。

　潰瘍部が刺激されると腹痛を生じ、直腸癌では排便反射が頻回に起こり、**裏急後重**（しぶり腹）を呈します。また、潰瘍部に感染が加わると、膿性の血便がみられます。

　癌が大腸に増殖してくると、大腸の健康な細胞は減少し機能が低下していきます。大腸の機能は、蠕動運動によって腸内容物を移送しながら、水分を吸収し、便を形成していく働きです。機能が低下すると、水分吸収が不十分となったり、蠕動運動の異常などにより、下痢や便秘といった排便の異常が起こります。しかし、大腸は全長約1.6mもある大きな

臓器で、そこをゆっくり通過しながら便を形成していきます。そのため大腸のほんの一部分が癌に侵されても、機能低下にはつながりません。

大腸癌の症状は、その機能から主に排便に関する症状となります。しかし、上部消化管からの延長上にあるため、排便の異常は悪心・嘔吐・食欲不振などを引き起こし、栄養障害も招くのです。

2）浸潤・転移による症状

隣接臓器への浸潤性増殖が、特に問題となるのは直腸癌です。直腸は解剖学的に、前面は膀胱、腟、子宮が隣接しており、後面は仙骨になります。また、下部直腸は腹腔外臓器で、腹膜に覆われておらず、周囲臓器と直接隣接しています。そのため直腸壁を貫いた癌細胞は、膀胱、腟などに直接浸潤していきます。

膀胱に浸潤すると、血尿・頻尿などの排尿障害を起こし、腟に浸潤すると不正出血をみるようになります。さらに浸潤した組織が、壊死・崩壊を起こすと、二次病変である瘻孔を形成します（**直腸膀胱瘻・直腸腟瘻**）。

癌が仙骨側に浸潤すると、骨盤壁にある坐骨神経などをおかし、腰痛・骨盤痛が現れます。

血行性転移は、まず、病巣部の血管に癌細胞が入り込み、上・下腸間膜静脈を経て、門脈に入り肝転移を起こします。また、下部直腸癌では、中・下直腸静脈から下大静脈を経て、肺に転移します。

リンパ行性転移では、大腸壁内のリンパ管から入り、病巣近くの所属リンパ節に転移します。さらに、大動脈周囲リンパ節を経て、遠隔に転移していきます。

播種性転移では、大腸の漿膜面に癌が浸潤してくると、腸の蠕動運動により腹腔内に癌がばらまかれます。腹膜に着床した癌は小結節、あるいは腫瘤を形成し、濾出性、のちに滲出性に腹水を生じさせます（**癌性腹膜炎**）。

大腸での癌の増殖、浸潤・転移による他臓器での癌の増殖が進むと、癌組織の代謝異常から、栄養障害が引き起こされます。排便の異常からくる食欲不振も重なり、ますます、栄養不良となり悪液質となっていきます。

5．症状・障害

1）障害の場（大腸）から出現する症状
- 便秘
- 下痢
- 便柱狭小
- アップルコアサイン
- 腹痛
- 鼓腸
- 腹部膨満感
- 粘血便、下血
- 裏急後重

2）病理学的変化による症状
①浸潤
- 膀胱浸潤：血尿、頻尿、直腸膀胱瘻
- 腟浸潤：不正出血、直腸腟瘻
- 骨盤内神経浸潤：腰痛、骨盤痛

②転移
- 血行性転移：肝臓・肺
- リンパ行性転移：大腸の所属リンパ節　遠隔リンパ節
- 播種性転移：癌性腹膜炎

6．検査

注腸検査・大腸ファイバースコープで、腫瘍の位置・大きさなどを確認し、生検の結果、大腸癌と診断されます。

7．治療

大腸癌の治療は、手術療法が中心です。根治手術が可能なものは、支配血管やリンパ節も含めて切除されます。下部直腸癌で切除後、腸管吻合が不可能な場合は、腹会陰式直腸切断術を行い、人工肛門を造設することになります。

近年では、早期癌に対しては内視鏡的切除が多く行われるようになりました。一方、切除不能な進行癌に対しては、通過障害を除くためのバイパス術（主病巣の上下の腸管を吻合する）などを行います。化学療法は、補助療法として行われます。

事例：大腸癌

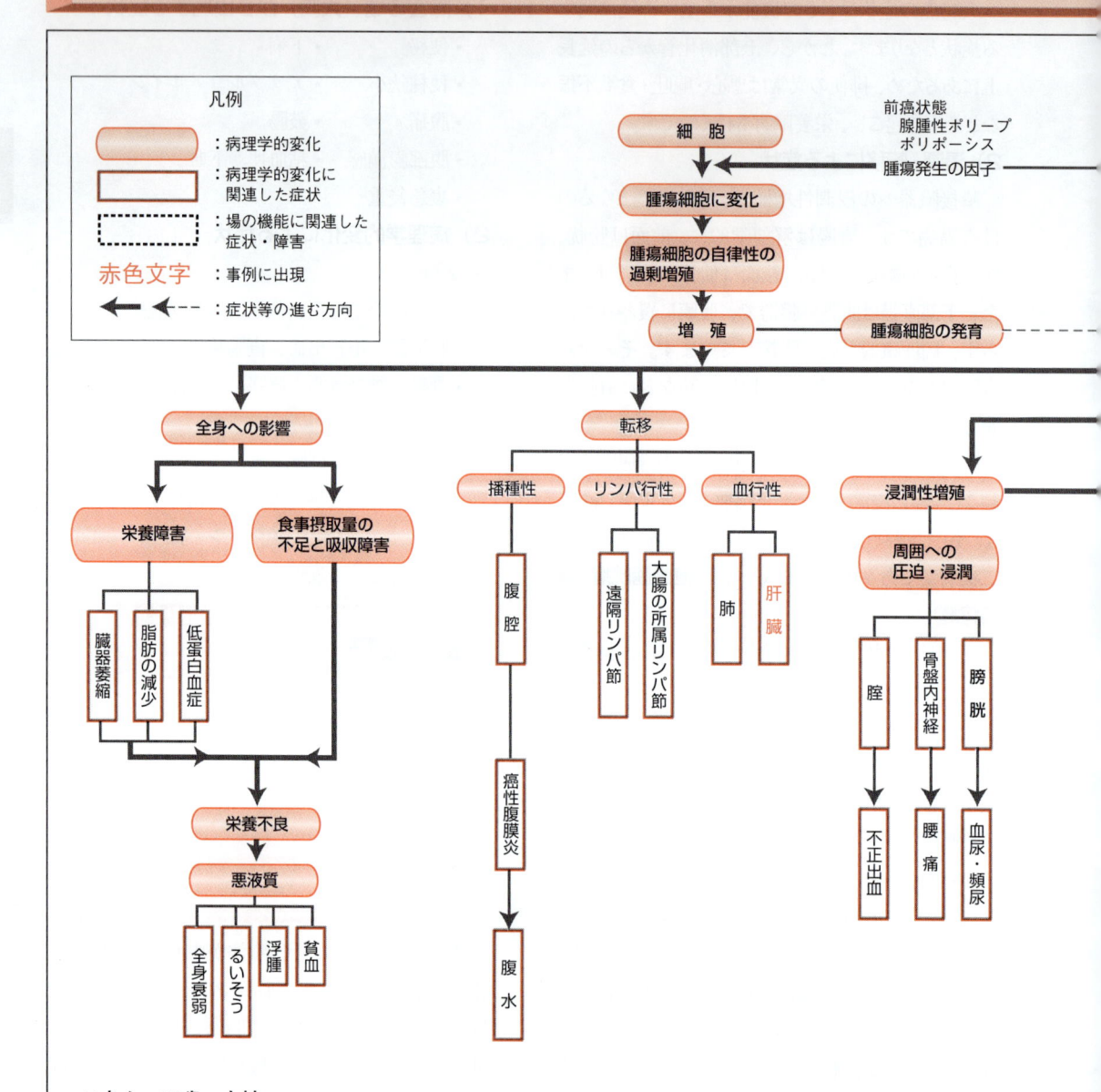

凡例
- ▭（オレンジ塗り）：病理学的変化
- ▭（白）：病理学的変化に関連した症状
- ▭（破線）：場の機能に関連した症状・障害
- 赤色文字：事例に出現
- ←　⇠：症状等の進む方向

```
細胞
 ↓                    前癌状態
腫瘍細胞に変化 ←── 腺腫性ポリープ
 ↓                    ポリポーシス
腫瘍細胞の自律性の  ←── 腫瘍発生の因子
過剰増殖
 ↓
増殖 ──→ 腫瘍細胞の発育
```

【増殖】から分岐：

- **全身への影響**
  - 栄養障害 → 臓器萎縮／脂肪の減少／低蛋白血症
  - 食事摂取量の不足と吸収障害
  - → 栄養不良 → 悪液質 → 全身衰弱／るいそう／浮腫／貧血

- **転移**
  - 播種性：腹腔 → 癌性腹膜炎 → 腹水
  - リンパ行性：遠隔リンパ節／大腸の所属リンパ節
  - 血行性：肺／**肝臓**

- **浸潤性増殖**
  - 周囲への圧迫・浸潤
    - 腟 → 不正出血
    - 骨盤内神経 → 腰痛
    - 膀胱 → 血尿・頻尿

Hさん・55歳・女性

　5か月ほど前から排便時に出血あり、2か月前より便が細く出にくい感じと腹部膨満感が出現した。夫が経営する会社の事務などが忙しく、なかなか受診できずにいた。症状が強くなり、食事摂取量も減少し、倦怠感が出現したため受診した。

　注腸検査の所見でS状結腸に狭窄像（アップルコアサイン）が認められ、大腸ファイバースコープ、生検の結果、S状結腸癌であると診断された。癌は全周性でかなりの狭窄があり、腹部CT検査で肝臓への転移も認められた。腸閉塞を予防するためのS状結腸切除術と化学療法の目的で入院となった。

　入院時の検査データは、血清総蛋白6.2g/dl、アルブミン3.0g/dl、ヘモグロビン8.6g/dl、CEA 15ng/ml、CA19-9 48U/ml、であった。家族歴では、父親が大腸癌で亡くなっている。

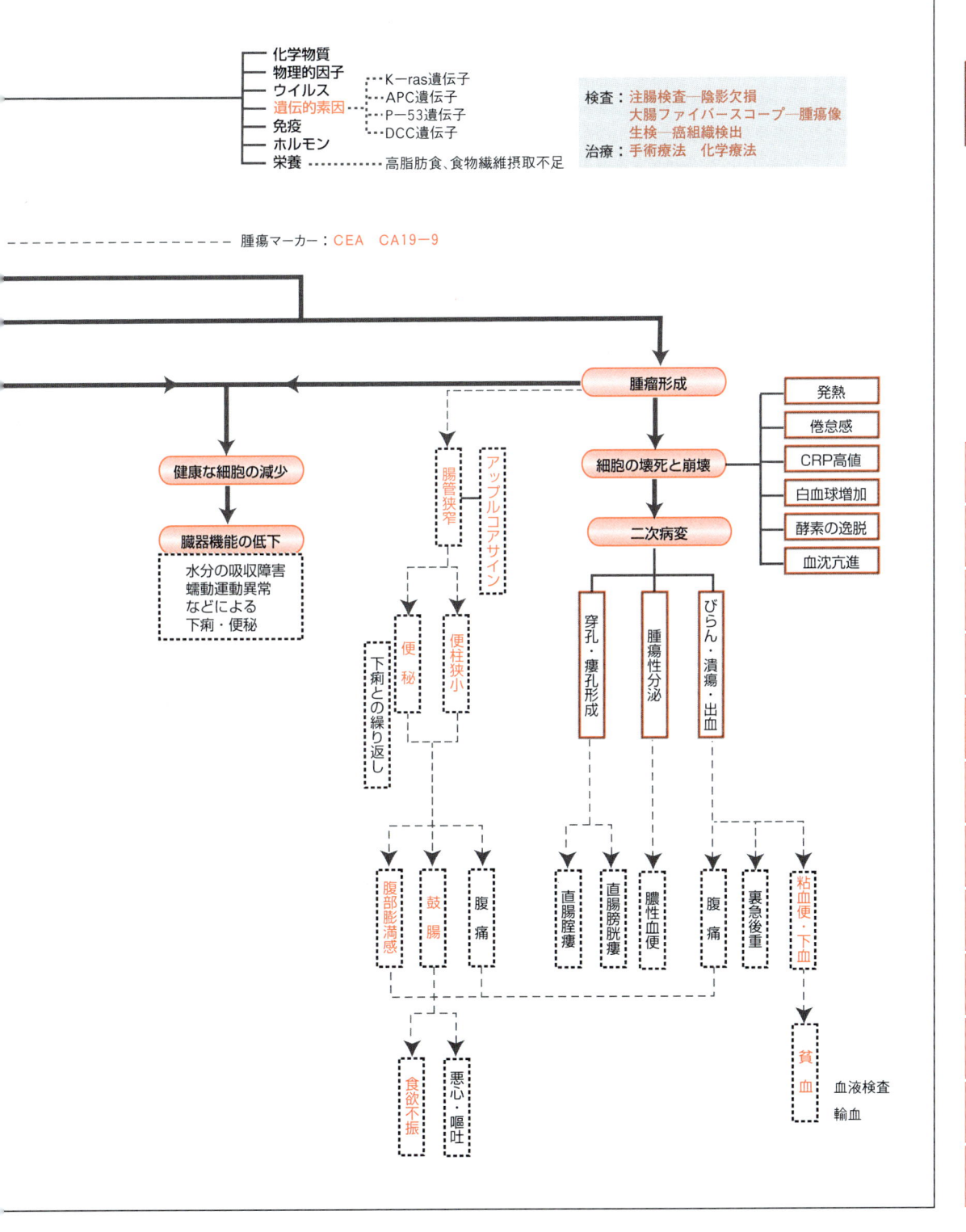

登内秀子

- 化学物質
- 物理的因子
- ウイルス ─── K-ras遺伝子
- 遺伝的素因 ─── APC遺伝子
- 免疫 ─── P-53遺伝子
- ホルモン ─── DCC遺伝子
- 栄養 ……… 高脂肪食、食物繊維摂取不足

検査：注腸検査―陰影欠損
　　　大腸ファイバースコープ―腫瘍像
　　　生検―癌組織検出
治療：手術療法　化学療法

腫瘍マーカー：CEA　CA19-9

腫瘍形成
↓
細胞の壊死と崩壊 ─── 発熱／倦怠感／CRP高値／白血球増加／酵素の逸脱／血沈亢進
↓
二次病変

健康な細胞の減少
↓
臓器機能の低下
- 水分の吸収障害
- 蠕動運動異常
- などによる
- 下痢・便秘

腸管狭窄　アップルコアサイン

便秘／下痢との繰り返し　便柱狭小

穿孔・瘻孔形成／腫瘍性分泌／びらん・潰瘍・出血

腹部膨満感／鼓腸／腹痛／直腸腟瘻／直腸膀胱瘻／膿性血便／腹痛／裏急後重／粘血便・下血

食欲不振／悪心・嘔吐

貧血　血液検査　輸血

大腸癌　103

事例の解説：大腸癌

登内秀子

[事例]
Hさん・55歳・女性

　5か月ほど前から排便時に出血があり、2か月前より便が細く出にくい感じと腹部膨満感が出現した。夫が経営する会社の事務などが忙しく、なかなか受診できずにいた。症状が強くなり、食事摂取量も減少し、倦怠感が出現したため受診した。

　注腸検査の所見でS状結腸に狭窄像（アップルコアサイン）が認められ、大腸ファイバースコープ、生検の結果、S状結腸癌であると診断された。癌は全周性でかなりの狭窄があり、腹部CT検査で肝臓への転移も認められた。腸閉塞を予防するためのS状結腸切除術と化学療法の目的で入院となった。

　入院時の検査データは、血清総蛋白6.2g/d*l*、アルブミン3.0g/d*l*、ヘモグロビン8.6g/d*l*、CEA 15ng/m*l*、CA 19-9 48U/m*l*、であった。家族歴では、父親が大腸癌で亡くなっている。

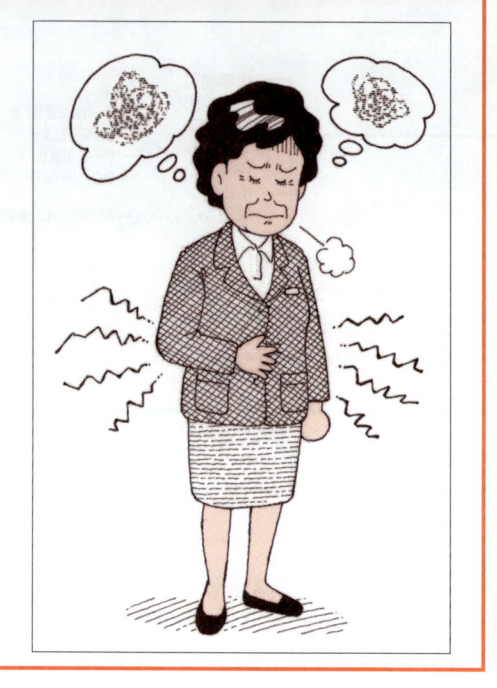

1．原因

　Hさんの発生因子としては、父親が大腸癌であることから、遺伝的素因が考えられます。

2．検査

　大腸癌の診断のために、注腸検査、大腸ファイバースコープ、生検が行われました。

　注腸検査では、癌の位置や大きさなどを確認することができます。Hさんの場合、S状結腸の全周性にわたる癌のため、狭窄像（アップルコアサイン）が認められました。さらに、大腸ファイバースコープにより、癌を肉眼的に観察し、その際に生検（判定基準は胃癌を参照）を行い、癌の確定診断を行いました。

　入院時に行われた血液検査でも、腫瘍マーカーのCEA（基準値5.0ng/m*l*以下）、CA 19-9（基準値37U/m*l*以下）が高値であり、癌の増殖を示していました。

3．成り行き

　Hさんの大腸癌は、S状結腸において全周性に増殖し、さらに血行性に肝臓へ転移を起こしています。そのため、①癌により大腸が障害されて出現する症状、②癌の病理学的特徴である転移による症状の両方が現れます。

1）大腸の障害による症状

　初発症状は、排便時の出血です。これは癌の壊死、崩壊による癌性潰瘍からの出血です。その後入院までの5か月間、持続的に出血していたため、貧血状態（ヘモグロビン8.6g/d*l*）となりました。

　また、癌が腸管の全周性に増殖したため、内腔を狭窄し、便の通過障害を起こしました。便の停滞に腸内発酵も加わって、腹部膨満感が現れたのです。これらの症状が増強したことで、食欲不振を招き、低蛋白血症（血清総蛋白

図1 直腸癌のリンパ節転移[1]

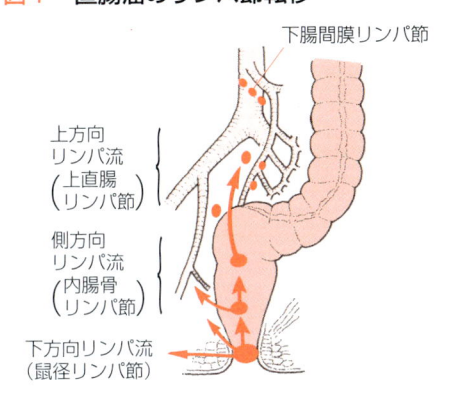

上部直腸と直腸S状部の癌は上方向リンパ流へ、下部直腸癌は上方向と側方向へ、肛門管癌は上方向、側方向および下方向へ転移する

図2 直腸癌の血行性転移[2]

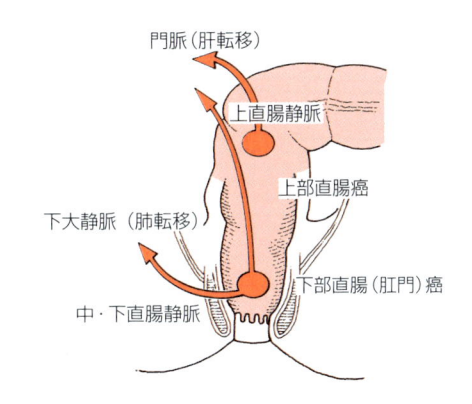

直腸S状部および上部直腸の癌は上直腸静脈を経て門脈から肝転移を起こす。下部直腸と肛門管の癌は上記の肝転移のほかに中・下直腸静脈から下大静脈を経て肺転移を起こす

6.2g/dl、アルブミン3.0g/dl)を引き起こしました。S状結腸は肛門に近く、腸内容物はかなり固形になってきています。そのため内腔の狭窄はすぐに便の通過障害をひき起こし、症状に現れたと考えられます。

2) 転移による症状

Hさんの大腸癌は、血行性で肝臓に転移を起こしました。しかし、肝臓は大きな予備能力をもつため、障害が小さければ症状は現れません。この場合も、肝転移による症状は、まだ、出現していませんでした。

しかし、低蛋白血症は食欲不振からだけではなく、肝転移による代謝障害の影響も考えられますので、観察が必要です。今後、肝臓での癌の増殖が進むと、黄疸、腹水、肝性昏睡などを引き起こします。

4．治療

Hさんには肝転移があるため、S状結腸癌の切除だけでは根治とはなりません。しかし、かなりの狭窄があるので、このままでは腸閉塞となります。そのため、癌による狭窄部を切除し、通過障害を除く手術を行います。

肝転移に対しては、化学療法が行われます。全身的に行われる方法と肝動脈へ薬を直接注入する方法があります。

引用文献
1) 武藤輝一、他監、池永達雄著：標準外科学 第7版、直腸および肛門、p.597、医学書院、1996
2) 前掲書：p.597

参考文献
1) 山口瑞穂子、吉岡征子監修：疾患別看護過程の展開 成人編II、学習研究社、1990
2) 武藤輝一、田邊達三監修・小柳 仁編集：標準外科学 第7版、医学書院、1996
3) 後藤 稠、他：最新医学大辞典 第2版、医歯薬出版、1996
4) 大久保忠成、他：系統看護学講座（専門8） 成人看護学[4] 消化器疾患患者の看護、医学書院、1998
5) 福山裕三、高杉裕一：よくわかる内科、金原出版、1990
6) 宮崎和子監修・編集：看護観察のキーポイントシリーズ2 内科II、中央法規出版、1992
7) 日野原重明、関 泰志、阿部正和：系統看護学講座 専門基礎2 解剖学、医学書院、1987
8) 臨床看護臨時増刊号 症状別病態生理事典、へるす出版、1987

膵癌の病態関連図

登内秀子

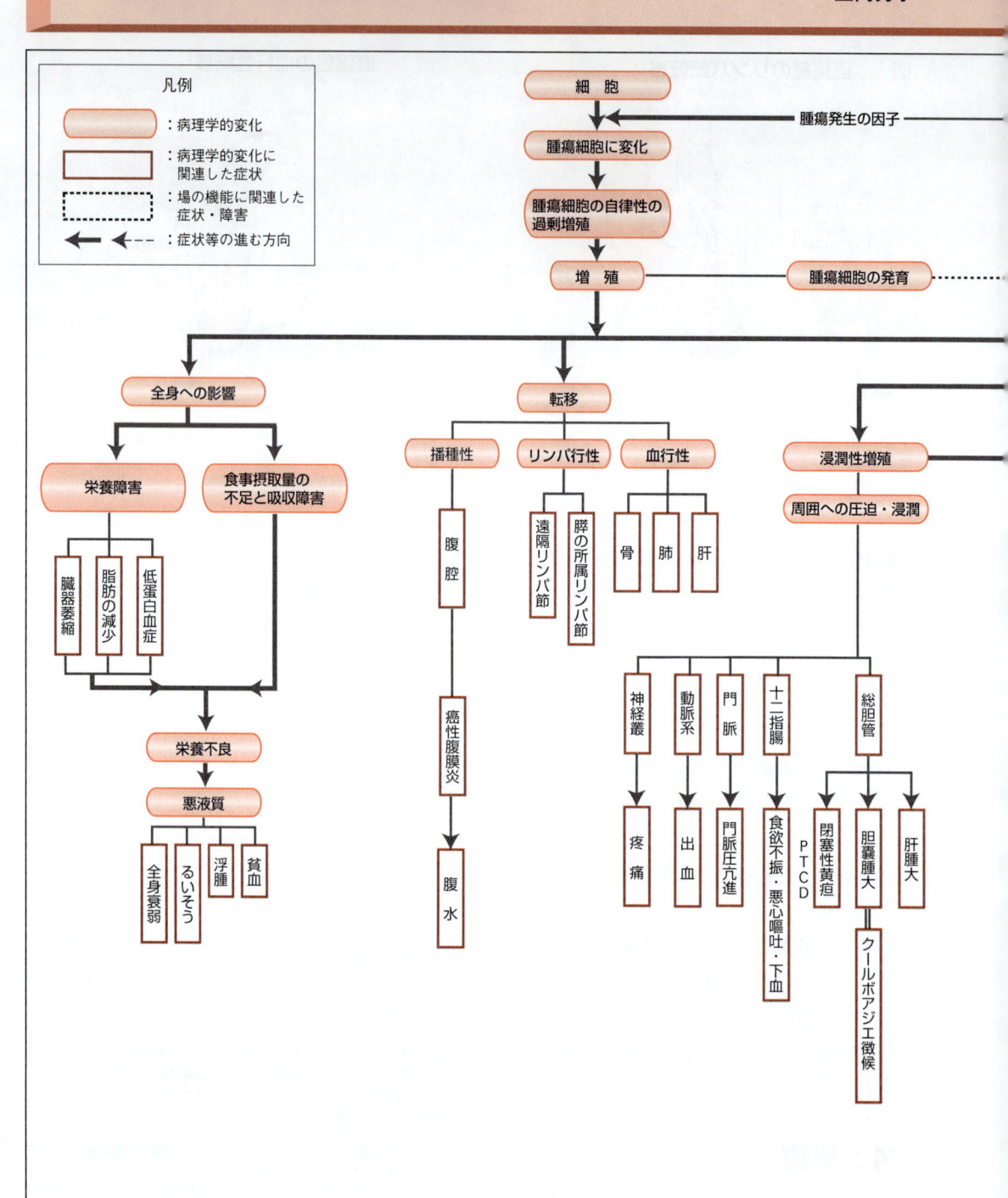

凡例
- ■ ：病理学的変化
- □ ：病理学的変化に関連した症状
- ┈ ：場の機能に関連した症状・障害
- ← ⇠ ：症状等の進む方向

細胞 → 腫瘍細胞に変化 → 腫瘍細胞の自律性の過剰増殖 → 増殖

腫瘍発生の因子

腫瘍細胞の発育

全身への影響

栄養障害
- 臓器萎縮
- 脂肪の減少
- 低蛋白血症

食事摂取量の不足と吸収障害

→ 栄養不良 → 悪液質
- 全身衰弱
- るいそう
- 浮腫
- 貧血

転移

播種性
- 腹腔 → 癌性腹膜炎 → 腹水

リンパ行性
- 遠隔リンパ節
- 膵の所属リンパ節

血行性
- 骨
- 肺
- 肝

浸潤性増殖

周囲への圧迫・浸潤
- 神経叢 → 疼痛
- 動脈系 → 出血
- 門脈 → 門脈圧亢進
- 十二指腸 → 食欲不振・悪心嘔吐・下血
- 総胆管 → PTCD / 閉塞性黄疸 / 胆嚢腫大 → クールボアジエ徴候 / 肝腫大

106 腫瘍

● 膵管上皮、膵実質細胞に発生した悪性腫瘍。

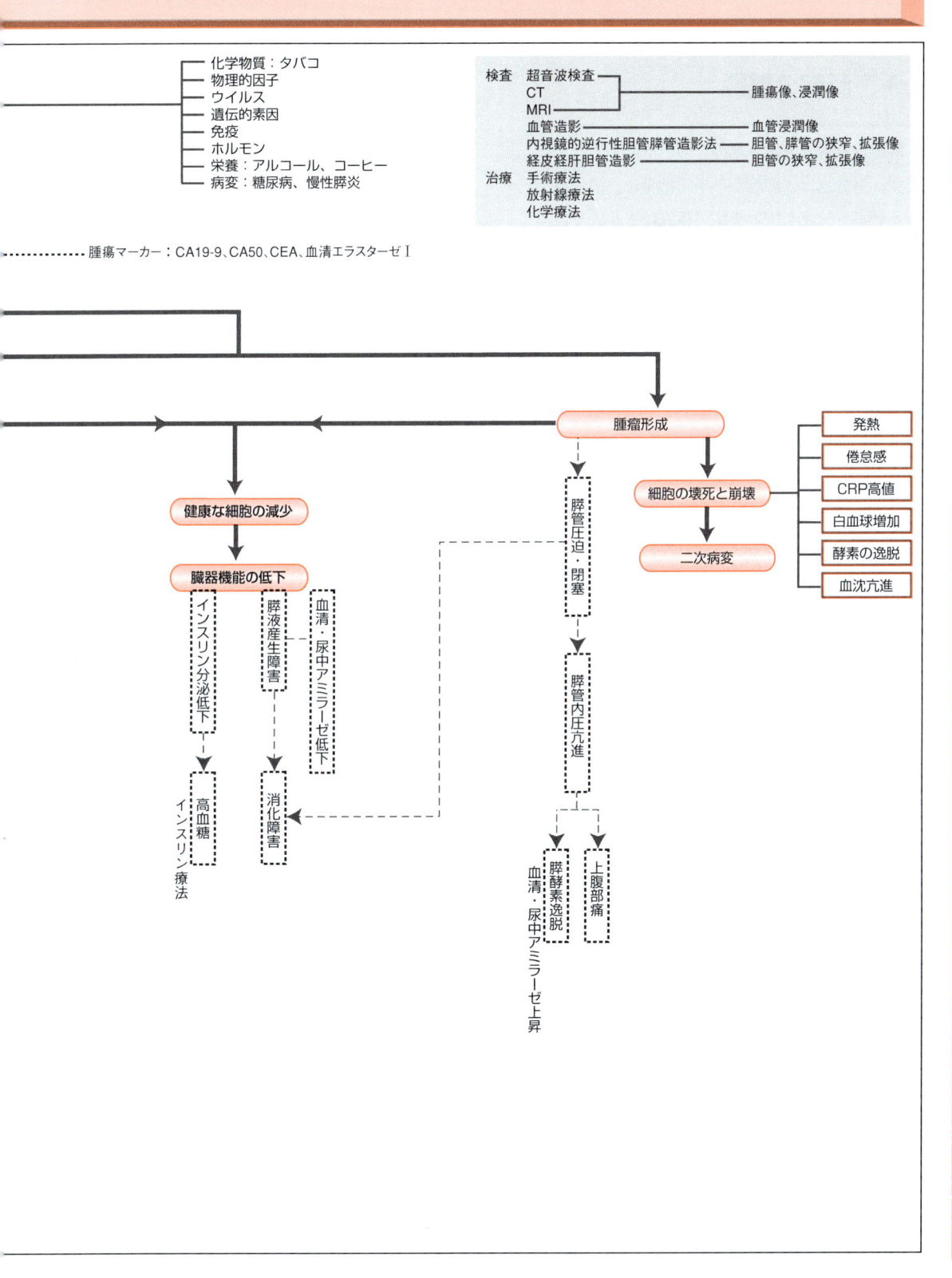

- 化学物質：タバコ
- 物理的因子
- ウイルス
- 遺伝的素因
- 免疫
- ホルモン
- 栄養：アルコール、コーヒー
- 病変：糖尿病、慢性膵炎

検査　超音波検査 ─────── 腫瘍像、浸潤像
　　　CT
　　　MRI
　　　血管造影 ─────────── 血管浸潤像
　　　内視鏡的逆行性胆管膵管造影法 ── 胆管、膵管の狭窄、拡張像
　　　経皮経肝胆管造影 ─────── 胆管の狭窄、拡張像
治療　手術療法
　　　放射線療法
　　　化学療法

腫瘍マーカー：CA19-9、CA50、CEA、血清エラスターゼⅠ

腫瘍形成 → 発熱
　　　　　倦怠感
細胞の壊死と崩壊 → CRP高値
　　　　　白血球増加
二次病変 → 酵素の逸脱
　　　　　血沈亢進

健康な細胞の減少
↓
臓器機能の低下

インスリン分泌低下 → 高血糖 → インスリン療法

膵液産生障害
血清・尿中アミラーゼ低下
→ 消化障害

膵管圧迫・閉塞
↓
膵管内圧亢進
↓
膵酵素逸脱　上腹部痛
血清・尿中アミラーゼ上昇

膵癌　107

膵癌

登内秀子

1. 膵臓の機能

　膵臓は外分泌と内分泌の2つの機能を有しています。外分泌は、膵管から十二指腸に、消化液である膵液を分泌しています。膵液はアルカリ性で大量の重炭酸塩を含んでいます。重炭酸塩は胃酸を中和し、膵液に含まれる酵素を働きやすい環境にしています。膵液に含まれる酵素は、蛋白分解酵素であるトリプシノーゲン、炭水化物分解酵素のアミラーゼ、脂肪分解酵素のリパーゼなどであり、消化に重要な役割を果たしています。

　また、内分泌は、ランゲルハンス島という膵臓に散在する細胞塊で行われます。ランゲルハンス島のA（α）細胞からはグルカゴン、B（β）細胞からはインスリンが分泌され、血糖調節に関与しています。

2. 癌の定義

　癌は、上皮細胞に発生した悪性腫瘍をいいます。

3. 膵癌とは

　膵管上皮、膵実質細胞に、悪性腫瘍という病理学的変化を起こした状態です。これにより膵臓の機能が障害されます。

1）原因

　アルコールやコーヒー、タバコの常用、糖尿病、慢性膵炎などが発生に関与していると考えられています。

2）分類

　膵癌は、膵管などの細胞に発生した外分泌腫瘍と、ランゲルハンス島の細胞に発生した内分泌腫瘍とに分けられます。一般にいう膵癌は、外分泌腫瘍の膵管に発生した膵管癌をさします。膵管癌は、膵の悪性腫瘍の80〜90％です（本稿の膵癌も、膵管癌で説明します）。

　また、膵癌は発生部位により、症状・治療などが異なるため、膵頭部癌と膵体尾部癌に分けて取り扱われることが通常です。

4. 成り行き

　何らかの原因により、膵管上皮が癌細胞に変化し、自律性に過剰増殖して膵癌となります。

　発生部位により、症状の出現の仕方には違いはありますが、癌により膵臓の機能が障害されて引き起こされる症状は同じです。

　膵癌の症状には、①癌により膵臓が障害され出現する症状、②癌の病理学的特徴である浸潤・転移により出現する症状に分けられます。

1）癌により膵臓が障害され出現する症状

　膵管上皮に癌が増殖してくると、腫瘍により膵管内腔は狭窄または閉塞が起こります。そのため腫瘍により閉塞を起こした膵管の尾部側では膵液が流出できず内圧が高まります。その刺激が上腹部痛として現れます。また分泌されない膵液からは膵酵素が血中に逸脱し、血清、尿中アミラーゼ値が上昇してきます。

　癌が膵臓に増殖してくると、膵臓の健康な細胞は減少し、膵臓の外分泌機能、内分泌機能が障害されます。外分泌機能では、膵液の産生が障害され分泌量が減少します。腫瘍による膵管閉塞からくる分泌障害も重なり、蛋白質、脂肪などの栄養の消化が行われにくくなります。消化障害は吸収障害にもつながり、低蛋白血症や体重減少などの症状を引き起こします。

　膵液産生障害では、膵酵素逸脱とは逆に血清、尿中アミラーゼ値は低下します。

　また、膵臓の細胞でも、ランゲルハンス島の細胞が癌により破壊されると、インスリンの分泌が減少し、高血糖を引き起こします。ランゲルハンス島は体尾部に多く存在しているので膵体尾部癌

図1　膵臓周囲の血管[1)]

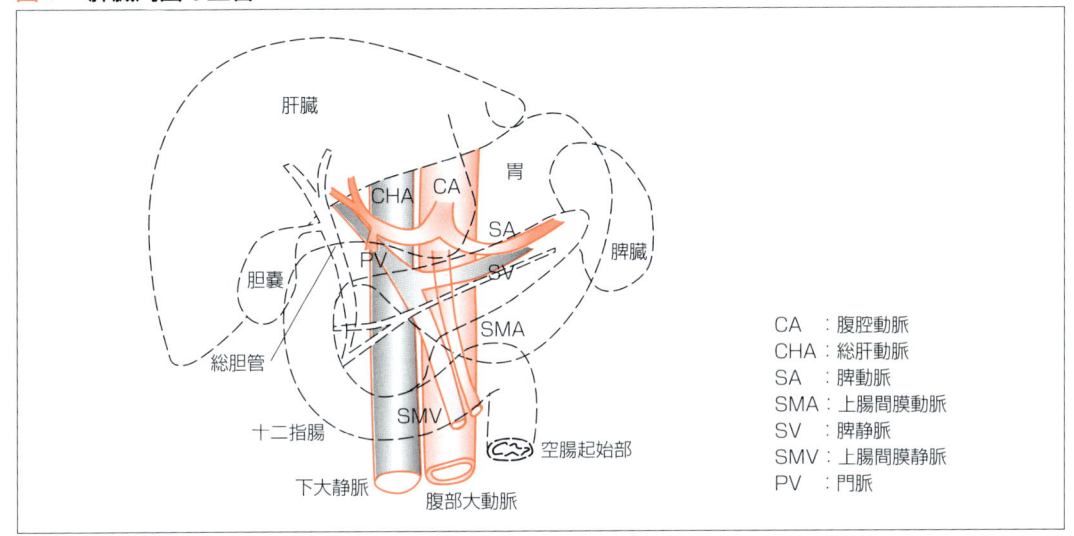

CA　：腹腔動脈
CHA：総肝動脈
SA　：脾動脈
SMA：上腸間膜動脈
SV　：脾静脈
SMV：上腸間膜静脈
PV　：門脈

の時に障害されやすくなります。高血糖が起これ
ばインスリン療法が必要となります。外分泌、内
分泌の機能の障害は、癌が小さく細胞の破壊が少
ない時は目に見えて現れません。膵臓での癌の増
殖が進むにしたがってだんだん出現してくるよう
になります。

　癌は、腫瘤様に増殖するとともに、退行性変化
として腫瘍組織の壊死、崩壊を起こし、二次病変
が出現することがあります。しかし膵臓という臓
器の特徴から潰瘍、穿孔といった二次病変をみる
ことはありません。

2）浸潤・転移による症状

　癌が浸潤性に増殖してくると、膵臓周囲組織の
関係で、さまざまな症状が出現してきます。

　まず、総胆管は膵頭部に発生した癌が増殖して
くると直接、圧迫・浸潤され、狭窄または閉塞を
起こします。それは総胆管が膵頭部内を通り主膵
管と合流しているためです。総胆管が狭窄または
閉塞すると、総胆管内の胆汁はうっ滞し、肝細胞
から排出された直接ビリルビンが血中に逆流し、
黄疸となります（閉塞性黄疸）。

　また、胆汁うっ滞のため、胆管内圧は上昇し、
胆管拡張、胆嚢腫大、さらには肝腫大を起こして
いきます。胆嚢腫大は、クールボアジエ徴候とい
い、胆汁で充満し腫大した胆嚢を触知できる所見
として知られています。また胆汁うっ滞は肝腫大

を起こすばかりでなく、肝機能そのものの低下を
きたします。

　膵頭部の癌が十二指腸へ圧迫、浸潤していくと、
十二指腸内腔は狭くなり、食物の通過障害を起こ
します。そのため食欲不振、悪心・嘔吐といった
症状が出現してきます。また癌組織の崩壊により
十二指腸壁の潰瘍化が起こり下血など消化管出血
をみることもあります。

　膵臓のすぐ後ろには、消化器の静脈が合流し、
肝臓へ注ぐ門脈が走っています。特に膵頭部は門
脈を包み込むように後方に彎曲しています。その
ため、膵頭部に発生した癌が後面に増殖していく
と、門脈を圧迫・浸潤します。そうすると、門脈
は狭窄し、門脈圧が亢進してきます。門脈圧が亢
進すれば、腹水や静脈瘤といった症状につながる
ことは、肝硬変の項（200ページ）を見て確認し
てください。

　膵臓の後ろには、門脈だけでなく、上腸間膜動
脈、総肝動脈、脾動脈、腹腔動脈、腹大動脈とい
った何本もの動脈が走っており、それに圧迫・浸
潤を起こすことがあります。浸潤の結果、血管が
破綻すれば大出血を起こすことになります。

　膵臓の後面の浸潤で血管系と同様大きな問題と
なるのは、神経系への浸潤です。膵臓の後ろには、
腹腔神経叢、膵頭神経叢などの神経叢が存在して
います。そのため、癌が浸潤し神経を侵すように

なると、激しい疼痛が現れてきます。神経叢に浸潤のみられる進行した膵癌では、鎮痛対策も重要となります。

血行性転移は、病巣部の血管から癌細胞が入り込み、膵臓の静脈から門脈を経て肝臓に転移します。その後は大循環系に入って、肺、骨などに転移していきます。

リンパ行性転移はまず、膵臓の前面・後面の所属リンパ節に転移します。さらに胃癌の項（92ページ）で述べているのと同様に、遠隔の左鎖骨上窩リンパ節へも転移していきます。

膵臓は腹膜内臓器ではありませんが、膵臓前面に浸潤していくと腹膜におよび、さらに腹腔内に播種していきます。腹腔内に播種した結果、濾出性、のちに滲出性に腹水を生じ、癌性腹膜炎となります。

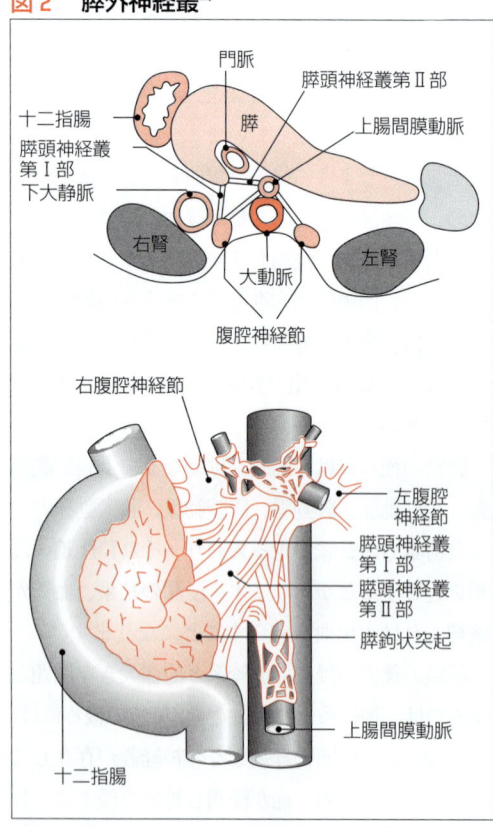

さらに膵臓は後腹膜に位置するために腹腔外の遠隔組織に転移することもあります。

膵臓での癌の増殖、浸潤・転移による他臓器での癌の増殖が進むと、癌組織の代謝異常から栄養障害が引き起こされ、悪液質となっていきます。膵臓の機能がいろいろな栄養素の消化や血糖調節に関与していること、また早期に極めて悪性の進展様式をとることにより、他の癌に比べ悪液質の症状も著明に現れます。

5．症状・障害

1）障害の場から出現する症状
- 上腹部痛
- 膵酵素逸脱による血中・尿中アミラーゼ値上昇
- 膵液産生障害による血中・尿中アミラーゼ値低下
- 消化障害
- 高血糖

2）病理学的変化により出現する症状
①浸潤
- 総胆管浸潤：閉塞性黄疸・胆囊腫大＝クールボアジエ徴候・肝腫大
- 十二指腸浸潤：食欲不振、悪心・嘔吐、下血
- 門脈浸潤：門脈圧亢進
- 動脈系浸潤：出血
- 神経叢浸潤：疼痛

②転移
- 血行性：肝、肺、骨
- リンパ行性：膵の所属リンパ節　遠隔リンパ節
- 播種：癌性腹膜炎

図2　膵外神経叢[2)]

6．検査

膵癌は、無症状の段階で発見されることはまれ

図3　膵頭十二指腸切除図（切除範囲と再建法）[3]

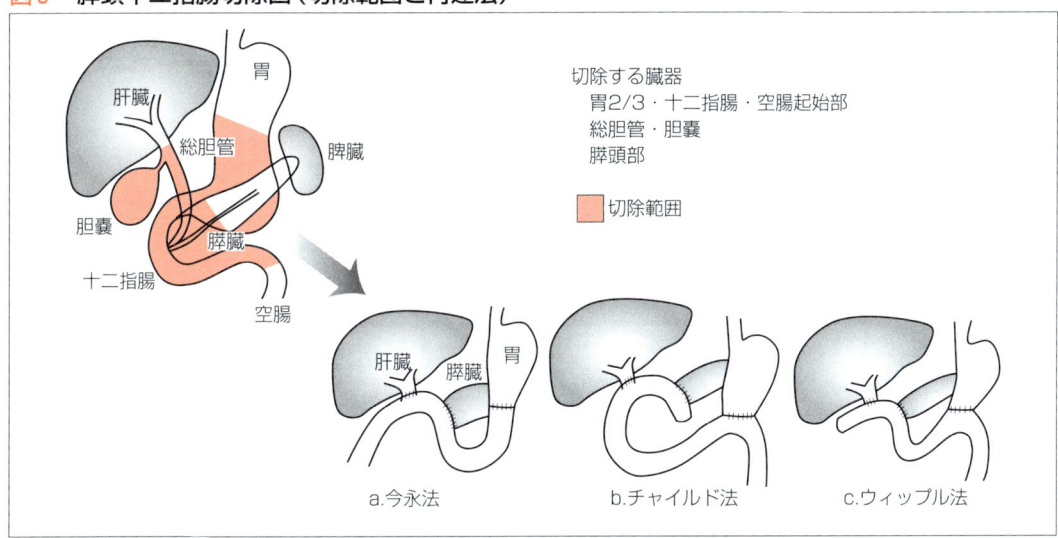

切除する臓器
　胃2/3・十二指腸・空腸起始部
　総胆管・胆嚢
　膵頭部

　切除範囲

a.今永法　　b.チャイルド法　　c.ウィップル法

で、上腹部痛、黄疸などの症状が出現し、その原因を調べることで発見されます。

　膵癌が疑われた場合、まず、腹部超音波検査を行い、腫瘤像や膵管拡張像の有無を確認します。また最近、内視鏡的エコー（EUS）により、より小さな腫瘍も描出されるようになりました。さらに、CTやMRIで腫瘍の周囲への浸潤やリンパ節転移の有無、膵管拡張像などを見ることができます。血管造影法には動脈造影法と静脈造影法があります。動脈では総肝動脈、上腸間膜動脈など、静脈では門脈などを選択的に造影し、圧排や浸潤像の有無を確認していきます。内視鏡的逆行性胆管膵管造影法（ERCP）は、胆管、膵管の狭窄、圧排、閉塞、拡張像などにより腫瘍の存在を診断できます。また、十二指腸内腔を直接観察し、十二指腸への浸潤も確認できます。さらに十二指腸液を採取し、細胞診を行う場合もあります。黄疸が出現している場合は、経皮経肝胆管造影（PTC）を行い閉塞による胆管の拡張を確認したあと、ドレナージを行い（PTCD）、黄疸の軽減をはかります。

　腫瘍マーカーとしては、CA19-9やCA50、CEAなどが膵癌の時に上昇が見られます。また、酵素であるエラスターゼⅠも、膵特異性が高く、早期から上昇するため、腫瘍マーカーとして用いられています。

　膵臓は、後腹膜臓器で早期発見が難しいうえ、消化管のように、内視鏡で直接病変を観察し、診断をつけることもできません。そのため、腫瘍マーカーの上昇の有無、超音波、CT、造影法による腫瘍や浸潤の有無を調べることにより、膵癌の診断をつけていきます。

7．治療

　治療としては、切除可能なものは周囲のリンパ節を含め膵切除術が行われます。手術方法には、膵頭十二指腸切除術、膵体尾部切除術、膵全摘術があります。いずれの手術も侵襲が大きく、合併症や血糖管理など術後コントロールが難しい手術です。また、黄疸がある場合には、術前に必ず減黄を図ることが重要で、手術までに全身状態の改善を図る治療が必要となります。多くの場合は、根治的な手術は無理で、消化管のバイパス手術などを姑息的に行います。

　切除不能なものや手術後の補助療法として放射線療法や化学療法なども行われます。

事例：膵癌

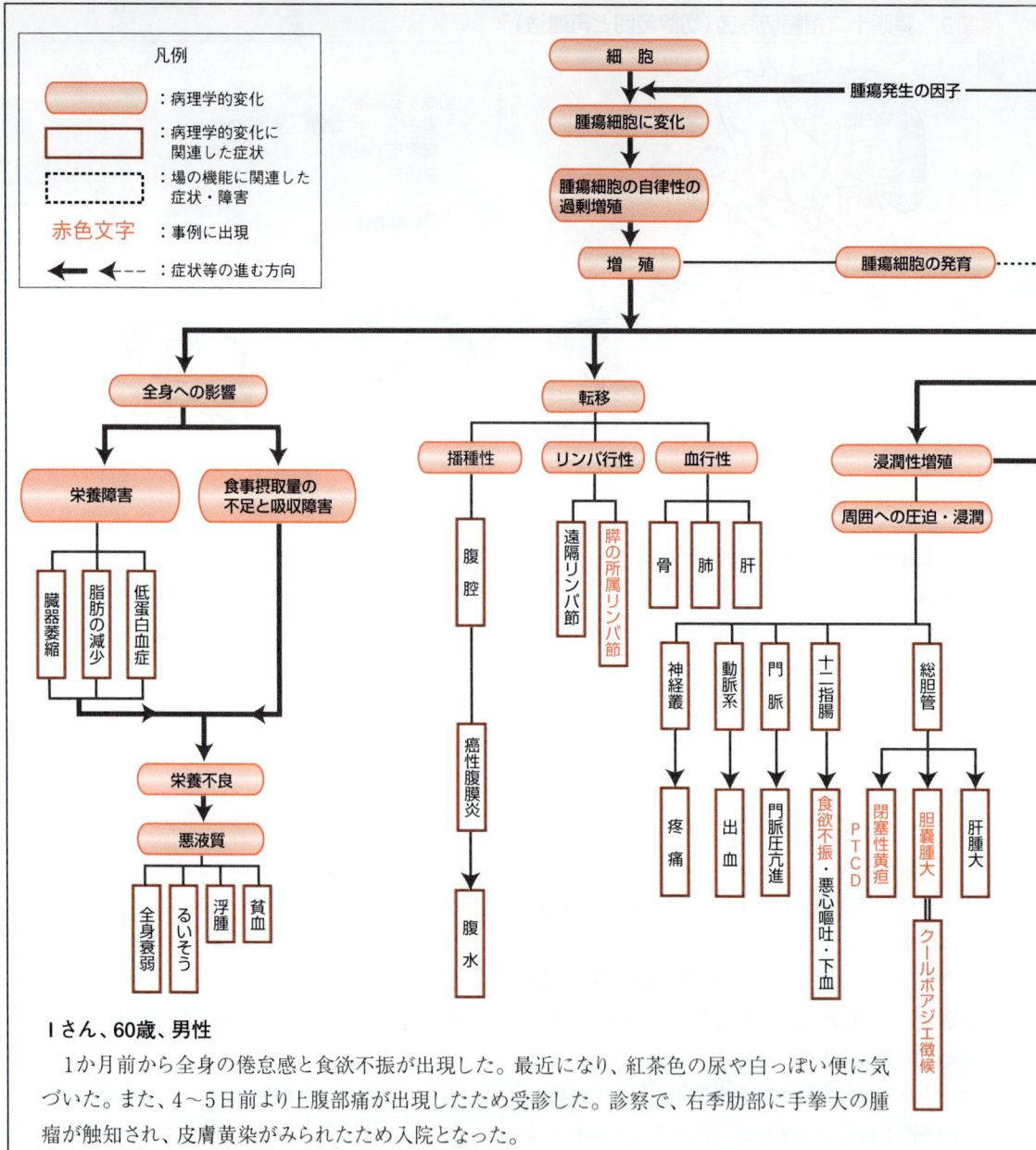

凡例

■（塗りつぶし）	：病理学的変化
□（枠のみ）	：病理学的変化に関連した症状
□（破線枠）	：場の機能に関連した症状・障害
赤色文字	：事例に出現
← ←--	：症状等の進む方向

（フローチャート）

細胞 → 腫瘍細胞に変化 → 腫瘍細胞の自律性の過剰増殖 → 増殖
- 腫瘍発生の因子
- 腫瘍細胞の発育

増殖の分岐：
- 全身への影響
  - 栄養障害 → 臓器萎縮／脂肪の減少／低蛋白血症 → 栄養不良 → 悪液質 → 全身衰弱／るいそう／浮腫／貧血
  - 食事摂取量の不足と吸収障害
- 転移
  - 播種性 → 腹腔 → 癌性腹膜炎 → 腹水
  - リンパ行性 → 遠隔リンパ節／**膵の所属リンパ節**
  - 血行性 → 骨／肺／肝
- 浸潤性増殖 → 周囲への圧迫・浸潤
  - 神経叢 → 疼痛
  - 動脈系 → 出血
  - 門脈 → 門脈圧亢進
  - 十二指腸 → **食欲不振・悪心嘔吐・下血**
  - 総胆管 → **閉塞性黄疸（PTCD）／胆嚢腫大／肝腫大／クールボアジエ徴候**

Iさん、60歳、男性

　1か月前から全身の倦怠感と食欲不振が出現した。最近になり、紅茶色の尿や白っぽい便に気づいた。また、4～5日前より上腹部痛が出現したため受診した。診察で、右季肋部に手拳大の腫瘤が触知され、皮膚黄染がみられたため入院となった。

　入院時の血液検査の結果は、血清アミラーゼ175 IU／l、血清エラスターゼI 442ng／dl、血清総ビリルビン6.3mg／dl、血清総蛋白5.9g／dl、CA19-9 55 U／mlであった。ただちに、経皮経肝胆管造影（PTC）が行われ、ひきつづき減黄のためのドレナージ（PTCD）も行った。その後、超音波検査、CT検査で膵頭部癌と診断された。さらに、内視鏡的逆行性胆管膵管造影法（ERCP）、血管造影などを行い、総胆管への浸潤、十二指腸内縁への浸潤が認められ、周囲リンパ節の転移も疑われたが、切除可能ということで、膵頭十二指腸切除術の予定となった。黄疸の軽減を待って、2週間後に手術が施行された。

喫煙歴：35年、10本／日。

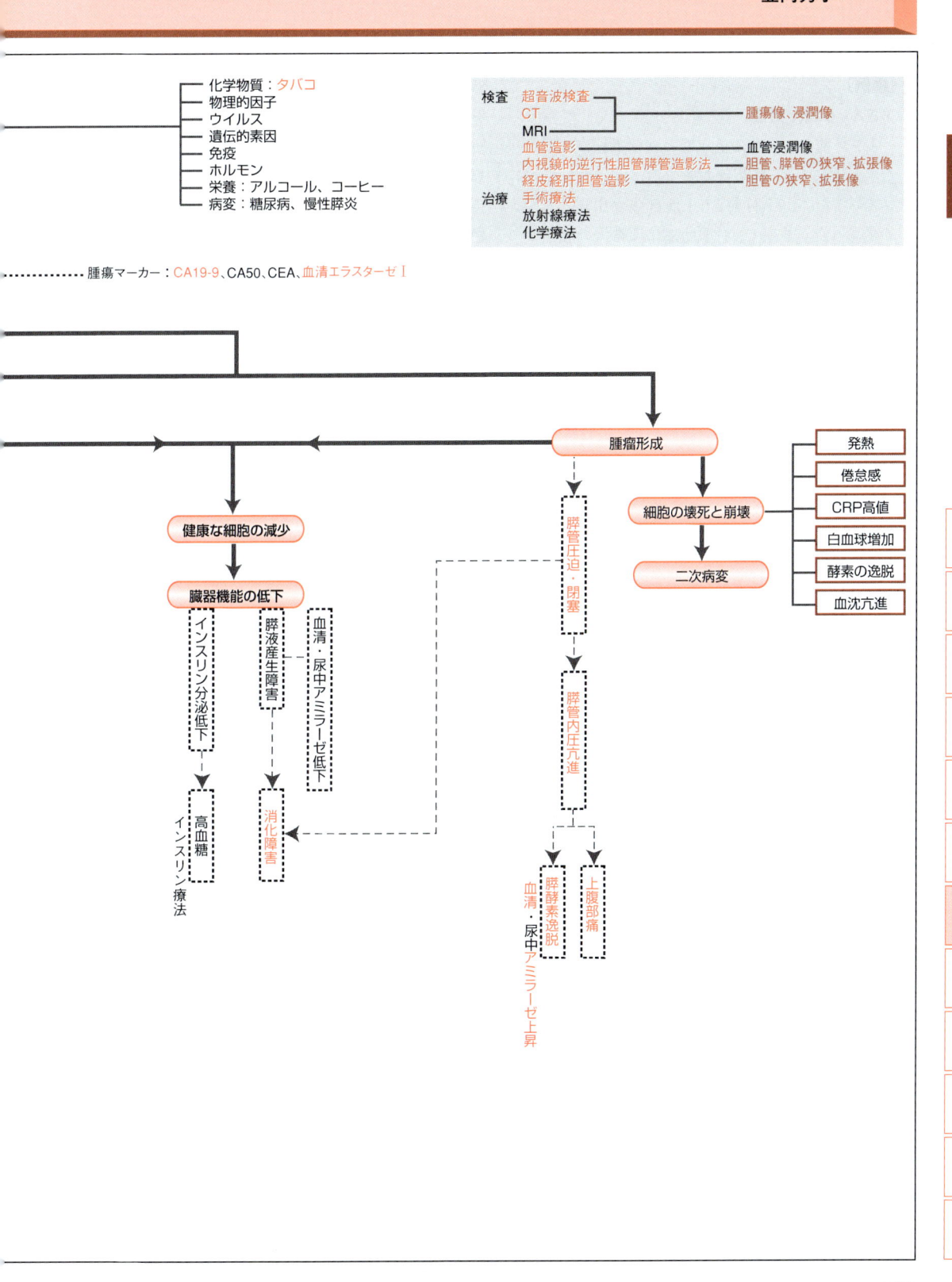

登内秀子

- 化学物質：タバコ
- 物理的因子
- ウイルス
- 遺伝的素因
- 免疫
- ホルモン
- 栄養：アルコール、コーヒー
- 病変：糖尿病、慢性膵炎

検査　超音波検査
　　　CT　　　　　　　　　　　　腫瘍像、浸潤像
　　　MRI
　　　血管造影　　　　　　　　　　血管浸潤像
　　　内視鏡的逆行性胆管膵管造影法　　胆管、膵管の狭窄、拡張像
　　　経皮経肝胆管造影　　　　　　　　胆管の狭窄、拡張像
治療　手術療法
　　　放射線療法
　　　化学療法

腫瘍マーカー：CA19-9、CA50、CEA、血清エラスターゼⅠ

腫瘍形成

発熱
倦怠感
CRP高値
白血球増加
酵素の逸脱
血沈亢進

健康な細胞の減少

臓器機能の低下

細胞の壊死と崩壊

二次病変

膵管圧迫・閉塞

インスリン分泌低下
膵液産生障害
血清・尿中アミラーゼ低下

高血糖
インスリン療法

消化障害

膵管内圧亢進

膵酵素逸脱
血清・尿中アミラーゼ上昇

上腹部痛

腫瘍

膵臓

膵癌　113

事例の解説：膵癌

登内秀子

[事例]
Iさん、60歳、男性

　1か月前から全身の倦怠感と食欲不振が出現した。最近になり、紅茶色の尿や白っぽい便に気づいた。また、4～5日前より上腹部痛が出現したため受診した。診察で、右季肋部に手拳大の腫瘤が触知され、皮膚黄染がみられたため入院となった。

　入院時の血液検査の結果は、血清アミラーゼ175 IU／l、血清エラスターゼI 442ng／dl、血清総ビリルビン6.3mg／dl、血清総蛋白5.9g／dl、CA19-9 55 U／mlであった。ただちに、経皮経肝胆管造影（PTC）が行われ、ひきつづき減黄のためのドレナージ（PTCD）も行った。その後、超音波検査、CT検査で膵頭部癌と診断された。さらに、内視鏡的逆行性胆管膵管造影法（ERCP）、血管造影などを行い、総胆管への浸潤、十二指腸内縁への浸潤が認められ、周囲リンパ節の転移も疑われたが、切除可能ということで、膵頭十二指腸切除術の予定となった。黄疸の軽減を待って、2週間後に手術が施行された。　喫煙歴：35年、10本／日。

1. 原因

Iさんの場合、喫煙の関与が考えられます。

2. 検査

　Iさんは受診時、皮膚黄染がみられ、右季肋部に手拳大の腫瘤が触知されました。腫瘤は胆嚢腫大（クールボアジエ徴候）と考えられ、皮膚の黄染は閉塞性黄疸が疑われました。そこで、入院し精密検査が行われました。血液検査では、腫瘍マーカーであるＣＡ19-9の上昇（基準値37U／ml以下）、膵臓から分泌される酵素であるアミラーゼ（基準値40～150 IU／l）やエラスターゼI（基準値90～410 ng／dl）の上昇を認め、膵癌が疑われました。その他血液検査では、黄疸の程度、栄養状態、さらに肝機能なども調べます。

　Iさんの場合、黄疸が強く現れていたため（血清総ビリルビン：基準値0.0～1.10mg／dl）、まず経皮経肝胆管造影（PTC）を行い、胆管の拡張像、総胆管の閉塞像で閉塞性黄疸を確認し、減黄のためのドレナージ（PTCD）を行いました。その後、超音波検査やCT検査で、膵頭部の腫瘍の存在を確認するとともに、周囲の組織への浸潤やリンパ節転移の有無などを調べました。Iさんの場合、リンパ節の腫脹が見られ、転移が疑われています。

　内視鏡的逆行性胆管膵管造影法（ERCP）では、胆管の拡張とともに、膵頭部の腫瘍により、膵頭部の膵管が閉塞し、体尾部の膵管が拡張している像を確認することができます。さらに、内視鏡下で直接十二指腸内腔を観察し、膵頭部の腫瘍による内腔への圧迫像や、癌の浸潤を見ることができます。

　血管造影では、上腸間膜動脈、総肝動脈、門脈などを選択的に造影し、癌の浸潤の有無を確認しました。

3. 成り行き

　Iさんの膵癌は、膵頭部に発生し増殖した結果、膵管を圧迫するとともに、総胆管や十二指腸にも浸潤していきました。また、リンパ節への転移も疑われています。そのため、Iさんには、①癌により膵臓が障害されたことによる症状と、②癌の病理学的特徴である浸潤・転移による症状が出現します。

1）膵臓の障害による症状

　Iさんの初発症状は、全身倦怠感と、食欲不振で

した。この症状は膵癌の初発症状としてはよくみられるものです。しかし、一般的消化器症状と同様であるため、これだけで膵癌を疑うことは困難です。

癌により膵管が圧迫・閉塞すると膵液が分泌されにくくなり消化障害が起こります。そのために、摂取しても栄養の吸収は悪く、低栄養状態（血清総蛋白：基準値6.5〜8.2g／dl）となり倦怠感が出現しました。Ｉさんの場合、総胆管浸潤により、胆汁の分泌も悪くなっていますから、脂肪の消化障害は大きいでしょう。消化障害に十二指腸への浸潤による消化管の狭窄も重なって、食欲不振をまねきました。

膵管の閉塞は、膵管内圧を上昇させるため、その刺激が上腹部痛として出現しました。上腹部痛の出現は食欲不振の増強にもつながります。また、膵管の閉塞は膵液のうっ滞をまねき、それにより膵液中の酵素が血中に逸脱します。Ｉさんの入院時の血液検査でも、血清アミラーゼ値の上昇がみられました。

2）浸潤・転移による症状

Ｉさんは、全身倦怠感などの体調不良を自覚し、しばらくして、紅茶色の尿と白っぽい便に気づきました。これは、総胆管圧迫・浸潤による閉塞性黄疸が出現したためです。直接ビリルビンが十二指腸に排泄されず、血中に逆流した後、尿中に排泄されます。間接ビリルビンは尿中には排泄されないため、ビリルビン尿は、閉塞性黄疸の証拠でもあります。白っぽい便＝灰白色便は、消化管にビリルビンが排泄されないため、ビリルビン色素のない灰白色の便として排出されます。また、Ｉさん自身は訴えませんでしたが、医師の診察では、血中ビリルビン値の上昇のため皮膚黄染もみられています。膵頭部癌では、黄疸が初発症状として発見されることも少なくありません。Ｉさんも、気づかなかっただけで、徴候はもう少し前からあったのかもしれません。

総胆管閉塞による胆汁のうっ滞は、胆管拡張とともに、胆嚢の腫大も起こします。そのため、受診時の触診所見で、腫大した胆嚢が認められました。

癌は十二指腸にも浸潤していました。このことは、食欲不振の症状の出現につながっています。

転移では、リンパ行性による周囲のリンパ節転移が疑われています。このことは、手術を行ったとしても、再発の可能性が大きいことを意味しています。

4．治療

Ｉさんには、膵頭十二指腸切除術が行われました。Ｉさんの場合、リンパ節転移が疑われ、根治手術になる可能性は少ないと思われます。しかし、このまま放置すると、十二指腸の狭窄が進行し通過障害を起こすことが考えられますし、血管浸潤はなく、切除可能な範囲ということで手術が行われました。術前には、黄疸や栄養状態の改善を図っておくことが、術後の合併症（縫合不全や腹腔内出血など）を防ぐためにも重要です。

Ｉさんの場合、減黄のためにPTCDが行われました。また、栄養状態の改善には、中心静脈栄養が行われることが一般的です。

術後は、手術侵襲からの回復を待って、化学療法などが行われるでしょう。

参考文献
1）武藤輝一、田邊達三監：標準外科学、第7版、医学書院、1996
2）大久保忠成、他：消化器疾患患者の看護、系統看護学講座専門8、成人看護学4、医学書院、1998
3）北島政樹、藤村龍子編：臨床外科看護各論、系統看護学講座別巻2、医学書院、1998
4）日野原重明監：消化器疾患看護マニュアル（Ⅱ）、肝・胆・膵、ナーシングマニュアル7、学研、1989
5）福山裕三、高杉裕一：よくわかる内科、金原出版、1990
6）金原出版編集部編：癌取扱い規約―抜粋―消化器癌・乳癌、金原出版、1995
7）後藤稠、他：最新医学大辞典、第2版、医歯薬出版、1996

引用文献
1）北島政樹、藤村龍子編：臨床外科看護各論、系統看護学講座別巻2、p.279、医学書院、1998
2）金原出版編集部編：癌取扱い規約―抜粋―消化器癌・乳癌、p.173、金原出版、1995
3）北島政樹、藤村龍子編：臨床外科看護各論、系統看護学講座別巻2、p.285、医学書院、1998

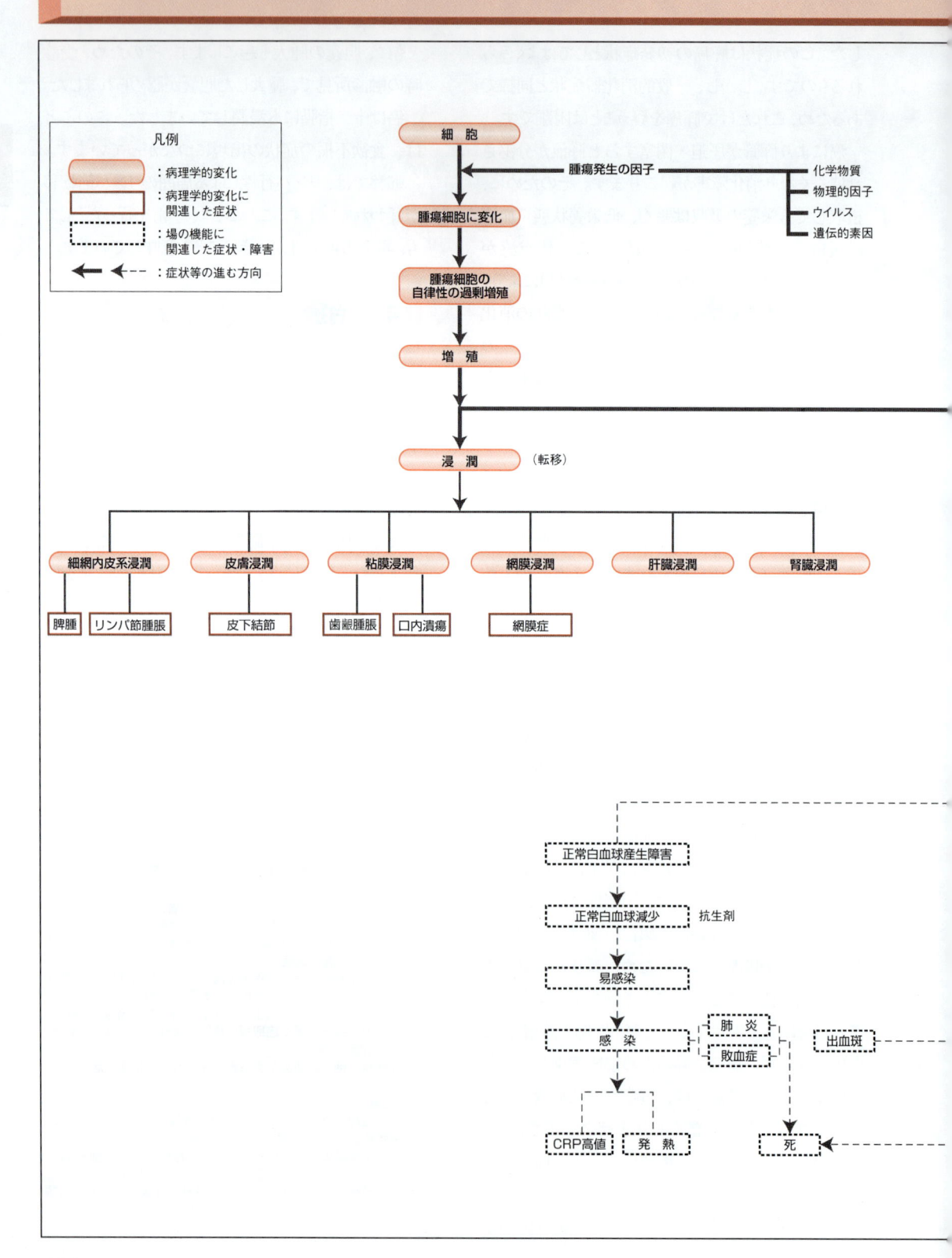

急性白血病の病態関連図

小平孝子

凡例
- ▬▬ ：病理学的変化
- ▭ ：病理学的変化に関連した症状
- ┄┄ ：場の機能に関連した症状・障害
- ◀━ ◀┄ ：症状等の進む方向

細 胞 ← 腫瘍発生の因子 ─┬─ 化学物質
　↓　　　　　　　　　　　├─ 物理的因子
腫瘍細胞に変化　　　　　　├─ ウイルス
　↓　　　　　　　　　　　└─ 遺伝的素因
腫瘍細胞の自律性の過剰増殖
　↓
増　殖
　↓
浸　潤　（転移）
　↓
┌──────┬──────┬──────┬──────┬──────┐
細網内皮系浸潤　皮膚浸潤　粘膜浸潤　網膜浸潤　肝臓浸潤　腎臓浸潤
│　　　│　　　│　　　│　　　│　　　│
脾腫　リンパ節腫脹　皮下結節　歯齦腫脹　口内潰瘍　網膜症

正常白血球産生障害
　↓
正常白血球減少　抗生剤
　↓
易感染
　↓
感　染 ─┬─ 肺 炎 ─┐　　出血斑
　　　　└─ 敗血症 ─┤
　　　　　　↓　　　　↓
　　　CRP高値　発熱　　死

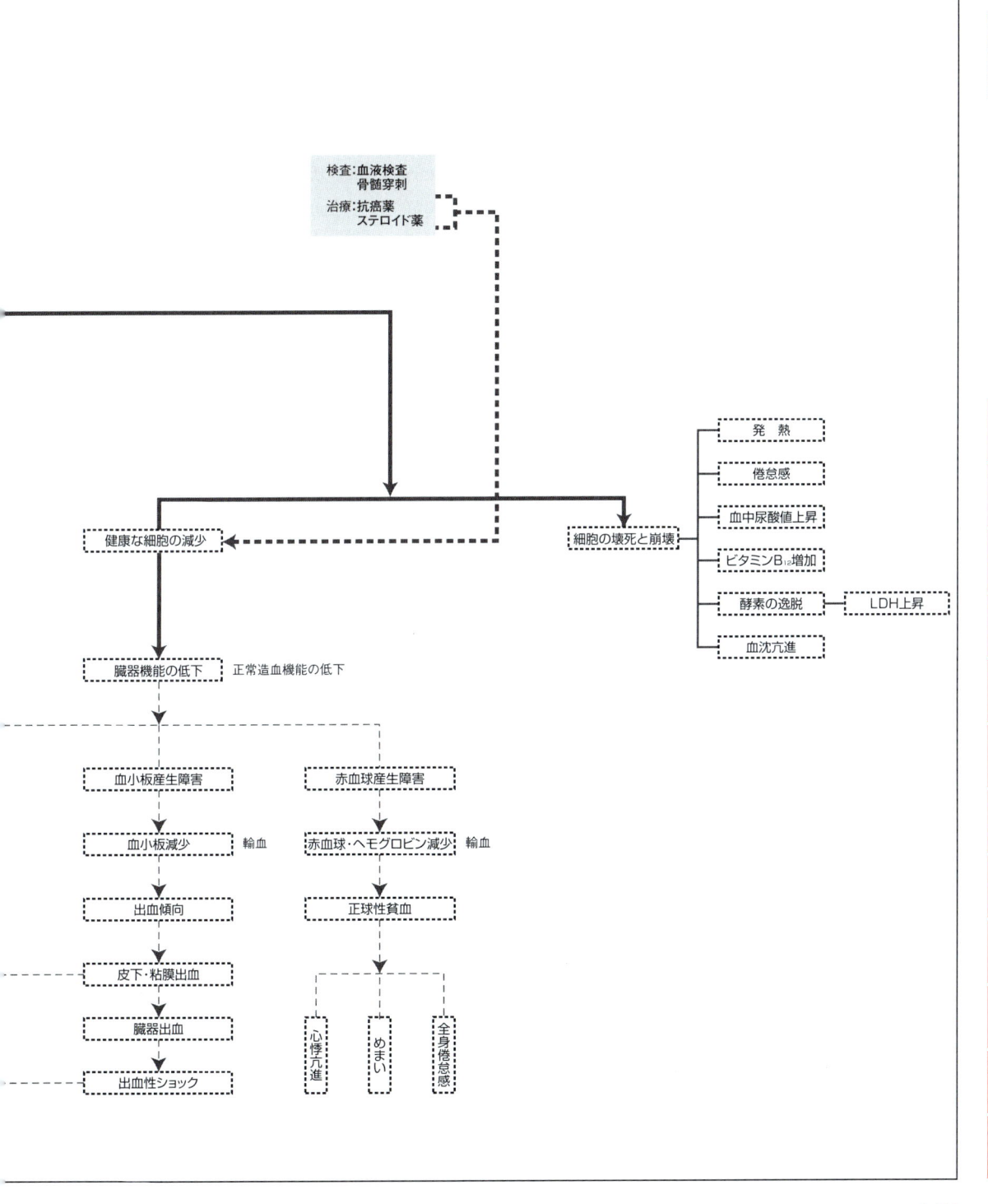

●白血球生成組織の腫瘍性疾患で、腫瘍細胞が無制限に不可逆性に増殖する結果、正常では出現しえない白血病細胞が末梢血に出現する疾患

検査：血液検査
　　　骨髄穿刺
治療：抗癌薬
　　　ステロイド薬

健康な細胞の減少 ← 細胞の壊死と崩壊
- 発熱
- 倦怠感
- 血中尿酸値上昇
- ビタミンB_{12}増加
- 酵素の逸脱 → LDH上昇
- 血沈亢進

臓器機能の低下　正常造血機能の低下

血小板産生障害 　　　赤血球産生障害

血小板減少　輸血　　赤血球・ヘモグロビン減少　輸血

出血傾向　　　　　　正球性貧血

皮下・粘膜出血

臓器出血　　　　　　心悸亢進　めまい　全身倦怠感

出血性ショック

急性白血病

急性白血病

小平孝子

1．骨髄の機能
　―骨のなかの造血の場―

　骨髄の機能はズバリ造血です。造血とは、血液細胞、すなわち赤血球、白血球、血小板の生成を意味します。

2．腫瘍の定義

　細胞が腫瘍細胞に変わり、生体の調節機構から逸脱して自律性の過剰増殖を起こすことです。

3．急性白血病とは

　急性白血病（acute leukemia）とは、骨髄の、主として白血球生成組織に腫瘍という病理学的変化を起こすことです。その結果、骨髄の造血機能が障害されます。なお、白血病には良性に当たるものはなく、腫瘍とはすべて悪性腫瘍を意味します。

原因

　急性白血病の原因は、十分にはわかっていませんが、多数の因子、すなわち化学物質、放射線、遺伝的素因、ウイルス、染色体異常などが複雑に絡み合って発症するものと考えられています。

4．成り行き

　急性白血病になると、すなわち骨髄の白血球生成組織に腫瘍化が起こると、腫瘍の基本的な性質である活発な自律性の増殖が行われます。そして、腫瘍細胞である白血病細胞はとどまるところを知らずに増え続けます。

　その結果、生体には、①骨髄内の健康な造血細胞の減少に伴う症状および腫瘍細胞の壊死と崩壊に伴う症状、②腫瘍細胞の他臓器への浸潤に伴う症状の、大きく2つの柱で症状が現れます。

1）健康な細胞の減少および腫瘍細胞の崩壊に伴う症状

　骨髄内の健康な細胞の減少に伴う症状としては、骨髄の働きである正常造血機能が低下し、
①正常白血球産生障害による感染
②血小板産生障害による出血
③赤血球産生障害による貧血
　のいわゆる三大症状が出現します。

　①の感染は、白血球本来の働きである生体防御能力の低下に由来します。呼吸器、皮膚、消化器、尿路、肛門周囲などに起こりやすく、敗血症に至ることも多くあります。

　また、感染は発熱を引き起こし、生体を消耗させます。さらに、感染の起こった部位の機能の障害を招いて生命をおびやかします。

　②の出血は、血小板の働きである止血能力の低下に由来します。出血傾向は、血小板減少に応じて増大し、皮下・粘膜の出血に始まり、臓器出血へと進展します。脳出血や肺出血などを起こすと致命的になり、生体を死に至らしめます。

　これら感染と出血は急性白血病の二大死因であり、ともに生体を生命の危機にさらす要因となります。

　③の貧血は、赤血球の働きである、生体各組織への酸素供給能力の低下を意味します。その結果、生体のあらゆる組織に、酸素不足による症状をもたらします。代表的なものとして、めまい、心悸亢進、全身倦怠感があります。

　一方、白血病細胞は、どんどん増えてはどんどん壊れていくので、細胞の崩壊による発熱や倦怠感が起こり、血中には腫瘍細胞の崩壊産物が増加します。すなわち、血中尿酸値上昇、血中ビタミンB_{12}およびLDHの上昇がそれを表します。

　なお急性白血病のうち、急性前骨髄球性白血病は、白血病細胞の崩壊に伴う凝固活性物質放出によって、高頻度にDIC（播種性血管内凝固症候群）

を起こします。

2）腫瘍細胞の他臓器への浸潤に伴う症状

白血病は、癌や肉腫に比べて変わった特徴をもった悪性腫瘍です。白血病細胞はもともとが血球であるので、骨髄から容易に血流に入りこみ、全身を循環します。したがって、白血病細胞は発症した直後から、全身に広がっていると言えます。

血流にのって広がる、という点からみれば一種の血行性転移とも言えますが、どこが原発で、どれが転移ということが言えず、普通の癌と同じようには扱えないのです。それで、白血病の場合は、転移という言葉は使わずに、白血病細胞の浸潤というかたちで表現します。

そういうわけで、急性白血病で用いる浸潤というのは、白血病細胞の各臓器への進展を意味します。

浸潤は、まず、骨髄とルーツを同じにする細網内皮系組織に起こりやすく、リンパ節浸潤、脾臓浸潤などを起こします。また、肝臓や腎臓などに広がることも多く、その他あらゆる臓器をおかします。

5．症状・障害

1）障害の場から出現する、骨髄の造血機能障害に伴う症状

- 感染
- 出血 ｝急性白血病の三大症状
- 貧血

白血病細胞の崩壊に伴う症状

- 発熱、倦怠感
- 血中尿酸値上昇
- 酵素の逸脱－LDH上昇

2）病理学的変化である腫瘍に伴う症状

- 各臓器への浸潤

6．検査

急性白血病における重要・不可欠な検査は次の2つです。
①血液検査
②骨髄穿刺による骨髄液検査

7．治療

急性白血病の治療理念は、白血病細胞の全滅（Total cell kill）と、正常細胞の再生をはかることです。

そのために最も重要になるのが、**①白血病細胞を破壊させるための化学療法**で、抗癌薬・ステロイド薬などの多剤併用療法を行います。急性白血病の場合、治療段階によって、寛解導入療法、地固め療法、維持療法、強化療法に大別されます。

これら原因療法とともに**②感染、出血、貧血の三大症状に対する治療**が、常に同時展開されます。

この①②が治療の二本柱です。ただし、①の化学療法は、正常細胞にも大きなダメージを与えます。そして強力な骨髄抑制を引き起こし、生命の危機を招きます。

なお、初回寛解期にあたり、HLAが完全適合している患者では、根治をめざして骨髄移植が適応となります。

表1　急性白血病のFAB分類

1. リンパ芽球性白血病 lymphoblastic leukemias
   1) L_1：小形の細胞が多い。核小体はみられないが、あっても小さくて明瞭でない
   2) L_2：大型の細胞で、大小不同がみられる。1つ以上の核小体があり大きい
   3) L_3：バーキット Burkitt 型
2. 骨髄性白血病 myeloid leukemias
   1) M_0：もっとも未分化な骨髄芽球性白血病
   2) M_1：成熟傾向のない骨髄芽球性白血病
   3) M_2：成熟傾向にある骨髄芽球性白血病
   4) M_3：顆粒の多い前骨髄球性白血病
   5) M_4：骨髄単球性白血病
   6) M_5：単球性白血病
   7) M_6：赤白血病
   8) M_7：巨核球性白血病
3. 骨髄異形成症候群 myelodysplastic syndrome（MDS）

事例：急性白血病

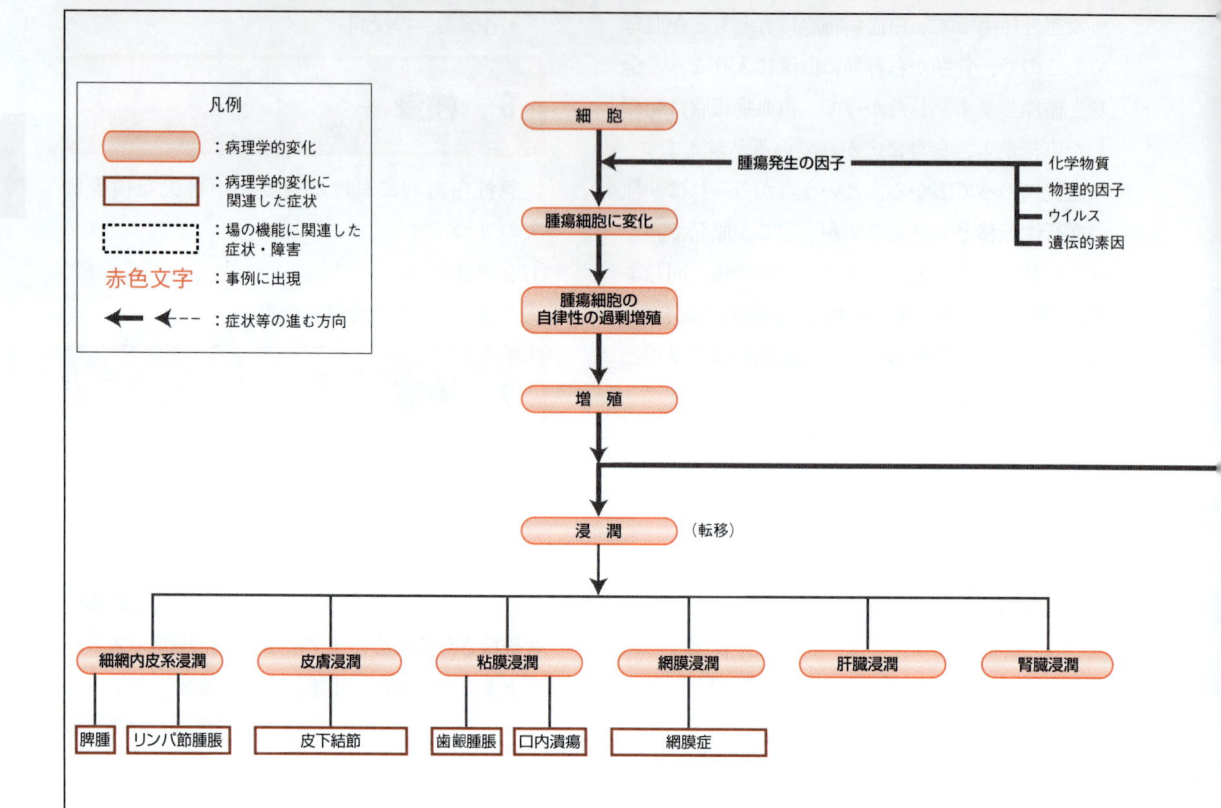

凡例
- ■：病理学的変化
- □：病理学的変化に関連した症状
- ┆┆：場の機能に関連した症状・障害
- 赤色文字：事例に出現
- ←――：症状等の進む方向

```
細胞
 ↓
腫瘍細胞に変化 ←―― 腫瘍発生の因子 ―― 化学物質
 ↓                                  物理的因子
腫瘍細胞の                            ウイルス
自律性の過剰増殖                      遺伝的素因
 ↓
増殖
 ↓
浸潤（転移）
```

- 細網内皮系浸潤 → 脾腫、リンパ節腫脹
- 皮膚浸潤 → 皮下結節
- 粘膜浸潤 → 歯齦腫脹、口内潰瘍
- 網膜浸潤 → 網膜症
- 肝臓浸潤
- 腎臓浸潤

Jさん・19歳・女性・大学生

　1か月ほど前より微熱が続いていたが、風邪だろうと思って市販の風邪薬を飲んでいた。1週間くらい前からは、倦怠感が強くなり、ぶつけた覚えもないのに、体のあちこちに内出血がみられた。また、いつまでたっても生理が終わらず、出血が続いていた。ここ3日ほどは学校を休んで家で寝ていたが、本日テストのため登校しようとしたところ、駅で失神発作を起こし救急車で来院、そのまま入院となった。

　入院時、体温39.1℃、血圧96/52mmHg、脈拍112回/分、呼吸28回/分で、意識は戻ったものの倦怠感が著明で、背部、上・下肢に多数の出血斑が認められた。

　骨髄穿刺の結果、白血球数68,700/mm³で、うち白血病細胞が95％であった。また、末梢血の所見では、赤血球198万/mm³、ヘモグロビン6.2g/dl、血小板2.6万/mm³、CRP11.4、LDH1,850IU/lであり、急性骨髄性白血病と診断された。

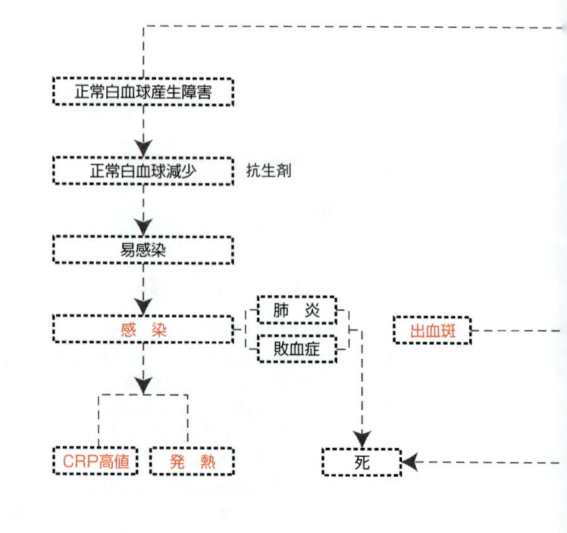

```
正常白血球産生障害
 ↓
正常白血球減少 ―― 抗生剤
 ↓
易感染
 ↓
感染 ―― 肺炎
        敗血症
 ↓           ↓        出血斑
CRP高値 発熱   死 ←――
```

小平孝子

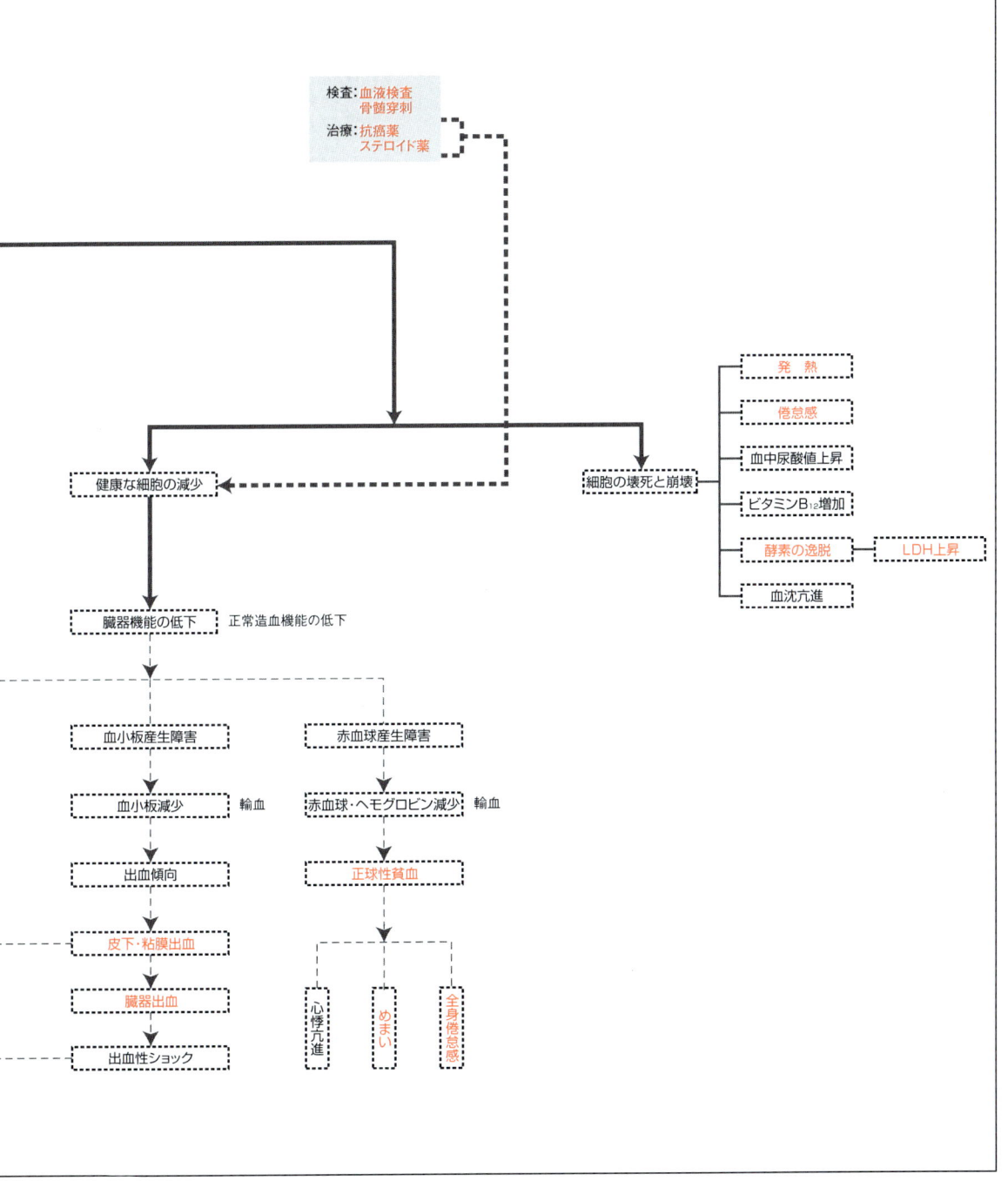

検査：血液検査
　　　骨髄穿刺
治療：抗癌薬
　　　ステロイド薬

健康な細胞の減少　　　　　　　　　　　　　　　　　細胞の壊死と崩壊　　　発 熱

　　　　　　　　　　　　　　　　　　　　　　　　　　　　　　　　倦怠感

　　　　　　　　　　　　　　　　　　　　　　　　　　　　　　　　血中尿酸値上昇

　　　　　　　　　　　　　　　　　　　　　　　　　　　　　　　　ビタミンB₁₂増加

臓器機能の低下　　正常造血機能の低下　　　　　　　　　　　　　　酵素の逸脱　──　LDH上昇

　　　　　　　　　　　　　　　　　　　　　　　　　　　　　　　　血沈亢進

血小板産生障害　　赤血球産生障害

血小板減少　輸血　　赤血球・ヘモグロビン減少　輸血

出血傾向　　　　　　正球性貧血

皮下・粘膜出血　　　　心悸亢進　めまい　全身倦怠感

臓器出血

出血性ショック

腫瘍

造血器

急性白血病　121

事例の解説：急性白血病

小平孝子

[事例]
Jさん・19歳・女性・大学生

　1か月ほど前より微熱が続いていたが、風邪だろうと思って市販の風邪薬を飲んでいた。1週間くらい前からは、倦怠感が強くなり、ぶつけた覚えもないのに、体のあちこちに内出血がみられた。また、いつまでたっても生理が終わらず、出血が続いていた。ここ3日ほどは学校を休んで家で寝ていたが、本日テストのため登校しようとしたところ、駅で失神発作を起こし救急車で来院、そのまま入院となった。

　入院時、体温39.1℃、血圧96/52mmHg、脈拍112回/分、呼吸28回/分で、意識は戻ったものの倦怠感が著明で、背部、上・下肢に多数の出血斑が認められた。

　骨髄穿刺の結果、白血球数68,700/mm³で、うち白血病細胞が95％であった。また、末梢血の所見では、赤血球198万/mm³、ヘモグロビン6.2g/dl、血小板2.6万/mm³、CRP11.4、LDH1,850IU/lであり、急性骨髄性白血病と診断された。

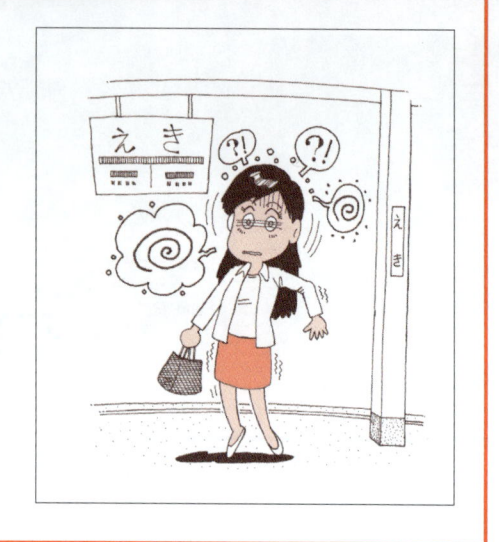

1．原因

　Jさんが、なぜ突然に、急性白血病になってしまったのか、今のところ原因はわかりません。

2．成り行き

　Jさんは、急性骨髄性白血病です。

　原因は明らかではありませんが、症状出現のしばらく前に、Jさんの骨髄の中では白血球生成組織の腫瘍化が起こりました。そしてその白血病細胞は、ひたひたと増殖を始めたのです。

　急性白血病は、その名の通り急速に経過し、白血病細胞は爆発的に増えます。Jさんが症状を自覚した頃には、骨髄内での白血病細胞の増殖は相当に進んでいたと思われます。また、白血病細胞は簡単に末梢血に混じり込むので、Jさんの体内でも白血病細胞は血流にのって盛んに全身をめぐっていたことでしょう。

　その後、Jさんを襲ったさまざまな症状はすべて、この骨髄における白血病細胞の自律性増殖に、その起源があります。

1）骨髄内の健康な細胞の減少および腫瘍細胞の崩壊に伴う症状

　Jさんには、まず発熱という症状が現れました。これは、白血病細胞増殖による正常白血球の減少のため、貪食および免疫という2つの生体防御能力が落ち、どこかに感染が起こっていることを想像させます。Jさん自身はこの熱を、風邪だろうぐらいに考えたようですが、急性白血病の初発症状で最も多くみられるのが、まさにこの発熱なのです。

　感染はあらゆる部位に起こりえます。Jさんの生体のどこに感染が起きたのかは、まだはっきりしません。しかし入院後の血液検査の結果にみられるCRPの高値は、確かに感染が起こり炎症が発生していることを裏うちしています。

　Jさんがひたすら風邪薬を飲み続けている間にも、白血病細胞は増殖を続けていました。やがてJさんには、出血症状が現れます。これも、まさに白血病細胞増殖による正常血小板減少の結果です。

　出血は、まず、皮下出血というかたちで現れ、やがて、運悪く生理が始まってしまったために、生殖器出血へとつながっていきました。

　そしてますます白血病細胞は増え続け、さら

なる症状がJさんに襲いかかりました。とうとう駅で失神発作を起こしてしまったのです。これは、正常赤血球の減少のために起こった重度の貧血によって、脳細胞への酸素供給が不足し、脳虚血を起こした結果であると考えられます。

こうしてJさんには、感染、出血、貧血という、急性白血病の三大症状がしっかりと出そろったのです。

繰り返しになりますが、これら三大症状は、骨髄の中で白血病細胞がルールを無視して、自分勝手にとめどもなく増えまくった結果として現れます。その勢いの強さと激しい圧迫に、とうてい太刀打ちできない正常細胞は、分裂、増殖の力をすっかり奪われてしまうのです。

実際に入院後の検査データをみてみますと、白血球は、骨髄液中に6万/mm³もあるものの、ほとんどすべてが白血病細胞であり、正常白血球がわずかしか存在しないことがわかります。また、血小板は末梢血で2.6万/mm³まで減少し、同じく赤血球・ヘモグロビンもそれぞれ198万/mm³、6.2g/dlと著しい減少を示しています。

白血病細胞の激しい増殖は、もう一方で激しい破壊と崩壊をもたらします。そのために起こる症状として、Jさんには倦怠感がみられます。この倦怠感は、発熱による消耗や貧血症状とも重なって、かなりの強さで現れたと思われます。

また、血球に多く含まれる酵素LDHは、正常の5倍近くにまで増えています。これは白血病細胞の崩壊イコール増殖のすさまじさをものがたっています。

2) 悪性腫瘍という病理学的変化による症状

何度も述べましたが、急性白血病の場合、白血病細胞はその増殖と時を同じくして血流にのって全身へ広がります。Jさんの場合も同様です。ですからJさんの生体のどこにでも浸潤は起こりうるのです。しかし、Jさんの場合は、浸潤による症状は定かではありません。

浸潤があるのかないのか、またあるとしたらどこにどんなかたちで起こっているのか、まだわかりません。

したがって、Jさんの場合、現在までのところ現れている症状は、みな障害の場が骨髄であることと、白血病細胞が増えては壊れるということに由来していると言えます。

3．検査

急性白血病は、①**静脈血採血**による末梢血と、②**骨髄穿刺による骨髄液**によって、その診断が確定されます。また、その後の経過の判断もこの２つの検査をよりどころとします。

今後、このJさんにも、これらの検査が頻回に行われていくでしょう。

4．治療

まず、すでに強く現れている①**感染、出血、貧血の症状に対するコントロール**が行われます。そして、その後できるだけ早く②**化学療法**が開始されます。化学療法は、寛解をめざして多剤併用療法による強力な寛解導入療法となるでしょう。

この２本柱の治療は、寛解に導かれ、退院に至るまで、繰り返され、継続されます。

参考文献
1) 福山裕三、高杉裕一：よくわかる内科、金原出版、1990
2) 高橋 徹：標準看護学講座6 病理学、金原出版、1991
3) 正岡 徹、仁科満栄：ナースのための白血病ノート、南江堂、1989
4) 石原 昭、他：系統看護学講座（専門7） 成人看護学［3］循環器疾患患者の看護 血液・造血器疾患患者の看護、医学書院、1998
5) 宮崎和子監修・編集：看護観察のキーポイントシリーズ 内科III、中央法規出版、1996
6) 山口瑞穂子、吉岡征子監修：疾患別看護過程の展開1 成人編I、学習研究社、1989

子宮頸癌の病態関連図

中村まゆみ

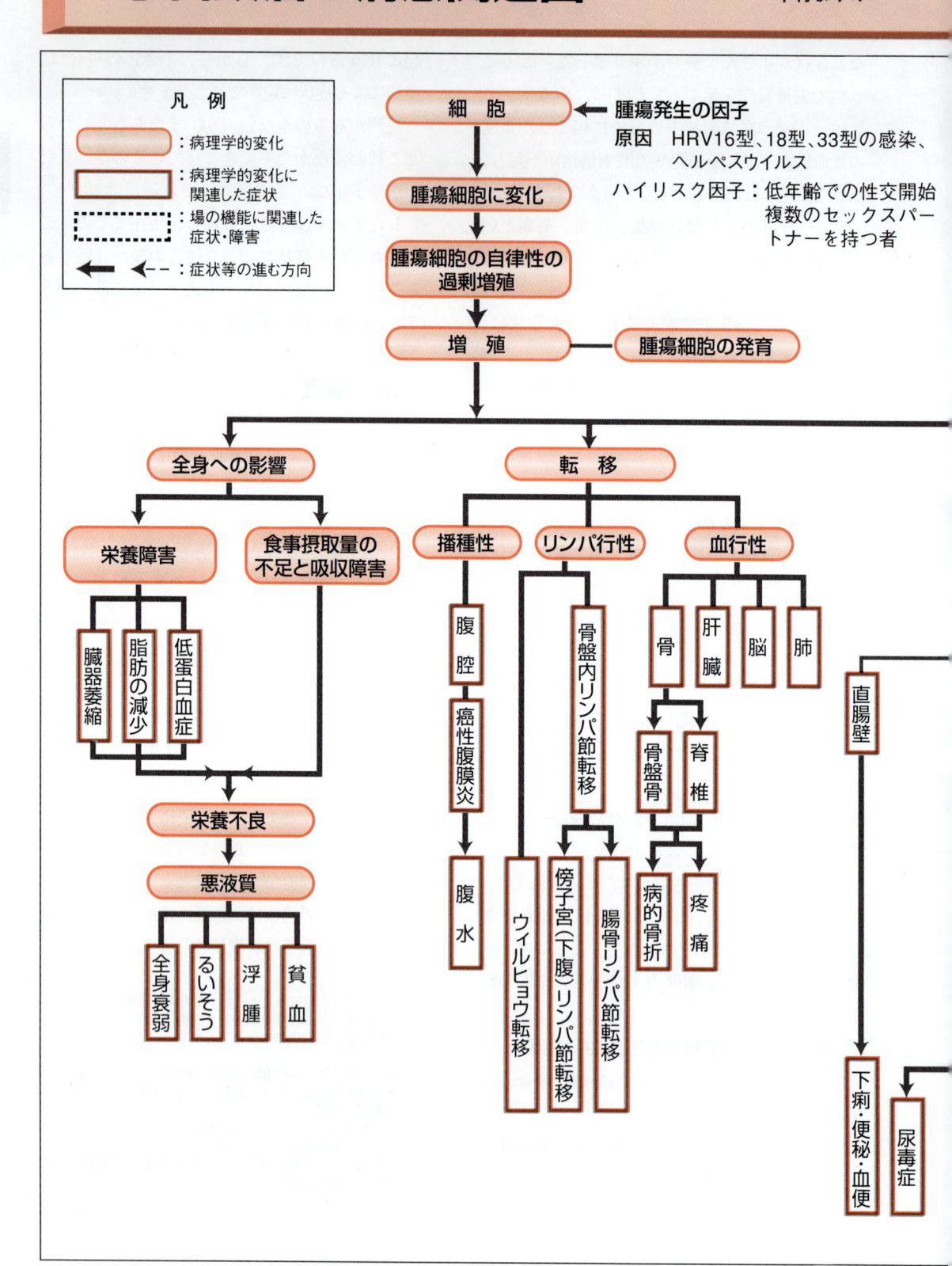

凡例
- ▢ ：病理学的変化
- ▢ ：病理学的変化に関連した症状
- ▢ ：場の機能に関連した症状・障害
- ← ←-- ：症状等の進む方向

細胞 ← 腫瘍発生の因子
原因　HRV16型、18型、33型の感染、ヘルペスウイルス
ハイリスク因子：低年齢での性交開始　複数のセックスパートナーを持つ者

細胞 → 腫瘍細胞に変化 → 腫瘍細胞の自律性の過剰増殖 → 増殖 → 腫瘍細胞の発育

全身への影響
- 栄養障害 → 臓器萎縮／脂肪の減少／低蛋白血症
- 食事摂取量の不足と吸収障害
- → 栄養不良 → 悪液質 → 全身衰弱／るいそう／浮腫／貧血

転移
- 播種性：腹腔 → 癌性腹膜炎 → 腹水
- リンパ行性：骨盤内リンパ節転移 → 傍子宮（下腹）リンパ節転移 → ウィルヒョウ転移／腸骨リンパ節転移
- 血行性：骨（骨盤骨・脊椎 → 病的骨折／疼痛）／肝臓／脳／肺
- 直腸壁 → 下痢・便秘・血便／尿毒症

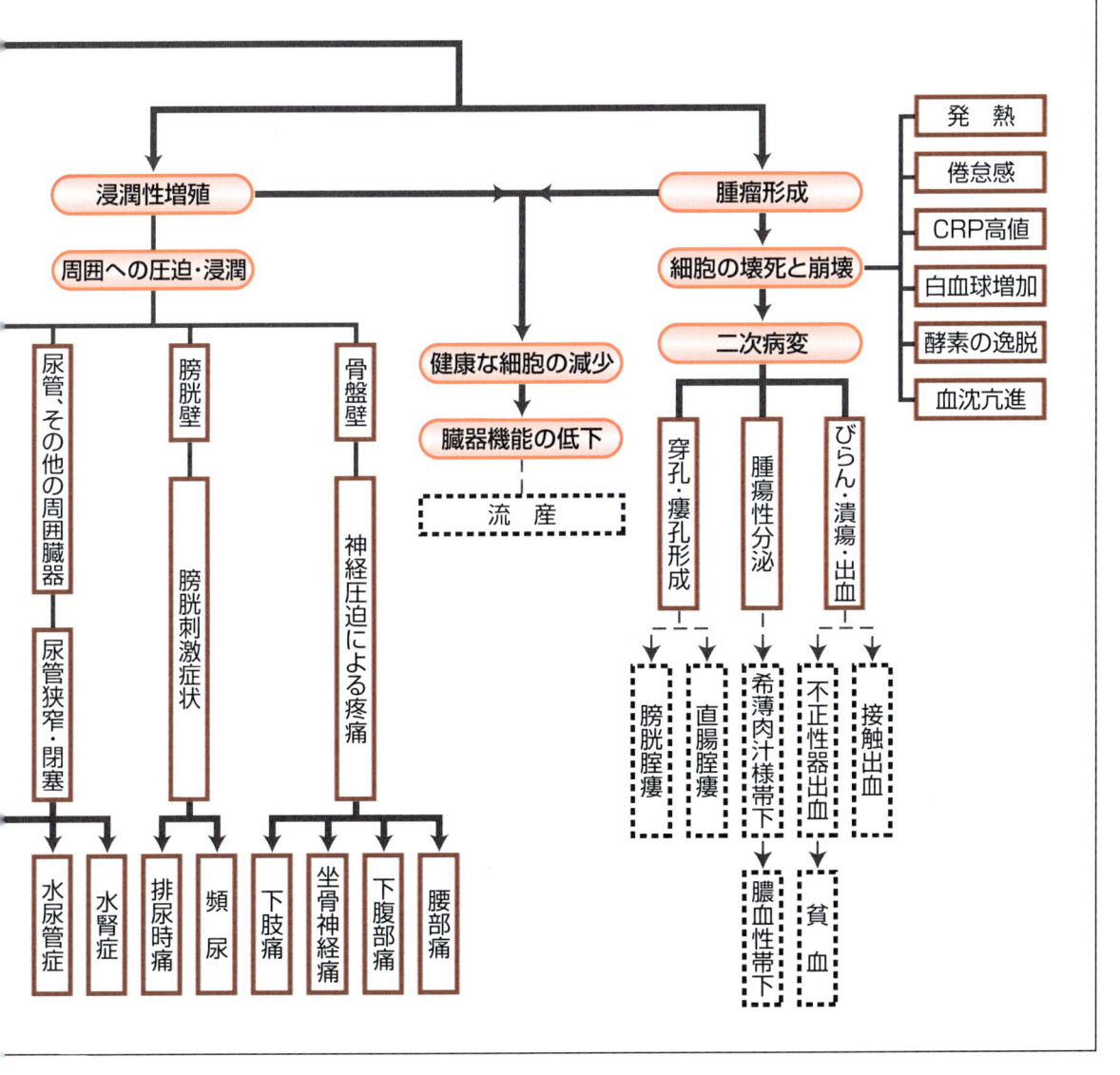

●子宮頸部の扁平・円柱上皮境界（接合）部に発生した悪性腫瘍

検査：頸部細胞診　　　DIP
　　　コルポスコピー　　CT、MRI、USG
　　　組織診　　　　　　胸部X線撮影
　　　膀胱鏡、直腸鏡　　腫瘍マーカー：SCC
治療：手術療法　　　　　化学療法
　　　放射線療法

浸潤性増殖
- 周囲への圧迫・浸潤
  - 尿管、その他の周囲臓器 → 尿管狭窄・閉塞 → 水尿管症／水腎症
  - 膀胱壁 → 膀胱刺激症状 → 排尿時痛／頻尿
  - 骨盤壁 → 神経圧迫による疼痛 → 下肢痛／坐骨神経痛／下腹部痛／腰部痛
- 健康な細胞の減少 → 臓器機能の低下 → 流産

腫瘤形成
- 細胞の壊死と崩壊 → 発熱／倦怠感／CRP高値／白血球増加／酵素の逸脱／血沈亢進
- 二次病変
  - 穿孔・瘻孔形成 → 膀胱腟瘻／直腸腟瘻
  - 腫瘍性分泌 → 希薄肉汁様帯下 → 膿血性帯下
  - びらん・潰瘍・出血 → 不正性器出血／接触出血 → 貧血

子宮頸癌

子宮頸癌

中村まゆみ

1．子宮の機能

女性内生殖器であり、受精卵の着床と発育、出産までの胎児の発育と保護をします。また、分娩時には規則的に収縮して胎児を娩出します。非妊娠時は卵巣から分泌されるホルモンの影響により周期的に子宮内膜が変化し、妊娠が未成立の場合は、月経となります。

2．悪性腫瘍の定義

転移と浸潤を起こし、全身への影響があり、腫瘍細胞が周囲組織を壊しながら、増殖するという性質です。

悪性腫瘍は、上皮性腫瘍（癌腫）と非上皮性腫瘍（肉腫）に大別されます。

3．子宮頸癌とは

子宮癌とは、子宮の上皮から発生する癌で、女性生殖器の悪性腫瘍のうちで最も頻度が高いものです。子宮頸癌が約95％、子宮体癌が約5％程度でしたが、最近では子宮体癌が増加してきている傾向です。同じ子宮癌でも、頸癌と体癌は臨床的にも大きな差があります（129ページ 表1）。そのためここでは、発生頻度の高い子宮頸癌について説明していきます。

原因

昔から、梅毒、淋病の発生と並行し、性交と関係が多いために感染症、またはヘルペスウイルスがその原因とされていました。しかし、最近では、ヒトパピローマウイルス（特にHPV16型、18型、33型）の感染が関係あるものとみられています。

ハイリスク因子として、低年齢での性交開始、複数のセックスパートナーをもつ者があげられます。年齢としては、40歳台が最も多く、次に50歳台、30歳台となっています。

分類

子宮頸部に発生する癌で、頸部の扁平・円柱上皮境界（接合部）に多く発生します。さらに発生形態から頸部癌と頸管型癌に分けられます。

頸部癌は、外子宮口の上皮移行部を含む子宮腟部粘膜上皮から発生したもの、頸管型癌は、頸管粘膜から発生したものです。

組織学的には扁平上皮癌がほとんどです。

図1　子宮頸癌と子宮体癌の発生部位[1]

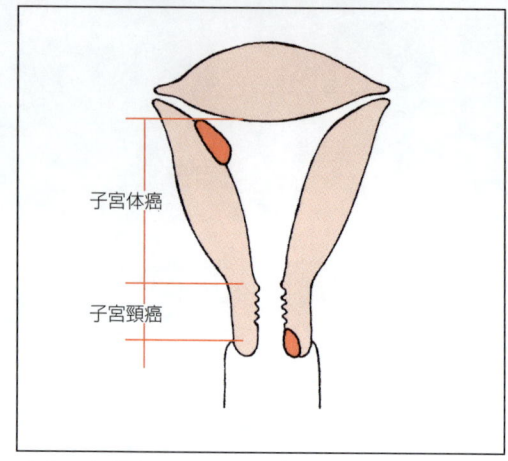

4．成り行き

癌の病理学的変化である浸潤性の増殖、転移により、子宮とその隣接臓器、全身へも影響を及ぼし生命に危険があります。

これらは、①子宮が障害されたことによる症状、②癌という病理学的変化（浸潤・転移）による症状、として現れます。

1）子宮が障害されたことによる症状

初発症状は不正性器出血で、性交などによる接触出血により多くが発見されます。末期になると出血は持続的、多量になり、止血困難な状況となります。これは子宮頸部のびらん・潰瘍によるものです。

また、癌組織からの滲出物の増加により、帯下は希薄肉汁様となります。そして、癌組織が壊死に陥ると、腐敗菌の感染により膿血性帯下となり、悪臭を放つようにもなります。さらに進行すると子宮の隣接臓器である直腸、膀胱に穿孔を起こし、直腸腟瘻・膀胱腟瘻を形成します。これにより消化管内容の漏出や持続的尿漏れが起きます。

2）癌という病理学的変化（浸潤・転移）による症状

　癌が子宮を越えて骨盤腔内に進行すると、周囲への圧迫・浸潤により、排尿障害、排便障害、疼痛が出現します。癌が膀胱壁に浸潤すると膀胱刺激症状の頻尿、排尿時痛が出現し、また、癌が尿管およびその周囲の組織へ浸潤すると、尿管が狭窄・閉塞され、水腎症や水尿管症が出現します。

　癌が直腸壁に浸潤すると下痢、便秘、血便が出現します。癌が骨盤壁に浸潤して神経を圧迫すると、激しい腰痛、下腹部痛、坐骨神経痛、下肢痛が出現します。

　転移はリンパ行性、播種性、血行性転移があります。

　リンパ行性転移が最も多く、そのうち骨盤内リンパ節に転移します。さらに転移が進行していくと、上行して左鎖骨上窩のリンパ節（ウィルヒョウ）の転移が触知されます。播種性の転移が腹腔に起こると、癌性腹膜炎になり腹水が貯留します。

　血行性の遠隔転移としては、肺および脳、肝臓などに転移します。

　骨転移は、骨盤、脊椎に多く疼痛や病的骨折が起こります。さらに全身への影響として栄養障害をきたし、末期になると悪液質になり生命の危機的状態となります。

5．症状・障害

1）障害の場から出現する症状・障害
- 出血：不正性器出血・性交による接触出血　持続的で止血困難な大出血
- 異常帯下：希薄肉汁様帯下・膿血性帯下（悪臭あり）
- 直腸腟瘻、膀胱腟瘻

2）病理学的変化による症状
①浸潤
- 膀胱壁浸潤：膀胱刺激症状（頻尿、排尿時痛）膀胱腟瘻形成
- 尿管、その周囲臓器への浸潤：尿管狭窄・閉塞（水腎症、水尿管症、尿毒症）
- 直腸壁浸潤：下痢・便秘・血便
- 骨盤壁浸潤：神経圧迫による疼痛（腰部痛、下腹部痛、坐骨神経痛、下肢痛）

②転移
- リンパ行性転移：骨盤内リンパ節転移・ウィルヒョウ転移
- 播種性転移：癌性腹膜炎（腹水）
- 血行性転移：肺・脳・肝臓・骨（脊椎・骨盤骨の疼痛、病的骨折）

6．検査

　細胞診でⅢb以上が出た場合は、**コルポスコピー、組織診（頸管内掻爬、頸部円錐切除）**を行います。進行期癌は、肉眼的所見で、ほとんどが診断可能で、**DIP、膀胱鏡、直腸鏡、CT、MRI**にて浸潤を推定します。また血液検査で、扁平上皮癌のマーカーであるSCC等を施行する場合もあります。

7．治療

　手術療法、放射線療法、化学療法があります。早期の場合は、子宮の温存療法も行われます。また、手術可能な症例は進行期に応じた手術が行われます（円錐切除、単純子宮全摘出術、準広汎性子宮全摘出術、骨盤除臓術）。

　癌が進行して手術が不能だったり、合併症や高齢のために手術が行えない症例には放射線療法が行われます（腔内照射、外部照射）。

　化学療法は、上記の治療で完治不可能な場合に行われています。

引用文献
1) 阿波野久仁子、他：系統別看護講座12、成人看護学[8]、女性生殖器疾患患者の看護、p.105、医学書院、1998

参考文献
1) 阿波野久仁子：女性生殖器疾患患者の看護、成人看護学[8]、系統看護学講座専門12、医学書院、1997
2) 山内敦子他：クイックガイド5退院指導、学習研究社、1997
3) 宮崎和子監修、前原澄子編集：看護観察のキーポイントシリーズ6、母性、中央法規出版、1991
4) 高久史麿他監修：臨床看護事典 疾患、症状別ケアのすべて、メヂカルフレンド社、1990
5) 日野原重明監修、天羽敬祐他編集：看護のための臨床医学大系6、母性系、情報開発研究所、1980
6) 日野原重明監修、岡安大仁編集主幹、真木正博編集：図説臨床看護医学、第11巻、母性／婦人科、同朋舎出版、1986
7) 眞島由希子：実習お助けハンディーブック子宮癌、プチナース、8(4)：巻末付録、1999
8) 澤井映美：子宮頸がん検診、ナーシングカレッジ、1(6)：44-47、1997
9) 木村好秀：女性生殖器系の解剖生理、子宮癌の病態、クリニカルスタディ、15(12)、1994
10) 木村好秀：子宮癌の診断、治療、クリニカルスタディ、15(12)、1994

おたすけメモ

子宮頸癌と子宮体癌の比較

中村まゆみ

　子宮頸癌を中心に取り上げてきましたが、最近では子宮体癌も増えてきている傾向にあります。同じ子宮癌でも頸癌と体癌は臨床的に大きく異なります。

　そこで、ここではその比較と、子宮体癌について説明します。

＜子宮体癌＞

　子宮体部の子宮内膜から発生し、食事・体質との関係が注目されています。頸癌に比べ高齢者に多く、閉経後に発見されることが多いものです。体癌の多くは、閉経後出血として気がつきます。

　癌細胞が子宮頸部の方向に進行して、狭窄・閉塞すると、子宮内腔に血液や分泌物が貯留し、子宮腫瘤となります。これは、子宮収縮により排出されますが、このとき陣痛様の下腹部疝痛（シンプソン徴候）を訴えることもあります。

　子宮体癌は子宮筋が厚く、また内膜より発生するため、子宮を全摘すれば転移はきわめてまれで、予後も良好となります。そのため、閉経後の人には、手術療法が第一に行われます。早期癌や閉経前で妊娠を希望する人には、黄体ホルモン療法が行われる場合があります。

表1 子宮頸癌と子宮体癌の比較

項目	子宮頸癌	子宮体癌
好発年齢	40～50歳台	50～60歳台
発生率	95%	5%（最近増加してきている）
原因およびハイリスク因子	HPV16型・18型・33型の感染 低年齢での性交開始 複数のセックスパートナーをもつ者	肥満、糖尿病の既往のある者、閉経後に多い 未婚 卵胞ホルモン服用歴のある者 女性ホルモン起因説
組織型	扁平上皮癌（95%） 腺扁平上皮癌および腺癌（5%）	腺癌が多い
主な症状	不正性器出血 性交による接触出血 直腸腟瘻・膀胱腟瘻 流産、早産、異常分娩 異常帯下	不正性器出血 異常帯下 シンプソン徴候
診断法	細胞診 コルポスコピー 組織診 腫瘍マーカー（SCC）	内膜細胞診 内膜組織診 子宮鏡 腫瘍マーカー（CA-125、CA-19-9）
治療法	手術療法 放射線療法 化学療法	手術療法 化学療法 （ホルモン剤・制癌剤）
転移	リンパ行性（特に骨盤リンパ節が多い。ウィルヒョウ転移） 播種性(腹腔) 血行性（肺、脳、肝臓、骨）	転移はきわめてまれ
予後	再発は1年間に最も多く、その後は減少する。	浸潤、転移は比較的遅い。頸癌よりきわめて良好である

事例：子宮頸癌

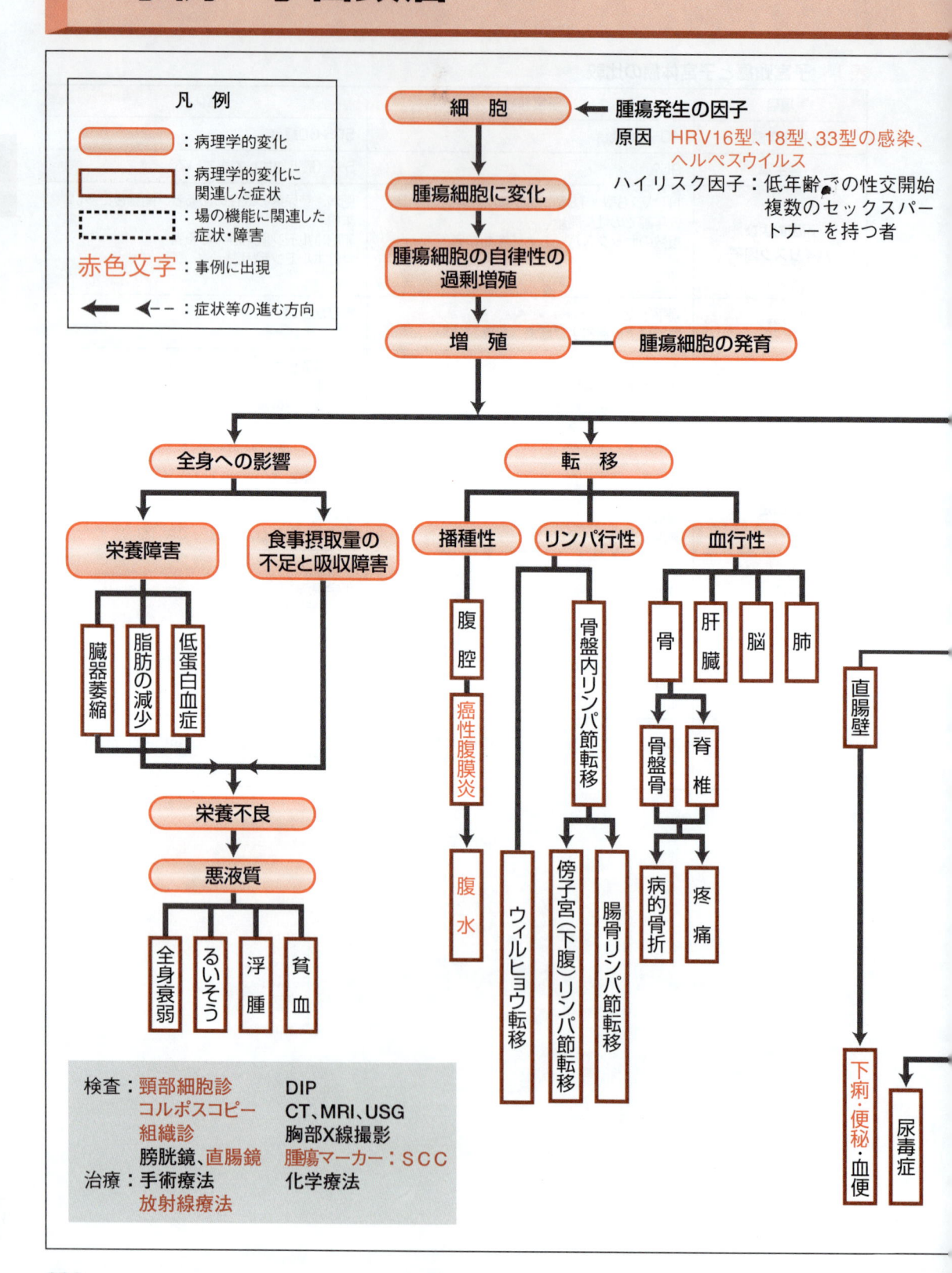

凡例

- ■（橙塗り）：病理学的変化
- □（橙枠）：病理学的変化に関連した症状
- □（破線枠）：場の機能に関連した症状・障害
- 赤色文字：事例に出現
- ←　←- -：症状等の進む方向

腫瘍発生の因子

細胞 ← 腫瘍発生の因子
原因　HRV16型、18型、33型の感染、ヘルペスウイルス
ハイリスク因子：低年齢での性交開始、複数のセックスパートナーを持つ者

細胞 → 腫瘍細胞に変化 → 腫瘍細胞の自律性の過剰増殖 → 増殖 → 腫瘍細胞の発育

全身への影響

- 栄養障害
  - 臓器萎縮
  - 脂肪の減少
  - 低蛋白血症
- 食事摂取量の不足と吸収障害

→ 栄養不良 → 悪液質
  - 全身衰弱
  - るいそう
  - 浮腫
  - 貧血

転移

播種性
- 腹腔 → 癌性腹膜炎 → 腹水

リンパ行性
- 骨盤内リンパ節転移
  - ウィルヒョウ転移
  - 傍子宮（下腹）リンパ節転移
  - 腸骨リンパ節転移

血行性
- 骨
  - 骨盤骨
  - 脊椎 → 病的骨折／疼痛
- 肝臓
- 脳
- 肺

直腸壁 → 下痢・便秘・血便 → 尿毒症

検査：頸部細胞診、コルポスコピー、組織診、膀胱鏡、直腸鏡、DIP、CT、MRI、USG、胸部X線撮影、腫瘍マーカー：SCC
治療：手術療法、放射線療法、化学療法

130　腫瘍

中村まゆみ

Kさん・48歳・女性・主婦

　23歳で結婚し、妊娠5回（うち1回は自然流産）である。

　2年前より、時々不正性器出血があったが、その他の自覚症状はなかったため、閉経が近いためかと思い様子をみていた。その後、家事の後に時々、腰痛、下腹部痛があり、帯下もやや水様で量も普段より多い感じがあったため受診しようとしたが、月経になったため延期した。

　その後、子宮癌検診を受けたところ、1週間後、精密検査の必要があるという通知が届いた。しかし、息子の進学の時期でもあり、区切りがついたら病院へ行く予定で放置していた。このところ、腰痛・下腹部痛は強くなり、不正性器出血は、持続的となり立ちくらみをすることが多くなった。また下肢が浮腫ぎみで、腹部が膨満し便秘がちであるのに下痢であったり、尿が出にくく排尿時には痛みがあり苦痛を感じるようになった。微熱があり、何よりも耐えられなくなったのは、帯下が肉汁様で悪臭を放つようになったため、受診し検査を受けた。

　初診の内診、直腸診で、子宮頸癌の進行期分類にてⅢb期、生検組織診にてGroupⅤと診断された。さらに、コルポスコピーなどの補助診断が行われた。

　血液検査のデータはヘモグロビン値8.0g/dlで高度な貧血を指摘された。その他、CRP高値、白血球数増加、血沈の亢進がみられた。腫瘍マーカーの値も高値であった。

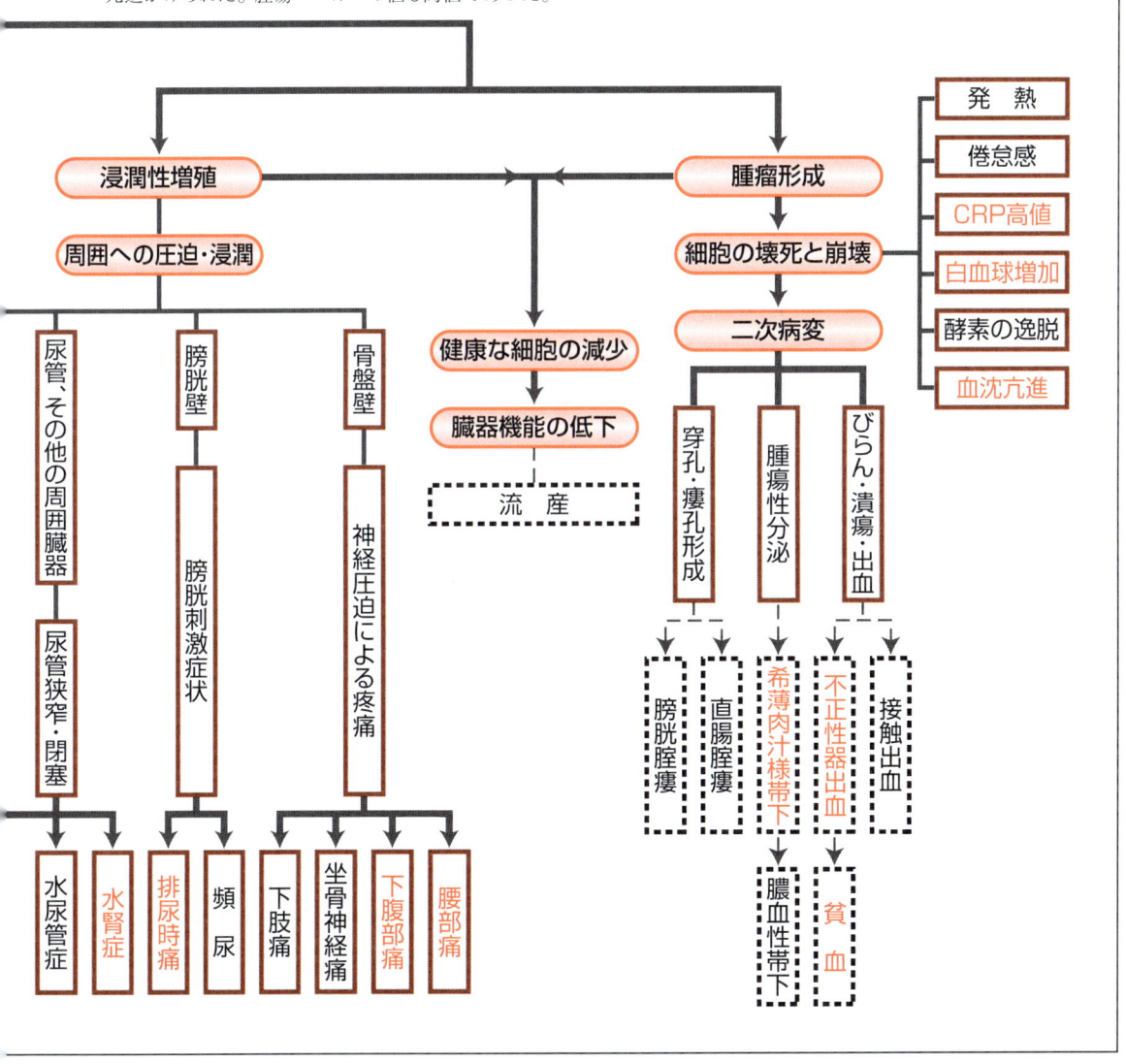

事例の解説：子宮頸癌

中村まゆみ

1．原因

Kさんが子宮頸癌になった原因は、ヒトパピローマウイルス（特にＨＰＶ16型・18型・33型）の感染が関係あったと考えられます。

2．検査

Kさんは子宮癌検診を受けました。検査では、まず問診をし、細胞診を行いました。これは、子宮頸癌は、発生部位が限局しているため、子宮口の細胞を採取して、クラスⅢ以上（表1）を異常と判定します。次に内診を行います。

Kさんはこの検診の結果、さらに精密検査の必要があるとのことでした。精密検査では、病変の診断のため、前述の細胞診の他にコルポスコピー（腟拡大鏡診）、組織診を行い、グループⅤ（表2）と診断されました。また、進行期の診断のため内診、直腸診を行いました。その後の検査として膀胱鏡、尿路造影、Ｘ線検査、ＣＴ、ＭＲＩを行い、浸潤の有無、遠隔臓器・リンパ節への転移の有無を調べ、治療法の選択や予後を判定していきます。

3．成り行き

癌は初期には無症状の場合が多いですが、子宮頸癌は初期から出血がみられます。Kさんも不正性器出血がありましたが、この年齢であると閉経も近いため、月経が不順になったり、量の変動もみられるため、経過をみて過ごしてしまうこともあります。また、検診時の細胞診は月経時を避け、できれば月経前後1週間はあけたほうがよいため、Kさんは初め、受診を延期したのですが、それだけ早期発見が遅れてしまうことにもなりました。

その後、腰痛・下腹痛・帯下の変化に気づきながらも、症状が強くないと、主婦であり母であるKさんは家庭・家族の方を優先したため、さらに病気を進行させてしまう結果となってしまいました。

これら、Kさんの体に現れている症状を、①子宮が障害されたことによる症状、②病理学的特徴（浸潤・転移）による症状とに分けて説明します。

1）子宮が障害されたことによる症状

Kさんにみられる不正性器出血、帯下の変化は、腫瘍の細胞の壊死と崩壊によって起こってきました。不正性器出血は、初期は断続的で少量でしたが、放置している間に持続的になり、血液データでヘモグロビン値8.0g/dlという、立ちくらみをするほどの貧血状態に陥りました。帯下の変化は初期は水様でしたが、癌細胞の壊死と腐敗菌の感染により、しだいに肉汁様帯下になり悪臭を放つようになってきました。微熱があるのは、感染を起こしているためであり、血液検査では、ＣＲＰ高値、白血球増加、血沈の亢進がみられました。

2）病理学的変化（浸潤・転移）による症状

Kさんの癌は、浸潤・転移があり、それによる症状が出現しています。

進行期別にみるとⅢb期（図1）であり、これは子宮癌が骨盤壁まで浸潤し、尿管浸潤により水腎症や無機能腎を認めるという段階です。Kさんの状態として癌の浸潤性増殖により、子宮に隣接する臓器や周囲への圧迫・浸潤によってさまざまな症状が出現しています。腰部痛・下腹痛は、神経圧迫による疼痛であり骨盤壁への浸潤・圧迫によるためと考えられます。

排尿時痛などの症状は、膀胱壁への浸潤・圧迫によるためと考えられます。尿が出にくいのは、尿管への浸潤で尿管が狭窄していると考えられ、Kさんもいずれ水腎症の症状が強く出てくると予測されます。便秘、下痢などの症状は直腸壁への浸潤によるためと考えられます。腹部の膨満は、腹腔への播種性転移により癌性腹膜炎が起こり腹

表1　細胞診による悪性度の判定分類[1]

分類	所見
Class Ⅰ	異型細胞のないもの
Class Ⅱ	異型細胞は存在するが、悪性ではない
Class Ⅲ	悪性細胞の疑わしい細胞が存在するしかし悪性とは断定できない
Class Ⅳ	悪性細胞の可能性が強い
Class Ⅴ	確実に悪性細胞である

表2　生検組織による診断基準分類[2]

分類	所見
Group Ⅰ	異型のないもの
Group Ⅱ	軽度の異型を伴うもの
Group Ⅲ	異型がかなり強いもの
Group Ⅳ	異型が高度で強く癌を疑うもの
Group Ⅴ	明らかに癌であるもの

水の貯留が疑われます。

4．治療

Ⅲ期以上の頸癌には、手術療法は適応とならず、放射線療法が行われます。頸癌は、扁平上皮癌であるため組織学的に放射線の感受性は良好であるので効果が期待できます。

KさんはⅢb期のため放射線療法が選択され、原発巣に対しては腔内照射、原発巣から離れた骨盤壁病巣に対しては外部照射が行われます。放射線療法は副作用も強く出るので注意が必要です。その他、感染、貧血に対してはその改善、浸潤・圧迫による症状に対しては緩和するための対症療法を行います。

引用文献
1) 武藤輝一、他監：標準外科学第7版、p198、医学書院、1996
2) 前掲書、p.198
3) 日野原重明監修、岡安大仁編集主幹：図説臨床看護医学 XI巻 母性／婦人科、p.366　同朋舎1986年

図1　子宮頸癌の国際臨床進行期分類[3]

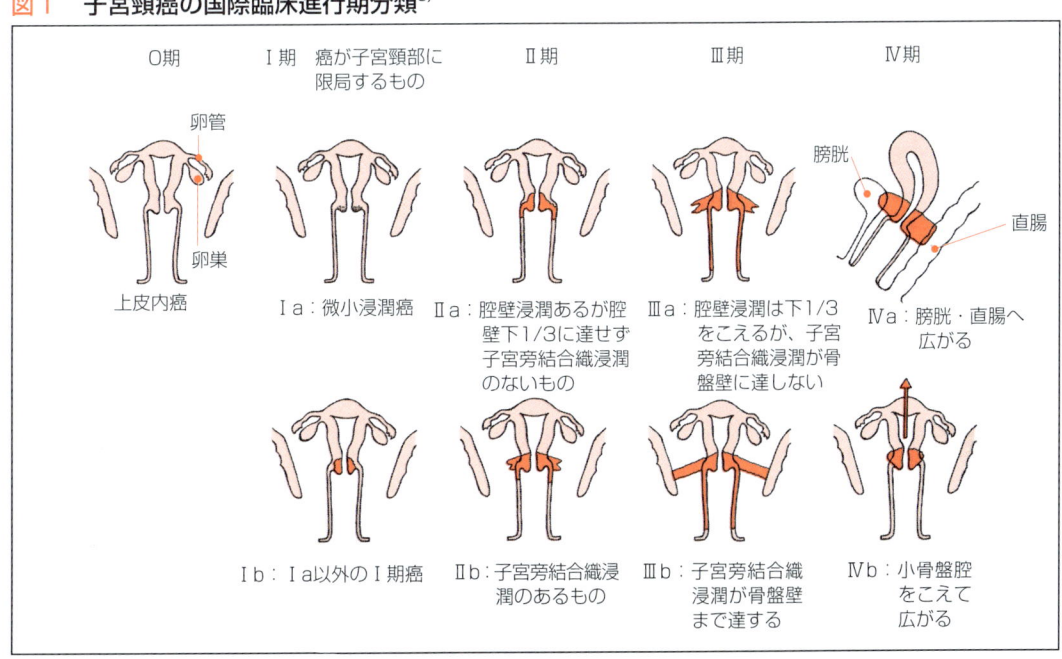

0期：上皮内癌
Ⅰ期：癌が子宮頸部に限局するもの
　Ⅰa：微小浸潤癌
　Ⅰb：Ⅰa以外のⅠ期癌
Ⅱ期
　Ⅱa：腔壁浸潤あるが腔壁下1/3に達せず子宮旁結合織浸潤のないもの
　Ⅱb：子宮旁結合織浸潤のあるもの
Ⅲ期
　Ⅲa：腔壁浸潤は下1/3をこえるが、子宮旁結合織浸潤が骨盤壁に達しない
　Ⅲb：子宮旁結合織浸潤が骨盤壁まで達する
Ⅳ期
　Ⅳa：膀胱・直腸へ広がる
　Ⅳb：小骨盤腔をこえて広がる

子宮筋腫の病態関連図
●子宮にできた良性腫瘍

中村まゆみ

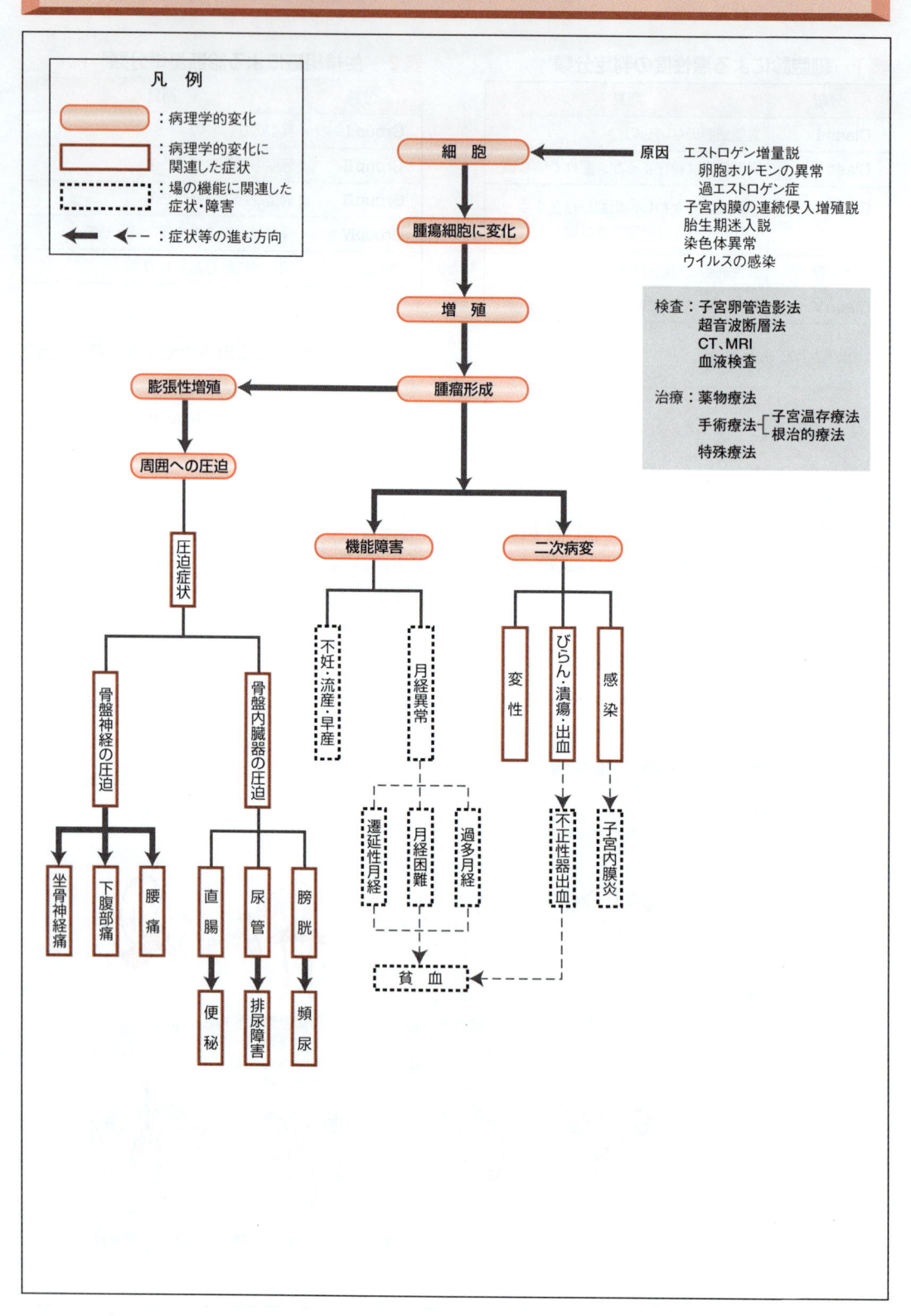

凡例
- ■ ：病理学的変化
- □ ：病理学的変化に関連した症状
- ┆ ：場の機能に関連した症状・障害
- ← ⇠ ：症状等の進む方向

原因
- エストロゲン増量説
  - 卵胞ホルモンの異常
  - 過エストロゲン症
- 子宮内膜の連続侵入増殖説
- 胎生期迷入説
- 染色体異常
- ウイルスの感染

検査：子宮卵管造影法
  超音波断層法
  CT、MRI
  血液検査

治療：薬物療法
  手術療法 ─┬ 子宮温存療法
           └ 根治的療法
  特殊療法

細胞 → 腫瘍細胞に変化 → 増殖 → 腫瘤形成

腫瘤形成 → 膨張性増殖 → 周囲への圧迫 → 圧迫症状 → 骨盤神経の圧迫 / 骨盤内臓器の圧迫

骨盤神経の圧迫：坐骨神経痛、下腹部痛、腰痛
骨盤内臓器の圧迫：直腸→便秘、尿管→排尿障害、膀胱→頻尿

腫瘤形成 → 機能障害 / 二次病変

機能障害：不妊・流産・早産、月経異常（遷延性月経、月経困難、過多月経）

二次病変：変性、びらん・潰瘍・出血→不正性器出血、感染→子宮内膜炎

→ 貧血

子宮筋腫

中村まゆみ

1．子宮の機能

女性内生殖器であり、受精卵の着床と発育、出産までの胎児の発育と保護をします。また、分娩時には規則的に収縮して胎児を娩出します。

非妊娠時は、卵巣から分泌されるホルモンの影響により周期的に子宮内膜が変化し、妊娠が未成立の場合は、月経となります。

2．良性腫瘍の定義

一般に発育が遅く、病理学的には細胞や組織の異型性を認めず、生命を脅かす可能性が低い、本来的に予後のよいものをいいます。良性腫瘍の分類としては、発生母組織の違いから、上皮性腫瘍・非上皮性腫瘍・混合性腫瘍に大別されます。

3．子宮筋腫とは

子宮筋腫とは、子宮に発生する良性腫瘍で、良性の非上皮性腫瘍です。子宮に発生する腫瘍のうちでは最も多く、婦人科外来患者の約5％を占めます。30～50歳の婦人で未産婦に多く、治療を必要としない小さい筋腫までを含めると、35歳以上の女性の約20％にみられます。

組織学的には、平滑筋と結合組織からなる平滑筋筋腫です。筋腫は球状を呈し、筋腫結節を形成し、大きさはさまざまです。

原因

原因は現在でも不明ですが、染色体異常やウイルスの感染も推測されています。初潮後増大し、閉経後退縮することなどから、エストロゲンが腫瘍の増大に関係しているものと考えられています。

分類

種類としては、筋腫の発生部位と発育の方向によって以下のように分類されます。

1)子宮体の位置による分類

①子宮体筋腫
　子宮体部に発生（95％）
②子宮頸部筋腫
　子宮頸部に発生（4～5％）
③子宮腟部筋腫
　子宮腟部に発生（まれである）

2)筋層の部位による分類

①漿膜下筋腫
　子宮の表面近くに発生。子宮漿膜面に向かって発育し、子宮表面に突出してくるもの。
②筋層内（または壁内）筋腫
　子宮筋層内に発生し増殖するもの。
③粘膜下筋腫
　子宮腔内の粘膜に発生。子宮腔に向かって発育するもの。場合によっては、有茎ポリープとなり、子宮腔に懸垂します（筋腫結節が子宮頸管を通り、外子宮口より娩出した状態を筋腫分娩といいます）。

図1　子宮筋腫の種類

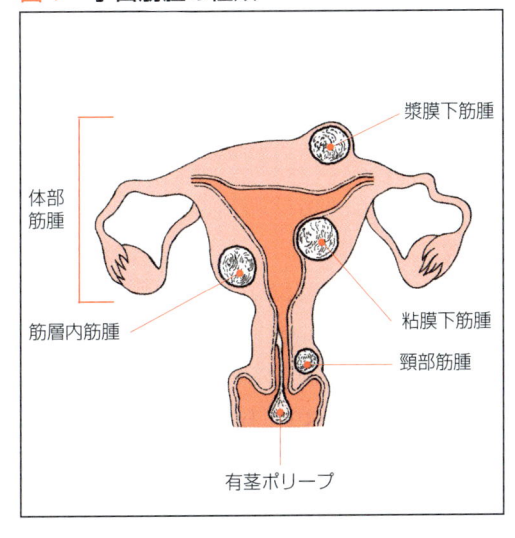

4．成り行き

子宮筋腫は、大きくなるものと、また小さなものでも長年の間に、さまざまな続発性変化をきたすことがあります。

筋腫の大きさ、発生部位、存在する場所などにより、症状の有無、その程度は異なります。

漿膜下筋腫、小さい筋腫などは無症状ですが、粘膜下筋腫は、症状が強く現れます。

これらは、①子宮という場が障害されたことによる症状、②良性腫瘍という病理学的変化（筋腫の膨張性増殖）による症状、として現れます。

1）子宮が障害されたことによる症状

主な症状は、月経異常（過多月経・月経困難・遅延性月経）です。過多月経は、以下のような要因によって起こってきます。①筋腫の増大により、子宮の血管が圧迫され、血液還流障害によるうっ血が起きます。②反応性の子宮内膜の肥厚と充血が起きます。③筋腫により、子宮内腔の歪み、拡大が生じ月経時の剥離期内膜の面積が広くなり出血が増量します。④壁内筋腫と粘膜下筋腫の場合は、特に子宮筋の収縮が悪くなり筋収縮による血管の圧迫が低下し、子宮出血止血機構が不十分になります。

それらにより、しだいに慢性の貧血（鉄欠乏性貧血）となります。貧血が強い場合や、造血剤で対応ができない場合、また粘膜下筋腫の場合には不妊症の原因ともなるので、小さくても手術の対象となります。また、妊娠しても流産・早産・異常分娩になりやすくなります。

子宮筋腫の二次病変としての不正性器出血は、びらん・潰瘍によるもので、漿膜下筋腫では軽く、粘膜下筋腫では強い傾向があります。また、変性（石灰化・粘液変性・硝子様変性・赤色変性など）、軟化、壊死により細菌感染を起こすこ

図2 筋腫による周辺臓器の圧迫[1]

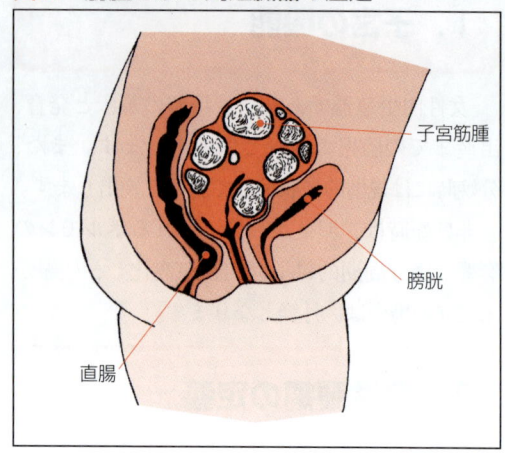

ともあります。

有茎筋腫では、筋腫分娩を起こすことがあり、茎捻転を起こした場合は下腹部激痛や、持続性の出血をきたします。

2）良性腫瘍という病理学的変化（筋腫の膨張性増殖）による症状（図2）

多くの場合、手拳大以上で発見されますが、放置すれば腹腔全体を占めるほど大きくなることもあります。頻尿・排尿障害、便秘は筋腫が膨張性増殖をすることで、骨盤内臓器の中で子宮に隣接する膀胱、直腸を圧迫するために起こります。また、腰痛、下腹部痛、坐骨神経痛は、同様に骨盤内神経の圧迫により起こります。

5．症状・障害

1）障害の場から出現する症状・障害

- 月経異常：月経過多・月経困難・遷延性月経
- 不正性器出血
- 貧血
- 細菌感染：子宮内膜炎
- 流産
- 早産、異常分娩
- 不妊（粘膜下筋腫のみ）

2）病理学的変化による症状
- 骨盤内臓器の圧迫：頻尿・排尿障害・便秘
- 骨盤神経の圧迫：腰痛・坐骨神経痛・下腹部痛

6. 検査

まず、問診、視診、触診、双合診を行い、補助診断として**超音波検査（USG）、MRI、CT、子宮卵管造影（HSG**・粘膜下筋腫および不妊の場合）を行います。

7. 治療

症状が軽度であったり、間もなく閉経という場合には、薬物による保存的治療を行います。

筋腫の炎症、流早産の場合、また粘膜下筋腫などで、小さくても出血が多く貧血が高度の場合は、貧血の改善をした後、手術療法を行います。

1）保存的療法 - 薬物療法

子宮筋腫は、エストロゲンが作用していると考えられるので、低エストロゲン状態をつくる偽閉経療法が用いられます。また対症療法として出血には止血剤、子宮収縮剤、ホルモン剤を、疼痛には鎮痛剤を、貧血には鉄剤を使います。

2）手術療法

①子宮温存療法
- 筋腫核出術：子宮温存を希望する人に対して多く行われます。

②根治的療法
- 単純子宮全摘出術
- 子宮腔上部切断術：少数です。

3）特殊療法

- 去勢療法：薬物、手術療法のできない人に対して行います。放射線療法で卵巣機能を止めて卵巣を去勢します。

引用文献
1) 松本鈴子、石松直子：子宮筋腫患者のケア、EN看護学生版、6(2)、p.27、1997

参考文献
1) 阿波野久仁子：系統看護学講座専門12、成人看護学[8]、女性生殖器疾患患者の看護、医学書院、1997
2) 山内敦子他：クイックガイド5退院指導、学習研究社、1997
3) 宮崎和子監修、前原澄子編集：看護観察のキーポイントシリーズ6、母性、中央法規出版、1991
4) 高久史麿他監修：臨床看護事典 疾患、症状別ケアのすべて、メヂカルフレンド社、1990
5) 日野原重明監修、天羽敬祐他編集：看護のための臨床医学大系6、母性系、情報開発研究所、1980
6) 日野原重明監修、岡安大仁編集主幹、真木正博編集：図説臨床看護医学、第11巻、母性／婦人科、同朋舎出版、1986
7) 坂尾啓他：子宮筋腫の病態、診断、治療、クリニカルスタディ、13(1)、1992
8) 松本鈴子、石松直子：子宮筋腫の病態・症状・診断と検査・治療、ＥＮ看護学生版、6(2)、1997

事例：子宮筋腫

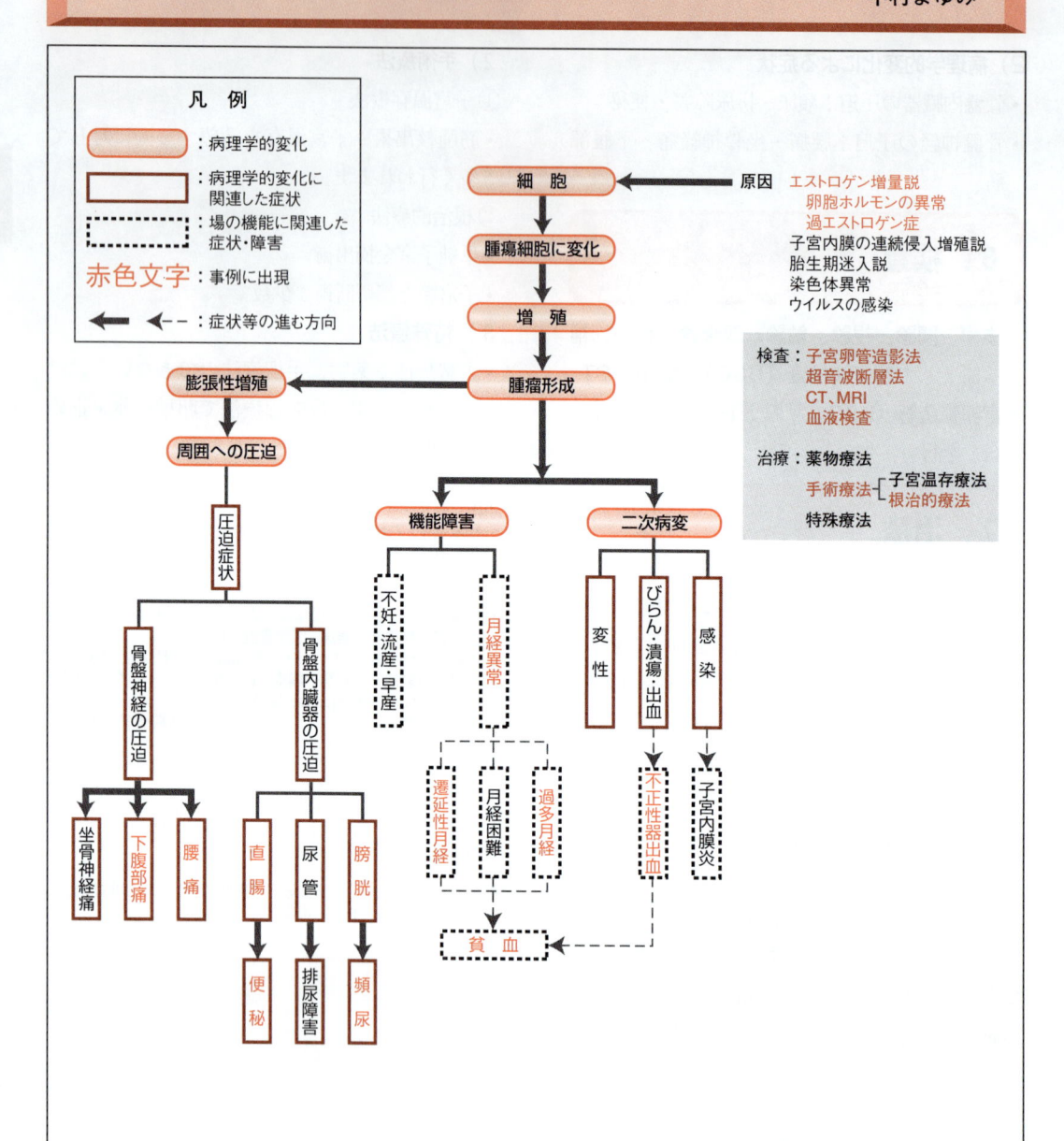

中村まゆみ

凡 例

- ▭（塗りつぶし）：病理学的変化
- ▭（実線枠）：病理学的変化に関連した症状
- ▭（点線枠）：場の機能に関連した症状・障害
- **赤色文字**：事例に出現
- ←　←‐‐：症状等の進む方向

病態関連図

細胞 ← 原因
- **エストロゲン増量説**
  - **卵胞ホルモンの異常**
  - **過エストロゲン症**
- 子宮内膜の連続侵入増殖説
- 胎生期迷入説
- 染色体異常
- ウイルスの感染

細胞 → 腫瘍細胞に変化 → 増殖 → 腫瘍形成

検査：**子宮卵管造影法**
　　　超音波断層法
　　　CT、MRI
　　　血液検査

治療：薬物療法
　　　手術療法 ─ 子宮温存療法
　　　　　　　　　 根治的療法
　　　特殊療法

腫瘍形成 →
- 膨張性増殖 → 周囲への圧迫 → 圧迫症状
  - 骨盤神経の圧迫
    - 坐骨神経痛
    - **下腹部痛**
    - 腰痛
  - 骨盤内臓器の圧迫
    - 直腸 → 便秘
    - 尿管 → 排尿障害
    - 膀胱 → 頻尿
- 機能障害
  - 不妊・流産・早産
  - 月経異常
    - 遷延性月経
    - 月経困難
    - 過多月経
    - → 貧血
- 二次病変
  - 変性
  - びらん・潰瘍・出血 → **不正性器出血** → 貧血
  - 感染 → 子宮内膜炎

Lさん・45歳・女性・主婦

　月経周期は、26日型であったが、1年ほど前より、23日型となった。月経時の出血量も多くなり、この頃は、2時間でナプキンを交換しなければならないほどになった。持続は、8日間である。また、月経時以外にも時々出血がみられることがある。

　Lさんは、はじめは、月経周期の不規則や身体症状は、更年期障害によるもので閉経が近いからであろうと、そのまま様子をみていた。しかし、近ごろますます症状が増強し、倦怠感が強く、立ちくらみをするようになった。また下腹部痛や腰痛が強く、下腹部に腫瘤感があり便秘がちで、尿は頻回になったため、婦人科を受診した。

　検査の結果、子宮粘膜下筋腫と診断され、ヘモグロビン値8.6g/dlで貧血を指摘された。これらの症状から手術が必要と言われ、手術に備えて、鉄剤により貧血の改善をした後、手術療法による治療を行うことを説明された。

事例の解説：子宮筋腫

中村まゆみ

1．原因

Lさんは、閉経前であり、卵胞ホルモンのエストロゲンが関与しているものと考えられます。

2．検査

筋腫結節の触知と筋腫特有な弾性硬の硬度を触知されるかどうかを双合診によって調べます。その他、症状の問診、視診、触診によって、鑑別します。Lさんの場合は、粘膜下筋腫であるため、その他に、超音波検査（USG）、MRI、CT、子宮卵管造影（HSG）などの補助診断をしたことで、さらに確実となりました。

また、血液検査で、赤血球数・ヘモグロビン値・ヘマトクリット値を調べ、貧血状態の程度を明らかにします。

3．成り行き

Lさんの1年前よりみられているさまざまな身体的症状は、子宮筋腫によるものです。Lさんは粘膜下筋腫のため月経異常、不正性器出血など症状が強く現れています。ことに月経過多により、高度な貧血状態にあります。Lさんはまず、手術に向けて貧血の改善をはかるため鉄剤による治療をしていきます。これらLさんの体に起こった症状はすべて、①子宮が障害されたことによる症状、②病理学的変化（筋腫の膨張性増殖）による症状からなります。

1）子宮が障害されたことによる症状

Lさんに現れた症状のうち、倦怠感や立ちくらみは、貧血による症状です。これは、過多月経や月経の持続期間が8日以上である過長月経のため、低血色素性の鉄欠乏性貧血であり、血液検査でもヘモグロビン値 8.6g/dl の高度の貧血状態となっています。

Lさんは、1年くらい前から過多月経などがみられていましたが、貧血は徐々に進行するので、高度の貧血になるまで、自覚症状を訴えないことがあり、最近になって倦怠感や立ちくらみという自覚症状が現れてきました。Lさんのような粘膜下筋腫の場合は、症状が強く出血も多いのは、子宮内膜の面積が筋腫により大きくなり、月経時の内膜剥離も多くなるからです。月経血は、子宮内膜にある酵素の作用で、線維素溶解現象が亢進しているために凝固はしないのですが、経血量が多量になると酵素が不足し、凝血を生じて排出されるようになります。

また、不正出血は、筋腫がびらんなどの二次病変を起こしたために現れています。

2）病理学的変化による症状

下腹部痛や腰痛は骨盤神経を筋腫が圧迫したため、便秘、頻尿などは子宮に隣接する骨盤内臓器の直腸、膀胱を筋腫が圧迫したために起こっています。これらは筋腫が膨張性増殖をしたためです。また、腫瘤感を認められるのは、筋腫が手拳大以上に発育していると考えられます。

4．治療

閉経後は、エストロゲンの減少により、子宮筋腫は、退縮していくこともあるため、可能ならば手術を避け、薬物などによる保存的治療を行います。しかしLさんの場合は、閉経までは、まだ期間があり、現在の月経時の出血が多量で、これが続くと、さらに貧血が高度となります。また筋腫が手拳大を越えており、圧迫によるさまざまな症状が出現しているので、手術療法の適応となります。そのために貧血の改善をした後、Lさんは45歳で今後分娩の希望はないため、根治的治療が選択され、単純子宮全摘出術が行われる方向です。

病理学的変化は同じで、障害の場が違う疾患の比較

登内秀子

肺癌の病態関連図

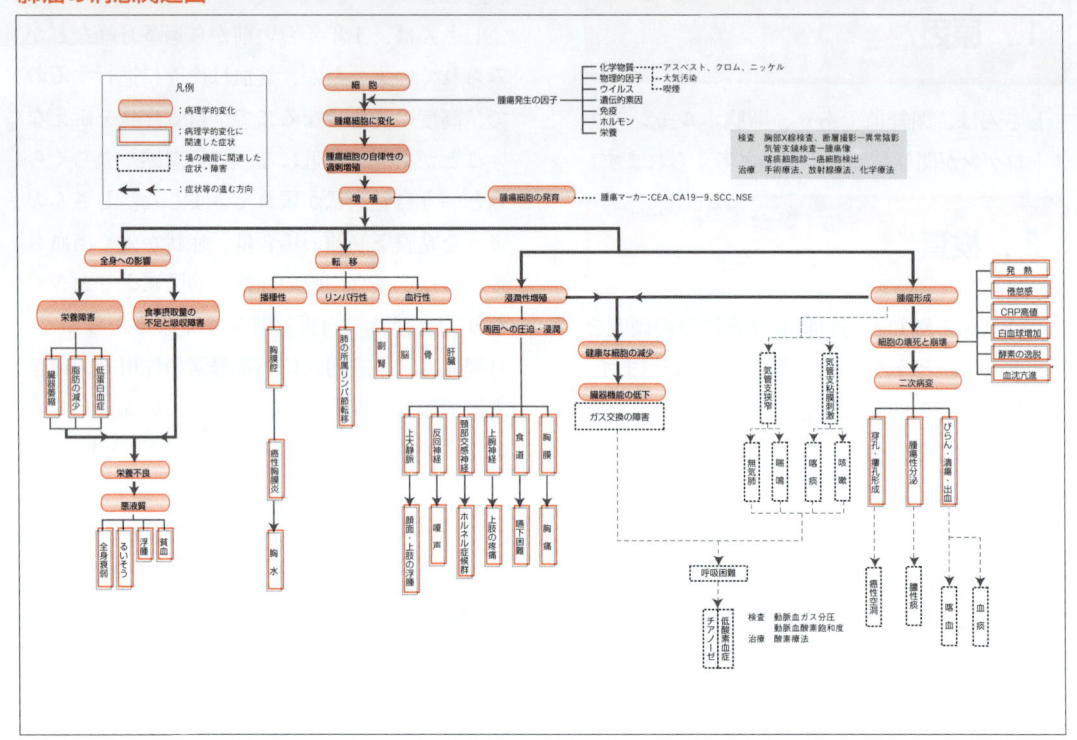

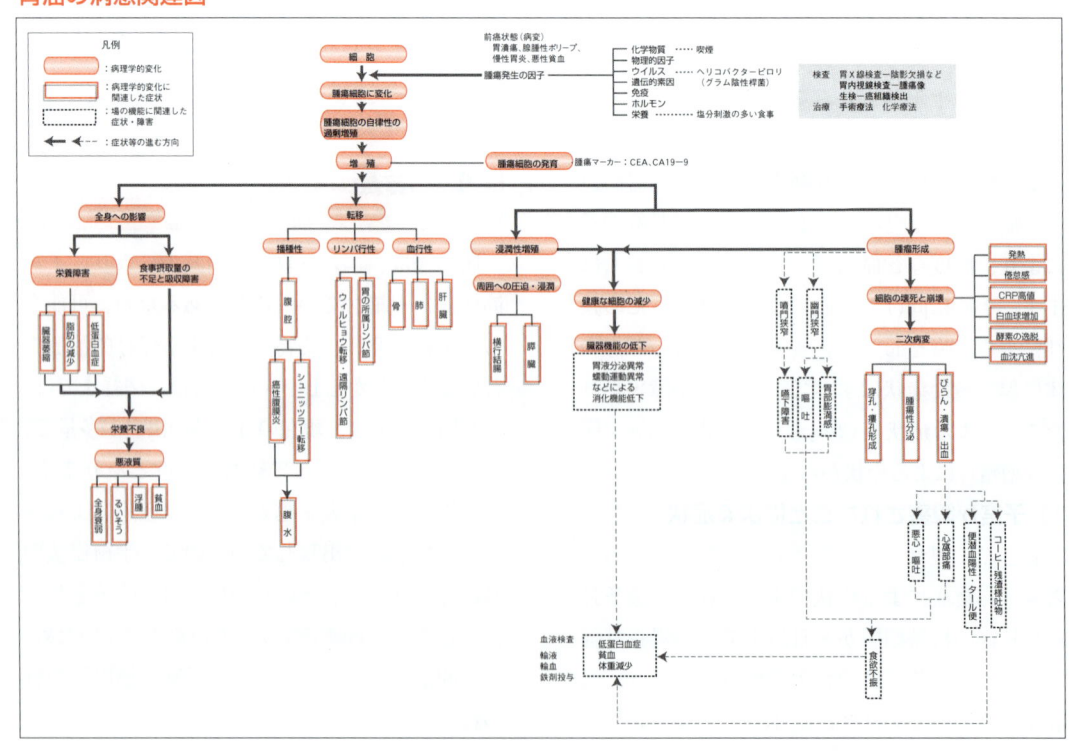

胃癌の病態関連図

肺癌と胃癌

病理学的変化に伴う症状の共通性

癌は、自律性に過剰増殖することで腫瘍を形成します。また、癌細胞の壊死・崩壊により二次病変として潰瘍を形成したり出血を起こしたりします。これらのことが原因で、癌ができた臓器では、腫瘍の形成によって狭窄または圧迫が起こったり（管腔臓器は狭窄、実質臓器は圧迫）、何らかの形で出血をみたり、という症状が現れます。

肺と胃は臓器が違うため、具体的に出現する症状は違いますが、気管支の狭窄と消化管である胃の狭窄という現象は同じです。また、同じように、気管支粘膜からの出血、胃粘膜からの出血ということも起きています。

癌の病理学的変化の特徴である浸潤・転移、さらに全身への影響である栄養不良は、胃癌・肺癌どちらも共通に起こります。起こっていく機序は全く同じで、広がっていく場所は臓器により決まります。

胸腔内にある肺は胸膜腔内に、腹腔内臓器である胃は腹腔に播種します。腹腔内にある大腸などは、胃と同じように腹腔に播種します。血行性・リンパ行性は、臓器周辺の血管・リンパ管の走行により転移する場所が決まってきます。どちらも、臓器周囲のリンパ節（所属リンパ節）に転移し、遠隔リンパ節に及んでいきます。

しかし、リンパ管は末梢から始まり、だんだん合流しながら胸管などに入り、最後は静脈角から静脈に入っていきます。そのため、肺のリンパ管は縦隔を通り静脈角に至るので、遠隔リンパ節転移は起こりません。

障害の場の違いによる症状の違い

肺癌は、ガス交換を行う肺の障害で、胃癌は、消化を行う胃の障害です。そのため、同じ癌という病理学的変化が起こっても、具体的に出現する症状は全く違います。

肺癌では、咳嗽・喀痰・呼吸困難という呼吸器系特有の症状が現われ、胃癌では、悪心・嘔吐・食欲不振という消化器系特有の症状が現れます。最終的に障害されるのは、それぞれの臓器の機能です。

以上のように、肺癌および胃癌をとらえていくときに、肺と胃それぞれの解剖生理を理解し、癌（悪性腫瘍）という病理学的変化を理解すれば、引き起こされる症状は導き出せます。これは、肺と胃以外の臓器でも同様です。

心筋梗塞の病態関連図

高山美佳

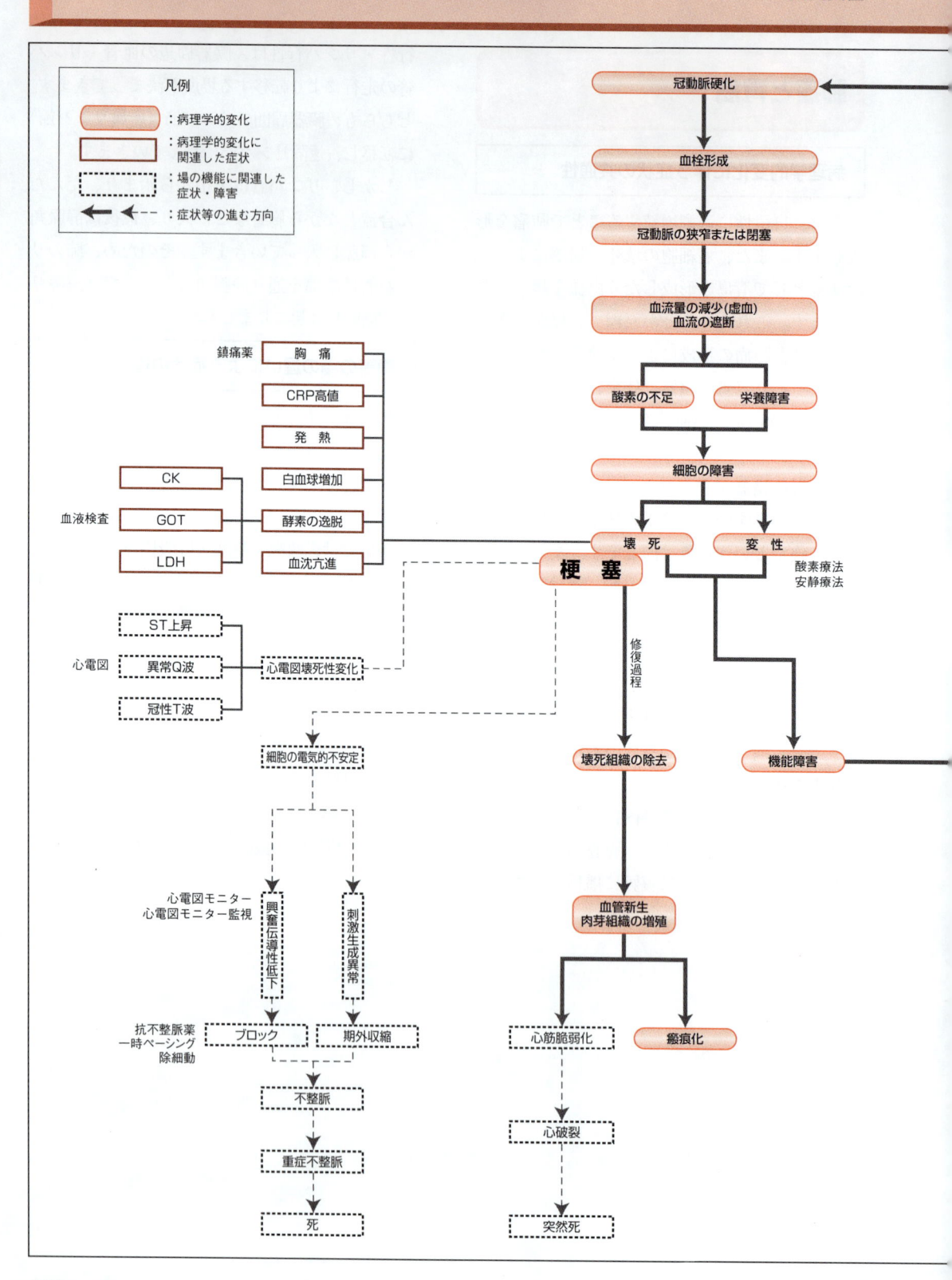

凡例
- ▭（桃色塗り）：病理学的変化
- ▭（実線枠）：病理学的変化に関連した症状
- ▭（点線枠）：場の機能に関連した症状・障害
- ← ←--：症状等の進む方向

冠動脈硬化
↓
血栓形成
↓
冠動脈の狭窄または閉塞
↓
血流量の減少（虚血）／血流の遮断
↓
酸素の不足　　栄養障害
↓
細胞の障害
↓
壊死　　変性
↓　　　　酸素療法
梗塞　　安静療法
↓修復過程
壊死組織の除去　　機能障害
↓
血管新生／肉芽組織の増殖
↓
心筋脆弱化　　瘢痕化
↓
心破裂
↓
突然死

血液検査
- CK
- GOT
- LDH

鎮痛薬 — 胸痛
CRP高値
発熱
白血球増加
酵素の逸脱
血沈亢進

心電図
- ST上昇
- 異常Q波
- 冠性T波
→ 心電図壊死性変化

細胞の電気的不安定
↓
興奮伝導性低下　　刺激生成異常

心電図モニター
心電図モニター監視

抗不整脈薬
一時ペーシング
除細動
→ ブロック　　期外収縮
↓
不整脈
↓
重症不整脈
↓
死

142　梗塞

●動脈硬化により狭窄した冠動脈が血栓により閉塞し、血流が遮断された結果、心筋が壊死に陥った状態

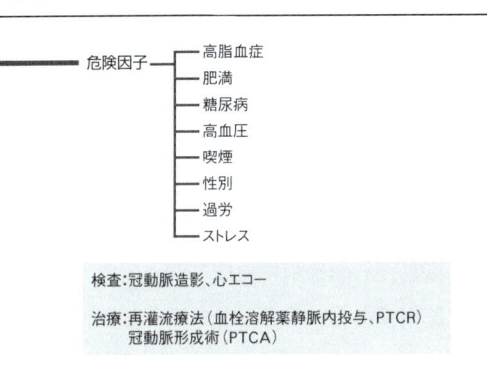

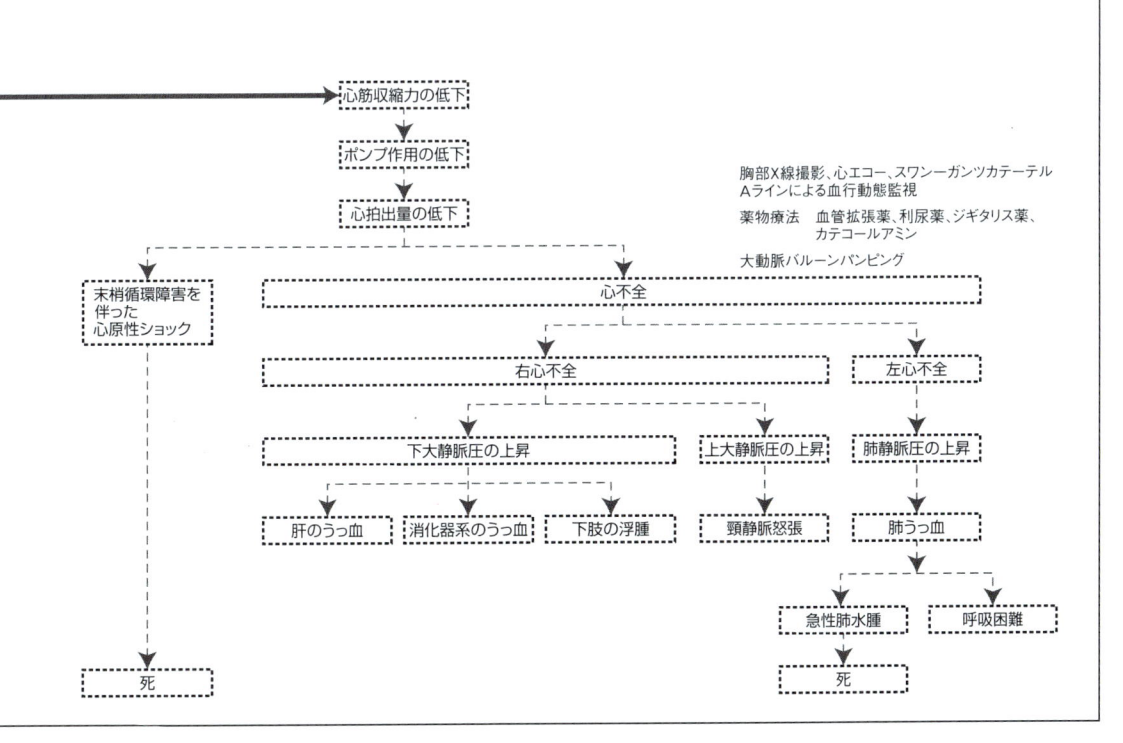

- 危険因子
  - 高脂血症
  - 肥満
  - 糖尿病
  - 高血圧
  - 喫煙
  - 性別
  - 過労
  - ストレス

検査：冠動脈造影、心エコー
治療：再灌流療法（血栓溶解薬静脈内投与、PTCR）
　　　冠動脈形成術（PTCA）

心筋収縮力の低下
↓
ポンプ作用の低下
↓
心拍出量の低下

胸部X線撮影、心エコー、スワンーガンツカテーテル
Aラインによる血行動態監視
薬物療法　血管拡張薬、利尿薬、ジギタリス薬、
　　　　　カテコールアミン
大動脈バルーンパンピング

末梢循環障害を伴った心原性ショック

心不全
├ 右心不全
│　├ 下大静脈圧の上昇
│　│　├ 肝のうっ血
│　│　├ 消化器系のうっ血
│　│　└ 下肢の浮腫
│　└ 上大静脈圧の上昇
│　　　└ 頸静脈怒張
└ 左心不全
　　└ 肺静脈圧の上昇
　　　　└ 肺うっ血
　　　　　├ 急性肺水腫
　　　　　└ 呼吸困難

死

死

心筋梗塞　143

心筋梗塞

高山美佳

1．心臓の機能

　血液循環の原動力として、ポンプの働きをしているのが心臓です。

　心臓を構成する筋肉の自動性と、刺激伝導系と呼ばれる特殊心筋系に働きによって、規則正しいポンプの動きが繰り返されます。

2．梗塞の定義

　梗塞とは、局所の動脈において血管腔が閉塞され、そこから末梢部位が虚血となり組織が壊死に陥ることです。

3．心筋梗塞とは

　心筋梗塞とは、心臓という場に、梗塞という病理学的変化を起こしたことです。つまり、心筋を栄養する血管のどこかで梗塞が起き、心筋が壊死し、そのことで心臓の機能が障害されたのです。

原因

　冠動脈の動脈硬化（アテローム硬化）が進行し、冠動脈内腔が狭窄し、血栓が形成され、その血栓によって冠動脈が閉塞することが、心筋梗塞の原因です。冠動脈の動脈硬化は、高脂血症、喫煙、肥満、高血圧、糖尿病などの、危険因子によって進行します。

4．成り行き

　血栓による冠動脈の閉塞の結果、その冠動脈の血流が遮断され、酸素の不足や栄養障害をまねき、その冠動脈の血流域の心筋が、壊死を起こします。

　その結果、①梗塞という病理学的変化による症状、②心臓の機能の障害が現れます。

1）梗塞という病理学的変化による症状

　心筋壊死の結果、心電図上に壊死性変化として、ＳＴ上昇、異常Ｑ波、冠性Ｔ波が現れます。また、心筋虚血や壊死で産生された物質の刺激によって、非常に強い胸痛が出現します。

　心筋壊死の結果、心筋細胞が崩壊し、心筋細胞内にあった酵素である、ＣＫ・ＧＯＴ・ＬＤＨが血液中に逸脱します。また、壊死のため、炎症反応が起こり、発熱、白血球増加、ＣＲＰ高値、血沈亢進が現れます。

　心筋壊死の結果、心筋細胞内あるいは心筋細胞外に存在するナトリウム、カリウム、カルシウムなどのイオンのバランスが崩れます。それによって、興奮伝導性の低下、刺激生成異常が起こり、ブロック、期外収縮などの不整脈が出現します。重症不整脈に陥ると心停止の危険性があります。

　壊死した心筋は、肉芽組織の増殖によって修復されていきますが、心筋細胞は再生せず、瘢痕化します。肉芽組織が増殖する過程で、心筋そのものが不安定で、脆弱化する時期があります。このとき、心破裂を起こし、死に至る危険性があります。また、心臓リハビリテーションのステップアップに伴い心負荷がかかり、心破裂を起こす危険性もあります。

2）心臓の機能の障害

　心筋壊死の結果、心筋収縮力は低下します。すなわち、心臓の機能であるポンプ作用が低下します。それにより、心拍出量が低下します。心拍出量の低下は、心不全を引き起こします。左室梗塞では左心不全となり、呼吸困難が現れます。梗塞範囲が大きい場合は、急性肺水腫を起こす危険性があります。右室梗塞では、右心不全となり、右心不全の症状が現れます。

　梗塞範囲が大きく、心拍出量が急激に低下した場合は、心原性ショックを起こします。

5．症状・障害

1）病理学的変化に伴う症状
- 胸痛
- 心筋逸脱酵素上昇（CK・GOT・LDH）
- 白血球増加
- 心電図壊死性変化（ST上昇、異常Q波、冠性T波）
- CRP高値
- 不整脈
- 修復過程の心筋脆弱化に伴う心破裂

2）障害の場から出現する機能障害
- 心不全
- 心原性ショック

以下の症状は、病理学的変化によって起きるものですが、心臓という臓器に梗塞が起こった結果として起きる症状でもあるために、障害の場から現れる症状としても整理することができます。

- 心電図壊死性変化
　（ST上昇、異常Q波、冠性T波）
- 不整脈

6．検査と治療

心筋梗塞の診断、梗塞部位の確定のために、標準12誘導心電図、心エコー、血液検査（白血球数、CRP、血沈、心筋逸脱酵素［CK・GOT・LDH］）、心臓カテーテル検査（冠動脈造影）などの検査を行います。

心筋梗塞発症直後の初期治療として、血流再開、梗塞拡大防止のために、再灌流療法（血栓溶解薬静脈内投与、PTCR）、冠動脈形成術（PTCA）が行われます。また、心筋壊死範囲拡大防止、心筋保護のために、酸素療法、安静療法（発症直後は絶対安静）が行われます。発症直後の全身管理のためには、静脈ラインの確保、モニター心電図装着、Aライン確保、スワン-ガンツカテーテル挿入などが行われます。

症状に対する治療として、心筋梗塞の強い胸痛に対する鎮痛には、塩酸モルヒネを投与します。不整脈に対しては、抗不整脈薬投与、体外式一時ペーシング、電気的除細動が必要となります。

心不全、心原性ショックに対しては、スワン-ガンツカテーテルによる心臓内圧のデータ、Aラインによる動脈圧、血液ガスのデータ、バイタルサイン、尿量などから、血行動態を把握し、胸部X線撮影（心胸比）からのうっ血の状態、心エコーなどから、その状態を把握し、薬物療法（血管拡張薬、利尿薬、ジギタリス、カテコールアミンなど）が行われます。場合によっては、大動脈内バルーンパンピング（IABP）が行われます。

事例：心筋梗塞

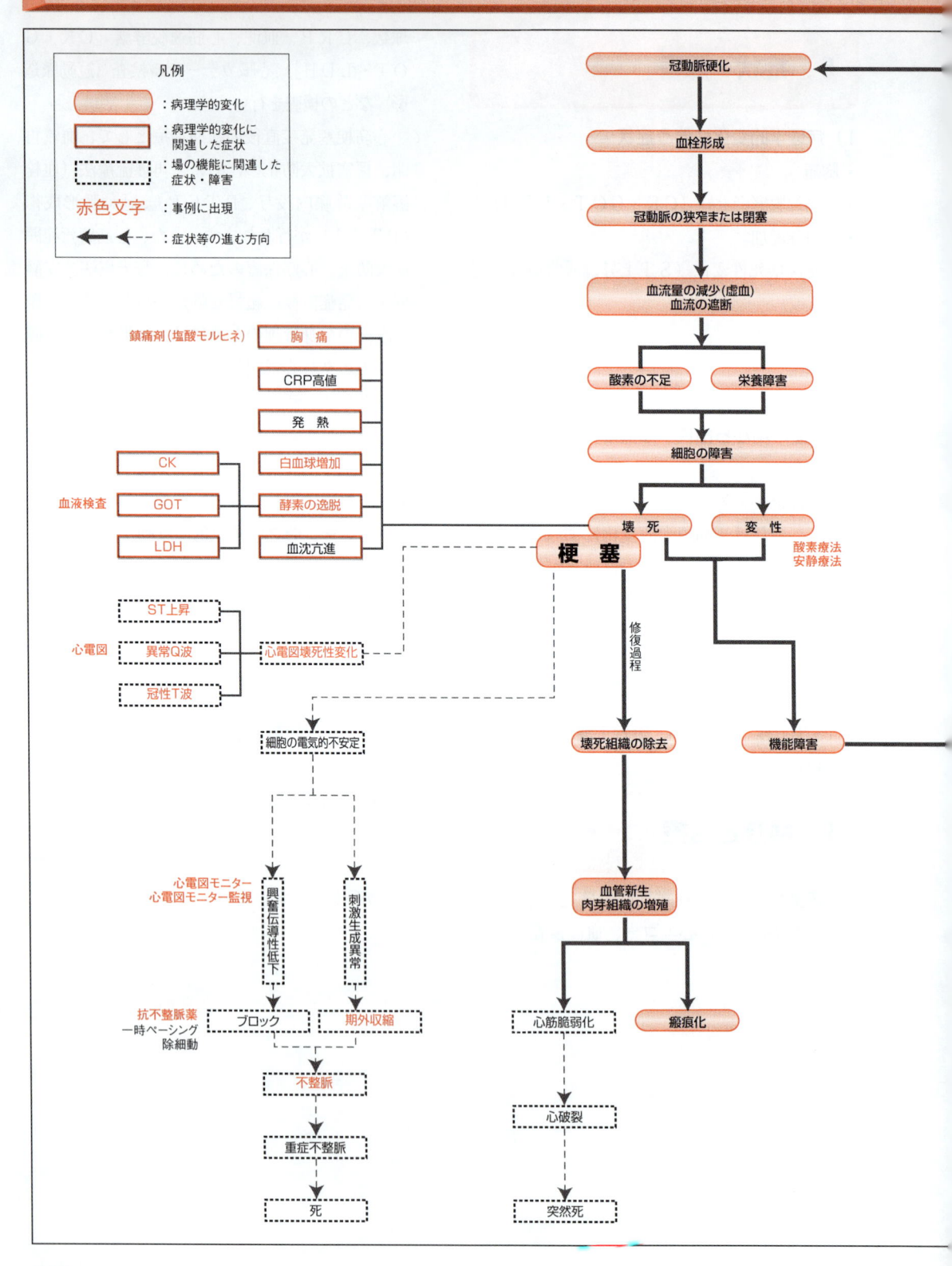

凡例
- ■ ：病理学的変化
- □ ：病理学的変化に関連した症状
- ┈ ：場の機能に関連した症状・障害
- 赤色文字：事例に出現
- ← ←--- ：症状等の進む方向

```
冠動脈硬化
   ↓
血栓形成
   ↓
冠動脈の狭窄または閉塞
   ↓
血流量の減少（虚血）
血流の遮断
   ↓
酸素の不足   栄養障害
   ↓
細胞の障害
   ↓
壊死 ─── 変性
   │       │ 酸素療法
   │       │ 安静療法
 梗塞
```

病理学的変化に関連した症状
- 胸痛 ← 鎮痛剤（塩酸モルヒネ）
- CRP高値
- 発熱
- 白血球増加
- 酵素の逸脱 ← 血液検査：CK, GOT, LDH
- 血沈亢進

心電図
- ST上昇
- 異常Q波
- 冠性T波
- → 心電図壊死性変化

細胞の電気的不安定
- 興奮伝導性低下 → ブロック
- 刺激生成異常 → 期外収縮
- 心電図モニター / 心電図モニター監視
- → 不整脈 → 重症不整脈 → 死
- 抗不整脈薬 / 一時ペーシング / 除細動

修復過程
- 壊死組織の除去
- 血管新生・肉芽組織の増殖
- 心筋脆弱化 → 心破裂 → 突然死
- 瘢痕化

機能障害

高山美佳

```
          ┌─ 高脂血症
          ├─ 肥満
          ├─ 糖尿病
─危険因子 ─┼─ 高血圧
          ├─ 喫煙
          ├─ 性別
          ├─ 過労
          └─ ストレス
```

検査：冠動脈造影、心エコー
治療：再灌流療法（血栓溶解薬静脈内投与、PTCR）
　　　冠動脈形成術（PTCA）

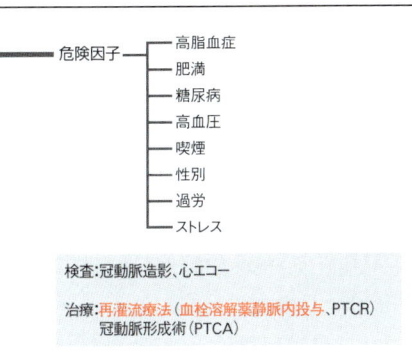

Mさん・42歳・男性

　会社社長。身長169cm、体重80kg、喫煙20本/日。起床直後に、突然強い胸部痛が出現、その後嘔吐した。救急車にて来院、心電図、血液検査にて、急性心筋梗塞と診断、CCU入室となる。

　入院時血圧168/70mmHg、脈拍88回/分、呼吸24回/分、体温36.9℃。

　強い胸部痛の訴えがあり、冷汗、軽度呼吸困難あり。CCU入室後、塩酸モルヒネ1A静脈注射施行。酸素吸入3l/分開始、膀胱留置カテーテル挿入、スワン-ガンツカテーテル挿入、薬物療法開始、心電図モニター装着をした。

　その後、血圧110/58mmHg、脈拍60回/分。入院当日午後より、心電図モニター上、心室性期外収縮頻発する。

入院時検査データ	入院2日目検査データ
白血球19,000/mm³	白血球10,500/mm³
CK　181IU/l	CK　959IU/l
GOT　37IU/l	GOT　223IU/l
LDH　190IU/l	LDH　790IU/l
心胸比57%	心電図所見：ST上昇、
心電図所見：ST上昇、	異常Q波、T波陰転
異常Q波	

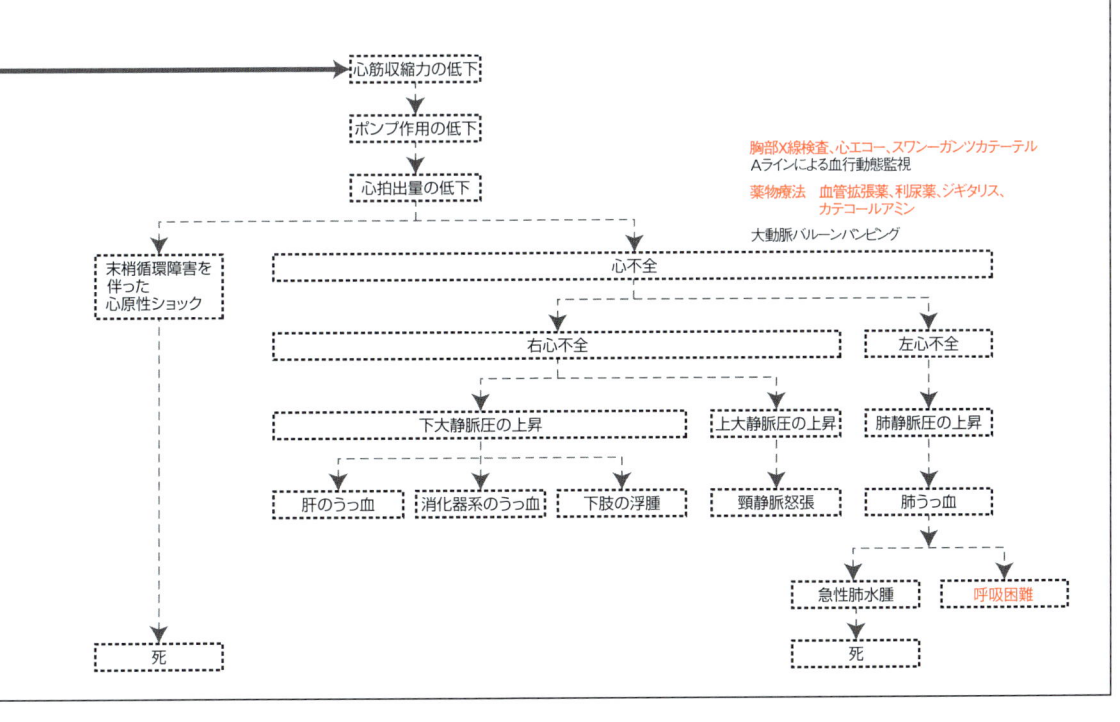

梗塞

心臓

```
→ 心筋収縮力の低下
    ↓
  ポンプ作用の低下
    ↓
  心拍出量の低下
    ↓         ↓
末梢循環障害を    心不全　　　　胸部X線検査、心エコー、スワン-ガンツカテーテル
伴った                      Aラインによる血行動態監視
心原性ショック              薬物療法　血管拡張薬、利尿薬、ジギタリス、
    │       ↓     ↓                カテコールアミン
    │    右心不全  左心不全         大動脈バルーンパンピング
    │    ↓    ↓    ↓    ↓
    │ 下大静脈圧  上大静脈圧  肺静脈圧
    │  の上昇     の上昇      の上昇
    │  ↓  ↓  ↓    ↓        ↓
    │ 肝の 消化器系 下肢  頸静脈    肺うっ血
    │ うっ血 のうっ血 の浮腫 怒張     ↓
    │                     急性肺水腫  呼吸困難
    ↓                         ↓
    死                         死
```

事例の解説：心筋梗塞

高山美佳

1．原因

冠動脈の動脈硬化（アテローム硬化）が進行し、冠動脈内腔が狭窄し、血栓が形成され、その血栓によって冠動脈が閉塞したことが直接の原因です。

Mさんは、**肥満・喫煙・男性**であることが**危険因子**となり**動脈硬化が進行**したと考えられます。

2．成り行き

血栓による冠動脈の閉塞の結果、その冠動脈の血流が遮断し、酸素の不足や栄養障害をまねき、その冠動脈の血流域の心筋が、壊死を起こします。その結果、①梗塞という病理学的変化による症状、②心臓の機能の障害が現れます。

1）梗塞という病理学的変化による症状

Mさんは、まず心筋壊死による強い胸痛が出現しています。

心筋壊死の結果、心筋細胞が崩壊し、心筋細胞内にあった酵素である、CK・GOT・LDHが血液中に逸脱したため、CK・GOT・LDHの上昇が起こっています。さらに、心筋壊死による炎症反応の結果、白血球が増加しています。

心電図上に、壊死性変化として、ＳＴ上昇、異常Ｑ波、冠性Ｔ波が現れています。心筋壊死の結果、刺激生成異常が起こり、不整脈（心室性期外収縮）が出現しています。

2）心臓の機能の障害

心筋壊死の結果、心筋収縮力が低下し、心拍出量が低下し、心不全が起こります。Mさんの呼吸困難は、心不全のためです。心胸比57％と心肥大の所見を示していて、うっ血が考えられます。

3．検査と治療

原因に対する治療として、再灌流療法（血栓溶解薬静脈内投与）が行われています。

心筋壊死範囲拡大防止、心筋保護のために、酸素療法、安静療法（発症直後、絶対安静）が行われ、膀胱留置カテーテルが挿入されました。

胸痛に対して、鎮痛薬である塩酸モルヒネを投与し、症状緩和を図っています。

血液検査では、炎症反応による白血球増加、心筋逸脱酵素（CK・GOT・LDH）の上昇が認められます。

心電図検査の結果、心筋梗塞に特有の変化（ＳＴ上昇、異常Ｑ波、冠性Ｔ波）が現れています。心筋梗塞後に発生した不整脈に対しては、抗不整脈薬が投与され、心電図モニターで監視を続けていきます。

Mさんの心不全に対しては、スワン－ガンツカテーテルによる心臓内圧のデータ、バイタルサイン、尿量、心胸比などから、血行動態を把握し、薬物療法（血管拡張薬、利尿薬、カテコールアミンなど）が行われます。

引用文献
1) 黒田裕子監修：臨床看護学セミナー4 循環機能障害をもつ人の看護、p.48、メヂカルフレンド社、1997
2) 日野原重明監修：ナーシングマニュアル3 狭心症・心筋梗塞マニュアル、p.43、p.275、学習研究社、1989
3) 森山豊監修：臨床医学示説第1巻 内科③Ｂ、p.97、近代医学出版社、1982

参考文献
1) 堺章：目でみるからだのメカニズム、医学書院、1996
2) 高久史麿監修：図説 病態内科学講座1 循環器1、メジカルビュー社、1993
3) 石原昭、他：系統看護学講座 成人看護学［3］循環器疾患患者、血液・造血器疾患患者の看護、医学書院、1998
4) 吉田時子監修：標準看護学講座病理学6、金原出版、1998
5) 佐藤純一：臨床看護に役立つ検査値の読み方、別冊「ナーシング・トゥデイ」①、日本看護協会出版会、1993
6) 佐藤純一：循環器内科患者理解心筋梗塞の理解、ナーシングカレッジ、2（5）、1997
7) 高邑富久子、根来英雄：シンプル生理学改訂第3版、南江堂、1996
8) 瀬戸信二編集：ＪＮＮブックス循環器疾患ナーシング、医学書院、1993
9) 山村雄一監修：図説臨床内科講座 第5巻循環器［2］、メジカルビュー社、1980
10) 森山豊監修：臨床医学示説第1巻 内科③Ｂ、近代医学出版社、1982

図1 循環機能障害における胸痛の発現メカニズム[1]

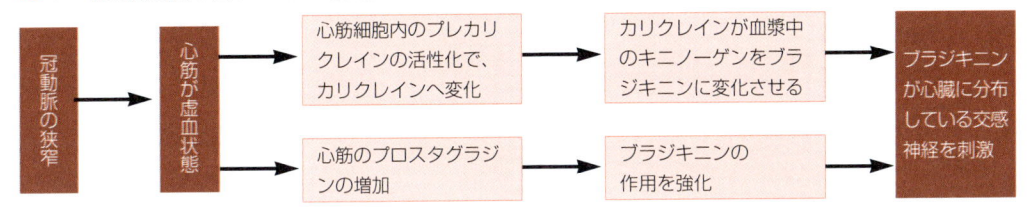

冠動脈の狭窄 → 心筋が虚血状態 → 心筋細胞内のプレカリクレインの活性化で、カリクレインへ変化 → カリクレインが血漿中のキニノーゲンをブラジキニンに変化させる → ブラジキニンが心臓に分布している交感神経を刺激

心筋が虚血状態 → 心筋のプロスタグラジンの増加 → ブラジキニンの作用を強化 → ブラジキニンが心臓に分布している交感神経を刺激

図2 急性心筋梗塞の心電図経過[2]

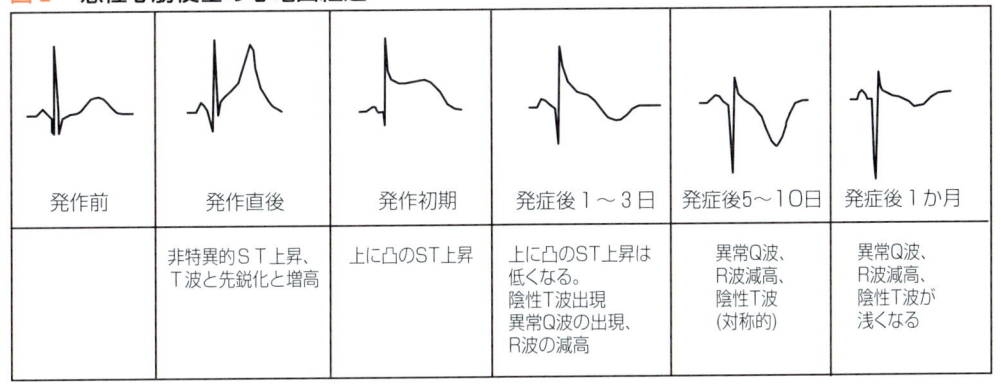

発作前	発作直後	発作初期	発症後1～3日	発症後5～10日	発症後1か月
	非特異的ST上昇、T波と先鋭化と増高	上に凸のST上昇	上に凸のST上昇は低くなる。陰性T波出現 異常Q波の出現、R波の減高	異常Q波、R波減高、陰性T波（対称的）	異常Q波、R波減高、陰性T波が浅くなる

図3 臨床検査値の変動（心筋梗塞）[3]

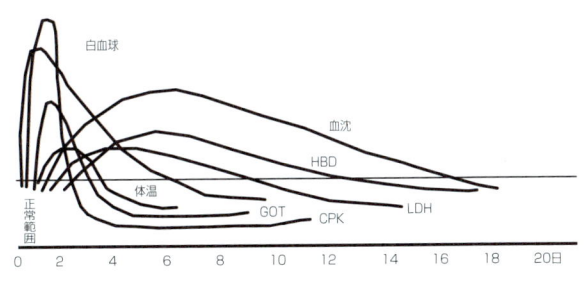

（白血球、血沈、HBD、体温、GOT、CPK、LDH の経時変化グラフ、0～20日）

図4 心筋梗塞発症後の検査値の変化

	検査	発症後上昇開始時間	最高値時間	正常化時間
逸脱酵素	CK	2～4時間	24時間	3～6日
	GOT	6～12時間	24～36時間	4～5日
	LDH	12～24時間	2～4日	8～14日
	HBD	12～24時間	2～4日	10～15日
炎症反応	白血球	2～4時間	2日	6～8日
	CRP	1～2日		2～3週
	血沈	2～4日	2週	4～6週

図5 心筋梗塞巣の治癒過程[2]

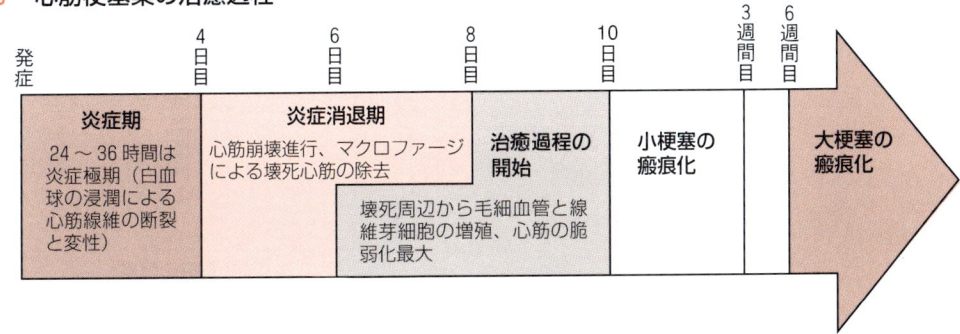

発症 → 4日目 → 6日目 → 8日目 → 10日目 → 3週間目 → 6週間目

- **炎症期**：24～36時間は炎症極期（白血球の浸潤による心筋線維の断裂と変性）
- **炎症消退期**：心筋崩壊進行、マクロファージによる壊死心筋の除去
- **治癒過程の開始**：壊死周辺から毛細血管と線維芽細胞の増殖、心筋の脆弱化最大
- **小梗塞の瘢痕化**
- **大梗塞の瘢痕化**

心筋梗塞 149

脳梗塞（レンズ核線条体動脈領域）[被殻]の病態関連図

北澤 忠

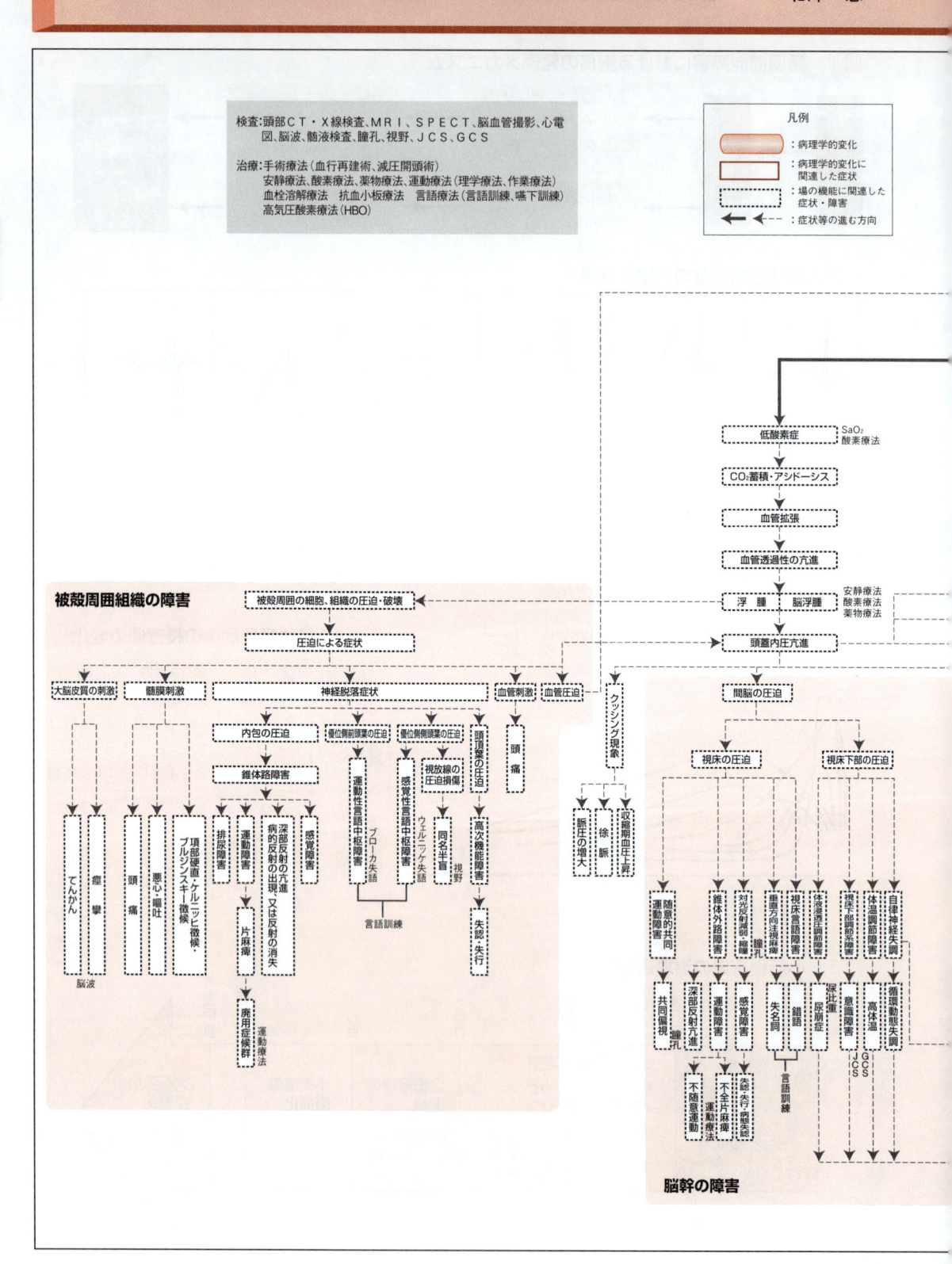

検査：頭部CT・X線検査、MRI、SPECT、脳血管撮影、心電図、脳波、髄液検査、瞳孔、視野、JCS、GCS
治療：手術療法（血行再建術、減圧開頭術）
　　　安静療法、酸素療法、薬物療法、運動療法（理学療法、作業療法）
　　　血栓溶解療法　抗血小板療法　言語療法（言語訓練、嚥下訓練）
　　　高気圧酸素療法（HBO）

凡例
- ：病理学的変化
- ：病理学的変化に関連した症状
- ：場の機能に関連した症状・障害
- ←--：症状等の進む方向

被殻周囲組織の障害

低酸素症　SaO₂　酸素療法
↓
CO_2蓄積・アシドーシス
↓
血管拡張
↓
血管透過性の亢進
↓
浮腫　脳浮腫　安静療法／酸素療法／薬物療法
↓
頭蓋内圧亢進

被殻周囲の細胞、組織の圧迫・破壊
↓
圧迫による症状

- 大脳皮質の刺激 → てんかん／痙攣／脳波
- 髄膜刺激 → 頭痛／悪心・嘔吐
- 神経脱落症状
  - 内包の圧迫 → 錐体路障害 → 排尿障害／運動障害／感覚障害／病的反射の出現、又は反射の消失／深部腱反射・ケルニッヒ徴候・ブルジンスキー徴候 → 片麻痺 → 廃用症候群／運動療法
  - 優位側前頭葉の圧迫 → 運動性言語中枢障害 → ブローカ失語 → 言語訓練
  - 優位側側頭葉の圧迫 → 感覚性言語中枢障害 → ウェルニッケ失語 → 言語訓練
  - 頭頂葉の圧迫 → 視放線の圧迫損傷 → 同名半盲／視野 / 高次機能障害 → 失認・失行
- 頭痛
- 血管刺激／血管圧迫

クッシング現象 → 脈圧の増大／収縮期血圧上昇／徐脈

脳幹の障害

間脳の圧迫
- 視床の圧迫
  - 随意運動障害／運動性共同／錐体外路障害／対光反射減弱／瞳孔／視床症候群／重篤方向主病側半身
  - 共同偏視／瞳孔／深部反射亢進／運動障害／感覚障害／不随意運動／不全片麻痺
- 視床下部の圧迫
  - 体温調節障害／視床下部症候群／体温調節障害／自律神経失調
  - 失語／失名詞／錯語／言語訓練／失認・失行・病態失認／運動療法
  - 尿比重／尿崩症／意識障害／循環動態失調／高体温
  - JCS／GCS

● 脳梗塞とは脳血管の異常を原因として生じた閉塞性病変で血栓により脳血管の狭窄や閉塞を起こし、末梢部が虚血状態になり脳神経組織が壊死をきたした状態。脳動脈硬化を基盤とし、血管内皮の障害に血栓形成が加わり血流が阻害される脳血栓と、心臓や頸部血管由来の栓子により脳動脈の閉塞をきたした脳塞栓に分けられる

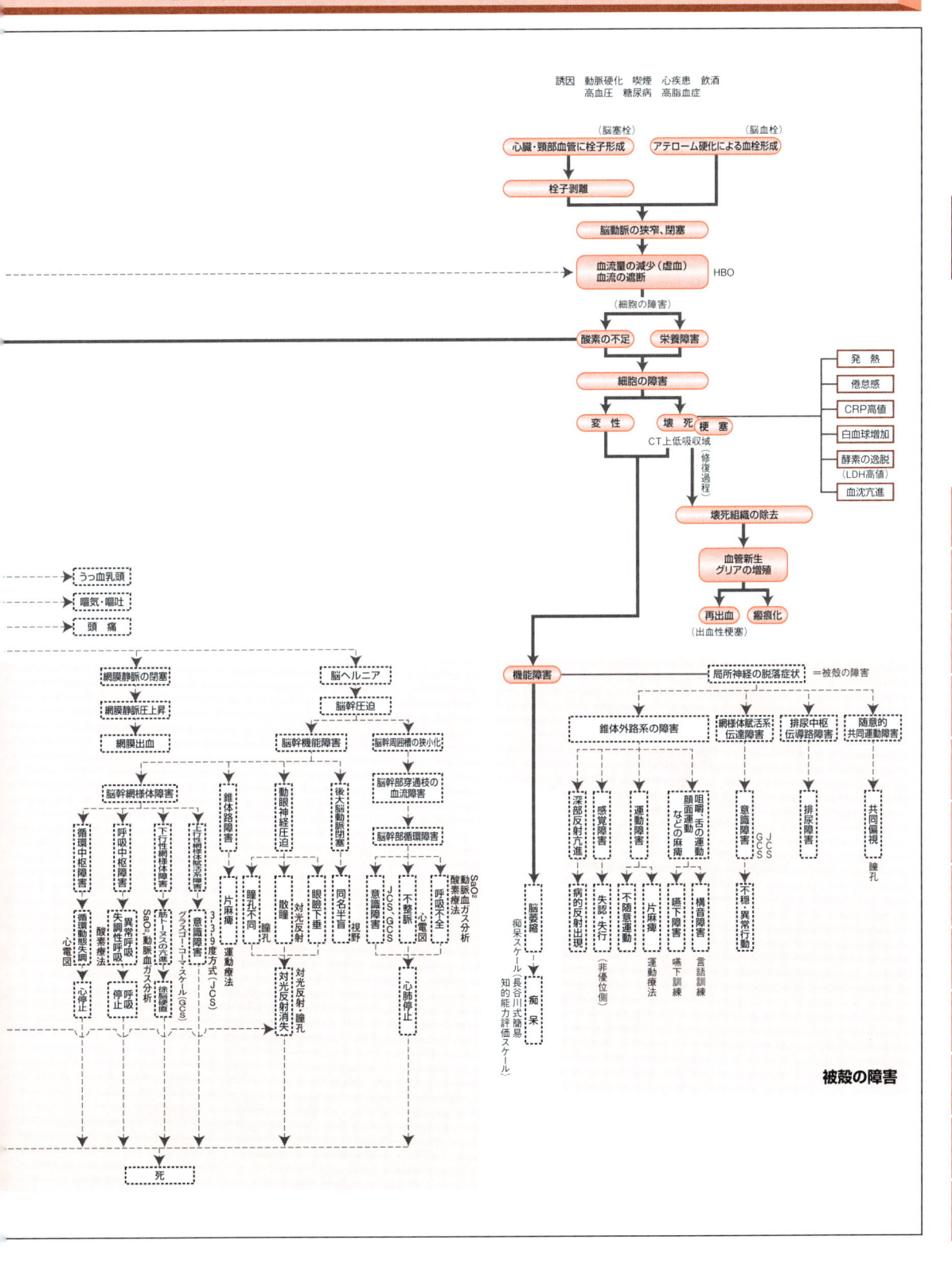

梗塞

誘因　動脈硬化　喫煙　心疾患　飲酒
　　　高血圧　糖尿病　高脂血症

（脳塞栓）心臓・頸部血管に栓子形成　→　栓子剥離
（脳血栓）アテローム硬化による血栓形成

→ 脳動脈の狭窄、閉塞
→ 血流量の減少（虚血）血流の遮断　HBO
（細胞の障害）
→ 酸素の不足　栄養障害
→ 細胞の障害
→ 変性　壊死　梗塞　CT上低吸収域

随伴症状：発熱、倦怠感、CRP高値、白血球増加、酵素の逸脱（LDH高値）、血沈亢進

（修復過程）
→ 壊死組織の除去
→ 血管新生　グリアの増殖
→ 再出血（出血性梗塞）　瘢痕化

→ 機能障害
→ 局所神経の脱落症状 ＝被殻の障害

錐体外路系の障害／網様体賦活系伝達障害／排尿中枢伝導路障害／随意的共同運動障害

深部反射亢進、感覚障害、運動障害、咀嚼・舌の運動　顔面運動　などの麻痺、意識障害　JCS・GCS、排尿障害、共同偏視　瞳孔

病的反射出現、失認・失行（非優位側）、不随意運動、片麻痺、嚥下障害、構音異常行動、不穏異常行動、言語訓練、嚥下訓練、運動療法

脳萎縮　痴呆　痴呆スケール（長谷川式簡易知的能力評価スケール）

被殻の障害

脳

うっ血乳頭
嘔気・嘔吐
頭痛

網膜静脈の閉塞
網膜静脈圧上昇
網膜出血

脳ヘルニア
脳幹圧迫
脳幹機能障害
脳幹周囲槽の狭小化
脳幹部穿通枝の血流障害
脳幹部循環障害

脳幹網様体障害
循環中枢障害
呼吸中枢障害
下行性網様体賦活系障害
古典的網様体賦活系障害
意識障害
筋トーヌスの亢進
グラスゴー・コーマ・スケール（GCS）
徐脳硬直
3-3-9度方式（JCS）
運動療法

錐体路障害
動眼神経圧迫
後大脳動脈閉塞
片麻痺
瞳孔不同
散瞳
対光反射
眼瞼下垂
同名半盲
視野
意識障害
不整脈
呼吸不全
JCS・GCS
心電図

SaO₂　動脈血ガス分析
酸素療法
SaO₂　動脈血ガス分析
意識障害
グラスゴー・コーマ・スケール（GCS）
呼吸療法

循環動態失調
酸素療法
失調性呼吸
呼吸停止
対光反射・瞳孔
対光反射消失
心肺停止
心電図
心停止

死

脳梗塞　151

脳梗塞（レンズ核線状体動脈領域〔被殻〕）

北澤　忠

脳梗塞を理解するとき、一般には「場の機能」としての脳が障害された部分と、「病理学的変化」の梗塞を組み合わせて考えます。しかし、脳の場合、機能は多様であるため、障害された部分によって出現する症状が異なってきます。

ここでは「場の機能」としてレンズ核線条体動脈領域（被殻）という場所と、「病理学的変化」である梗塞とを組み合わせて考えていきます。

1. 脳の機能

以下の3つに分けられます。
①脳幹・脊髄系：反射・調節作用による生命の維持
②大脳辺縁系：本能、情動行動
③新皮質：知的行動、運動機能の発動、あらゆる知覚情報の収集・分析（大脳皮質の機能の局在）

脳は知覚・運動・調節作用などの諸機能を統御する器官です。そして人間の知・情・意を担い、人間の知性すべての調整作用の根源です。また、人間が人間らしく生きていくための中枢であり、生きる力、生活する力、人とかかわる力を働かせる高度な機能が組み込まれており、人間を統合する器官でもあります。

1）脳の解剖・生理学的特徴

①脳は頭蓋骨という甲冑を身にまとい、外力や衝撃から守られています。
②脳は、細菌やみずから産生する代謝物質（アンモニア、ビリルビンなど）にも抵抗力がほとんどなく、障害を受けやすい性質をもちます。
③大脳皮質には機能の局在があります。
④脳脊髄液が存在します。
⑤脳は大量の血液を必要とします（エネルギーを

図1　脳の断面図

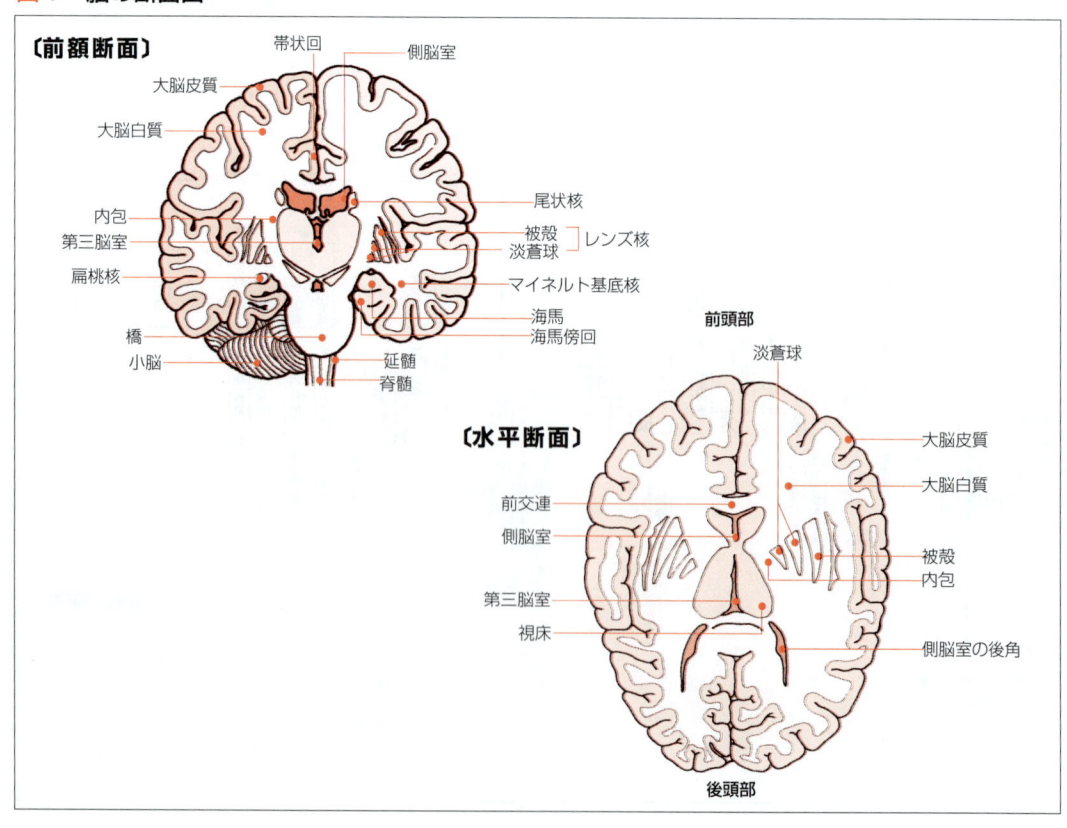

蓄える機能を持たないため、多量の酸素とブドウ糖が必要なのです。酸素とブドウ糖が供給されないと脳細胞は死滅してしまいます）。そのため、自動調整能により脳血流量を保持しています。

⑥脳の血管の特徴
- 側副血行路を完備しています。
- 穿通枝という細い動脈は、他の血管と吻合しない終動脈です。
- 脳の動脈は他臓器の血管と異なり、中膜や外膜が薄く、弾性線維が少ないという構造をしています。
- 細菌や有毒な物質から脳を保護するための機構、血液脳関門が存在します。

2）被殻の機能
①四肢および体幹運動を円滑にし、姿勢の保持、平衡機能維持調整、知覚刺激の整理・統合を司る錐体外路機能を有します。
②意識の保持を司る網様体賦活系へ、運動・知覚刺激を伝達します。
③眼球の随意的共同運動を担います。
④排尿中枢伝導路機能

2．梗塞の定義

梗塞とは局所の動脈において血管腔が閉塞され、そこから末梢部位が虚血となり組織が壊死に陥ることです。

3．脳梗塞とは

脳梗塞（cerebral brain infarction）とは、脳という場に、梗塞という病理学的変化を起こしたことです。それにより脳の機能が障害されます。

レンズ核線条体動脈領域（被殻）脳梗塞

中大脳動脈から分岐したレンズ核線条体動脈は、脳卒中動脈ともよばれるほど、血管の破綻をきたしやすい動脈です。それは、以下の理由によります。

この動脈が一般の動脈と違い、中大脳動脈から急な角度で分岐していることが1つです。

次に主幹動脈の血圧を低下させるために、血管が蛇行し、急激に細くなっているため血流の渦巻きが生じ、小さな動脈瘤を形成しやすくなっているためです。

レンズ核線条体動脈が何らかの原因により梗塞を起こすと、梗塞部位であるレンズ核（被殻）や、梗塞に伴う浮腫によって周囲組織への圧迫・閉塞を起こしさまざまな障害を招きます。

原因

脳梗塞の原因は加齢、糖尿病、高血圧、高脂血症などに伴う動脈硬化（アテローム硬化）に喫煙や飲酒などの因子が加わり、脳血栓、脳塞栓によって起こります。

①脳血栓
血管内腔に粥腫（プラーク）が形成され、その上に血栓が形成され血管内腔が狭窄・閉塞します。

②脳塞栓
心房細動や心筋梗塞など心疾患により、心腔内に血栓が形成されます。これがはがれ、血流にのって脳血管まで運ばれ、血管を閉塞します。

4．成り行き

上記の原因により、レンズ核線条体動脈（脳卒中動脈）の狭窄や閉塞が起きた結果、病理学的変化として末梢部（被殻）が虚血となります。そして酸素の不足や栄養障害を招き、細胞の壊死・変性を起こします。

その際、壊死巣では融解・吸収による修復過程を経て瘢痕化し、空洞化した後、その部分が水に置き換わります（低吸収域）。また、壊死巣の周囲は虚血状態となり、低酸素症による浮腫が顕著となります。

その後、壊死巣周囲の浮腫部位（虚血性ペナンブラ：不完全虚血部位）では、修復過程により側副血行路が発達し、薬物療法やリハビリテーションの学習効果により、浮腫および血流の改善がなされて神経線維の新たな発達が起こって、可逆性に機能が回復します。

しかし、浮腫および血流の改善がなされなければ、不可逆的な過程をとり、慢性的な機能障害（後遺症）を生じます。

また、末梢部（被殻）の虚血は低酸素症および炭酸ガスの蓄積を招き、脳血管の特徴である炭酸ガ

スの反応性により、血管拡張から生じる血管壁の透過性が亢進し、脳浮腫が進行します。

人間の中枢である脳は、頭蓋骨によって保護され、一種の閉鎖された箱の中に収められた状態になっています。そのため、脳浮腫は閉鎖された頭蓋内の占拠物として、すぐに頭蓋内圧亢進を引き起こし、脳血流量は減少します。それに伴って脳の自動性によりクッシング現象が起こり、さらに頭蓋内圧を亢進させるという悪循環をたどります。

その結果、大きく3つの障害が起こります。

①被殻の障害
②被殻周囲の組織の障害
③脳幹の障害

1）被殻の障害

障害の場である大脳基底核（被殻部）の壊死・変性、破壊は被殻部の機能障害を招きます。したがって、被殻部の機能である

①四肢および体幹運動の円滑化・姿勢の保持、平衡機能維持調整、知覚刺激の整理・統合を司る錐体外路機能
②意識の保持を司る網様体賦活系への運動・知覚刺激伝達
③眼球の随意的共同運動
④排尿中枢伝導路機能

などが障害され、以下の諸症状が生じます。

①より錐体外路の障害
　・片麻痺・不随意運動の出現
　・深部反射の亢進：病的反射の出現
　・構音障害　・嚥下障害　・感覚障害
②より網様体賦活系運動・知覚刺激伝達障害
　・意識障害、およびそれに伴う不穏・異常行動
③より随意的共同運動障害：共同偏視
④より排尿中枢伝導路障害：排尿障害

が起こります。

2）被殻周囲の組織の障害

被殻周囲の細胞・組織への圧迫・閉塞、破壊により、その周囲組織である前頭葉、側頭葉、頭頂葉、内包、および大脳皮質、髄膜、血管などに影響を及ぼします。

①優位側前頭葉：運動性言語中枢障害（ブローカ失語）
②優位側側頭葉：感覚性言語中枢障害（ウェルニッケ失語）、視放線への圧迫・損傷における同名半盲
③頭頂葉：失認・失行
④内包：錐体路障害である排尿障害・片麻痺・反射の亢進または消失・感覚障害といった、周囲組織それぞれの神経脱落症状。

さらに、大脳皮質の刺激によって痙攣・てんかん、髄膜では髄膜刺激症状、血管刺激では頭痛といった症状が起こります。

3）脳幹の障害

脳ヘルニアが起こり、脳幹を圧迫し以下の脳幹機能障害を起こして死に至ります。

①間脳の圧迫による障害
- 視床の障害（視床症候群）
  ・錐体外路系の障害：
　　　感覚障害による痛覚過敏、失認、失行、病態失認
　　　運動障害による不全片麻痺、不随意運動
　　　深部反射亢進
  ・眼球の随意的共同運動障害：共同偏視
  ・視神経経路の障害：垂直方向注視麻痺
  ・動眼神経の障害：対光反射減弱、縮瞳
  ・視床言語障害：錯語、失名詞
- 視床下部の障害
  ・自律神経失調：対光反射の消失、循環動態失調
  ・体温調節障害：高体温
  ・体液浸透圧調節障害
  ・視床下部調節系障害：意識障害

②脳幹機能障害
- 動眼神経の圧迫：瞳孔不同、散瞳、眼瞼下垂→対光反射の消失
- 錐体路障害：片麻痺
- 脳幹網様体障害
  ・上行性網様体賦活系障害：意識障害
  ・下行性網様体賦活系障害：筋トーヌスの亢進による除脳硬直
  ・呼吸中枢障害：異常呼吸、失調性呼吸→呼吸停止
  ・循環中枢障害：循環動態失調→心停止
- 後大脳動脈閉塞：同名半盲

③脳幹周囲槽の狭小化による脳幹部循環障害
- 呼吸不全、不整脈、意識障害の悪化による心肺停止

④網膜静脈の閉塞
- 網膜静脈圧の上昇による網膜出血

　さらに、被殻の障害、被殻周囲組織の障害、脳幹の障害のほかに、脳の全般的な器質的変化（脳の萎縮や血管障害）によって慢性的な経過をとると、記憶障害、失見当識、思考や判断力の障害といった不可逆的機能障害である痴呆が起こります。

5．症状・障害

1）病理学的変化に伴う症状
①低酸素症による脳浮腫
②脳浮腫による頭蓋内圧亢進症状
③頭蓋内圧亢進症状に伴うもの
- クッシング現象（収縮期血圧上昇、徐脈、脈圧の増大）
- 自律神経障害
- 脳幹機能障害（上行性網様体賦活系障害、運動中枢障害、呼吸中枢障害、動眼神経麻痺）

④大脳皮質の刺激による痙攣・てんかん
⑤髄膜刺激による髄膜刺激症状（頭痛、悪心・嘔吐、項部硬直・ケルニッヒ徴候・ブルジンスキー徴候）
⑥血管刺激による頭痛
⑦慢性的機能障害に伴う痴呆
⑧LDH高値
⑨脳血流量の減少

2）障害の場から出現する機能障害
①優位側前頭葉における運動性言語中枢障害
- ブローカ失語

②優位側側頭葉
- 感覚性言語中枢障害：ウェルニッケ失語
- 視放線への圧迫・損傷：同名半盲

③頭頂葉障害：失認・失行
④内包
　錐体路障害：排尿障害、片麻痺、反射の亢進または消失、感覚障害
⑤錐体外路障害
- 片麻痺、不随意運動の出現
- 深部反射の亢進：病的反射の出現
- 構音障害　・嚥下障害　・感覚障害

⑥網様体賦活系運動・知覚刺激伝達障害
- 意識障害。それに伴う不穏・異常行動

⑦随意的共同運動障害：共同偏視

6．検査

　原因を調べたり、補助診断のために以下の検査が行われます。

　頭部CT、X線撮影、MRI、脳血管撮影、髄液検査、心電図、脳波、瞳孔検査、視力および視野検査、意識レベル（GCS）チェック、血液検査、知能評価、運動機能および感覚機能評価など。

7．治療

1）手術療法
①浮腫による周囲への圧迫・閉塞および頭蓋内圧亢進予防および軽減：減圧開頭術
②血行再建術

2）保存的治療
①低酸素症あるいは高炭酸ガス血症を避ける
- 安静療法、酸素療法

②出血性梗塞予防：安静療法、薬物療法（血圧コントロール、水分出納チェック）
③浮腫の予防、軽減：酸素療法、薬物療法
④再梗塞予防：薬物療法（血圧コントロール、水分出納チェック）
⑤抗血小板療法
⑥血栓溶解療法
⑦発熱、頭痛、嘔吐など：対症療法
⑧機能障害：運動療法（理学療法・作業療法）、言語療法（言語訓練、嚥下訓練）
⑨排尿障害：排尿訓練
⑩脳血流量改善のための高気圧酸素療法（HBO）

事例：脳梗塞（レンズ核線条体動脈領域〔被殻〕）

Nさん・中大脳動脈より分岐部（レンズ核線条体動脈〔被殻〕）の脳血栓を発症した・80歳・女性

20年来、高血圧、高脂血症にて某病院にて治療していた。1か月ほど前、起床時に右上下肢のしびれと動きの鈍さ、頭痛、ろれつのまわりにくさなどの症状がみられた。半日ほど様子をみて、症状が改善したため受診しなかった。

その後も時々、症状がみられたがいずれも軽度であり、短時間で消失していた。

来院の前日、朝食時、右上肢のしびれ、動きの鈍さ、ろれつのまわりが悪くなった。その後徐々に意識消失、右上下肢麻痺、右上下肢感覚障害、右同名半盲、共同偏視、失禁、痙攣がみられ救急車にて搬送されてきた。

受診時、血圧182/90mmHg、意識レベル2-A-2、痙攣はみられなかった。脳梗塞の疑いで観察入院となった。翌日のCT検査上、中大脳動脈穿通枝（レンズ核線条体動脈）領域（被殻）の低吸収域および、梗塞部周囲の浮腫を認め、脳梗塞と診断された。

治療として保存的に酸素療法、薬物療法、安静療法、高気圧酸素療法（HBO）が行われた。

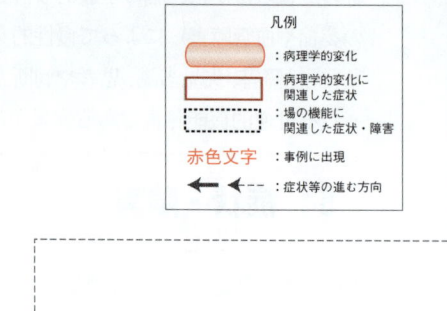

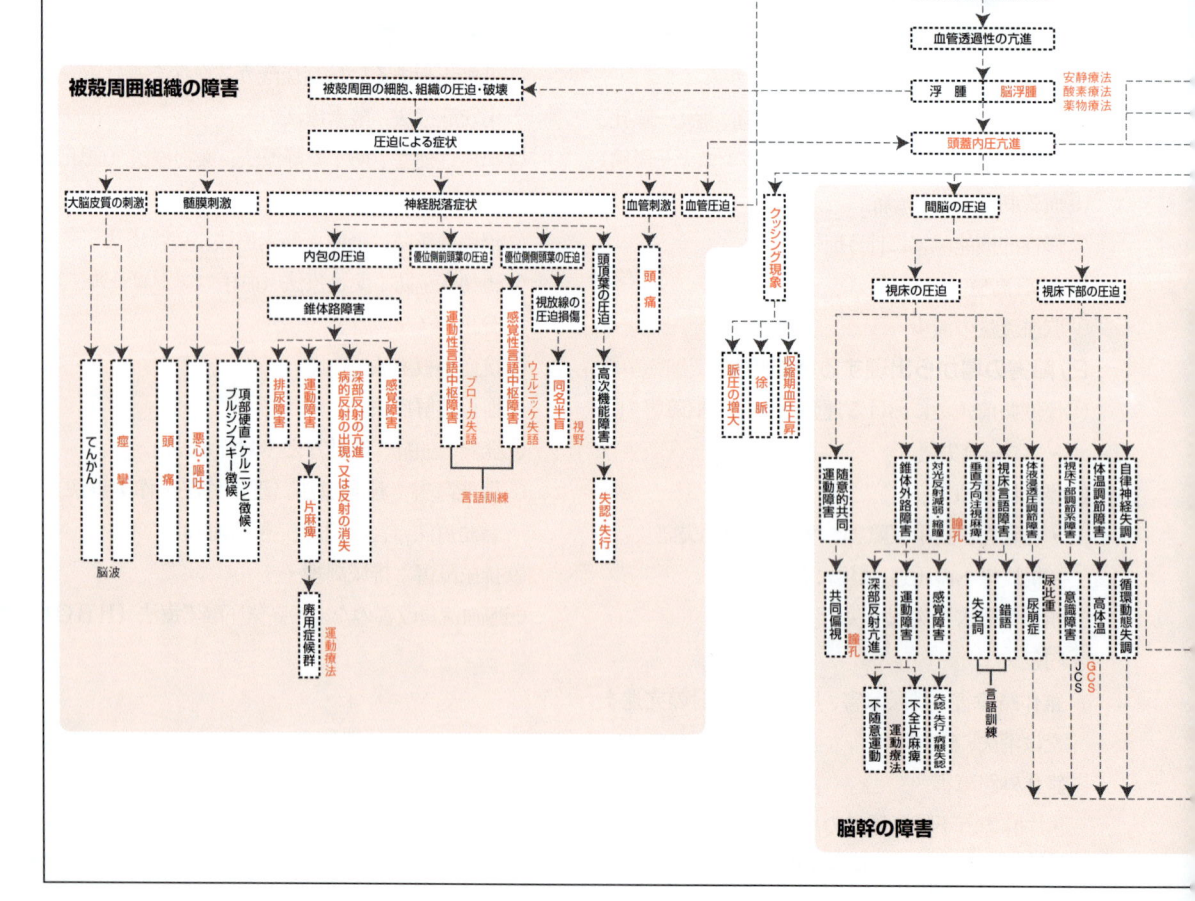

凡例
- ：病理学的変化
- ：病理学的変化に関連した症状
- ：場の機能に関連した症状・障害
- 赤色文字：事例に出現
- ←──┄┄→：症状等の進む方向

被殻周囲組織の障害

脳幹の障害

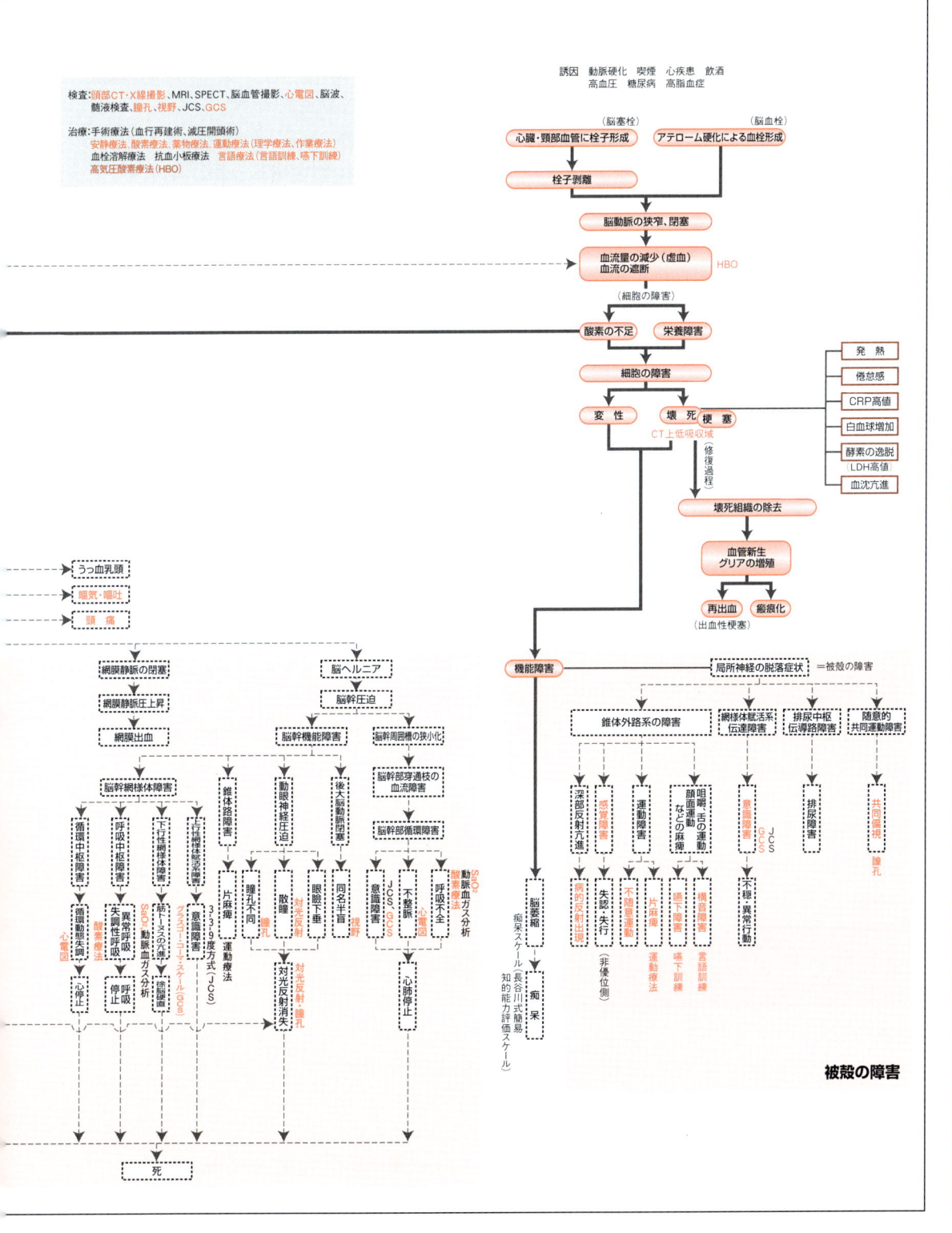

北澤　忠

検査：頭部CT・X線撮影、MRI、SPECT、脳血管撮影、心電図、脳波、髄液検査、瞳孔、視野、JCS、GCS

治療：手術療法（血行再建術、減圧開頭術）
安静療法、酸素療法、薬物療法、運動療法（理学療法、作業療法）
血栓溶解療法　抗血小板療法　言語療法（言語訓練、嚥下訓練）
高気圧酸素療法（HBO）

誘因　動脈硬化　喫煙　心疾患　飲酒
高血圧　糖尿病　高脂血症

（脳塞栓）　　　　　　　　　（脳血栓）
心臓・頸部血管に栓子形成　　アテローム硬化による血栓形成
↓
栓子剥離
↓
脳動脈の狭窄、閉塞
↓
血流量の減少（虚血）　← HBO
血流の遮断
↓（細胞の障害）
酸素の不足　栄養障害
↓
細胞の障害
↓
変性　壊死　梗塞
　　　CT上低吸収域

発熱
倦怠感
CRP高値
白血球増加
酵素の逸脱
LDH高値
血沈亢進

修復過程
↓
壊死組織の除去
↓
血管新生
グリアの増殖
↓
再出血　瘢痕化
（出血性梗塞）

機能障害　　局所神経の脱落症状＝被殻の障害

錐体外路系の障害　　網様体賦活系伝達障害　　排尿中枢伝導路障害　　随意的共同運動障害

うっ血乳頭
嘔気・嘔吐
頭痛

網膜静脈の閉塞
網膜静脈圧上昇
網膜出血

脳ヘルニア
脳幹圧迫
脳幹機能障害
脳幹周囲槽の狭小化
脳幹部穿通枝の血流障害
脳幹循環障害

脳幹網様体障害
循環中枢障害
呼吸中枢障害
下行性網様体賦活障害
上行性網様体賦活障害

異常呼吸
失調性呼吸
SaO2 動脈血ガス分析
酸素療法
心電図

錐体路障害
片麻痺

動眼神経圧迫
瞳孔不同
散瞳
眼瞼下垂
対光反射消失

後大脳動脈閉塞
同名半盲

3-3-9度方式（JCS）
筋トーヌス亢進
意識障害
徐脈
不整脈
心電図

深部反射亢進
病的反射出現

感覚障害

運動障害
失語・失行

咀嚼、舌の運動
顔面運動
などの麻痺

意識障害
JCS
GCS
不穏・異常行動

排尿障害

共同偏視
瞳孔

嚥下障害
構音障害
言語障害
言語訓練

片麻痺
嚥下訓練
運動療法

脳萎縮
痴呆スケール（長谷川式簡易知的能力評価スケール）

（非優位側）

被殻の障害

呼吸停止
心肺停止
死

梗塞

脳

脳梗塞　157

事例の解説：脳梗塞 (レンズ核線条体動脈(被殻)領域)

北澤　忠

1．原因

加齢、高血圧、高脂血症などに伴う動脈硬化（アテローム硬化）に、喫煙や飲酒などの因子が加わり、次のような過程で生じた脳血栓と脳塞栓が原因と考えられます。

①脳血栓

血管内腔に粥腫（プラーク）が形成され、その上に血栓が形成され血管内腔が狭窄・閉塞します。

②脳塞栓

心房細動や心筋梗塞など心疾患により、心腔内に血栓が形成され、この血栓が剥がれ、血流にのって脳血管まで運ばれ血管を閉塞します。

Nさんは、入院以前にも何回か脳梗塞の前駆症状であるTIA（一過性脳虚血発作）を繰り返し起こしていることから、脳血栓が原因であると考えられます。

2．検査

原因究明、および補助診断のために検査を行います。

Nさんの場合、頭部CT、X線撮影、心電図、瞳孔・視野検査、意識レベル（GCS）のチェックなどが行われました。

3．成り行き

上記の原因により、中大脳動脈穿通枝レンズ核線条体動脈（脳卒中動脈）の狭窄や閉塞が起きた結果、末梢部（被殻）は虚血となり、酸素の不足や栄養障害をまねき、被殻の細胞の壊死（梗塞）・変性が起きます。さらに、被殻の細胞の低酸素症およびCO_2蓄積は壊死巣周囲に浮腫を出現させます。

また、壊死巣周囲の浮腫部位（虚血性ペナンブラ〔不完全虚血部位〕）では、虚血による低酸素症がさらに浮腫を助長させます。

また、被殻周囲の組織はその浮腫による圧迫・破壊により、それぞれの組織の機能障害およびそれに伴う症状を起こします。

以上の結果、①梗塞という病理学的変化による症状、②障害の場から出現する、被殻および被殻周囲の組織の機能障害が現れます。

1）梗塞という病理学的変化による症状

中大脳動脈穿通枝レンズ核線条体動脈（脳卒中動脈）の狭窄や閉塞が起きた結果、その末梢部位である被殻細胞・組織が虚血となり、酸素の不足や栄養障害をまねき、細胞の壊死（梗塞）・変性が起きました。

その際、梗塞巣周囲は虚血により低酸素症をきたし浮腫が現れました。

また、梗塞に伴う脳浮腫は被殻部周囲を圧迫・閉塞・破壊し、頭蓋内圧亢進を起こしました。

一方、脳浮腫は頭蓋内圧を亢進させるという悪循環に至りました。

また、大脳皮質の刺激によって痙攣、血管刺激では頭痛といった症状が起こりました。

以上をまとめると

①低酸素症に伴う
- 脳浮腫

②脳浮腫に伴う
- 頭蓋内圧亢進症状

③頭蓋内圧亢進症状に伴う
- クッシング現象（収縮期血圧上昇、徐脈、脈圧の増大）

④大脳皮質の刺激による
- 痙攣

⑤髄膜刺激による
- 髄膜刺激症状（頭痛、悪心・嘔吐）

⑥血管刺激による

- 頭痛

⑦脳血流量の減少

が起きました。

2）被殻および被殻周囲の組織の機能障害

被殻および被殻周囲組織の圧迫・破壊により、それぞれの組織の神経脱落症状が起きました。

①被殻の障害

障害の場である被殻部の壊死・変性は、被殻部の機能障害をまねきました。

a. 錐体外路の障害
- 片麻痺・不随意運動の出現
- 深部反射の亢進と病的反射の出現
- 構音障害
- 嚥下障害
- 感覚障害

b. 網様体賦活系運動・知覚刺激伝達障害
- 意識障害

c. 随意的共同運動障害
- 共同偏視

②被殻周囲の組織の障害

脳浮腫による被殻周囲の細胞、組織への圧迫・破壊により、その周囲組織である前頭葉、側頭葉、頭頂葉、内包などの障害をまねきました。

a. 内包では錐体路障害である
- 排尿障害
- 右片麻痺
- 反射の亢進または消失
- 右上下肢感覚障害

b. 優位側（左側）前頭葉においては運動性言語中枢障害である
- ブローカ失語

c. 優位側（左側）側頭葉においては
- 感覚性言語中枢障害：ウェルニッケ失語
- 視放線への圧迫・損傷：同名半盲

d. 頭頂葉障害である
- 失認・失行

といった症状が起きました。

しかし、梗塞に伴う脳浮腫による頭蓋内圧亢進は脳幹には及んでいないため、**脳幹の障害**は起きていません。

4．治療

補助診断検査および症状より、保存的治療として以下の治療が行われました。

①低酸素症あるいは高炭酸ガス血症を避けるための安静療法、酸素療法

②脳梗塞に伴って起こる浮腫の周囲への圧迫・閉塞、破壊および頭蓋内圧亢進予防および軽減のための酸素療法、薬物療法、安静療法

③再梗塞予防（脳血流改善）のための薬物療法（血圧コントロール、水分出納チェック）

④出血性梗塞予防のための薬物療法（血圧コントロール、水分出納チェック）、安静療法

⑤発熱、頭痛などに対する対症療法

⑥機能障害に対する運動療法（理学療法・作業療法）、言語療法（言語訓練、嚥下訓練）、排尿訓練……今後、行う予定の治療

⑦脳血流量改善のための高気圧酸素療法（HBO）

参考文献
1) 田崎義昭、斎藤佳雄：ベッドサイドの神経の診かた、南山堂、1984
2) 馬場元毅：絵で見る脳と神経　しくみと障害のメカニズム、医学書院、1994
3) 宮崎和子監修・大岡良枝、小林繁樹編集：看護キーポイントシリーズ　脳神経外科、中央法規出版、1997
4) 松本　悟監修・大井静雄、中住礼子：図解　脳神経疾患の臨床　基本概念の理解と診療へのアプローチ、メヂカルフレンド社、1985
5) 松本　悟監修・大井静雄、中住礼子：図解　脳神経疾患の基礎と臨床　臨床編　各疾患の病態・診断・治療・予後、メヂカルフレンド社、1986
6) 森　惟明：脳神経外科学、南江堂、1983
7) 竹内修二：クイックマスター　解剖生理学、医学芸術社、1997
8) 田崎義昭監修：実地医家のための脳血管障害　今日の診療指針、サンド薬品、1976
9) 頭蓋内圧亢進対策、BRAIN NURSING、Vol.14、11月、1998
10) 水頭症の治療と看護、BRAIN NURSING、Vol.14、12月、1998
11) 画像検査と侵襲性、BRAIN NURSING、Vol.14、10月、1998
12) 考える看護過程・脳梗塞患者の看護、エキスパートナース看護学生版、5月、1998
13) 脳梗塞患者の看護、ナーシング　カレッジ、12月、1998
14) 痴呆を伴う老年患者の看護、大脳の解剖　機能と症状、クリニカルスタディ、Vol.19、1月、1998
15) クモ膜下出血のCT画像所見、クリニカルスタディ、Vol.16、12月、1995

病理学的変化は同じで、障害の場が違う疾患の比較

高山 美佳

脳梗塞の病態関連図

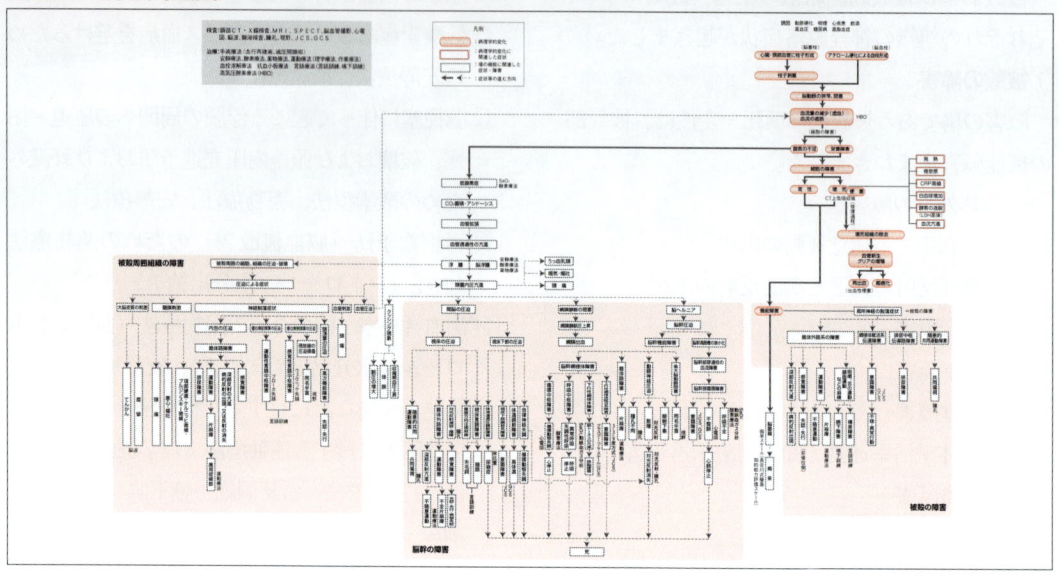

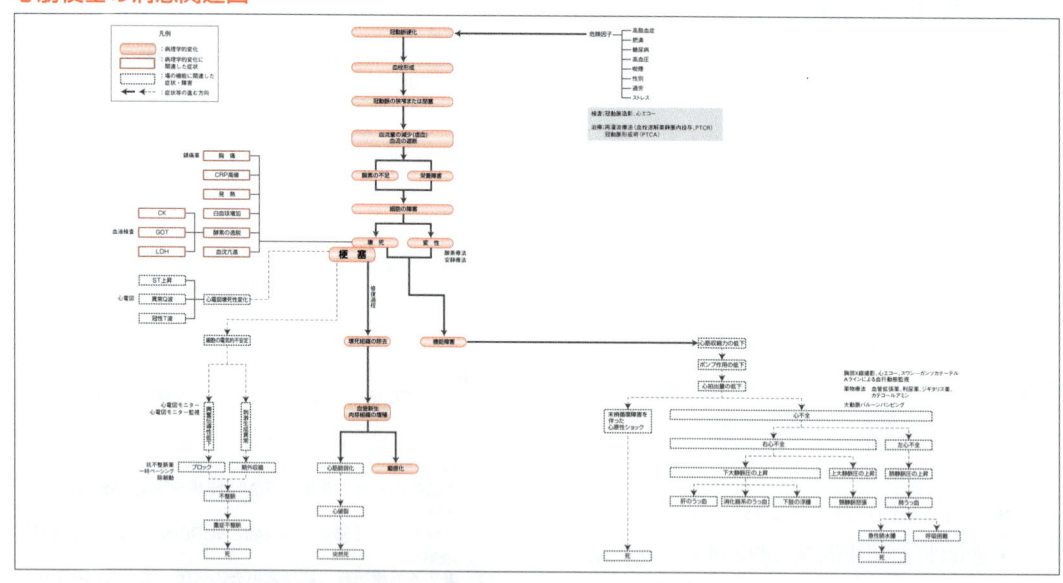

心筋梗塞の病態関連図

脳梗塞と心筋梗塞

病理学的変化に伴う症状の共通性

　脳梗塞も心筋梗塞も、血管の閉塞により、血流が遮断され、その血流域の細胞が壊死します。このことは脳梗塞・心筋梗塞に共通します。しかし、病理学的変化に伴う症状は、以下に示すように、共通性はほとんどありません。

1）脳梗塞の病理学的変化に伴う症状
①低酸素症による脳浮腫
②脳浮腫による頭蓋内圧亢進症状
③頭蓋内圧亢進症状に伴うもの

- クッシング現象：収縮期血圧上昇、徐脈、脈圧の増大
- 自律神経障害
- 脳幹機能障害：上行性網様体賦活系障害、運動中枢障害、呼吸中枢障害、動眼神経麻痺

④大脳皮質の刺激による痙攣・てんかん
⑤髄膜刺激による髄膜刺激症状
- 頭痛、悪心
- 嘔吐、項部硬直
- ケルニッヒ徴候
- ブルジンスキー徴候

⑥血管刺激による頭痛
⑦脳室穿破による発熱および、脳脊髄液通過・吸収障害による水頭症
⑧慢性的機能障害に伴う痴呆
⑨逸脱酵素上昇（LDH）

　脳は、神経細胞と神経膠細胞からなり、髄膜に包まれ頭蓋骨という堅く、容量の限定された中に存在します。そのため、脳で梗塞が起こり細胞が壊死すると、上記のような特有の症状が現れます。

2）心筋梗塞の病理学的変化に伴う症状

①胸痛
②心筋逸脱酵素上昇
- CK、GOT、LDH

③白血球増加
④心電図壊死性変化
- ST上昇、異常Q波、冠性T波

⑤CRP高値
⑥不整脈

　心臓は主として心筋細胞からなり、心筋は自発性の収縮をし、心筋細胞は筋細胞から筋細胞へ興奮を伝播させる性質をもっています。そのため、心臓で梗塞が起こり細胞が壊死すると、上記のような特有の症状が現れます。

　以上のような、脳、心臓のそれぞれの特徴の違いから、病理学的変化に伴って起こる症状は異なります。それぞれに共通しているのは、細胞の壊死に伴う逸脱酵素の上昇だけです。

障害の場から出現する機能障害

1）脳の機能

　脳の場合、機能は多様であるため、障害された部分によって出現する症状が異なってきます。したがって、ここでは障害された場である被殻の機能とその障害について解説します。

被殻の機能
①錐体外路の統合
- 不随意運動の調整
- 筋運動の円滑
- 知覚の整理、統合
- 姿勢の保持、平衡機能の維持

②網様体賦活系の通路
- 意識保持のための運動、知覚、刺激の伝達

③前頭葉眼球注視神経の通路

2）脳（被殻）から出現する機能障害

①錐体外路の障害
- 運動麻痺
- 不随意運動
- 感覚障害

②網様体賦活系の障害
- 意識障害

③前頭葉眼球注視神経の障害
- 共同偏視

3）心臓の機能

　心臓には、血液循環の原動力としてのポンプ作用があります。

4）心臓から出現する機能障害

- 心不全
- 心原性ショック

　以上のように、脳、心臓、それぞれの場の機能は全く違うため、それぞれの機能に基づいた障害が現れます。

脳出血（被殻出血）の病態関連図

北澤 忠

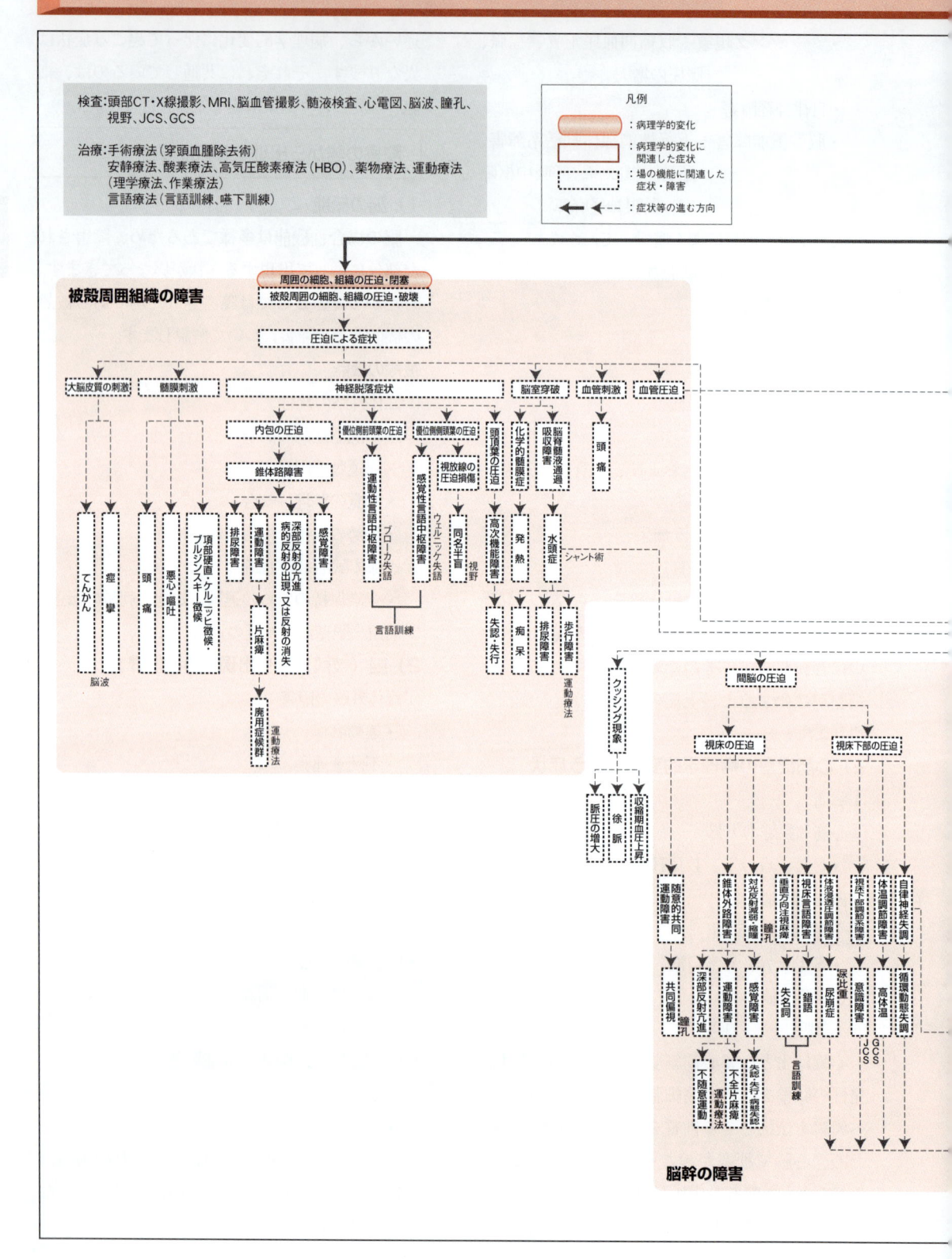

検査：頭部CT・X線撮影、MRI、脳血管撮影、髄液検査、心電図、脳波、瞳孔、視野、JCS、GCS

治療：手術療法（穿頭血腫除去術）
　　　　安静療法、酸素療法、高気圧酸素療法（HBO）、薬物療法、運動療法（理学療法、作業療法）
　　　　言語療法（言語訓練、嚥下訓練）

凡例
- ：病理学的変化
- ：病理学的変化に関連した症状
- ：場の機能に関連した症状・障害
- ←--- ←── ：症状等の進む方向

被殻周囲組織の障害

周囲の細胞、組織の圧迫・閉塞
被殻周囲の細胞、組織の圧迫・破壊
　→ 圧迫による症状

- 大脳皮質の刺激 → てんかん、痙攣（脳波）
- 髄膜刺激 → 頭痛、悪心・嘔吐、項部硬直・ケルニッヒ徴候・ブルジンスキー徴候
- 神経脱落症状
  - 内包の圧迫 → 錐体路障害 → 排尿障害、運動障害、感覚障害、深部反射の亢進、病的反射の出現 又は反射の消失 → 片麻痺 → 廃用症候群（運動療法）
  - 優位側前頭葉の圧迫 → 運動性言語中枢障害（ブローカ失語）→ 言語訓練
  - 優位側側頭葉の圧迫 → 感覚性言語中枢障害（ウェルニッケ失語）
  - 視放線の圧迫損傷 → 同名半盲（視野）
  - 頭頂葉の圧迫 → 高次機能障害 → 失認・失行
- 脳室穿破 → 化学的髄膜炎、脳脊髄液通過吸収障害 → 発熱、痴呆、排尿障害、歩行障害（運動療法）、水頭症 → シャント術
- 血管刺激 → 頭痛
- 血管圧迫

脳幹の障害

間脳の圧迫
- クッシング現象 → 脈圧の増大、徐脈、収縮期血圧上昇
- 視床の圧迫
  - 随意的共同運動障害 → 共同偏視、瞳孔
  - 錐体外路障害 → 深部反射亢進 → 不随意運動
  - 対応射調節・瞳孔 → 運動障害 → 不全片麻痺（運動療法）
  - 視床言語機能障害 → 感覚障害 → 錯語・失行・醜形認
  - 視床下部の圧迫 → 視床下部調節機能障害 → 失名詞、錯語 → 言語訓練
  - 体液循環調節障害 → 尿比重、尿崩症
  - 体温調節系障害 → 深比重、高体温
  - 自律神経失調 → 意識障害（JCS、GCS）
  - 循環動態失調 → 循環動態失調

162　出血

●動脈硬化や高血圧などにより脳動脈の血管壊死、小動脈瘤が形成され、諸因子により脳血管に破綻が生じ、脳実質内に出血を起こした状態。その結果、障害部位に対応した特有な臨床症状（片麻痺、感覚障害等脳卒中症状）を呈する

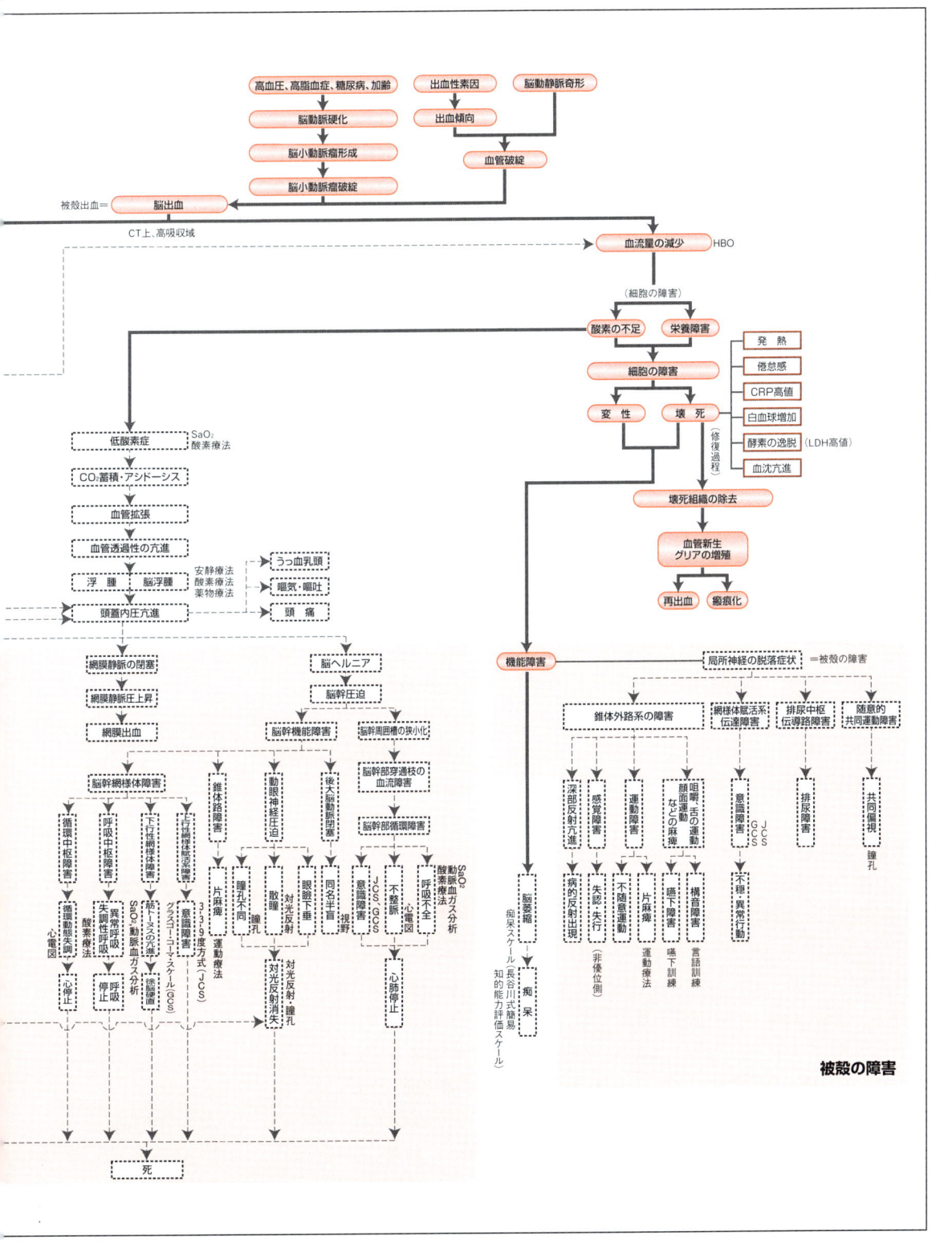

脳出血の病態関連図

原因・素因
- 高血圧、高脂血症、糖尿病、加齢 → 脳動脈硬化 → 脳小動脈瘤形成 → 脳小動脈瘤破綻
- 出血性素因 → 出血傾向 → 血管破綻
- 脳動静脈奇形 → 血管破綻

脳出血（被殻出血＝）
- CT上、高吸収域

血流量の減少（HBO）
→（細胞の障害）
- 酸素の不足
- 栄養障害

細胞の障害
- 変性
- 壊死
  - 発熱
  - 倦怠感
  - CRP高値
  - 白血球増加
  - 酵素の逸脱（LDH高値）
  - 血沈亢進

（修復過程）
- 壊死組織の除去
- 血管新生・グリアの増殖
  - 再出血
  - 瘢痕化

低酸素症（SaO₂・酸素療法）
- CO_2蓄積・アシドーシス
- 血管拡張
- 血管透過性の亢進
- 浮腫／脳浮腫（安静療法・酸素療法・薬物療法）
  - うっ血乳頭
  - 嘔気・嘔吐
  - 頭痛
- 頭蓋内圧亢進

網膜静脈の閉塞 → 網膜静脈圧上昇 → 網膜出血

脳ヘルニア → 脳幹圧迫
- 脳幹機能障害
- 脳幹周囲槽の狭小化
- 脳幹部穿通枝の血流障害
- 脳幹部循環障害

脳幹網様体障害
- 循環中枢障害
- 呼吸中枢障害
- 下行性網様体賦活系障害
- 錐体路障害
- 動眼神経圧迫
- 後大脳動脈閉塞

症状・所見
- 異常性呼吸／失調性呼吸／徐脈／SaO₂・動脈血ガス分析／筋トーヌスの亢進／グラスゴーコーマスケール（GCS）／意識障害
- 片麻痺／瞳孔不同／散瞳／眼瞼下垂／同名半盲／複視／JCS・GCS・意識障害／呼吸不全／心電図
- 対光反射／対光反射消失・瞳孔
- 循環動態分析／酸素療法／心電図／心停止／呼吸停止／心肺停止

死

機能障害 → 局所神経の脱落症状 ＝ 被殻の障害
- 痴呆（痴呆スケール〈長谷川式簡易知能力評価スケール〉）／脳萎縮
- 錐体外路系の障害：深部反射亢進／感覚障害／運動障害／病的反射出現／失認・失行／不随意運動／片麻痺／嚥下障害／構音障害（非優位側）／咀嚼、舌の運動・顔面運動などの麻痺／言語訓練・嚥下訓練／運動療法
- 網様体賦活系伝達障害：意識障害（JCS・GCS）／不穏・異常行動
- 排尿中枢伝導路障害：排尿障害
- 随意的共同運動：共同偏視／瞳孔

被殻の障害

脳出血（被殻出血）

北澤　忠

　脳出血を理解するとき、一般には「場の機能」としての脳と、「病理学的変化」の出血とを組み合わせて考えていくと理解しやすくなります。しかし、脳の機能は多様であるため、障害された部分によって出現する症状が異なってくることをしっかり頭に入れておきましょう。
　ここでは「場の機能」として被殻という場所と、「病理学的変化」である出血を組み合わせて考えていきます。

1．脳の機能

以下の3つに分けられます。
①脳幹・脊髄系
　・反射・調節作用による生命の維持
②大脳辺縁系
　・本能、情動行動
③新皮質
　・知的行動、運動機能の発動、あらゆる知覚情報の収集・分析（大脳皮質の機能の局在）

　脳は知覚・運動・調節作用などの諸機能を統御する器官です。そして人間の知・情・意を担い、人間の知性すべての調整作用の根源です。また、人間が人間らしく生きていくための中枢であり、生きる力、生活する力、人とかかわる力を働かせる高度な機能が組み込まれており、人間を統合する器官でもあります。

1) 脳の解剖・生理学的特徴
①脳は頭蓋骨という甲冑を身にまとい、外力や衝撃から守られています。
②脳は、細菌やみずから産生する代謝物質（アンモニア、ビリルビンなど）にも抵抗力がほとんどなく、障害を受けやすい性質をもちます。
③大脳皮質には機能の局在があります。
④脳脊髄液が存在します。
⑤脳は大量の血液を必要とします（エネルギーを蓄える機能を持たないため、多量の酸素とブドウ糖が必要なのです。酸素とブドウ糖が供給されないと脳細胞は死滅してしまいます）。そのため、自動調整能により脳血流量を保持しています。
⑥脳の血管の特徴
　・側副血行路を完備しています。
　・穿通枝という細い動脈は、他の血管と吻合しない終動脈です。
　・脳の動脈は他臓器の血管と異なり、中膜や外膜が薄く、弾性線維が少ないという構造をしています。
　・細菌や有毒な物質から脳を保護するための機構、血液脳関門が存在します。

2) 被殻の機能
①四肢および体幹運動を円滑にし、姿勢の保持、平衡機能維持調整、知覚刺激の整理・統合を司る錐体外路機能を有します。
②意識の保持を司る網様体賦活系へ、運動・知覚刺激を伝達します。
③眼球の随意的共同運動を担います。
④排尿中枢伝導路機能

2．出血の定義

　出血とは血液を構成する全成分が、生体の心臓あるいは血管から外に出ることです。

3．脳出血とは

　脳出血とは、脳という場に出血という病理学的変化を起こしたものです。それにより脳の機能が障害されます。

被殻出血
　中大脳動脈から分岐したレンズ核線条体動脈は脳卒中動脈ともよばれるほど、血管の破綻をきたしやすい動脈です。それは、以下の理由によります。
　この動脈が一般の動脈と違い、中大脳動脈か

図1　高血圧性脳内出血の種類[1]

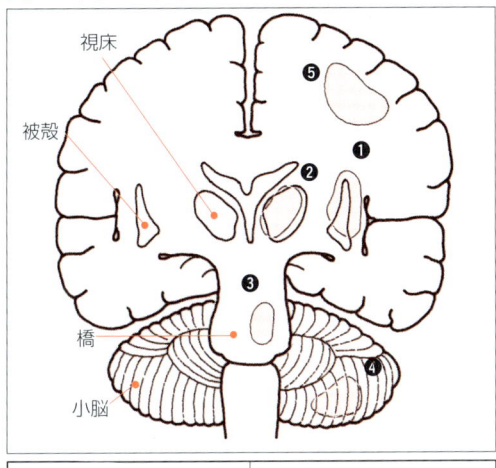

部位	頻度（％）
❶被殻部（外側型）	40～50
❷視床（内側型）	20～30
❸橋	10
❹小脳	10
❺皮質下	10

図2　頭蓋内腫瘤と脳浮腫[2]

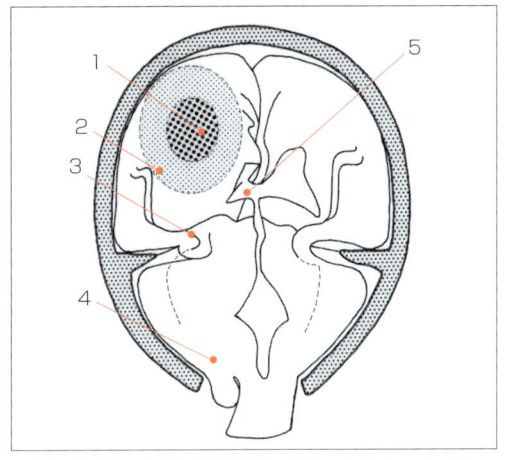

1.頭蓋内腫瘤　2.周辺の脳浮腫　3.テント切痕ヘルニア
4.小脳扁桃ヘルニア　5.圧迫されて変形した側脳室

ら急な角度で分岐していることが1つです。

次に主幹動脈の血圧を低下させるために、血管が蛇行し、急激に細くなっているため血流の渦巻きが生じ、小さな動脈瘤を形成しやすくなっているためです。

レンズ核線条体動脈が何らかの原因により出血を起こすと、出血部位である被殻や、出血に伴う血腫形成による周囲組織への圧迫・閉塞により、さまざまな障害を招きます。

原因

脳出血の原因は、以下の3つに分けられます。

①加齢、糖尿病、高血圧、高脂血症などに伴う、動脈硬化（アテローム硬化）により、中大脳動脈穿通枝であるレンズ核線条体動脈の線維化・壊死が起こり、小動脈瘤が形成されます。そこに、喫煙や飲酒、高血圧、ストレスなどの因子が加わり、血管収縮および血圧上昇が起き、その微小動脈瘤が破綻するもの。

②出血傾向（出血性素因をもっている）にあるとき、血管外への血液漏出および血管の破綻をきたすもの。

③脳動静脈奇形により血管が破綻するもの。

4. 成り行き

上記の原因により、レンズ核線条体動脈の破綻が起こると、病理学的変化として出血部（被殻）は血腫が形成され、CT検査で高吸収域を認めます。また虚血となって酸素の不足や栄養障害を招き、細胞の壊死・変性を起こします。

その後、出血巣では融解・吸収による修復過程を経て瘢痕化、空洞化した後、その部分が水に置き換わります（低吸収域を示します）。

また、出血巣周囲は、虚血および低酸素症による浮腫が現れます。

その後、出血巣周囲の浮腫部位（虚血性ペナンブラ：不完全虚血部位）では、修復過程により側副血行路が発達し、薬物療法、リハビリテーションの学習効果により、浮腫および血流の改善がなされて神経線維の新たな発達が起こって、可逆性に機能が回復します。

しかし、浮腫および血流の改善がなされなければ不可逆的な過程をとり、慢性的な機能障害（後遺症）となります。

また、出血部（被殻）の虚血や血腫形成は、低酸素症および炭酸ガス（CO_2）の蓄積を招き、脳血管の特徴である炭酸ガスの反応により、血管拡張から生じる血管壁の透過性が亢進し、脳浮腫が進行します。

人間の中枢である脳は、頭蓋骨によって保護さ

れ一種の閉鎖された箱の中に収められた状態になっています。そのため、脳浮腫は閉鎖された頭蓋内の占拠物として、すぐに頭蓋内圧亢進を引き起こし、脳血流量は減少します。それに伴って脳の自動性によりクッシング現象が起こり、さらに頭蓋内圧を亢進させるという悪循環をたどります。

また、脳出血の場合、一般の出血と異なり、障害の場が脳という特殊な場であるため、循環血液量の減少に伴うショックや赤血球の減少に伴う貧血といった病理学的症状はほとんど起こりません。

その結果、大きく3つの障害が起こります。
① 被殻の障害
② 被殻周囲の組織の障害
③ 脳幹の障害

1) 被殻の障害

障害の場である大脳基底核（被殻部）の壊死・変性、破壊は被殻部の機能障害を招きます。したがって、被殻部の機能である
① 四肢および体幹運動の円滑化・姿勢の保持、平衡機能維持調整、知覚刺激の整理・統合を司る錐体外路機能
② 意識の保持を司る網様体賦活系への運動・知覚刺激伝達
③ 眼球の随意的共同運動
④ 排尿中枢伝導路機能
などが障害され、以下の諸症状が生じます。
① より錐体外路の障害
 ・片麻痺・不随意運動の出現
 ・深部反射の亢進（病的反射の出現）
 ・構音障害 ・嚥下障害 ・感覚障害
② より網様体賦活系運動・知覚刺激伝達障害
 ・意識障害（不穏・異常行動）
③ より随意的共同運動障害：共同偏視
④ より排尿中枢伝導路障害：排尿障害

2) 被殻周囲の組織の障害

被殻周囲の細胞・組織への圧迫・閉塞・破壊により、その周囲組織である前頭葉、側頭葉、頭頂葉、内包、および大脳皮質、髄膜、血管などに影響を及ぼします。
① 優位側前頭葉においては運動性言語中枢障害
 ・ブローカ失語
② 優位側側頭葉においては
 ・感覚性言語中枢障害：ウェルニッケ失語
 ・視放線への圧迫・損傷：同名半盲
③ 頭頂葉障害：失認・失行
④ 内包では錐体路障害である排尿障害・片麻痺・反射の亢進または消失・感覚障害といった、周囲組織それぞれの神経脱落症状

さらに、大脳皮質の刺激によって痙攣・てんかん、髄膜では髄膜刺激症状、血管刺激では頭痛、また血腫が脳室を穿破すると脳脊髄液通過循環障害により、水頭症といった症状が起こります。

3) 脳幹の障害

脳ヘルニアが起こり、脳幹を圧迫し以下の脳幹機能障害を起こして死に至ります。
① 間脳の圧迫による障害
 ● 視床の障害（視床症候群）
 ・錐体外路系の障害：
  感覚障害による痛覚過敏、失認、失行、病態失認
  運動障害による不全片麻痺、不随意運動
  深部反射亢進
 ・眼球の随意的共同運動障害：共同偏視
 ・視神経経路の障害：垂直方向注視麻痺
 ・動眼神経の障害：対光反射減弱、縮瞳
 ・視床言語障害：錯語、失名詞
 ● 視床下部の障害
 ・自律神経失調：対光反射の消失、循環動態失調
 ・体温調節障害：高体温
 ・体液浸透圧調節障害
 ・視床下部調節系障害：意識障害
② 脳幹機能障害
 ● 動眼神経の圧迫：瞳孔不同、散瞳、眼瞼下垂→対光反射の消失
 ● 錐体路障害：片麻痺
 ● 脳幹網様体障害
 ・上行性網様体賦活系障害：意識障害
 ・下行性網様体賦活系障害：筋トーヌスの亢進による除脳硬直
 ・呼吸中枢障害：異常呼吸、失調性呼吸→呼吸停止

- 循環中枢障害：循環動態失調→心停止
●後大脳動脈閉塞：同名半盲

③脳幹周囲槽の狭小化による脳幹部循環障害
- 呼吸不全、不整脈、意識障害の悪化による心肺停止

④網膜静脈の閉塞
- 網膜静脈圧の上昇による網膜出血

さらに、被殻の障害、被殻周囲組織の障害、脳幹の障害のほかに、脳の全般的な器質的変化（脳の萎縮や血管障害）によって慢性的な経過をとると、記憶障害、失見当識、思考や判断力の障害といった不可逆的機能障害である痴呆が起こります。

5．症状・障害

1）病理学的変化に伴う症状
①低酸素症による脳浮腫
②脳浮腫による頭蓋内圧亢進症状
③頭蓋内圧亢進症状に伴う
- クッシング現象（収縮期血圧上昇、徐脈、脈圧の増大）
- 自律神経障害
- 脳幹機能障害（上行性網様体賦活系障害、運動中枢障害、呼吸中枢障害、動眼神経麻痺）

④大脳皮質の刺激による痙攣・てんかん
⑤髄膜刺激による髄膜刺激症状（頭痛、悪心・嘔吐、項部硬直・ケルニッヒ徴候・ブルジンスキー徴候）
⑥血管刺激による頭痛
⑦脳室穿破による発熱および、脳脊髄液通過・吸収障害による水頭症
⑧慢性的機能障害に伴う痴呆
⑨ＬＤＨ高値
⑩脳血流量の減少

2）障害の場から出現する機能障害
①優位側前頭葉における運動性言語中枢障害
- ブローカ失語

②優位側側頭葉
- 感覚性言語中枢障害（ウェルニッケ失語）
- 視放線への圧迫・損傷（同名半盲）

③頭頂葉障害：失認・失行

④内包：錐体路障害（排尿障害、片麻痺、反射の亢進または消失、感覚障害）
⑤錐体外路障害
- 片麻痺・不随意運動の出現
- 深部反射の亢進（病的反射の出現）
- 構音障害　・嚥下障害　・感覚障害

⑥網様体賦活系運動・知覚刺激伝達障害（意識障害および、それに伴う不穏・異常行動）
⑦随意的共同運動障害：共同偏視

6．検査

頭部CT、X線撮影、MRI、脳血管撮影、髄液検査、心電図、脳波、瞳孔検査、視力および視野検査、意識レベル（GCS）チェック、血液検査、知能評価、運動機能および感覚機能評価などが行われます。

7．治療

1）手術療法
出血（血腫）による周囲への圧迫・閉塞・破壊および頭蓋内圧亢進予防および軽減：ＣＴ誘導下血腫除去術が行われます。

2）保存的治療
以下の①～⑨が行われます。
①低酸素症あるいは高炭酸ガス血症を避ける：安静療法、酸素療法
②止血：安静療法、薬物療法
③浮腫の予防、軽減：安静療法、酸素療法、薬物療法
④再出血予防：安静療法、薬物療法（血圧コントロール、水分出納チェック）
⑤発熱、頭痛、嘔吐など：対症療法
⑥機能障害：運動療法（理学療法・作業療法）
⑦言語障害：言語療法（言語訓練・嚥下訓練）
⑧排尿障害：排尿訓練
⑨脳血流量改善：高気圧酸素療法（ＨＢＯ）

引用文献
1）久保俊朗・落合慈之：頭蓋内圧亢進の病態、14（11）、p.957、BRAIN NURSING、1998
2）宮崎和子監修・編集：看護観察のキーポイントシリーズ脳神経外科、高血圧内出血の種類、p.248、中央法規出版、1997

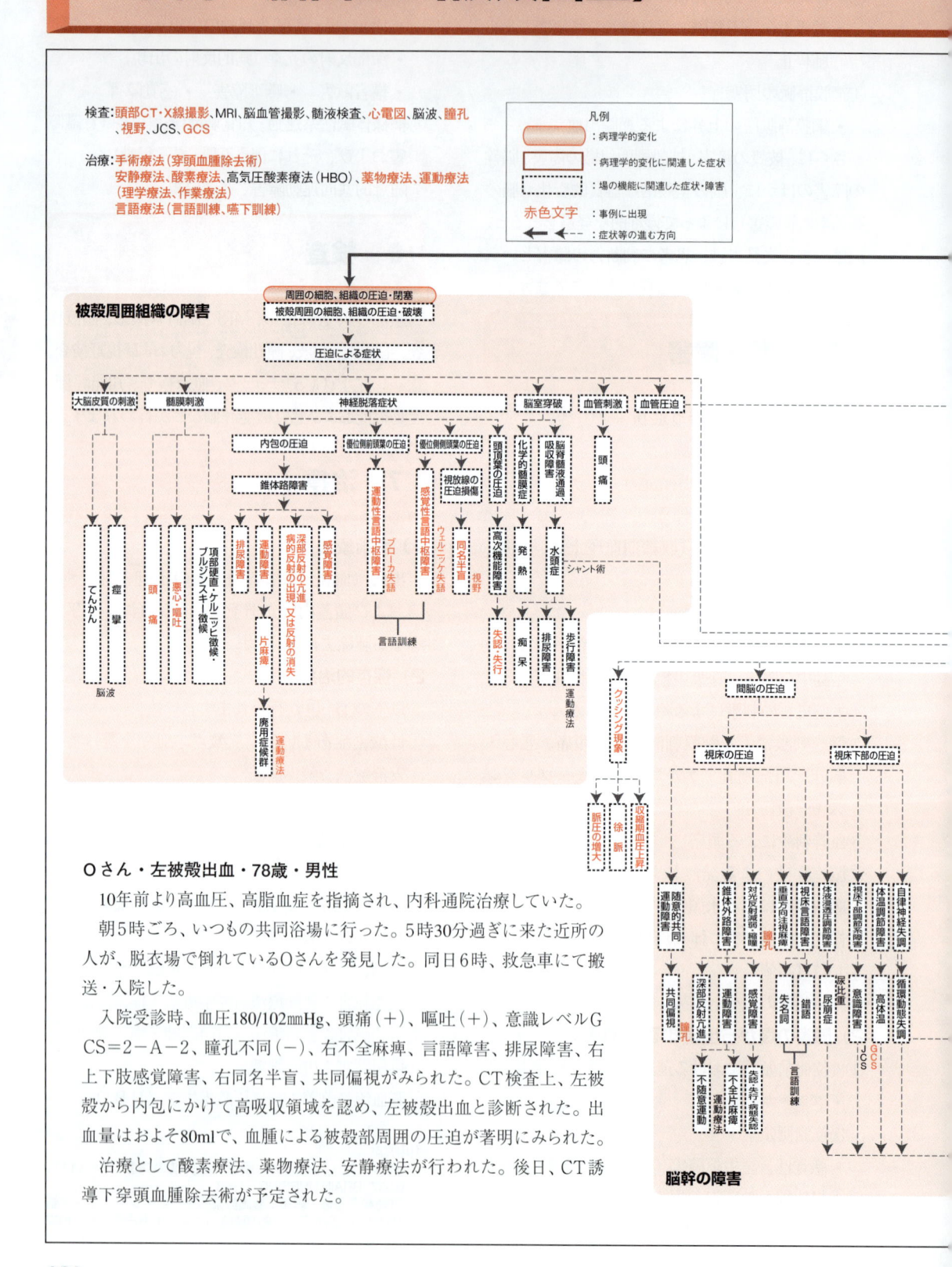

事例：脳出血（被殻出血）

検査：**頭部CT・X線撮影**、MRI、脳血管撮影、髄液検査、**心電図**、脳波、**瞳孔**、視野、**JCS**、**GCS**

治療：**手術療法**（穿頭血腫除去術）
　　　安静療法、**酸素療法**、高気圧酸素療法（HBO）、**薬物療法**、**運動療法**（理学療法、作業療法）
　　　言語療法（言語訓練、嚥下訓練）

凡例：
- ▭（橙枠）：病理学的変化
- ▭（白枠実線）：病理学的変化に関連した症状
- ▭（破線）：場の機能に関連した症状・障害
- 赤色文字：事例に出現
- ← ←：症状等の進む方向

被殻周囲組織の障害

周囲の細胞、組織の圧迫・閉塞 → 被殻周囲の細胞、組織の圧迫・破壊 → 圧迫による症状
- 大脳皮質の刺激 → てんかん・痙攣（脳波）
- 髄膜刺激 → 頭痛、悪心・嘔吐、項部硬直・ケルニッヒ徴候・ブルジンスキー徴候
- 神経脱落症状
  - 内包の圧迫 → 錐体路障害 → 排尿障害、運動障害、感覚障害、深部反射の亢進・病的反射の出現、又は反射の消失 → 片麻痺 → 廃用症候群 → 運動療法
  - 優位側前頭葉の圧迫 → 運動性言語中枢障害（ブローカ失語）→ 言語訓練
  - 優位側側頭葉の圧迫 → 感覚性言語中枢障害（ウェルニッケ失語）
  - 視放線の圧迫損傷 → 同名半盲、視野
  - 頭頂葉の圧迫 → 高次機能障害 → 失認・失行、痴呆、排尿障害、歩行障害 → 運動療法
- 脳室穿破 → 化学的髄膜症 → 発熱
- 血管刺激 → 吸収障害 → 脳脊髄液通過障害 → 水頭症 → シャント術
- 血管圧迫 → 頭痛

脳幹の障害

間脳の圧迫
- 視床の圧迫 → 随意運動共同、錐体外路障害、対応反射亢進・縮瞳、深部反射亢進、運動障害、感覚障害 → 共同偏視・瞳孔、不随意運動、不全片麻痺、失語・失行・失認・運動麻痺 → 言語訓練、運動療法
- 視床下部の圧迫 → 視床言語障害、垂直方向注視麻痺、視床下部錐体外路、体温調節筋系障害、自律神経失調、循環動態失調 → 錯語、浮腫重、尿崩症、意識障害、高体温（JCS・GCS）

クッシング現象 → 収縮期血圧上昇、徐脈、脈圧の増大

Oさん・左被殻出血・78歳・男性

10年前より高血圧、高脂血症を指摘され、内科通院治療していた。
朝5時ごろ、いつもの共同浴場に行った。5時30分過ぎに来た近所の人が、脱衣場で倒れているOさんを発見した。同日6時、救急車にて搬送・入院した。
入院受診時、血圧180/102mmHg、頭痛（＋）、嘔吐（＋）、意識レベルGCS＝2－A－2、瞳孔不同（－）、右不全麻痺、言語障害、排尿障害、右上下肢感覚障害、右同名半盲、共同偏視がみられた。CT検査上、左被殻から内包にかけて高吸収領域を認め、左被殻出血と診断された。出血量はおよそ80mlで、血腫による被殻部周囲の圧迫が著明にみられた。
治療として酸素療法、薬物療法、安静療法が行われた。後日、CT誘導下穿頭血腫除去術が予定された。

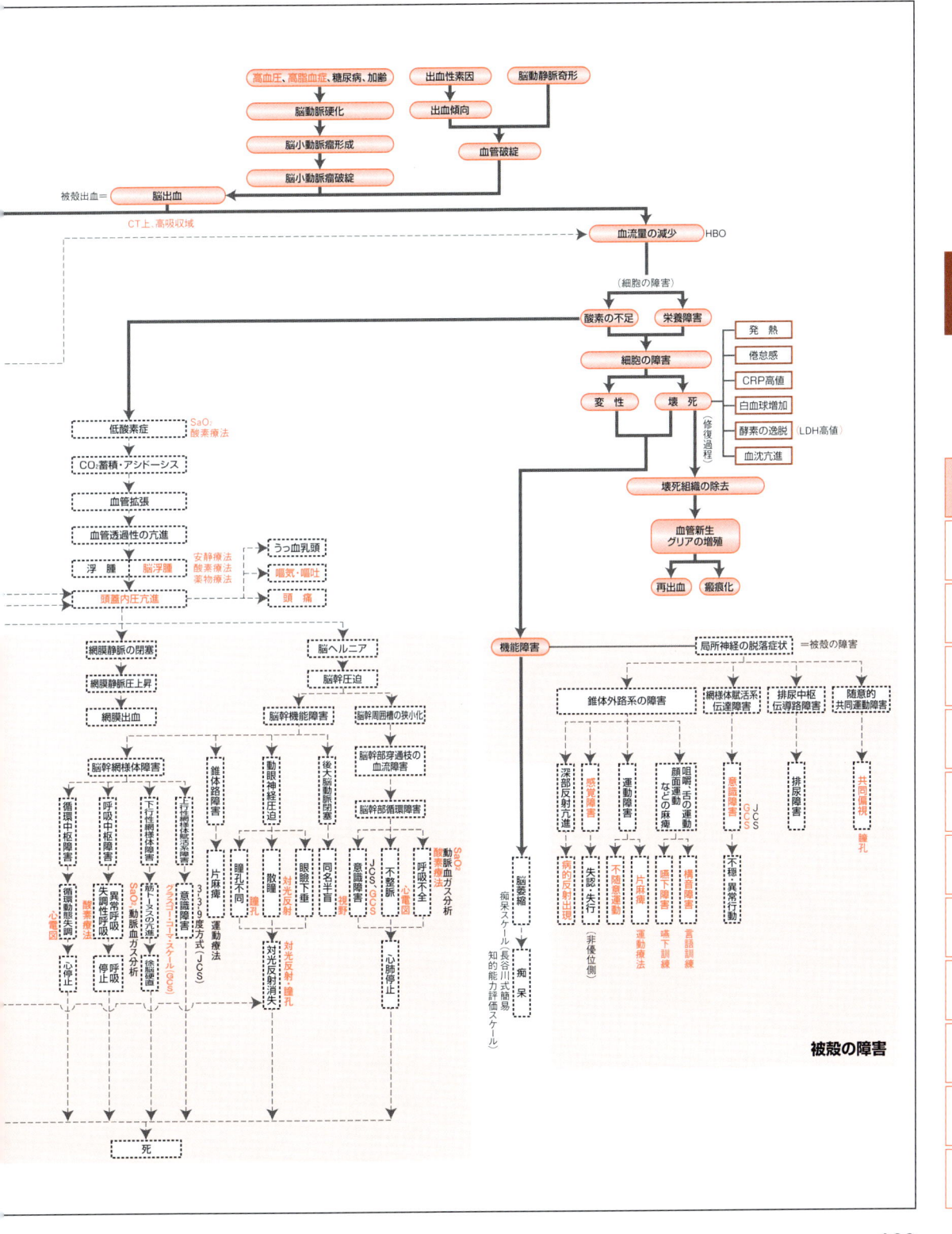

北澤　忠

脳出血の病態関連図

- 高血圧、高脂血症、糖尿病、加齢
  → 脳動脈硬化
  → 脳小動脈瘤形成
  → 脳小動脈瘤破綻
- 出血性素因 → 出血傾向
- 脳動静脈奇形
  → 血管破綻

被殻出血＝**脳出血**（CT上、高吸収域）

→ 血流量の減少（HBO）
（細胞の障害）
→ 酸素の不足／栄養障害
→ 細胞の障害
→ 変性／壊死
  - 発熱
  - 倦怠感
  - CRP高値
  - 白血球増加
  - 酵素の逸脱（LDH高値）
  - 血沈亢進

〈修復過程〉
→ 壊死組織の除去
→ 血管新生・グリアの増殖
→ 再出血／瘢痕化

酸素不足系
- 低酸素症（SaO₂・酸素療法）
- CO_2蓄積・アシドーシス
- 血管拡張
- 血管透過性の亢進
- 浮腫／脳浮腫（安静療法・酸素療法・薬物療法）
  - うっ血乳頭
  - 嘔気・嘔吐
- 頭蓋内圧亢進
  - 頭痛

- 網膜静脈の閉塞
- 網膜静脈圧上昇
- 網膜出血

- 脳ヘルニア
- 脳幹圧迫
- 脳幹機能障害／脳幹周囲槽の狭小化
- 後大脳動脈閉塞／脳幹部穿通枝の血流障害／脳幹部循環障害

- 脳幹網様体障害
  - 循環中枢障害
  - 呼吸中枢障害
  - 下行性網様体伝導路障害
  - 上行性網様体伝導路障害
  - 錐体路障害
  - 動眼神経圧迫
- 頭蓋動脈失調／異常性呼吸／失調性呼吸（酸素療法）
- 心停止／呼吸停止
- 筋トーヌス亢進／意識障害（グラスゴー・コーマ・スケール（JCS））（SaO₂・動脈血ガス分析・酸素療法）
- 片麻痺／瞳孔不同／散瞳／眼瞼下垂／同名半盲／縮瞳／意識障害（JCS・GCS）／不整脈／心電図／呼吸不全
- 対光反射減弱／対光反射消失・瞳孔
- 心肺停止

→ **死**

機能障害 → 局所神経の脱落症状 ＝ 被殻の障害
- 錐体外路系の障害
- 網様体賦活系伝導障害
- 排尿中枢伝導路障害
- 随意的共同運動障害

- 脳萎縮
- 痴呆スケール（長谷川式簡易知的能力評価スケール）
- 痴呆

- 深部反射亢進
- 感覚障害
- 運動障害
- 咀嚼、舌の運動、顔面筋の運動などの麻痺
- 意識障害（GCS）
- 排尿障害
- 共同偏視／縮瞳

- 病的反射出現
- 失認・失行（非優位側）
- 不随意運動
- 嚥下障害／構音障害
- 片麻痺／運動療法
- 感覚障害／運動療法
- 言語訓練／嚥下訓練
- 不穏・異常行動

被殻の障害

事例の解説：脳出血（左被殻出血） 北澤 忠

1．原因

　加齢および既往症である高血圧、高脂血症などに伴う動脈硬化（アテローム硬化）により、中大脳動脈穿通枝であるレンズ核線条体動脈の線維化・壊死が起こり小動脈瘤が形成されていたと思われます。

　そこに、入浴および脱衣による血管収縮・血圧上昇、喫煙、ストレスなどの誘因が加わり、その微小動脈瘤が破綻し、左被殻出血が起きたと考えます。

2．検査

　原因究明、および補助診断のための検査は以下の通りです。

　頭部CT、X線撮影、心電図、瞳孔、視野検査、意識レベル（GCS）チェックなどが行われました。

3．成り行き

　上記の原因により、被殻出血（レンズ核線条体動脈の破綻）が起きた結果、出血部（被殻）は血腫が形成され、その圧迫・破壊により血流量の減少が起きます。さらに血流量の減少は酸素の不足や栄養障害をまねき、被殻の細胞の壊死・変性が起きます。

　また、被殻周囲の組織も出血部（被殻）の血腫の形成、およびその圧迫・破壊により、それぞれの組織の機能障害、およびそれに伴う症状を起こします。その結果、①出血という病理学的変化による症状、②障害の場から出現する、被殻および被殻周囲の組織の機能障害が現れます。

1）出血という病理学的変化による症状

　血腫形成による被殻細胞・組織の破壊および虚血による、酸素の不足や栄養障害をまねき、細胞の壊死・変性が起きました。

　その際、出血巣周囲は虚血により低酸素症をきたし浮腫が現れました。

　また、出血に伴う血腫形成が被殻部周囲を圧迫・閉塞・破壊し、頭蓋内圧亢進および脳浮腫が起こりました。一方、脳浮腫は頭蓋内圧を亢進させるという悪循環に至りました。

　また、大脳皮質の刺激によって痙攣、血管刺激では頭痛といった症状も起こりました。

　以上をまとめると

①脳血流量減少による低酸素症に伴う
- 脳浮腫

②血腫形成および脳浮腫に伴う
- 頭蓋内圧亢進症状

③頭蓋内圧亢進症状に伴う
- クッシング現象（収縮期血圧上昇、徐脈、脈圧の増大）

④大脳皮質の刺激による
- 痙攣

⑤髄膜刺激による
- 髄膜刺激症状（頭痛、悪心・嘔吐）

⑥血管刺激による
- 頭痛

が起きました。

2）被殻および被殻周囲の組織の機能障害

　被殻および被殻周囲組織の圧迫・破壊により、それぞれの組織の神経脱落症状が起きました。

①被殻の障害

　障害の場である被殻部の破壊、壊死・変性は、被殻部の機能障害をまねきました。

　a．錐体外路の障害
- 片麻痺・不随意運動の出現
- 深部反射の亢進と病的反射の出現
- 構音障害
- 嚥下障害
- 感覚障害

- b. 網様体賦活系運動・知覚刺激伝達障害
  - 意識障害
- c. 随意的共同運動障害
  - 共同偏視

②**被殻周囲の組織の障害**

被殻周囲の細胞、組織への圧迫により、その周囲組織である前頭葉、側頭葉、頭頂葉、内包などの障害をまねきました。

- a. 内包では錐体路障害である
  - 排尿障害
  - 右片麻痺
  - 反射の亢進または消失
  - 右上下肢感覚障害
- b. 優位側（左側）前頭葉においては運動性言語中枢障害である
  - ブローカ失語
- c. 優位側（左側）側頭葉においては
  - 感覚性言語中枢障害：ウェルニッケ失語
  - 視放線への圧迫・損傷：同名半盲
- d. 頭頂葉障害である
  - 失認
  - 失行

しかし、出血に伴う脳浮腫や血腫形成による頭蓋内圧亢進は脳幹には及んでいないため、**脳幹の障害**は起きていません。

4．治療

1）手術療法

出血（血腫）による周囲への圧迫・閉塞、破壊、頭蓋内圧亢進予防および軽減する目的でＣＴ誘導下血腫除去術を予定しています。

2）保存的治療

以下の治療が行われました。
①低酸素症あるいは高炭酸ガス血症を避けるための安静療法、酸素療法
②浮腫の予防、軽減のための酸素療法、薬物療法
③再出血予防のための安静療法、薬物療法（血圧コントロール、水分出納チェック）
④発熱、頭痛、嘔吐などに対する対症療法
⑤今後、機能障害に対する運動療法（理学療法・作業療法）、言語療法（言語訓練・嚥下訓練）排尿訓練、脳血流量改善に対する高気圧酸素療法（ＨＢＯ）などが行われる予定です。

参考文献
1) 田崎義昭、斎藤佳雄：ベッドサイドの神経の診かた、南山堂、1984
2) 馬場元毅：絵で見る脳と神経　しくみと障害のメカニズム、医学書院、1994
3) 宮崎和子監修・大岡良枝、小林繁樹編集：看護キーポイントシリーズ　脳神経外科、中央法規出版、1997
4) 松本悟監修・大井静雄、中住礼子：図解　脳神経疾患の臨床　基本概念の理解と診療へのアプローチ、メヂカルフレンド社、1985
5) 松本悟監修・大井静雄、中住礼子：図解　脳神経疾患の基礎と臨床　臨床編　各疾患の病態・診断・治療・予後、メヂカルフレンド社、1986
6) 森惟明：脳神経外科学、南江堂、1983
7) 竹内修二：クイックマスター　解剖生理学、医学芸術社、1997
8) 田崎義昭監修：実地医家のための脳血管障害　今日の診療指針、サンド薬品、1976
9) 頭蓋内圧亢進対策、BRAIN NURSING、Vol.14、11月、1998
10) 水頭症の治療と看護、BRAIN NURSING、Vol.14、12月、1998
11) 画像検査と侵襲性、BRAIN NURSING、Vol.14、10月、1998
12) 考える看護過程・脳梗塞患者の看護、エキスパートナース看護学生版、5月、1998
13) 脳梗塞患者の看護、ナーシング　カレッジ、12月、1998
14) 痴呆を伴う老年患者の看護、大脳の解剖　機能と症状、クリニカルスタディ、Vol.19、1月、1998
15) クモ膜下出血のCT画像所見、クリニカルスタディ、Vol.16、12月、1995

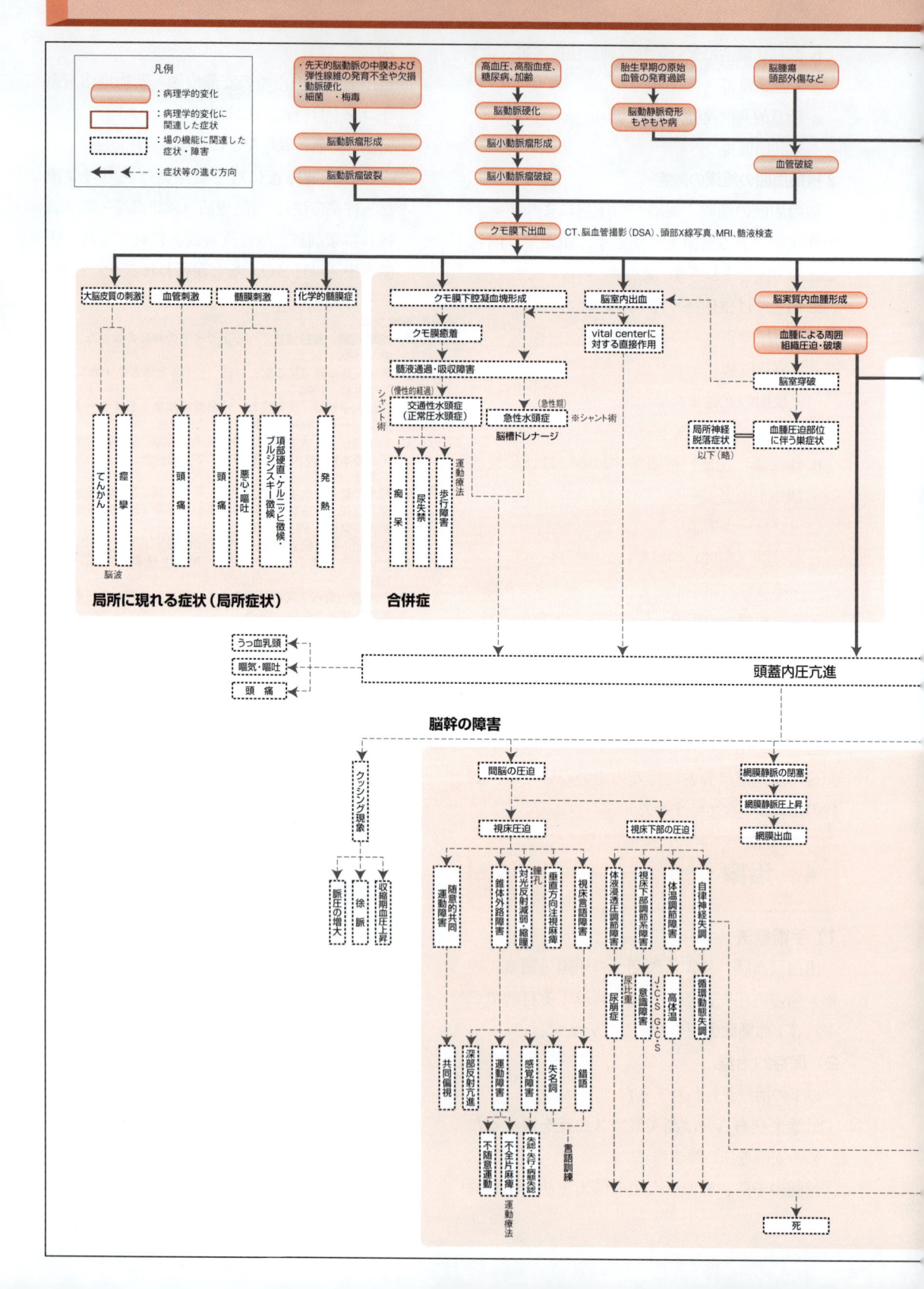

クモ膜下出血の病態関連図

北澤　忠

凡例
- ：病理学的変化
- ：病理学的変化に関連した症状
- ：場の機能に関連した症状・障害
- ←――：症状等の進む方向

病理学的変化の経路

- 先天的脳動脈の中膜および弾性線維の発育不全や欠損／動脈硬化／細菌・梅毒 → 脳動脈瘤形成 → 脳動脈瘤破裂
- 高血圧、高脂血症、糖尿病、加齢 → 脳動脈硬化 → 脳小動脈瘤形成 → 脳小動脈瘤破綻
- 胎生早期の原始血管の発育過誤 → 脳動静脈奇形・もやもや病
- 脳腫瘍・頭部外傷など → 血管破綻

→ **クモ膜下出血**（CT、脳血管撮影（DSA）、頭部X線写真、MRI、髄液検査）

局所に現れる症状（局所症状）

- 大脳皮質の刺激 → てんかん・痙攣（脳波）
- 血管刺激 → 頭痛
- 髄膜刺激 → 頭痛、悪心・嘔吐、項部硬直・ケルニッヒ・ブルジンスキー徴候
- 化学的髄膜炎 → 発熱

合併症

- クモ膜下腔血塊形成 → クモ膜癒着 → 髄液通過・吸収障害
  - （慢性の経過）交通性水頭症（正常圧水頭症）→ 痴呆・尿失禁・歩行障害（シャント術・運動療法）
  - （急性期）急性水頭症 ※シャント術・脳槽ドレナージ
- 脳室内出血 → vital centerに対する直接作用
- 脳実質内血腫形成 → 血腫による周囲組織圧迫・破壊 → 脳室穿破
  - 局所神経脱落症状（以下略）
  - 血腫圧迫部位に伴う巣症状

→ うっ血乳頭／嘔気・嘔吐／頭痛 ← **頭蓋内圧亢進**

脳幹の障害

- クッシング現象 → 脈圧の増大・徐脈・収縮期血圧上昇
- 間脳の圧迫
  - 視床圧迫 → 陰影的共同運動障害、錐体外路障害、対光反射減弱・縮瞳、垂直方向注視麻痺、視床言語障害
    - → 共同偏視、深部反射亢進、運動障害、感覚障害、失名語、錯語（言語訓練）
    - → 不随意運動、不全片麻痺（失認・失行・病態失認）（運動療法）
  - 視床下部の圧迫 → 体液漫透圧調節障害、視床下部調節系障害、体温調節障害、自律神経失調
    - → 尿比重、尿崩症、高体温、意識障害（JCS・GCS）、循環動態失調
- 網膜静脈の閉塞 → 網膜静脈圧上昇 → 網膜出血

→ 死

●クモ膜下腔にある血管の破綻により、髄液の流れを障害したり、さまざまな合併症や脳の機能障害を起こす

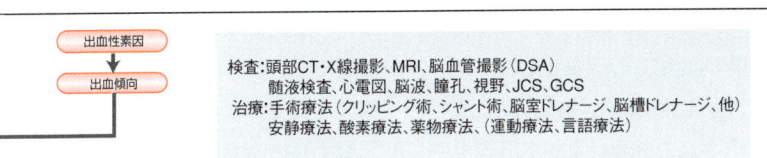

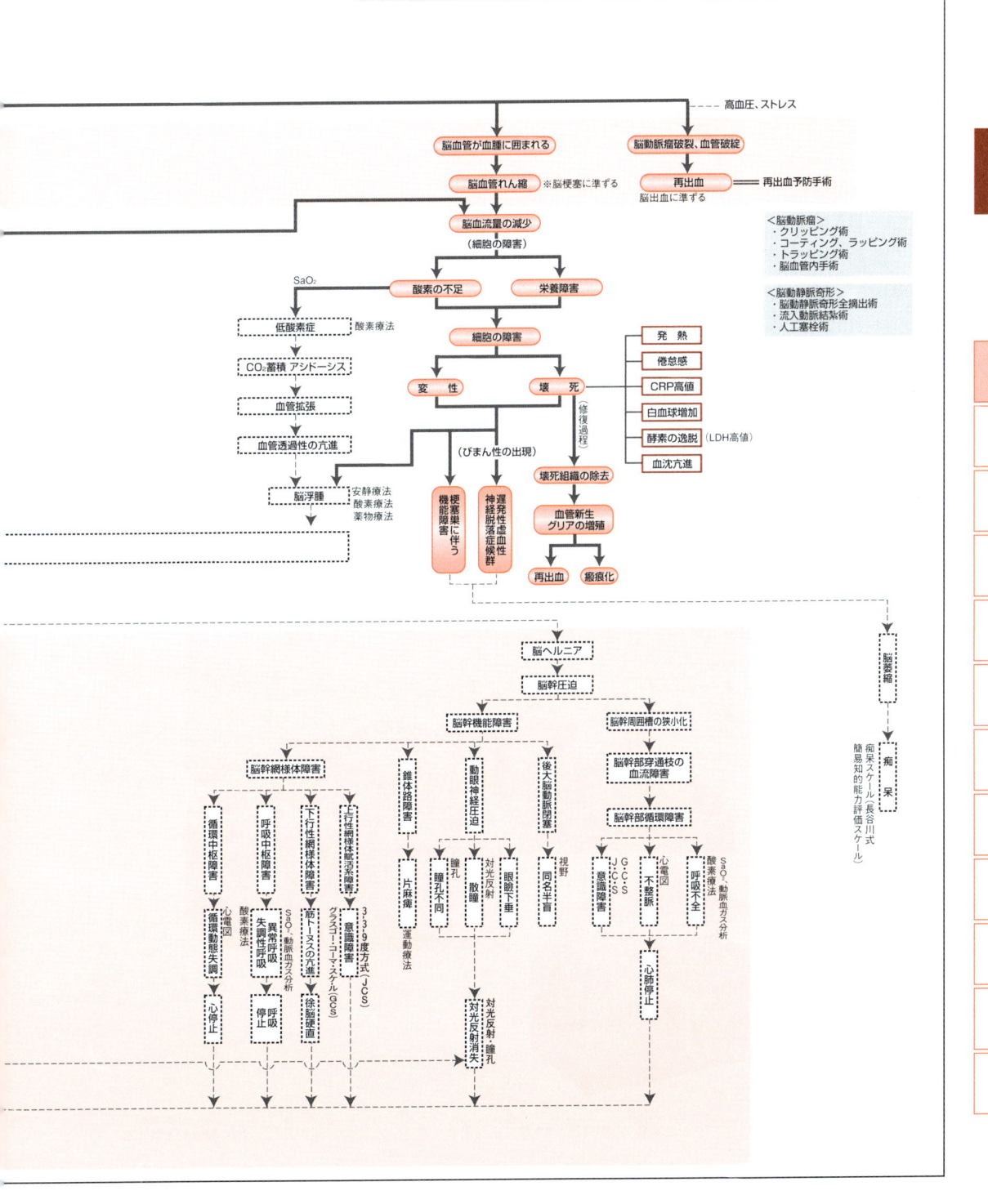

出血性素因
出血傾向

検査：頭部CT・X線撮影、MRI、脳血管撮影（DSA）
　　　髄液検査、心電図、脳波、瞳孔、視野、JCS、GCS
治療：手術療法（クリッピング術、シャント術、脳室ドレナージ、脳槽ドレナージ、他）
　　　安静療法、酸素療法、薬物療法、（運動療法、言語療法）

高血圧、ストレス

脳血管が血腫に囲まれる　　　脳動脈瘤破裂、血管破綻

脳血管れん縮　※脳梗塞に準ずる　　　再出血 ━━ 再出血予防手術
　　　　　　　　　　　　　　　　　脳出血に準ずる

脳血流量の減少
（細胞の障害）

＜脳動脈瘤＞
・クリッピング術
・コーティング、ラッピング術
・トラッピング術
・脳血管内手術

＜脳動静脈奇形＞
・脳動静脈奇形全摘出術
・流入動脈結紮術
・人工塞栓術

SaO₂
酸素の不足　　栄養障害

低酸素症　酸素療法

CO₂蓄積 アシドーシス

血管拡張

血管透過性の亢進

脳浮腫　安静療法
　　　　酸素療法
　　　　薬物療法

細胞の障害

変性　　壊死

発熱
倦怠感
CRP高値
白血球増加
酵素の逸脱（LDH高値）
血沈亢進

（びまん性の出現）

（修復過程）

機能障害　遅発性脳虚血症候群
梗塞巣に伴う　神経脱落症候群

壊死組織の除去

血管新生
グリアの増殖

再出血　瘢痕化

脳ヘルニア
脳幹圧迫

脳幹機能障害　　脳幹周囲槽の狭小化

脳幹網様体障害　　錐体路障害　動眼神経圧迫　後大脳動脈閉塞　脳幹部穿通枝の血流障害　脳幹部循環障害

循環中枢障害　呼吸中枢障害　下行性網様体賦活系障害　上行性網様体障害　　片麻痺　瞳孔　瞳孔不同　散瞳　対光反射　眼瞼下垂　視野同名半盲　運動療法　JCS　GCS　意識障害　心電図　不整脈　SaO₂、動脈血ガス分析　酸素療法　呼吸不全

心拍停止
循環動態失調　酸素療法　失調性呼吸　異常呼吸　SaO₂、動脈血ガス分析　意識障害　3-3-9度方式(JCS)　グラスゴー・コーマ・スケール(GCS)　除脳硬直

心停止　呼吸停止　対光反射消失　対光反射 瞳孔

脳萎縮

痴呆スケール（長谷川式簡易知的能力評価スケール）

痴呆

出血

脳

クモ膜下出血

北澤　忠

　脳出血を理解するとき、一般には「場の機能」としての脳と「病理学的変化」の出血とを組み合わせて考えていきます。しかし脳の場合、機能は多様であるため、障害された部分によって出現する症状が異なってきます。

　したがって、脳の場合は「場の機能」としての脳の障害された部分と「病理学的変化」の出血とを組み合わせて考えていくと理解しやすいということは前述しました。

　では、脳出血の1つであるクモ膜下出血はどう考えていけばよいでしょうか。

　クモ膜下出血の場合は、「場の機能」としての脳の障害された部分は『クモ膜下腔』、「病理学的変化」は『出血』となります。

　ただし、クモ膜下出血が他の脳出血と異なる点は、出血をきたした場所が『クモ膜下腔』であるということです。

　脳は非常に重要な臓器であるため、何重にもいろいろな組織に覆われています。その中の1つが**髄膜**です。髄膜は脳実質や脊髄を覆う3層の膜で構成されています。外側にある硬膜とは文字どおり厚く硬い膜です。それにひきかえその内側にあるクモ膜は、非常に薄く破れやすい膜です。さらにその内側には軟膜があります。

　『クモ膜下腔』は髄膜の中のクモ膜と軟膜の間にある空間です。ここは**髄液**という無色透明の液体で満たされており、**血管**が走行しています。

　したがって、クモ膜下出血の場合、クモ膜下腔には髄液があるため、出血した血液が髄液の流れにのって容易に脳表全体に拡がります。その結果、髄液の流れを障害したり、さまざまな合併症をきたすという特徴があります。そこで、ここでは「場の機能」として、脳実質の特定の場ではなく、『クモ膜下腔』という脳実質や脊髄を覆う場所と「病理学的変化」の出血とを組み合わせて考えていきます。

図1　頭部の断面図

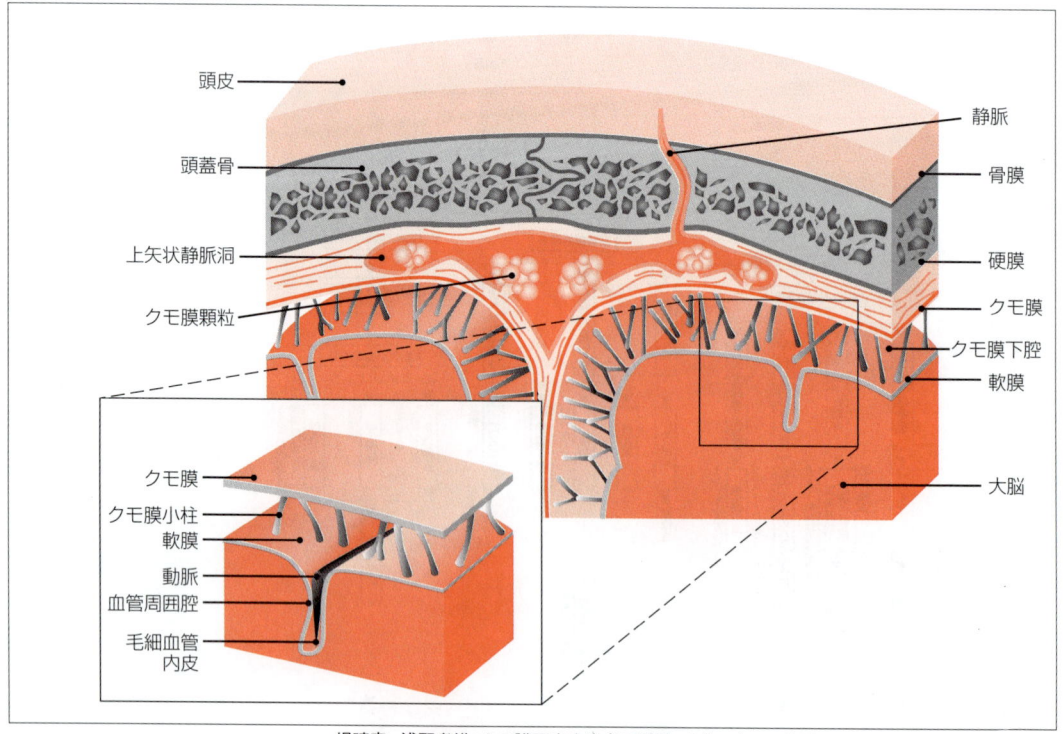

堤晴彦、浅野孝雄：クモ膜下出血患者の看護、クリニカルスタディ、Vol16、No14、p7、1995より

図2 脳室および髄液循環

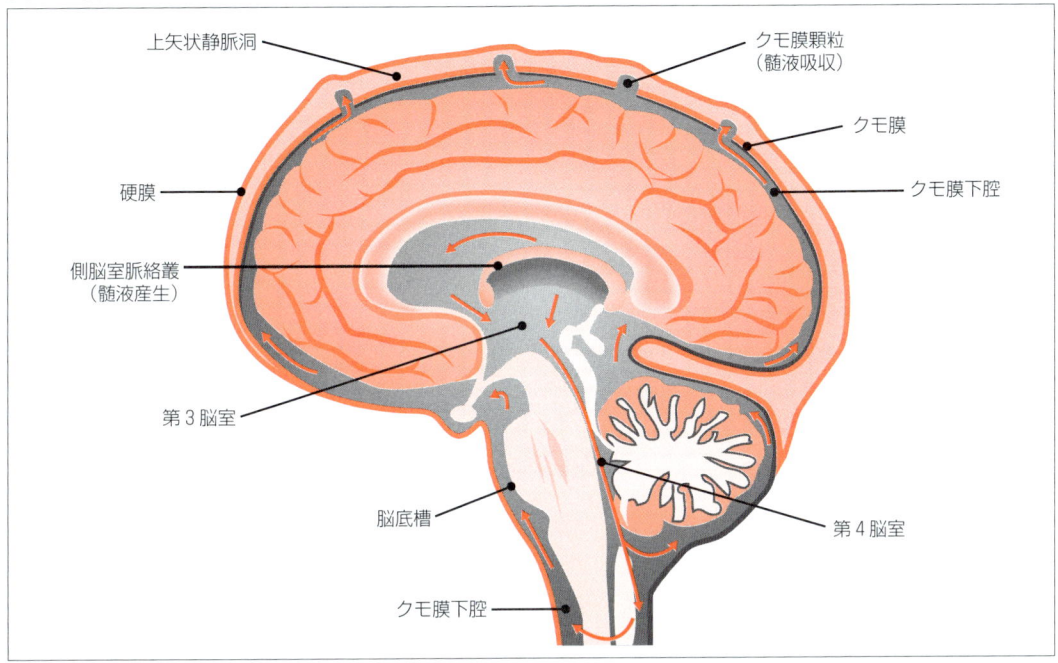

（上矢状静脈洞、クモ膜顆粒（髄液吸収）、クモ膜、クモ膜下腔、硬膜、側脳室脈絡叢（髄液産生）、第3脳室、脳底槽、クモ膜下腔、第4脳室）

堤晴彦、浅野孝雄：クモ膜下出血患者の看護、クリニカルスタディ、Vol16、No14、p8、1995より

1. 脳の機能

以下の3つに分けられます。
①脳幹・脊髄系
　・反射、調節作用による生命の維持
②大脳辺縁系
　・本能、情動行動
③新皮質
　・知的行動、運動機能の発動、あらゆる知覚情報の収集・分析（大脳皮質の機能の局在）

　脳は知覚・運動・調節作用などの諸機能を統御する器官です。そして人間の知・情・意を担い、人間の知性すべてを調整する作用の根源です。また、人間が人間らしく生きていくための中枢であり、生きる力、生活する力、人とかかわる力を働かせる高度な機能が組み込まれており、人間を統合する器官でもあります。

1）髄膜および髄液のメカニズム・働き
①髄膜（図1）

- 中枢神経系は髄膜という膜で全体が覆われていて、それがちょうど甲冑の下に着る鎧直垂のような役割を果たしています。
- 髄膜は外側から順に硬膜、クモ膜、軟膜という3層の膜からなっています（特に硬膜は強靭で、頭蓋骨としっかり癒着しています）。
- クモ膜は、非常に薄く破れやすい膜です。
- 軟膜は脳実質と接しています。
- クモ膜と軟膜の間は髄液という無色透明の液体で満たされており、クッションとして脳を守っています。一方、硬膜とクモ膜との間には癒着もなく、水もたまっていません。

②髄液（図2）

　脳の中には、脳室という空間（部屋）があります。脳脊髄液はその脳室の中にある脈絡叢というところで1日に約500ml作られます。作られた髄液は、左右の側脳室→第3脳室→第4脳室を通っ

て脳表のクモ膜下腔を流れていき、最後にはクモ膜顆粒というところで吸収されて血液の中に入ります。これが髄液循環です。

髄液があるおかげで、頭部に外力が加わっても圧が緩衝されて、脳が損傷されるのを防いでいます。成人の頭蓋腔の中には約150mlの髄液があるといわれています。

2）脳の解剖・生理学的特徴

①脳は頭蓋骨という頑丈な甲冑を身にまとい、外力や衝撃から守られていています。
②脳は、細菌やみずから産生する代謝物質（アンモニア、ビリルビンなど）に抵抗力がほとんどなく、障害を受けやすい性質をもちます。
③大脳皮質には機能の局在があります。
④髄液が存在します。
⑤脳は大量の血液を必要とします（エネルギーを蓄える機能を持たないため、多量の酸素とブドウ糖が必要なのです。酸素とブドウ糖が供給されないと脳細胞は死滅してしまいます）。そのため、自動調整能により脳血流量を保持してい

ます。
⑥脳の血管の特徴（図3）
- 側副血行路を完備しています（ウイリスの動脈輪、眼動脈など）。
- 穿通枝という細い動脈は、他の血管と吻合しない終動脈です。
- 脳の動脈は他臓器の血管と異なり、中膜や外膜が薄く、弾性線維が少ないという構造をしています。
- 細菌や有毒な物質から脳を保護するための機構、血液脳関門が存在します。
- 脳底部の動脈はお互いに結び合って輪を形成しています。これがウイリスの動脈輪で、これがあるおかげで、脳の血管が1本詰まっても、ほかの血管からの血流によって障害が起こるのを防いでいます。

2．出血の定義

出血とは、血液を構成する全成分が、生体の心

図3　脳の血管

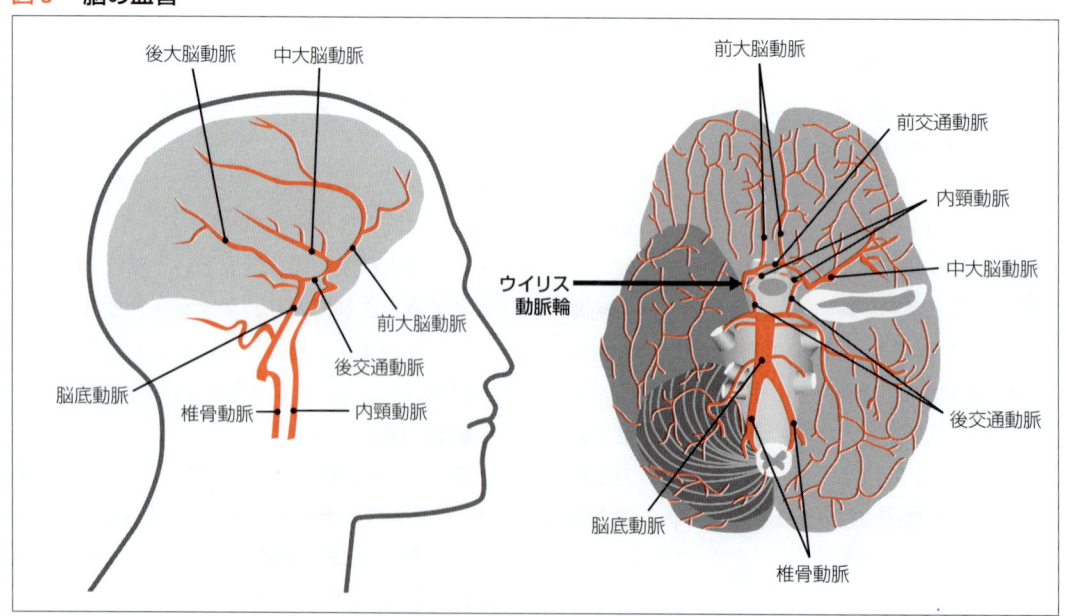

堤晴彦、浅野孝雄：クモ膜下出血患者の看護、クリニカルスタディ、Vol16、No14、p8、1995より

臓あるいは血管から外に出ることです。

3．クモ膜下出血とは

クモ膜下出血とは、脳の髄膜中のクモ膜下腔という場に出血という病理学的変化（脳動脈瘤の破裂や外傷などにより髄液に血液が混入した状態）を起こしたことです。つまり、クモ膜下腔にある血管の破綻により、髄液の流れを障害したり、さまざまな合併症や脳の機能障害を起こします。これをクモ膜下出血（Subarachnoid hemorrhage）といいます。

原因（図4）

脳動脈瘤は脳の血管の分岐部に、先天的に中膜の欠損があり、構造上弱くなっているところに血流があたったり、高血圧など後天的な要素（脳出血の原因参照）が加わり動脈瘤が形成されます。この動脈瘤が突然破裂して起きます。クモ膜下出血は以下のような疾患などが原因で起こります。

①脳動脈瘤の破裂
②脳動静脈奇形
③モヤモヤ病
④高血圧・脳動脈硬化性疾患
⑤外傷性
⑥その他

4．成り行き

上記の原因により、ウイリスの動脈輪前半部とその近傍の血管分岐部にある動脈瘤の破裂が起き、病理学的変化として出血部（クモ膜下腔）局所に出血が起こり、髄液の流れに伴って血液は脳室やクモ膜下腔全体に拡がっていきます（図5）。それとともに、脳室やクモ膜下腔内では凝血塊の形成やクモ膜の癒着が起こり、髄液の流れを障害してしまうために、脳室の中でどんどん作られている髄液の行き場所がなくなって脳室が拡大して

図4　脳動脈瘤の解剖

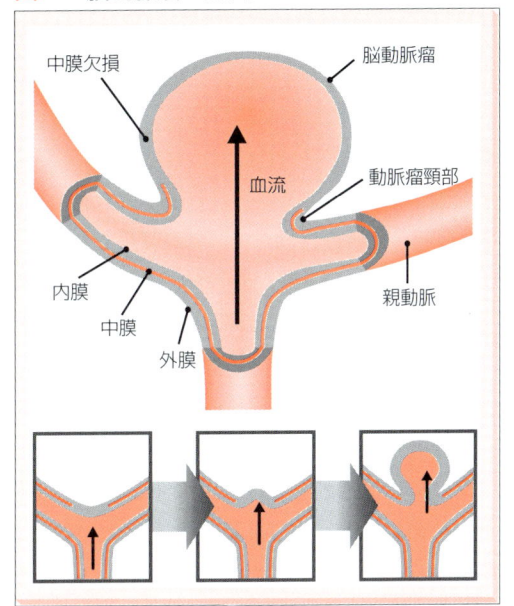

堤晴彦、浅野孝雄：クモ膜下出血患者の看護、クリニカルスタディ、Vol16、No14、p7、1995より

図5　脳動脈瘤の好発部位（ウイリスの動脈輪）

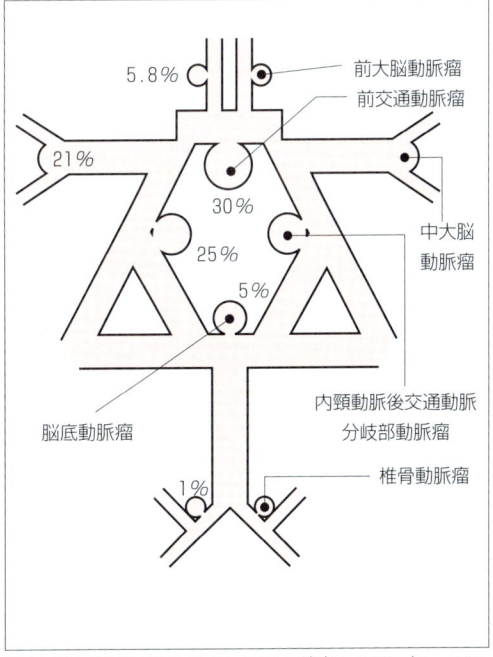

馬場元毅：絵で見る脳と神経　しくみと障害のメカニズム、p166、医学書院、1994

いきます。この状態を水頭症といいます。

急性に水頭症が起こると、髄液の過剰にたまった脳室が、周囲の脳を圧迫して頭蓋内圧亢進が起きます。いわゆる脳ヘルニアを起こし、脳室周囲の組織である脳幹の機能障害を起こします。

出血の程度により重症度は決まってきますが、その結果、以下の症状や合併症が現れます。
①出血部（クモ膜下腔）の局所に現れる症状
②クモ膜下出血の三大合併症およびそれに伴う症状
③上記②の経過に伴った頭蓋内圧亢進による脳幹の障害

クモ膜下出血は脳出血の1つであるため、出血という病理学的変化は脳出血に準じます。しかし、脳出血の場合、出血に伴う病理学的変化は、頭蓋骨という箱の中に存在するという脳の特徴があるため、循環血液量の低下によるショックが起きる前に、出血量が少なくても生命を即、脅かしてしまいます。

一方、クモ膜下出血は脳出血の中でも特有な疾患です。一般的な脳出血では血腫が出血部局所およびその周囲の脳実質を圧迫・破壊することによりさまざまな障害を引き起こすのに対して、クモ膜下出血はクモ膜下腔に出血をきたすため、出血に伴う出血部局所の刺激による症状が現れます。しかし、出血量がかなり多量な場合でないとき以外、出血が直接脳実質を圧迫・破壊することにより引き起こされる障害は比較的少ないのです。むしろ髄液の流れに伴って血液が流れ、ある場所で凝血塊を形成しながらクモ膜下腔全体に拡がることで、髄液の流れを障害し、さまざまな合併症を引き起こすほうが多いのです。

したがって、現れる症状もクモ膜下出血特有の症状や合併症が中心に現れてきます。

1）出血部（クモ膜下腔）の局所に現れる症状

クモ膜下腔の血管の破綻による直接刺激（Jet flowなど）は、血管、髄膜、大脳皮質などに影響を及ぼします。

出血量や出血のしかたにより症状の出現は違いますが、非常に軽いものでは、軽度の髄膜刺激症状（頭痛；特に後頭部痛、嘔気・嘔吐、項部硬直、ケルニッヒ徴候、ブルジンスキー徴候）や血管刺激による頭痛をきたすのみで、意識を失うことはありません。

しかし、動脈瘤の破裂により突然襲ってくる頭痛発作は、今までに経験したことのない激しい頭痛"頭をバットやハンマーで殴られたような痛み"で発症します。

さらに大脳皮質への刺激により痙攣などを起こすことがあります。

その他、化学的髄膜症による発熱がみられます。

2）クモ膜下出血の三大合併症およびそれに伴う症状

クモ膜下腔での血管の破綻という病理学的変化は、局所（出血部）への直接刺激の他に、クモ膜下腔内外や脳室に、程度の差はありますが、血液が髄液の流れに伴って拡がっていき、凝血塊が形成されます。その結果、さまざまな症状や合併症が出現してきます。

クモ膜下腔に血液が流れ拡がり、凝血塊が形成されるとクモ膜の癒着や髄液の流れの障害によって、髄液吸収・通過障害が起こります。

また、脳室内出血やクモ膜下腔内の血液が脳室に流入したり、脳実質内の出血が脳室に穿破（突き破る）すると、凝血塊が形成され、中脳水道などの狭い髄液の通路を塞ぎ、髄液の流れを障害する髄液通過障害を起こします。その結果、クモ膜下出血の三大合併症の1つである水頭症が起こります。

水頭症は、急激な経過をとる急性水頭症、緩徐な経過をとる交通性水頭症（正常圧水頭症）があります。また、慢性的に経過をとると痴呆、尿失禁、歩行障害などを起こしてきます（以下水頭症に伴う障害や症状は脳出血の項P167参照）。

さらに、水頭症は頭蓋内圧亢進をきたし、脳へ

ルニアを起こします。そして、最悪の場合、さまざまな脳幹部の機能障害により死に至ります（頭蓋内圧亢進に伴う症状および脳幹部の機能障害は脳出血の項P166参照）。また、脳室の近傍には、各種vital centers（間脳や脳幹網様体）が存在しており、血液の直接刺激や脳室の近傍の破壊による脳室への穿破によっても、強度の意識障害、縮瞳、発熱、呼吸・循環障害などの脳幹機能障害をきたします。その上、脳実質内に出血すると血腫を形成し、その血腫の周囲組織への圧迫・破壊により、出血に伴う病理学的変化（脳血流量の減少に伴う細胞の障害）や、血腫の圧迫部位に伴うさまざまな巣症状が現れてきます（脳出血の項P166参照）。

次に、動脈瘤破裂による出血は、動脈瘤周囲に形成される凝血塊により一時的に停止しますが、高血圧、ストレスなどが加わるとクモ膜下出血の合併症である**再出血**を起こし、生命の危険な状態となります。（出血の項P171参照）

さらに、クモ膜下出血発症後、動脈瘤近傍の血管の狭小化が起こり、狭窄血管の支配領域に梗塞様の病理学的変化を起こします。そして、その支配領域の梗塞巣に対応した巣症状（意識障害、手足の麻痺、言語障害）を呈します。これが合併症の1つである**脳血管攣縮**です。それはクモ膜下腔の凝血塊の血球成分が崩壊して、血管の攣縮を起こす物質が産生されるためだと言われています。

その他、脳動脈瘤が破裂してクモ膜下出血（出血量の程度による）を起こすと、急激な頭蓋内圧亢進による脳幹部への影響により、反射的に不整脈が起こって心停止をきたすことがあります。多くの場合、脈は自然に回復しますが、そのまま回復せず、急死することがあります。

さらに、脳底部クモ膜下腔を凝血塊が十分満たすほどになったり、脳室内に出血が見られる場合、圧迫による脳血流の減少や髄液循環障害により、脳が著しく腫れます（脳浮腫）。その結果、頭蓋内圧亢進症状をきたし、脳ヘルニアを起こして死に至ります（頭蓋内圧亢進に伴う症状は脳出血の項P167参照）。

以上、クモ膜下出血の三大合併症である①**水頭症**、②**再出血**、③**脳血管攣縮**やそれに伴う症状などが起こってきます。

3）脳幹の障害

2）の経過に伴った頭蓋内圧亢進により、以下の脳幹の障害を起こします（脳出血の項P166参照）。

①間脳の圧迫による障害

a. 視床圧迫の障害（視床症候群）
- 錐体外路系の障害：感覚障害による痛覚過敏、失認、失行、病態失認
  運動障害による不全片麻痺、不随意運動
  深部反射亢進
- 眼球の随意的共同運動障害：共同偏視
- 視神経経路の障害：垂直方向注視麻痺
- 動眼神経の障害：対光反射減弱、縮瞳
- 視床言語障害：錯語、失名詞

b. 視床下部圧迫の障害
- 自律神経失調：対光反射の消失、循環動態失調
- 体温調節障害：高体温
- 体液浸透圧調節障害：尿崩症
- 視床下部調節系障害：意識障害

②脳幹機能障害

a. 動眼神経の圧迫：瞳孔不同、散瞳、眼瞼下垂→対光反射の消失

b. 錐体路障害：片麻痺

c. 脳幹網様体障害
- 上行性網様体賦活系障害：意識障害
- 下行性網様体賦活系障害：筋トーヌスの亢進による除脳硬直
- 呼吸中枢障害：異常呼吸、失調性呼吸→呼吸停止
- 循環中枢障害：循環動態失調→心停止

d. 後大脳動脈閉塞：同名半盲

③脳幹周囲槽の狭小化による脳幹部循環障害
- 呼吸不全　・不整脈　・意識障害
  以上の悪化による心肺停止
④網膜静脈の閉塞
- 網膜静脈圧の上昇による網膜出血

5．症状・障害

1）出血部（クモ膜下腔）の局所に現れる症状
①髄膜刺激による髄膜刺激症状
- 頭痛、悪心・嘔吐、項部硬直（ケルニッヒ徴候・ブルジンスキー徴候）

②血管刺激：頭痛
③大脳皮質の刺激：痙攣、てんかん
④化学的髄膜症：発熱

2）クモ膜下出血の三大合併症およびそれに伴う症状
①水頭症
  a. クモ膜下腔における出血および血腫形成による髄液吸収・通過障害
- 急性水頭症
- 交通性水頭症（正常圧水頭症）
  b. 脳室穿破および脳室内出血による髄液通過障害
- 急性水頭症
- 交通性水頭症（正常圧水頭症）
- vital centerに対する直接作用による脳幹（間脳）の障害
  c. 脳実質内血腫形成、および脳室穿破による（b.へ移行）
- 急性水頭症
- 交通性水頭症（正常圧水頭症）
- 局所神経脱落症状（脳出血の項参照）
- 上記水頭症に伴う頭蓋内圧亢進症状
  d. 慢性水頭症
- 痴呆、尿失禁、歩行障害
②脳血管攣縮に伴う脳虚血（脳梗塞）
③高血圧、ストレスなどによる再出血
④頭蓋内圧亢進症状に伴う
  a. クッシング現象
- 収縮期血圧上昇、徐脈、脈圧の増大
  b. 視床下部機能障害（自律神経障害）
  c. 脳幹機能障害（脳出血の項参照）
- 間脳（視床および視床下部）の障害
- 脳幹網様体賦活系障害：意識障害
- 錐体路障害：片麻痺
- 動眼神経麻痺
- 後大脳動脈閉塞：同名半盲
  d. 慢性頭蓋内圧亢進症状
- 頭痛、嘔吐、うっ血乳頭

図6　脳動脈瘤の手術法

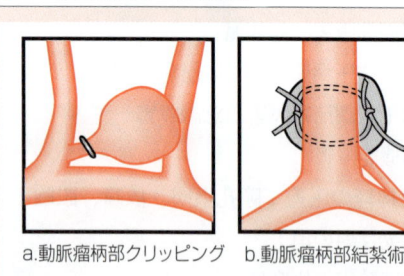

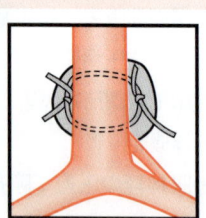

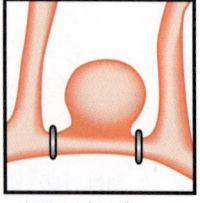

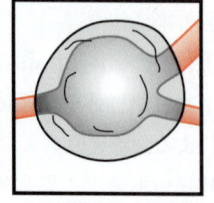

a.動脈瘤柄部クリッピング
b.動脈瘤柄部結紮術
c.トラッピング
d.包埋術（ラッピング）

内尾貞子、他：系統看護学講座　成人看護学6、p84、医学書院、1997より引用

6. 検査

　頭部CT、X-P、MRI、脳血管撮影、DSA（セルジンガー法）、腰椎穿刺（髄液検査）、心電図、脳波、瞳孔検査、視力および視野検査、意識レベル（GCS）チェック、血液検査、尿検査、知能評価、運動機能および感覚機能評価など。

　CT検査でクモ膜下腔に高吸収域像を認めます。また、脳血管撮影法、DSA（セルジンガー法）により脳動脈瘤を認めます。さらに、腰椎穿刺では血性髄液が認められます。

7. 治療

1）手術療法

①再破裂防止：動脈瘤の根治的治療法
- クリッピング術（図6）
- ラッピング術
- トラッピング術
- コーティング術

②水頭症に対する治療
- V-Pシャント（脳室－腹腔吻合術）
- V-Aシャント（脳室－心房吻合術）
- 脳室ドレナージ

③脳動脈瘤閉塞術（バルーンテクニック）
④脳血管攣縮の予防：脳槽ドレナージ

2）保存的治療

①再出血防止
- 安静療法（絶対安静）
- 薬物療法（血圧コントロール、循環血液量の維持）

②脳血管攣縮の予防
　a. 高血圧の維持（循環血漿量の増加）
- 薬物療法（昇圧剤）
- 輸液療法（ドーパミン・ノルアドレナリン点滴静注など）

　b. 脳保護療法：脳代謝を抑制
- 薬物療法（バルビチュレート静注など）
- 低体温

③水頭症（正常圧水頭症も含む）に対する治療
　a. 薬物療法：高張利尿剤（マンニトール、グリセリン）
　b. 酸素療法：脳浮腫予防

④頭蓋内圧亢進症状に対する治療：薬物療法
- 高張利尿剤（マンニトール、グリセリン）
- 降圧剤
- ステロイド剤：脳浮腫予防

⑤髄膜炎に対する治療：薬物療法
⑥発熱、頭痛、嘔吐など：対症療法
⑦機能障害：運動療法（理学療法・作業療法）
⑧言語障害：言語療法（言語訓練・嚥下訓練）
⑨排尿障害：排尿訓練

事例：クモ膜下出血

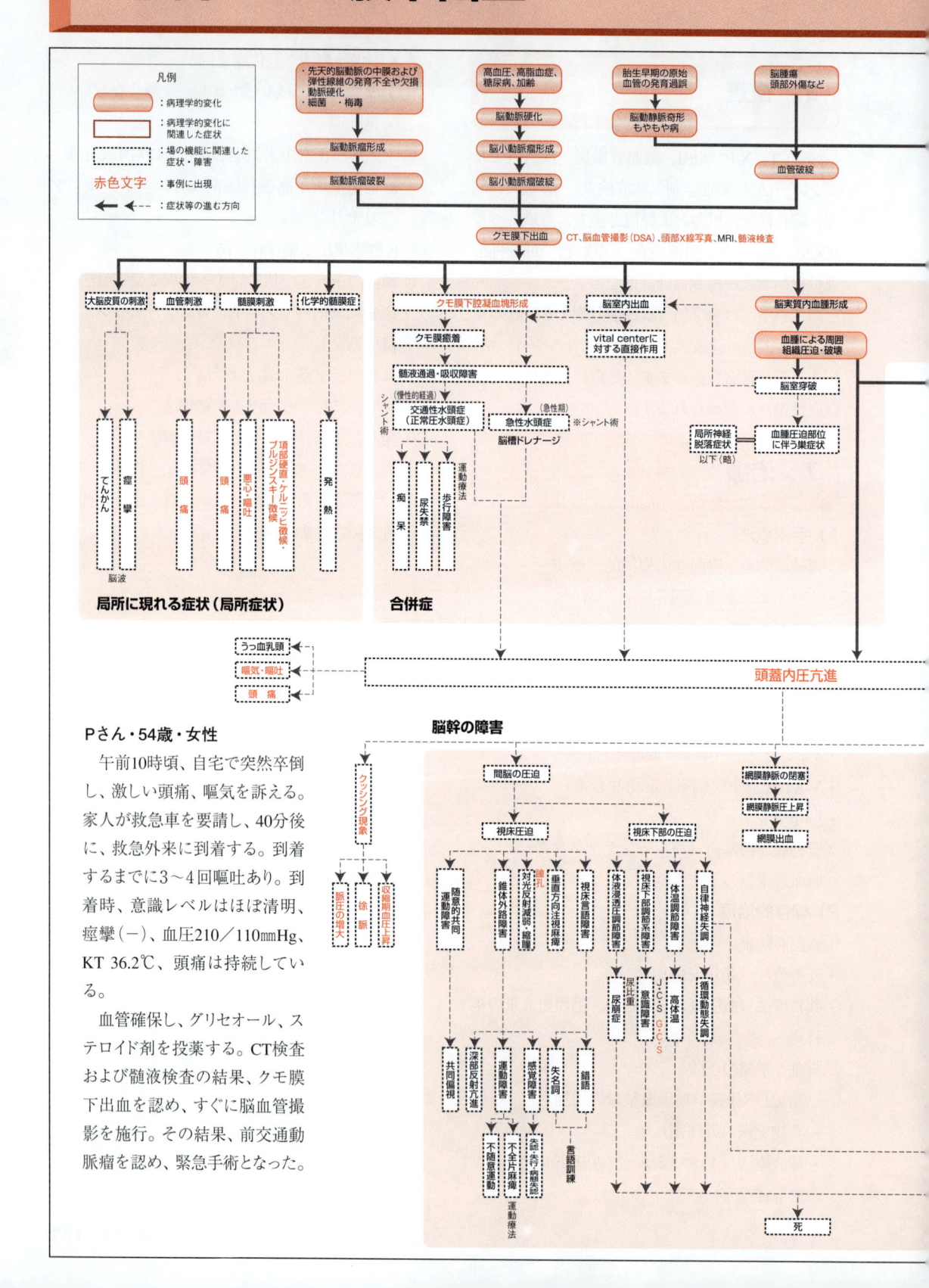

凡例
- ▭（橙塗り）：病理学的変化
- ▭（橙枠）：病理学的変化に関連した症状
- ▭（破線）：場の機能に関連した症状・障害
- 赤色文字：事例に出現
- ← ←--：症状等の進む方向

病因
- 先天的脳動脈の中膜および弾性線維の発育不全や欠損
- 動脈硬化
- 細菌 ・梅毒
- 高血圧、高脂血症、糖尿病、加齢
- 胎生早期の原始血管の発育過誤
- 脳腫瘍・頭部外傷など

→ 脳動脈硬化 → 脳動脈瘤形成 → 脳動脈瘤破裂
→ 脳小動脈瘤形成 → 脳小動脈瘤破綻
→ 脳動静脈奇形・もやもや病
→ 血管破綻

→ **クモ膜下出血**（CT、脳血管撮影（DSA）、頭部X線写真、MRI、髄液検査）

局所に現れる症状（局所症状）
- 大脳皮質の刺激 → てんかん、痙攣（脳波）
- 血管刺激 → 頭痛
- 髄膜刺激 → 頭痛、悪心・嘔吐、項部硬直・ケルニッヒ徴候・ブルジンスキー徴候
- 化学的髄膜症 → 発熱

合併症
- クモ膜下腔凝血塊形成 → クモ膜癒着 → 髄液通過・吸収障害
  - （慢性的経過）交通性水頭症（正常圧水頭症）→ シャント術
  - （急性期）急性水頭症 → ※シャント術、脳槽ドレナージ
  - → 痴呆、尿失禁、歩行障害（運動療法）
- 脳室内出血 → vital centerに対する直接作用
- 脳実質内血腫形成 → 血腫による周囲組織圧迫・破壊 → 脳室穿破
  - 局所神経脱落症状（以下略）
  - 血腫圧迫部位に伴う巣症状

頭蓋内圧亢進
- うっ血乳頭
- 嘔気・嘔吐
- 頭痛
- クッシング現象 → 脈圧の増大、徐脈、収縮期血圧上昇

脳幹の障害
- 間脳の圧迫
  - 視床圧迫 → 随意的共同運動障害 → 共同偏視、深部反射亢進、運動障害、感覚障害、失名詞、錯語
    - 錐体外路障害
    - 対光反射減弱・縮瞳（縮瞳）
    - 重篤方向注視麻痺
    - 視床言語調節障害 → 言語訓練
    - → 不随意運動、不全片麻痺（運動療法）、諸失行症候群
  - 視床下部の圧迫
    - 体液浸透圧調節障害
    - 視床下部調節系障害 → 尿崩症
    - 体温調節障害 → 高体温
    - 意識障害（JCS・GCS）
    - 自律神経失調 → 循環器系失調
- 網膜静脈の閉塞 → 網膜静脈圧上昇 → 網膜出血

→ 死

Pさん・54歳・女性

　午前10時頃、自宅で突然卒倒し、激しい頭痛、嘔気を訴える。家人が救急車を要請し、40分後に、救急外来に到着する。到着するまでに3〜4回嘔吐あり。到着時、意識レベルはほぼ清明、痙攣（−）、血圧210／110mmHg、KT 36.2℃、頭痛は持続している。

　血管確保し、グリセオール、ステロイド剤を投薬する。CT検査および髄液検査の結果、クモ膜下出血を認め、すぐに脳血管撮影を施行。その結果、前交通動脈瘤を認め、緊急手術となった。

北澤 忠

検査: 頭部CT・X線撮影、MRI、脳血管撮影(DSA)
髄液検査、心電図、脳波、瞳孔、視野、JCS、GCS
治療: 手術療法(クリッピング術、シャント術、脳室ドレナージ、脳槽ドレナージ、他)
安静療法、酸素療法、薬物療法、(運動療法、言語療法)

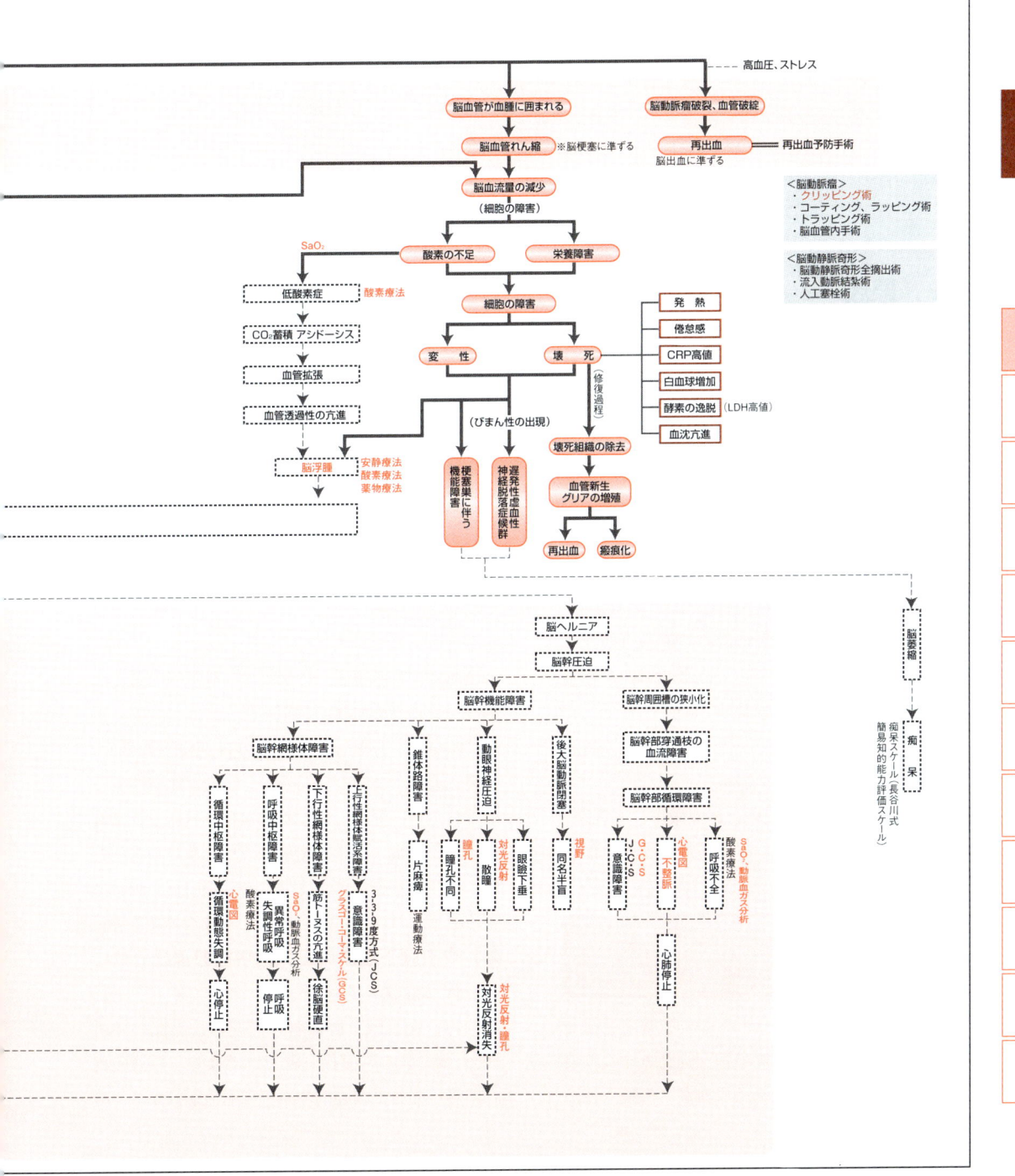

高血圧、ストレス

脳血管が血腫に囲まれる ← 脳動脈瘤破裂、血管破綻
　↓　　　　　　　　　　　　　↓
脳血管れん縮 ※脳梗塞に準ずる　　再出血 ── 再出血予防手術
　↓　　　　　　　　　　　　脳出血に準ずる
脳血流量の減少
(細胞の障害)

〈脳動脈瘤〉
・クリッピング術
・コーティング、ラッピング術
・トラッピング術
・脳血管内手術

〈脳動静脈奇形〉
・脳動静脈奇形全摘出術
・流入動脈結紮術
・人工塞栓術

SaO_2
酸素の不足　　栄養障害
　↓
細胞の障害
　↓
変性　　壊死 ── 発熱
　　　　　　　　倦怠感
　　　　(修復過程) CRP高値
　　　　　　　　白血球増加
(びまん性の出現) 酵素の逸脱(LDH高値)
　　　　　　　　血沈亢進

低酸素症　酸素療法
　↓
CO_2蓄積 アシドーシス
　↓
血管拡張
　↓
血管透過性の亢進
　↓
脳浮腫　安静療法
　　　酸素療法
　　　薬物療法

機能障害　遅発性虚血性
梗塞巣に伴う 神経脱落症候群

壊死組織の除去
　↓
血管新生
グリアの増殖
　↓
再出血　瘢痕化

脳萎縮
　↓
痴呆（痴呆スケール(長谷川式簡易知的能力評価スケール)）

脳ヘルニア
　↓
脳幹圧迫
　↓
脳幹機能障害　　脳幹周囲槽の狭小化
　　　　　　　　　　↓
脳幹網様体障害　　脳幹部穿通枝の血流障害
　　　　　　　　　　↓
　　　　　　　　脳幹部循環障害

循環中枢障害　呼吸中枢障害　下行性網様体賦活系障害　錐体路障害　動眼神経圧迫　後大脳動脈閉塞
　↓　　　　　↓　　　　　　↓
循環動態失調　失調性呼吸　意識障害
　　　　　　異常呼吸
心電図　酸素療法　SaO_2・動脈血ガス分析
　　　　　　　筋トーヌスの亢進　3-3-9度方式(JCS)
　　　　　　　　　　　　グラスゴーコーマスケール(GCS)
　↓　　　　↓　　↓
心停止　呼吸　徐脳硬直
　　　　停止

片麻痺　瞳孔　瞳孔　眼瞼下垂　視野　同名半盲
運動療法　不同　散大　　　　　　　　　　　
　　　　　　　　対光反射　対光反射消失・瞳孔

JCS　心電図　SaO_2・動脈血ガス分析
意識障害　不整脈　呼吸不全　酸素療法
GCS　　　　　　　　　　
　　　↓
心肺停止

事例の解説：クモ膜下出血（前交通動脈瘤破裂）

北澤 忠

[事例]

Pさん・54歳・女性

午前10時頃、自宅で突然卒倒し、激しい頭痛、嘔気を訴える。家人が救急車を要請し、40分後に、救急外来に到着する。到着するまでに3〜4回嘔吐あり。到着時、意識レベルはほぼ清明、痙攣（－）、血圧210／110mmHg、KT 36.2℃、頭痛は持続している。

血管確保し、グリセオール、ステロイド剤を投薬する。CT検査および髄液検査の結果、クモ膜下出血を認め、すぐに脳血管撮影を施行。その結果、前交通動脈瘤を認め、緊急手術となった。

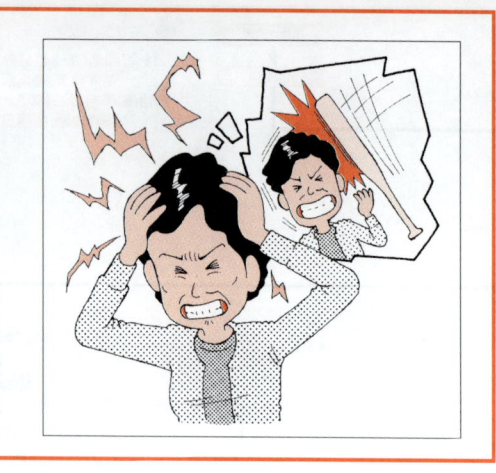

1. 原因

前交通動脈瘤の破裂が原因で起こったクモ膜下出血です。脳動脈瘤の成因は定かではありませんが、先天的に血管壁の中膜や外膜の欠損があり、そこに後天的な素因（高血圧、動脈硬化、ストレス）が加わり生じたと考えられます。

2. 検査

原因究明および確定診断のため、頭部CT検査により、クモ膜下腔および脳室の高吸収域像が認められました。また、脳血管撮影では前交通動脈瘤、さらに、腰椎穿刺（ルンバール）により血性髄液が認められました。

その他、補助診断のため、X線撮影、心電図、意識レベル（GCS）チェック、視野・瞳孔検査などが行われました。

3. 成り行き

上記の原因により、ウイリスの動脈輪前半部とその近傍の血管分岐部である前交通動脈瘤の破裂が起き、病理学的変化である出血がクモ膜下腔に起きました。そして、髄液の流れに沿って血液がクモ膜下腔全体に拡がりました。また、クモ膜下腔内では凝血塊が形成されました。

その結果、①出血部（クモ膜下腔）の局所に現れる症状、②クモ膜下出血の三大合併症およびそれに伴う症状や機能障害が現れました。

1）出血部（クモ膜下腔）の局所に現れる症状

脳動脈瘤が破裂してクモ膜下出血を起こしましたが、幸いにも出血量が比較的少なかったため、一時的に不整脈は起こりましたが、心停止をきたすことはありませんでした。

出血による脳実質への影響は、動脈瘤の破裂に伴う血管刺激や血腫の髄膜刺激により、激しい頭痛"頭をバットやハンマーで殴られたような痛み"で突然発症しました。しかし、出血が比較的少なかったため、軽度の髄膜刺激症状（頭痛：特に後頭部痛、嘔気・嘔吐、項部硬直）をきたしましたが、化学的髄膜症による発熱や大脳皮質の刺激による痙攣、意識消失などは起こりませんでした。

2）クモ膜下出血の三大合併症およびそれに伴う症状

一方、クモ膜下腔血管の破綻は、上記の局所（前大脳動脈）の直接刺激だけでなく、髄液の流れに伴ってクモ膜腔内や脳室に血液が拡がり、凝

表　クモ膜下出血の重症度(Hunt and Kosnik, 1974)

Grade 0	非破裂例
Grade Ⅰ	意識清明で神経症状のないもの、またはあってもごく軽度の頭痛・強直のあるもの
Grade Ⅰa	意識清明で急性期症状なく、神経症状の固定したもの
Grade Ⅱ	意識清明で中等度の強い頭痛・項部強直はあるが、神経症状（脳神経麻痺以外の）を欠くもの
Grade Ⅲ	意識障害は傾眠、錯乱である。軽度の局所神経障害をもつこともある
Grade Ⅳ	意識障害は昏迷、中等度から強度の片麻痺、ときに除脳硬直、自律神経障害の初期症状を示すもの
Grade Ⅴ	昏睡、除脳硬直、瀕死の状態のもの

宮崎和子監修・大岡良枝、小林繁樹編：改訂版・看護キーポイントシリーズ　脳神経外科、p253、中央法規出版、1997より引用

図1　クモ膜下出血の自然経過（主な病態）

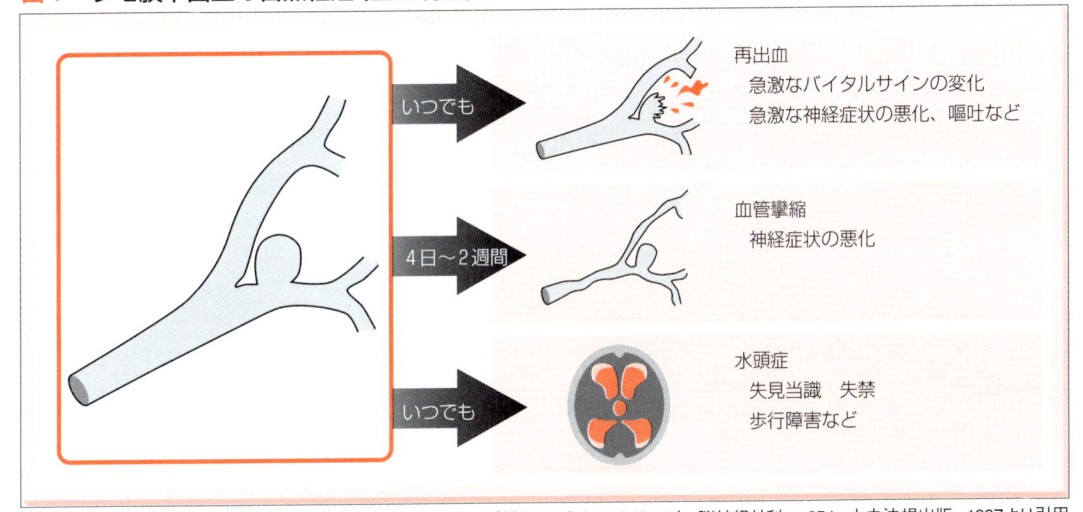

宮崎和子監修・大岡良枝、小林繁樹編：改訂版・看護キーポイントシリーズ　脳神経外科、p254、中央法規出版、1997より引用

血塊が形成されました。Ｐさんの場合、出血量が少なかったことが幸いし凝血塊は少なく、脳室内出血や脳実質内血腫の形成がなかったと推測されます。したがって、凝血塊の形成やクモ膜癒着による髄液通過・吸収障害やそれに伴う急性水頭症は起こっていないと推測されます。また、出血による脳実質への圧迫・破壊も、出血量が少なかったため、脳血流量をわずかに減少させましたが、それに伴う脳の腫れ（脳浮腫）や頭蓋内圧亢進症状は軽度で、脳ヘルニアには至りませんでした。

さらに、脳実質内には出血することがなかったため、血腫形成による脳実質の圧迫や破壊部に伴った脳の機能障害は現れませんでした。

しかし、今後クモ膜下出血の三大合併症である、①クモ膜下出血に伴うクモ膜下腔での凝血塊の形成による髄液通過・吸収障害により、髄液循環障害である交通性水頭症を起こす危険性があります。また、交通性の水頭症は頭蓋内圧を亢進させ、脳幹機能障害などを起こすことが考えられます。

次に、②動脈瘤破裂による出血は、動脈瘤周囲に形成された凝血塊により一時的に停止しましたが、高血圧・ストレスなどが加わることにより再出血を起こす危険性があります。

さらに、③クモ膜下出血発症後、動脈瘤近傍の血管の狭小化が起き、狭窄血管の支配領域に対応した症状（意識障害、手足の麻痺、言語障害）を

呈する脳血管攣縮が出現することが考えられます。

4．治療

1）手術療法
①再破裂防止：動脈瘤の根治的治療法
・クリッピング術、脳室ドレナージ
※今後の経過により
②脳血管攣縮の予防：脳槽ドレナージ
③水頭症に対する治療
・V-Pシャント（脳室－腹腔吻合術）
・V-Aシャント（脳室－心房吻合術）
④脳動脈瘤閉塞術（バルーンテクニック）

2）保存的治療
①再出血防止
・安静療法（絶対安静）
・薬物療法（血圧コントロールのための降圧剤や昇圧剤など）
・輸液療法（利尿剤など）
②脳血管攣縮の予防：高血圧の維持（循環血漿量の増加）
　a. 薬物療法（降圧剤など）
　b. 輸液療法（ドーパミン・ノルアドレナリン点滴など）
③頭蓋内圧亢進症状に対する治療
　a. 薬物療法
　・高張利尿剤（マンニトール・グリセリン）
　・降圧剤
　・ステロイド剤：脳浮腫予防
　b. 酸素療法：脳浮腫予防、脳血液循環改善
④発熱、頭痛、嘔吐など：対症療法、薬物療法

図2　頭蓋内圧亢進の臨床徴候（大井）

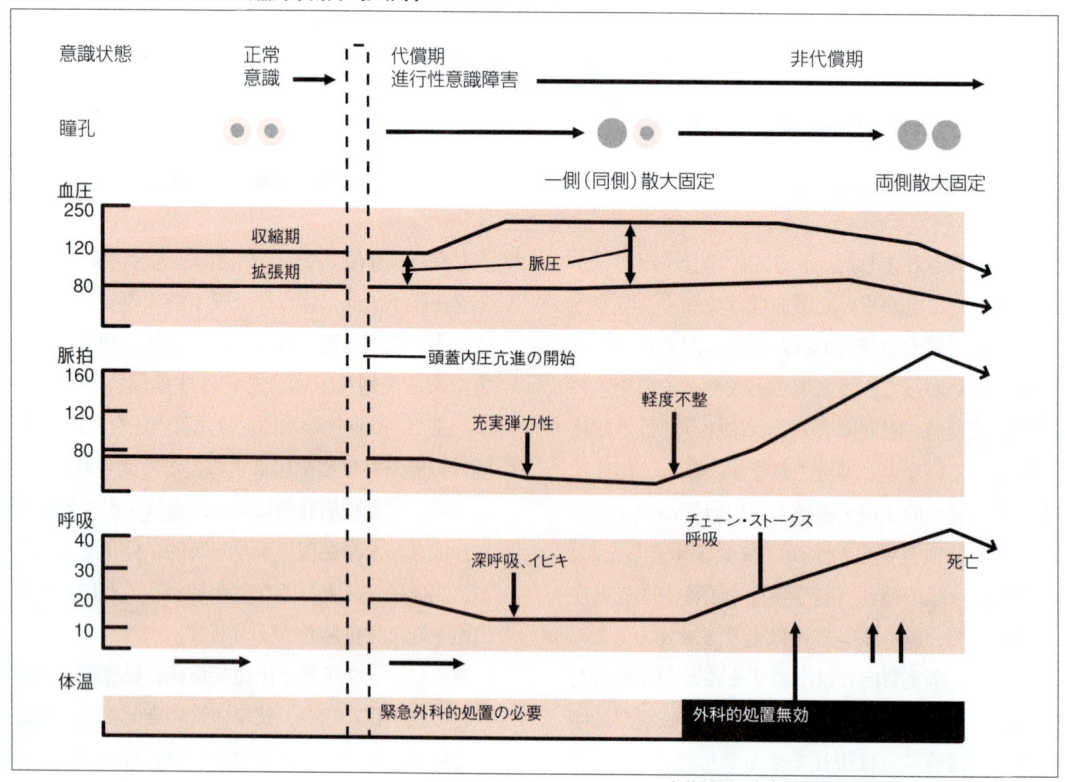

大井靜雄：病名・症候事典、p13、照林社、1996より

※今後の経過により
⑤水頭症（正常圧水頭症も含む）に対する治療：薬物療法
- 高張利尿剤（マンニトール、グリセリン）

⑥脳血管攣縮に対する治療
  a. 薬物療法：高血圧の維持（循環血漿量の増加）
  b. 輸液療法（ドーパミン、ノルアドレナリン点滴静注）
  c. 脳保護療法：脳代謝を抑制
  ・薬物療法（バルビチュレート静注）
  ・低体温療法

⑦髄膜炎に対する治療：薬物療法
⑧運動障害：運動療法（理学療法・作業療法）
⑨言語障害：言語療法（言語訓練・嚥下訓練）
⑩排尿障害：排尿訓練

参考文献
1) 田崎義昭・斎藤佳雄：ベッドサイドの神経の診かた、南山堂、1984
2) 馬場元毅：絵で見る脳と神経 しくみと障害のメカニズム、医学書院、1994
3) 宮崎和子監修、大岡良枝・小林繁樹編集：改訂版脳神経外科、看護観察のキーポイントシリーズ、中央法規出版、1997
4) 松本悟監修、大井静雄・中住礼子著：基本概念の理解と診療へのアプローチ、図解 脳神経疾患の臨床、メヂカルフレンド社、1985
5) 松本悟監修、大井静雄・中住礼子著：各疾患の病態・診断・治療・予後、図解 脳神経疾患の基礎と臨床 臨床編、メヂカルフレンド社、1986
6) 森惟明：脳神経外科学、南江堂、1983
7) 太田富雄・西村周郎：脳神経外科学、金芳堂、、1984
8) 新井康允：脳のしくみ、入門ビジュアルサイエンス、日本実業出版社、1998
9) 竹内修二：解剖生理学、メディサイトクイックマスターブックス、医学芸術社、1997
10) 田崎義昭監修：実地医家のための脳血管障害 今日の診療指針、サンド薬品株式会社、1976
11) クモ膜下出血患者のケア、EN看護学生版、Vol.5 No.11、1996
12) 考える看護過程・脳梗塞患者の看護、EN看護学生版、1998
13) クモ膜下出血患者のケア、EN看護学生版、Vol.5 No.11、1996
14) クモ膜下出血患者の治療と看護、BRAIN NURSING、Vol.15、1999年1月
15) 頭蓋内圧亢進対策、BRAIN NURSING、Vol.14、1998年11月
16) 水頭症の治療と看護、BRAIN NURSING、Vol.14、1998年12月
17) 画像検査と侵襲性、BRAIN NURSING、Vol.14、1998年10月
18) 脳梗塞患者の看護、ナーシングカレッジ、1998年、12月
19) 痴呆を伴う老年患者の看護、クリニカルスタディ、Vol.19、1998年1月
20) クモ膜下出血患者の看護、クリニカルスタディ、Vol.16、1995年12月

図3　脳室ドレナージの構造

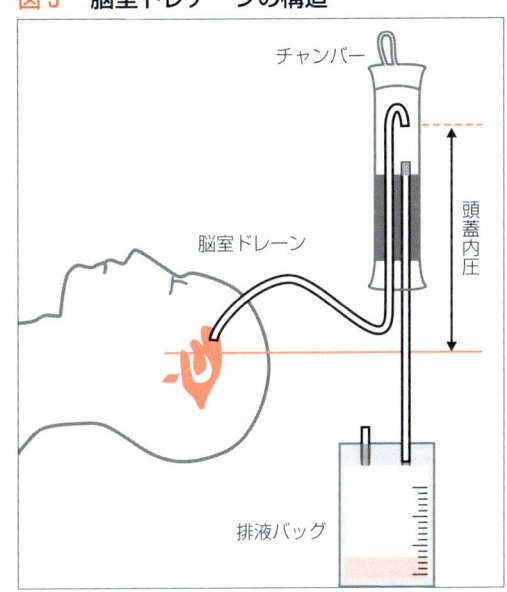

図4　クモ膜下出血発症後の病態と発生時期

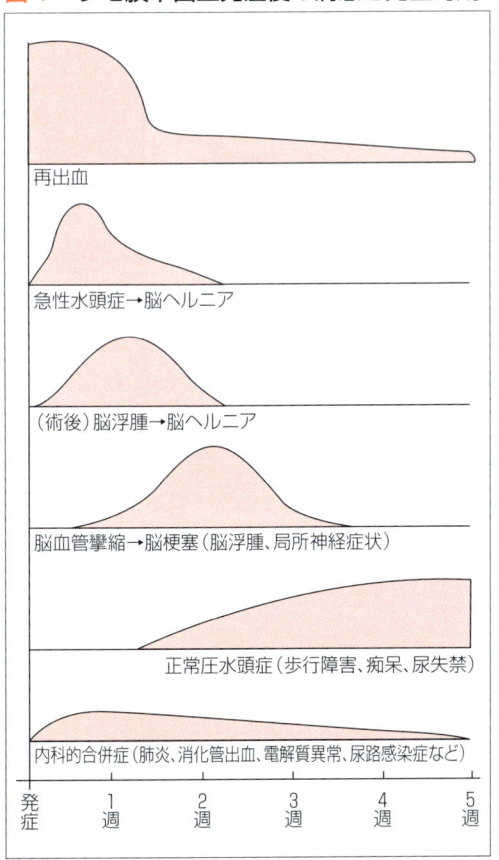

病理学的変化は同じで、障害の場が違う疾患の比較

北澤　忠

脳出血関連図

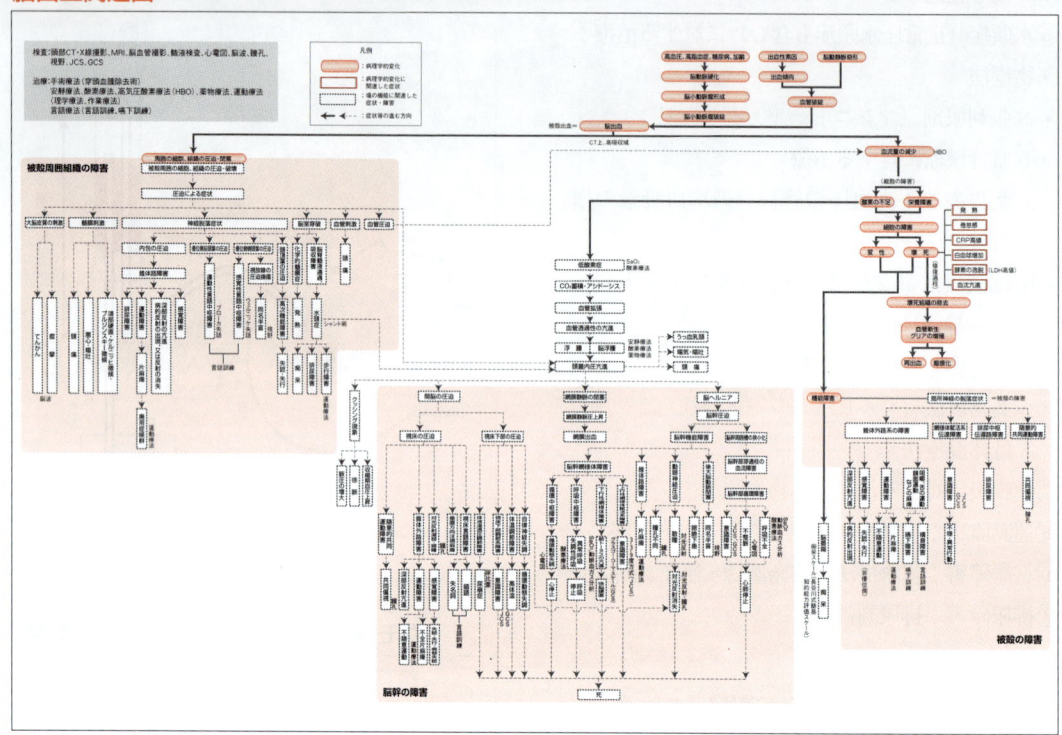

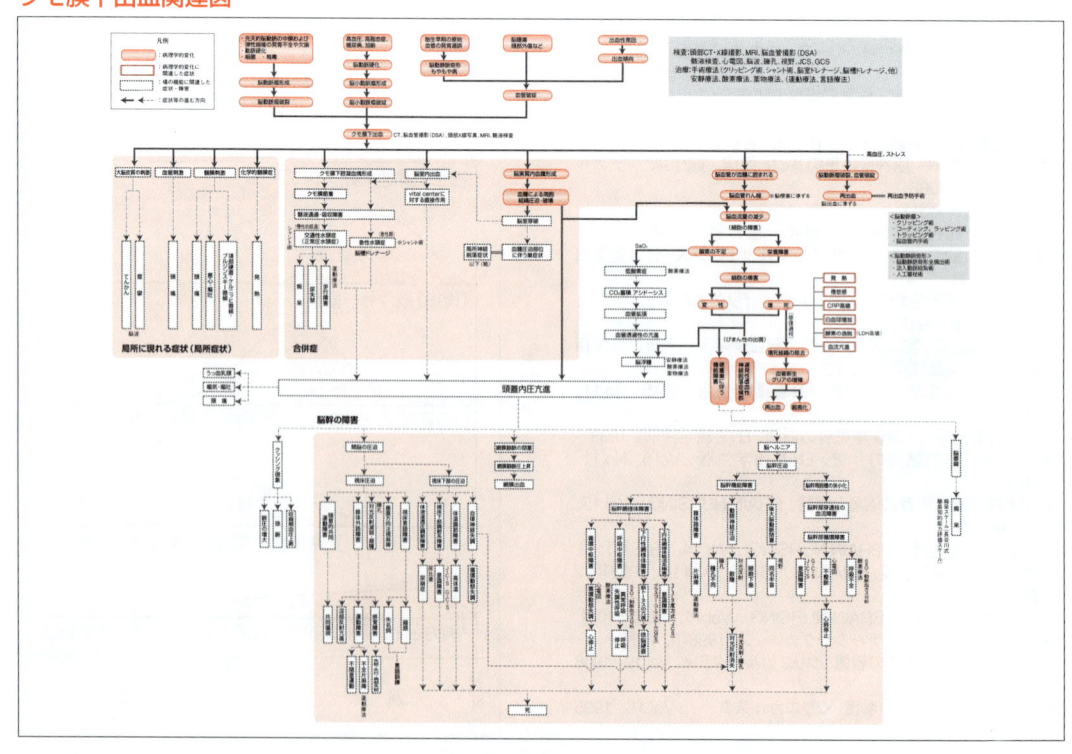

クモ膜下出血関連図

脳出血（被殻出血）とクモ膜下出血

病理学的変化に伴う症状の共通性

　病理学的にクモ膜下出血は脳出血に含まれます。したがって、病理学的変化に伴う症状は共通します。しかし、大きく違うのは出血を起こした場所が違う点です。

　脳出血の好発部位は、被殻、視床、皮質下、小脳など、脳実質内で起こります。それに対し、クモ膜下出血は、脳実質や脊髄を取り巻く髄膜内で起こります。つまり、脳に起きる疾患はそれがどこに起きたかによって、現れる障害や症状は違ってきます。

　共通する点は、脳出血もクモ膜下出血も、何らかの原因により、血管が破綻をきたした結果、血腫を形成したり髄液中に血液が混入します。血腫の形成や出血による血液は、局所の圧迫や破壊、閉塞により局所やその周囲にも影響を及ぼし機能障害をきたします。

　さらに、頭蓋内における血腫形成や脳浮腫は即、頭蓋内圧を亢進させ、脳ヘルニアを起こし、脳幹部にも障害をもたらします（脳出血の項P166参照）。このことは脳出血（被殻出血）・クモ膜下出血に共通します。

障害の場の違いによる症状の違い

　脳はさまざまな機能を有しており、しくみも複雑かつ多彩であるため、障害された部分によって出現する症状は異なってきます。したがって、同じ出血という病理学的変化が起こっても、具体的に出現する障害や症状は異なってきます。

1．脳出血（被殻出血）による障害
①被殻の障害
②被殻周囲の組織の障害
③脳幹の障害

2．クモ膜下出血による障害
①出血部（クモ膜下腔）の局所に現れる症状
②クモ膜下出血の三大合併症およびそれに伴う症状や機能障害
③頭蓋内圧亢進に伴う脳幹機能障害

《クモ膜下出血の三大合併症》
- 水頭症：急性水頭症、交通性水頭症（正常圧水頭症）
- 脳血管攣縮
- 再出血

　以上から、脳出血（被殻）およびクモ膜下出血を理解していくときに、病理学的変化における症状の違いはほとんどありません。

　しかし、同じ病理学的変化である出血が起きても、出血がどこに起きたかによって出現する症状は違ってきます。共通点は出血に伴う頭蓋内圧亢進により脳幹機能障害をきたす点です。つまり、出血による血腫形成や髄液への血液混入が、局所や局所周囲に及ぼす影響は出血部位によって違ってくるからです。

　したがって、出血による影響は被殻出血では脳実質の障害が中心であり、クモ膜下出血では髄液の通過・吸収障害や脳血管攣縮などの合併症が中心であるということです。そして、それぞれの障害の違いが出現する症状の違いになるのです。

　以上より、脳の疾患を理解しとらえていくとき、前の項で述べたように、脳における障害の場である被殻やクモ膜下腔それぞれの働きを理解することが重要です。そして、出血という病理学的変化を理解すれば、出現する障害・症状は導き出せます。これは、脳の他の部位においても同様に考えていくことができます。

障害の場は同じで、病理学的変化が違う疾患の比較

北澤 忠

脳梗塞の病態関連図

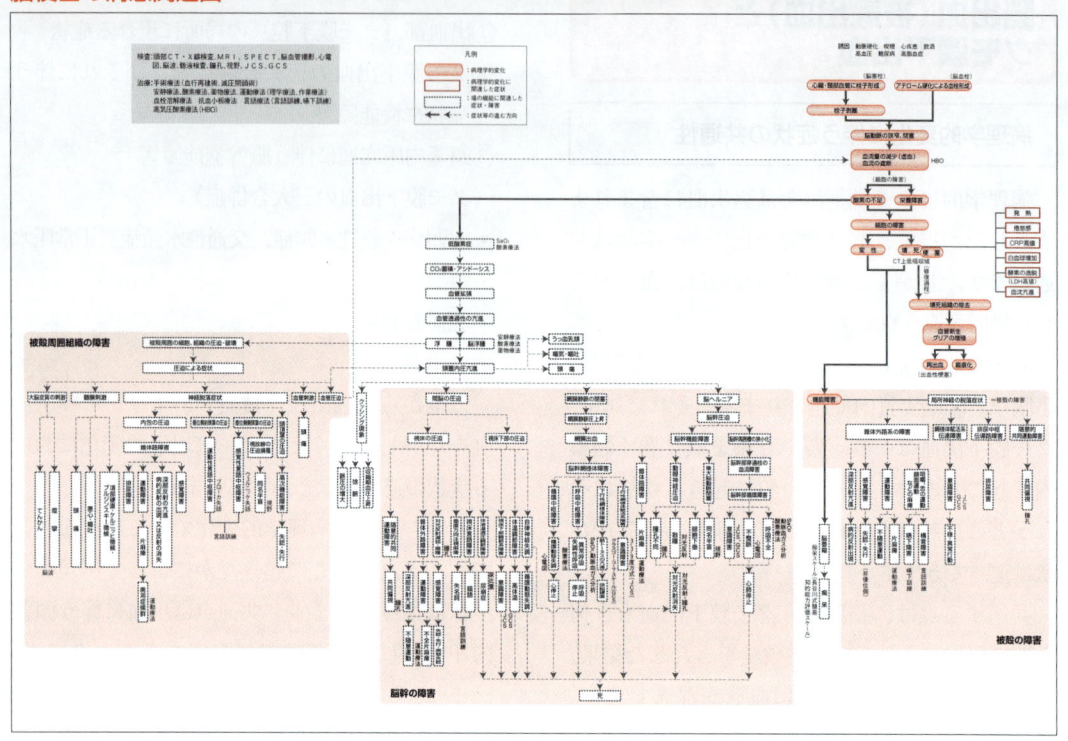

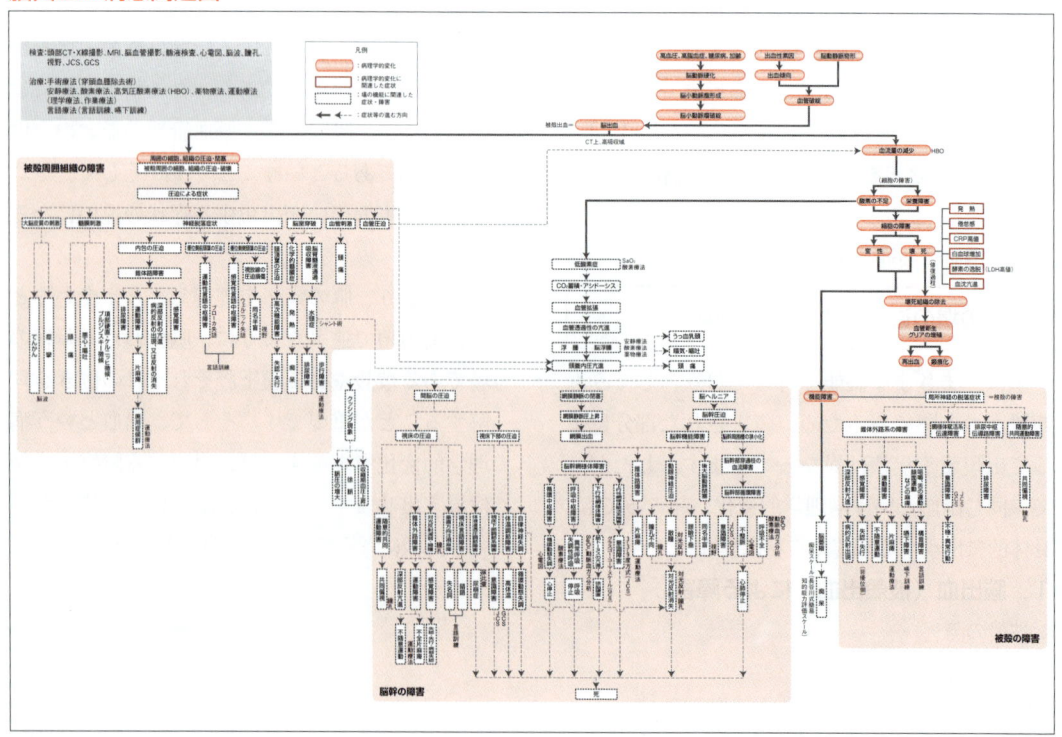

脳出血の病態関連図

脳梗塞と脳出血

脳梗塞と脳出血のメカニズム

　発生機序が違う脳梗塞と脳出血は、病理学的（脳梗塞は虚血、脳出血は出血）に同じ循環障害に伴う疾患に位置づけられるので、それらによって起こる症状および障害はほとんど同じです。それは、脳という臓器が頭蓋骨という閉鎖された中に存在するからです。

　主な脳の疾患（脳出血、脳梗塞、脳腫瘍）のそれぞれの病理学的変化によって、障害の場である局所では機能障害が生じます。さらに、脳出血による血腫や脳梗塞に伴う浮腫、脳腫瘍やそれに伴う浮腫などの脳内占拠物は、頭蓋内圧を亢進させます。頭蓋内圧の亢進は障害の起こった局所の周囲を圧迫・閉塞し、機能障害をもたらします。

　したがって、**症状は、脳出血、脳梗塞、脳腫瘍といった病理学的変化の違う疾患で決まるのではなく、障害される部位によって決まってくるのです。**つまり、障害の起こった局所やその周囲の機能障害、それに伴う病理学的変化である頭蓋内圧亢進症状は、脳の主な疾患ではどれも起こってくるのです。被殻出血とレンズ核線条体動脈（被殻）の梗塞で比較してみると理解できるでしょう。

障害の場が同じことによる症状の共通性

　被殻部脳梗塞、被殻出血とも、中大脳動脈から分岐したレンズ核線条体動脈が、何らかの原因で出血や梗塞などの病理学的変化である循環障害を起こす疾患です。

　脳梗塞では、梗塞に伴ってその周囲に浮腫が出現し、そのことで頭蓋内圧亢進をきたし脳血流量が減少します。さらに、脳の自動性によってクッシング現象が起こり、頭蓋内圧を亢進させるという悪循環に至ります。

　その結果、大きく分けて3つの障害が起こります。
1．梗塞巣末梢の被殻の障害
2．梗塞に伴う浮腫による被殻周囲圧迫・閉塞の影響：被殻周囲の組織の障害
3．浮腫による頭蓋内圧亢進に伴う、脳ヘルニアの進展、脳幹圧迫による脳幹の障害

　脳出血では、出血巣および血腫が形成され頭蓋内圧亢進をきたし、脳血流量が減少します。それに伴って脳の自動性によりクッシング現象が起こり、さらに頭蓋内圧を亢進させるという悪循環に至ります。

　その結果、脳梗塞と同様に大きく3つの障害が起こります。
1．出血巣である被殻の障害
2．血腫による圧迫・閉塞・破壊の影響：被殻周囲の組織の障害
3．血腫による頭蓋内圧亢進に伴う、脳ヘルニアの進展、脳幹圧迫による脳幹の障害

　したがって、**脳という場において、障害の場が同じであると、病理学的変化である梗塞や出血いずれにおいても、出現する症状・障害はほとんど同じだと考えられます。**

脳出血と脳梗塞の相違点

　脳出血と脳梗塞では、疾患の起こる原因の機序と治療方法はそれぞれ違います。

　脳出血の原因では、
1．加齢、糖尿病、高血圧、高脂血症などに伴う動脈硬化（アテローム硬化）によって、中大脳動脈穿通枝であるレンズ核線条体動脈の線維化・壊死が起こって小動脈瘤が形成されます。そこに喫煙や飲酒、高血圧、ストレスなどの因子により血管収縮および血圧上昇が起きて、その小動脈瘤が破綻す

るもの
2. 出血性素因の出血傾向による血管外への血液漏出および血管の破綻によるもの
3. 脳動静脈奇形による血管の破綻によるものだと考えられます。

それに対して、**脳梗塞**では加齢、糖尿病、高血圧、高脂血症などに伴う動脈硬化（アテローム硬化）に、喫煙や飲酒などの因子が加わり発症します。発症の違いによって、さらに2つの原因に分類されます。
1. 血管内腔に粥腫（プラーク）が形成され、その上に血栓が形成されて血管内腔が狭窄・閉塞した脳血栓
2. 心房細動や心筋梗塞など心疾患により、心腔内に血栓が形成され、この血栓が剥がれ血流にのって脳血管まで運ばれ血管を閉塞した脳塞栓

治療においては発症の病理学的違いがあるため、脳梗塞では次のような手術療法が行われます。
1. 浮腫による周囲への圧迫・閉塞および頭蓋内圧亢進の予防と軽減：減圧開頭術
2. 血行再建術

これに対して、脳出血の手術療法として穿頭血腫除去術が行われています。

一方、保存的治療は、脳梗塞、脳出血ともに、ほぼ同じ治療法を採っています。

脳出血と脳梗塞の症状・所見

	脳内出血	脳梗塞
一過性脳虚血発作（TIA）	まれ	しばしば
発症	突然（数分〜数時間）	おだやか
頭痛	強い	軽い
嘔吐	＋	まれ
意識障害	＋	＋のことあり
項部硬直	まれ	なし
片麻痺	発症時からしばしばあり	発症時からしばしばあり
言語障害	±	＋とくに失語あり
髄液	ときに血性	正常

おたすけメモ

病態関連図をどう生かすか──病態関連図の使用例

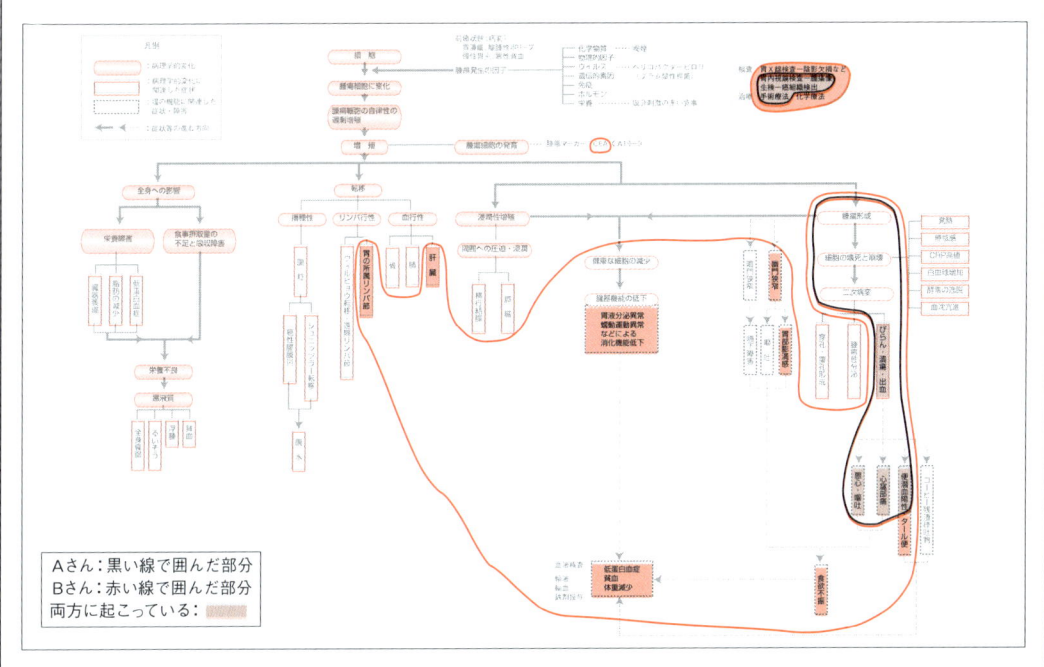

Aさん：黒い線で囲んだ部分
Bさん：赤い線で囲んだ部分
両方に起こっている：

　これは患者AさんとBさんの（いずれも術前）胃癌の病態関連図を1枚に書いたものです。まず、一般的な胃癌の病態関連図を描きました。次にAさん、Bさんに起きている症状、行われている検査、治療についてわかりやすくするために色づけをしました。そしてその起きている症状を線で囲みました（Aさん：黒、Bさん：赤）。

　2人の病態関連図から次のことがわかります。Aさんは腫瘍形成による二次病変から出現した悪心・嘔吐、心窩部痛の症状があります。BさんはAさんの症状以外に食欲不振、幽門狭窄、消化機能低下から低蛋白血症や体重減少、また、肝臓、所属リンパ節への転移があります。

　病態関連図全体でみるとAさんは線で囲んだ部分が細く、また腫瘍形成による二次病変の関連図の末端まで進んでいません。しかしBさんの場合、線で囲んだ部分は腫瘍形成の関連図の末端まで進み、線の囲みは進展があると同時に広がりがあります。Bさんは胃癌が進行した状態であることが読みとれます。手術をした場合、Aさんは癌を切除することが可能です。根治することが予測できます。しかし、Bさんの場合、癌を切除することは難しく、術後も転移による悪化が予測されます。また検査、治療でもAさんよりもBさんの方が、多く色づけされており、多くの検査、治療が必要であることが分かります。

　このように一般の病態関連図を、受け持ち患者さんの症状、検査、治療について色づけしたり、線で囲むことにより、障害の大きさ、疾患の重症度がはっきりしてきます。また、この病態関連図から、受け持ち患者のこれからの問題や変化が予測できます。そしてこれらを知り、予測できることは、実際の看護に生かしていくことができます。

（文責：山岸）

障害の場は同じで、病理学的変化が違う疾患の比較 登内秀子

肺炎の病態関連図

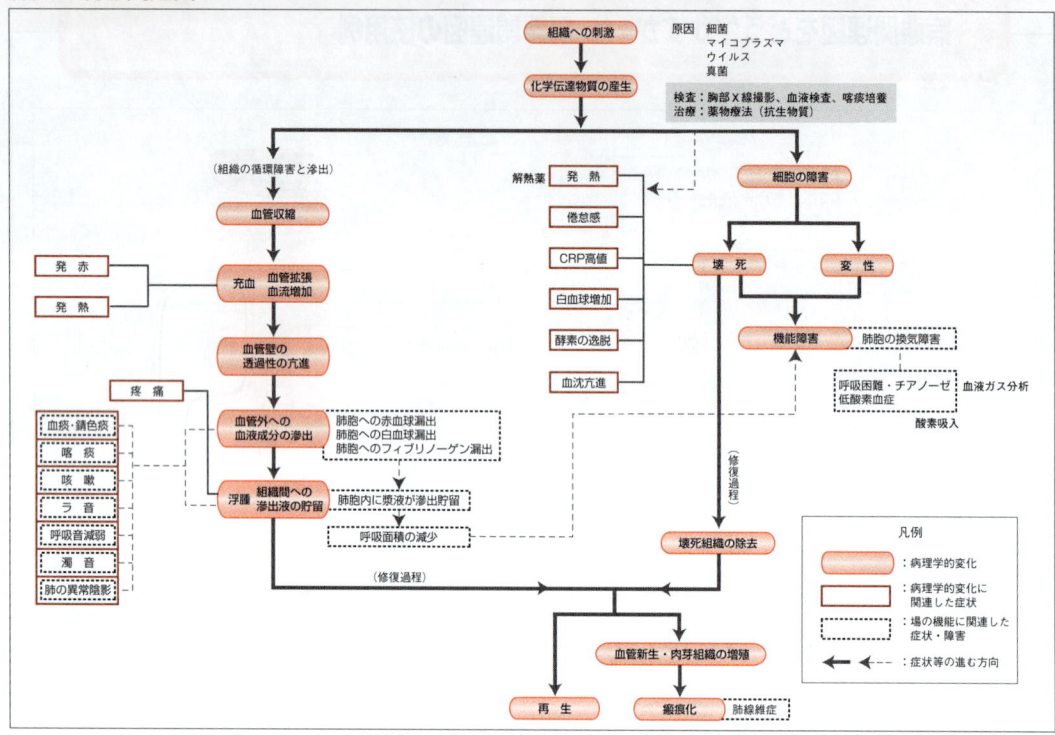

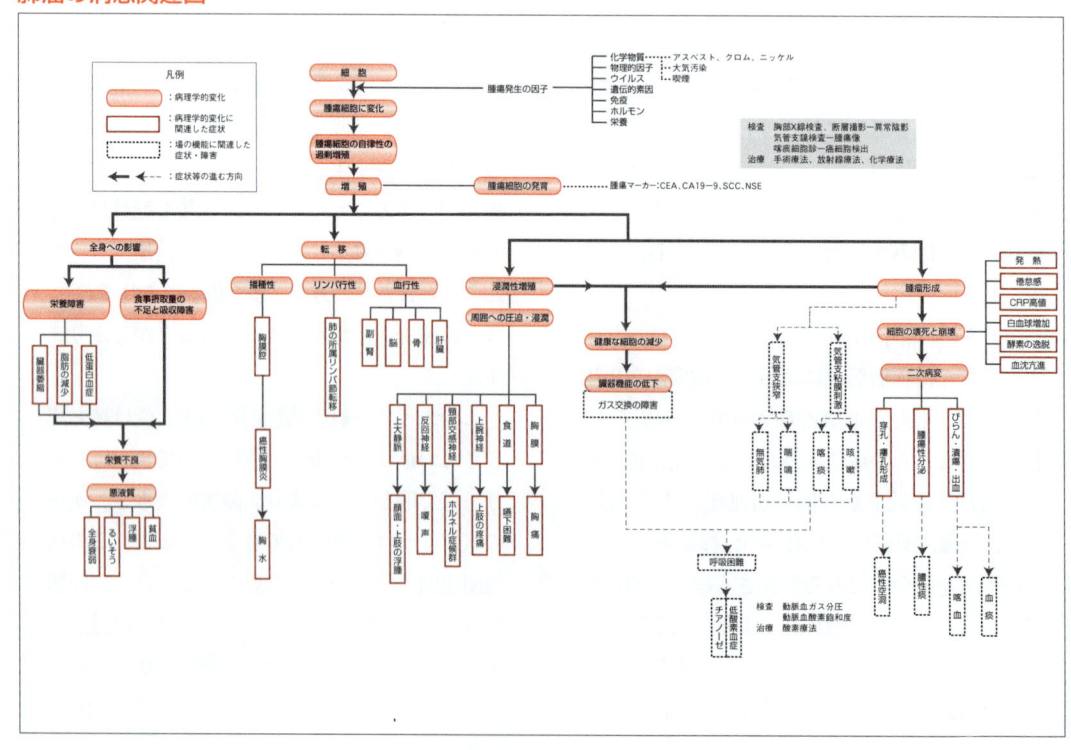

肺癌の病態関連図

肺炎と肺癌

障害の場が同じことによる症状の共通性

　肺炎も肺癌も障害の場は肺です。そのため、炎症、癌と、病理学的変化は違っても、肺の障害によって出現する症状はほとんど共通しています。

　肺炎は、細菌などの感染によって異種蛋白が侵入すると、それを排除しようとして、血管の透過性が亢進し滲出を起こします。そして、それを喀痰・咳嗽により体外へ排出します。

　肺癌は癌により気管支粘膜へ異物刺激が加わり、それを排除しようとする反応である喀痰・咳嗽が出現します。

　どちらも、気管支・肺胞に、体にとって異物であるものが存在すると、それを排除しようとして、喀痰・咳嗽という症状が出現します。

　さらに、その異物や喀痰により、気管支内の空気の移動を悪くさせ、異常な呼吸音を出現させます。これが喘鳴や呼吸音の減弱です。

　また、炎症による肺胞内への滲出液の貯留や、癌による健康な細胞の減少は、病理学的に起こることは違いますが、どちらも正常なガス交換をする面積を減少させ、ガス交換の障害をもたらし、呼吸困難・チアノーゼといった症状が出現します。

病理学的変化が違うことによる症状の違い

　炎症と癌の違いは大きく分けて2つあります。1つは、病理学的変化を起こした組織が修復されるか、壊死・崩壊の過程をたどるかです。2つ目は、肺という臓器に限局して起こるものか、他臓器へ影響（浸潤・転移）を起こすものかです。

　肺炎は急性炎症で、症状は急激に出現し増強します。また、反応性に出現してくる白血球数の増加やCRPの高値などは著明にみられます。しかし、異物である細菌などの処理が終わると速やかに症状は軽快します。肺炎の病理学的変化は循環障害と滲出が主であるために、障害も残さず回復します。細胞破壊が加わったものも、再生したり、瘢痕化したりして修復します。

　一方、癌は、異物である癌を徐々に増殖させ、留まることはありません。また、それにより肺組織を破壊していき、再生することはないのです。したがって、症状の出現は急激ではありませんが、徐々に悪化し、機能が失われていきます。

　もう1つは、肺に限局するか、他臓器に及ぶものかの違いです。肺炎は、接触している胸膜に炎症を及ぼすことはあっても、それ以外の遠隔に炎症を起こすことはありません。そのため、症状も呼吸器系に限られます。しかし、癌は浸潤・転移によって、周囲の臓器・遠隔の臓器を侵し、他の臓器障害やそれによる症状を引き起こします。例えば、癌が食道に浸潤すると嚥下困難といった消化器系の症状を出現させますし、脳に転移すれば、麻痺という運動障害を引き起こしたりします。

　以上のように、肺炎と肺癌は、肺の障害によって出現する症状はほとんど同じであり、あとは、病理学的特徴により、症状の出現の仕方と全身への影響の違いがあるだけです。

障害の場は同じで、病理学的変化が違う疾患の比較　中村まゆみ

子宮筋腫の病態関連図

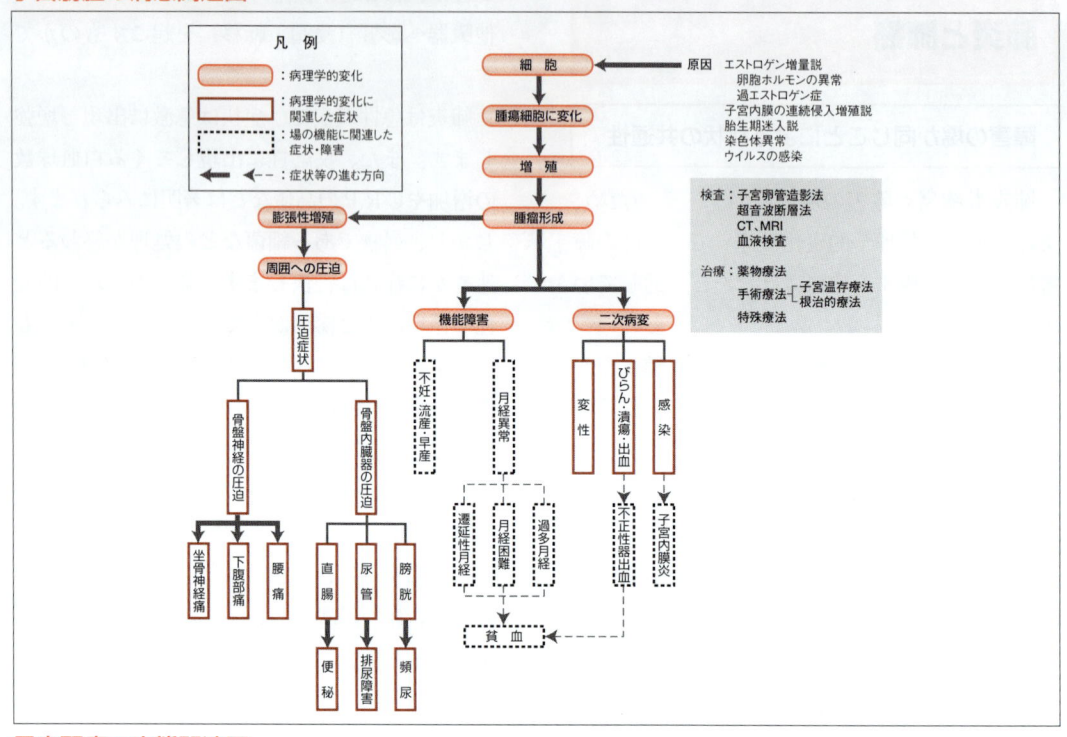

凡　例
- 　　　：病理学的変化
- 　　　：病理学的変化に関連した症状
- ‐‐‐‐：場の機能に関連した症状・障害
- ←　←‐‐：症状等の進む方向

細胞 → 腫瘍細胞に変化 → 増殖 → 腫瘍形成

原因
- エストロゲン増量説
- 卵胞ホルモンの異常
- 過エストロゲン症
- 子宮内膜の連続侵入増殖説
- 胎生期迷入説
- 染色体異常
- ウイルスの感染

検査：子宮卵管造影法、超音波断層法、CT、MRI、血液検査

治療：薬物療法、手術療法（子宮温存療法／根治的療法）、特殊療法

膨張性増殖 → 周囲への圧迫 → 圧迫症状
- 骨盤神経の圧迫 → 坐骨神経痛、下腹部痛、腰痛
- 骨盤内臓器の圧迫 → 直腸（便秘）、尿管（排尿障害）、膀胱（頻尿）

機能障害
- 不妊・流産・早産
- 月経異常 → 遷延性月経、月経困難、過多月経 → 貧血

二次病変
- 変性
- びらん・潰瘍・出血 → 不正性器出血 → 貧血
- 感染 → 子宮内膜炎

子宮頸癌の病態関連図

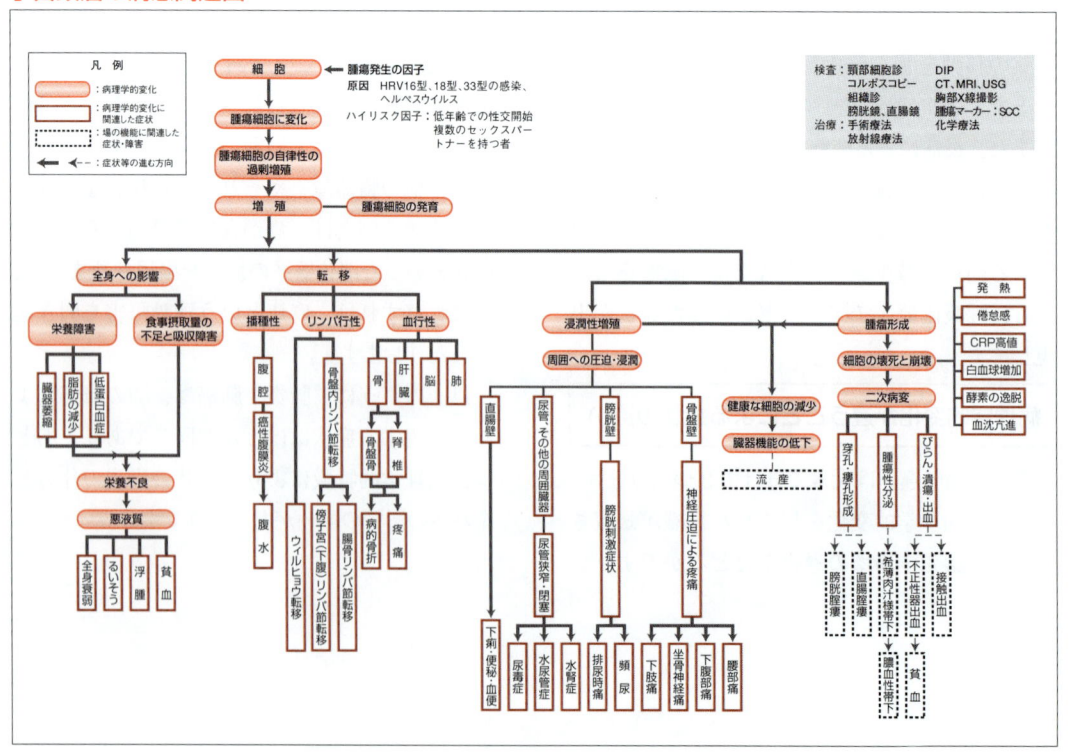

凡　例
- 　　　：病理学的変化
- 　　　：病理学的変化に関連した症状
- ‐‐‐‐：場の機能に関連した症状・障害
- ←　←‐‐：症状等の進む方向

細胞 ← 腫瘍発生の因子
原因　HRV16型、18型、33型の感染、ヘルペスウイルス
ハイリスク因子：低年齢での性交開始、複数のセックスパートナーを持つ者

腫瘍細胞に変化 → 腫瘍細胞の自律性の過剰増殖 → 増殖 → 腫瘍細胞の発育

検査：頸部細胞診、コルポスコピー、組織診、膀胱鏡・直腸鏡、DIP、CT、MRI、USG、胸部X線撮影、腫瘍マーカー：SCC
治療：手術療法、放射線療法、化学療法

全身への影響
- 栄養障害 → 脂肪の減少、低蛋白血症、臓器萎縮 → 栄養不良 → 悪液質 → 全身衰弱、るいそう、浮腫、貧血
- 食事摂取量の不足と吸収障害

転移
- 播種性 → 腹腔、癌性腹膜炎、腹水
- リンパ行性 → 骨盤内リンパ節転移、傍子宮腔（下腹）リンパ節転移、腸骨リンパ節転移、ウィルヒョウ転移
- 血行性 → 肝臓、脳、肺、骨盤骨、脊椎 → 病的骨折、疼痛

浸潤性増殖 → 周囲への圧迫・浸潤
- 直腸壁 → 下痢・便秘・血便
- 尿管、その他の周囲臓器 → 尿管狭窄・閉塞 → 水尿管症、水腎症
- 膀胱壁 → 膀胱刺激症状 → 排尿時痛、頻尿
- 骨盤壁 → 神経圧迫による疼痛 → 坐骨神経痛、下腹部痛、腰部痛

健康な細胞の減少 → 臓器機能の低下 → 流産

腫瘍形成 → 細胞の壊死と崩壊 → 二次病変
- 発熱、倦怠感、CRP高値、白血球増加、酵素の逸脱、血沈亢進
- 穿孔・瘻孔形成 → 膀胱腟瘻、直腸腟瘻
- 腫瘍性分泌 → 稀薄肉・靱帯下、不正性器出血 → 接触出血、膣血性帯下 → 貧血
- びらん・潰瘍・出血

子宮筋腫と子宮癌

障害の場が同じことによる症状の共通性

子宮筋腫も、子宮癌も障害の場は子宮です。また、良性腫瘍、悪性腫瘍と病理学的変化は違っても腫瘍という点では自律性の過剰増殖をするため、それにより子宮が障害された場合、出現する症状はほとんど共通しています。

子宮筋腫の主な症状は過多月経で、さらに、二次病変である筋腫のびらん・潰瘍による不正性器出血などが重なって、鉄欠乏性貧血になります。また、筋腫があることで妊娠が成立しても流産、早産、分娩異常などをおこしやすくなります。

子宮癌（子宮頸癌）の主な症状は、不正性器出血で子宮頸部のびらん・潰瘍によるものです。子宮頸癌には、過多月経はみられませんが、出血があるという点では同じで、さらに進行すると出血が増量し、鉄欠乏性貧血を起こしていきます。また妊娠が成立した場合も癌があることで胎児を保護することができず流産をおこしやすくなります。

このように、どちらも腫瘍が細胞の壊死と崩壊をすることで二次病変としての不正性器出血や子宮の機能を低下させていきます。

病理学的変化が違うことによる症状の違い

子宮筋腫と子宮癌は、上記で述べたように腫瘍という点では自律性の過剰増殖をするということは同じです。

しかし、子宮筋腫と子宮癌の違いは、子宮という臓器に限局して起こるものか、他臓器へ影響（浸潤・転移）を起こすものかという点で大きく異なります。

子宮筋腫は良性の腫瘍であり、発育が遅く、病理学的には細胞や組織の異型性を認めず、膨張性増殖をするので、子宮に限局して起こるものです。そのため周囲への圧迫症状はありますが、生命を脅かす可能性は低く本来的に予後が良好です。

一方、子宮癌は、悪性の腫瘍であり浸潤と転移によって周囲の臓器、遠隔の臓器を侵し、他の臓器の障害やそれによる全身への影響があります。子宮は腹腔内臓器なので直腸、膀胱などの隣接臓器への影響が大きく浸潤が起これば直腸、膀胱を圧迫し機能低下や機能障害を起こします。また、腹腔に播種すれば癌性腹膜炎を起こし腹水が貯留します。さらに悪化すれば栄養障害などから悪液質になり、全身への影響を及ぼします。

このように腫瘍細胞が浸潤性増殖をすることで周囲への圧迫にとどまらず、周囲組織を壊しながら増殖するという性質で、生命の脅かしがあり、予後が悪いです。

以上のように、子宮筋腫と子宮癌は、子宮の障害によって出現する症状はほとんど同じであり、あとは他臓器や全身への影響がないか、あるかの違いがあるだけです。

肝硬変の病態関連図

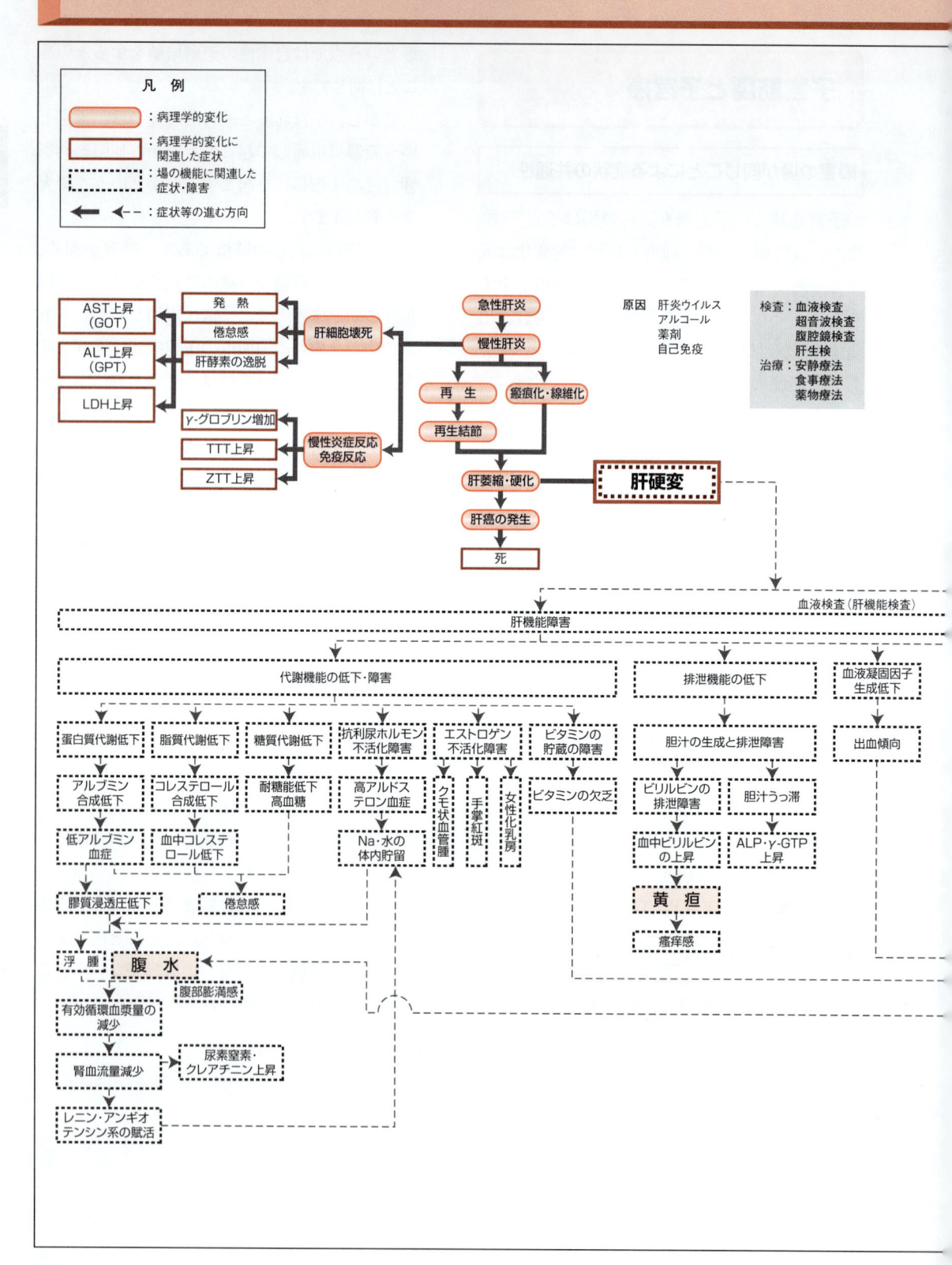

小平孝子

凡例
- ■：病理学的変化
- □：病理学的変化に関連した症状
- ┆┆：場の機能に関連した症状・障害
- ← ←--：症状等の進む方向

原因：肝炎ウイルス、アルコール、薬剤、自己免疫

検査：血液検査、超音波検査、腹腔鏡検査、肝生検
治療：安静療法、食事療法、薬物療法

- AST上昇（GOT）
- ALT上昇（GPT）
- LDH上昇
- 発熱
- 倦怠感
- 肝酵素の逸脱
- 肝細胞壊死
- γ-グロブリン増加
- TTT上昇
- ZTT上昇
- 慢性炎症反応・免疫反応

急性肝炎 → 慢性肝炎 → 再生 / 瘢痕化・線維化 → 再生結節 → 肝萎縮・硬化 → **肝硬変** → 肝癌の発生 → 死

血液検査（肝機能検査）

肝機能障害

代謝機能の低下・障害
- 蛋白質代謝低下 → アルブミン合成低下 → 低アルブミン血症 → 膠質浸透圧低下 → 浮腫 → **腹水** ← 腹部膨満感
- 脂質代謝低下 → コレステロール合成低下 → 血中コレステロール低下 → 倦怠感
- 糖質代謝低下 → 耐糖能低下・高血糖
- 抗利尿ホルモン不活化障害 → 高アルドステロン血症 → Na・水の体内貯留
- エストロゲン不活化障害 → クモ状血管腫、手掌紅斑、女性化乳房
- ビタミンの貯蔵の障害 → ビタミンの欠乏

排泄機能の低下
- 胆汁の生成と排泄障害 → ビリルビンの排泄障害 / 胆汁うっ滞 → 血中ビリルビンの上昇 / ALP・γ-GTP上昇 → **黄疸** → 瘙痒感

血液凝固因子生成低下 → 出血傾向

有効循環血漿量の減少 → 腎血流量減少 → 尿素窒素・クレアチニン上昇 / レニン・アンギオテンシン系の賦活

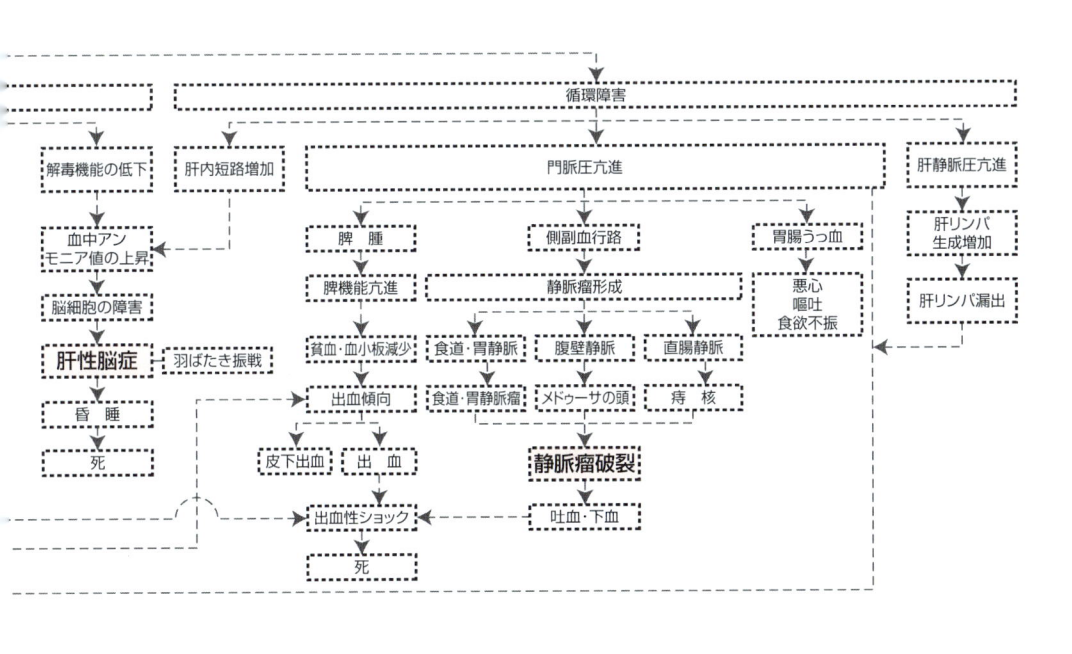

●肝臓の炎症が繰り返されていくうちに、修復過程の再生や線維化が進み、肝臓全体が萎縮・硬化する病変

```
                                    ┌─── 循環障害 ───┐
                                    ▼                ▼
┌─────────┐  ┌─────────┐  ┌──────── 門脈圧亢進 ────────┐  ┌─────────┐
│解毒機能の低下│  │肝内短路増加│  │                              │  │肝静脈圧亢進│
└────┬────┘  └────┬────┘  ▼          ▼          ▼          └────┬────┘
     ▼             │     脾 腫    側副血行路    胃腸うっ血         ▼
 血中アン           │       │          │          │          肝リンパ
 モニア値の上昇◄────┘       ▼          ▼          ▼          生成増加
     ▼                 脾機能亢進   静脈瘤形成    悪心             │
 脳細胞の障害               │          │        嘔吐             ▼
     ▼                     ▼     ┌────┼────┐  食欲不振       肝リンパ漏出
   肝性脳症    羽ばたき振戦   貧血・血小板減少  食道・胃静脈  腹壁静脈  直腸静脈
     ▼                     ▼          ▼          ▼          ▼
    昏 睡                出血傾向   食道・胃静脈瘤 メドゥーサの頭  痔 核
     ▼                     ▼          │          ▼
    死                  皮下出血  出 血    静脈瘤破裂
                           ▼          ▼          ▼
                        出血性ショック ◄──── 吐血・下血
                           ▼
                          死
```

肝硬変

小平孝子

1. 肝臓の機能
―生命維持のために多様な働きをする臓器―

肝臓は、消化管から吸収された栄養素の代謝、排泄、解毒など、生体の恒常性維持に大きな役割を果たし、生きるうえで重要な働きをしています。
- 代謝機能
- 排泄機能
- 解毒機能
- 血液凝固因子の生成

これら、人が生きていくために必要な肝臓の働きを「肝機能」と呼んでいます。

2. 肝硬変とは

肝硬変（liver cirrhosis）とは、形態学的に定義された概念で、肝炎や肝癌のように病理学的につけられた名称ではありません。

肝硬変は、すべての慢性進行性肝疾患のなれの果て病変としてとらえられます。すなわち、肝細胞の破壊がくり返されているうちに、それを修復しようとする再生や線維化が進み、最後には肝臓全体が萎縮して固くなってしまう病気です。その結果、肝臓本来の働きは大きくそこなわれ、肝臓は生命活動に必要な役割を果たせなくなります。

分類

肝硬変は、成因別・機能別および形態別など、いくつかの分類がされています。

成因別では、わが国の肝硬変の80％は肝炎ウイルスの持続感染による慢性肝炎から進展したもので、残りの10％ほどがアルコールの過飲によるものとされています。肝炎ウイルスが原因のもののなかでは、70～80％はC型、20％がB型肝炎ウイルスです。

機能別では、代償期と非代償期に大別されます。代償期には、肝機能はある程度保たれており、症状の出現をみません。一方、非代償期は、その名の通り代償機能がなくなって、腹水、黄疸、肝性脳症、静脈瘤の破裂などさまざまな症状を呈する時期です。

その他、再生結節の形や大きさなどによる形態学的分類もありますが、現在ではあまり使われていません。

3. 成り行き

先に述べた通り、肝硬変はそのほとんどが肝炎ウイルスの感染による急性肝炎が慢性化し、さらに肝硬変へと進展するというスタイルをとります。

急性肝炎ではウイルスにとりつかれた肝細胞は、リンパ球の強い免疫反応により急速に破壊されます。しかし、その一方で力強く再生します。

ところが、慢性肝炎では、免疫反応は弱くしか起こらず、リンパ球はウイルスのとりついた細胞を一気に破壊することができません。そのため、だらだらといつまでも破壊が続きます。そうこうしている間に、ウイルスの方もまたじわじわと増殖してくるため、リンパ球はさらにだらだらと肝細胞を破壊し続けることになります。これを延々と繰り返し、炎症はいつまでたってもおさまりません。

そして、少しずつ、肝硬変へと移行していくのです。肝硬変が起きている肝臓では、**生き残った肝細胞が再生により増殖し、結節といわれる球形のかたまりを作ります**。結節と結節の間は間質と呼ばれ、ここでは壊死に陥った部分が、瘢痕化により生じた線維に置き換わっていきます。こうした肝細胞の破壊と再生、線維化がひたすら繰り返されていくうちに、肝臓本来の構造はすっかり失われてしまいます。ついには、肝臓全体に線維化がおよび、正常な肝細胞は線維の間にわずかに残存する状態となります。そして、肝臓自体が線維の圧迫で固く縮んでしまうのです。

非常に前置きが長くなりましたが、以上の結果

として、肝硬変では大きく分けて、①原因である炎症のもとに起こる症状と、②障害の場が肝臓であることから起こる症状との2つのルートの障害が現れてきます。

2つのルートは、その中身によってさらに2つずつに分けられ、合計4つの柱でとらえることができます。

1) 原因である炎症に基づく症状
　①肝細胞の破壊と壊死による症状
　②慢性炎症および免疫反応による症状
2) 障害の場が肝臓であることに基づく症状
　①肝臓の機能の障害による症状
　②肝内外の循環障害による症状

では、以下にこれらの1つひとつを大まかに説明していきます。

1)-①：肝細胞の破壊と壊死による症状

肝細胞の破壊・壊死により、発熱、倦怠感を訴え、肝酵素の逸脱によりAST（GOT）・ALT（GPT）・LDHが上昇します。慢性肝炎ではALT値がAST値よりも大きくなりますが、肝硬変ではこれが逆転してAST＞ALTとなることが多く、特徴の1つとされます。ただし、肝細胞がほとんど破壊されつくし、これ以上破壊される肝細胞がない状態にまでいたると、肝酵素の上昇は軽度かむしろ正常化してしまいます。

1)-②：慢性炎症および免疫反応による症状

TTT・ZTTはともに血清膠質反応と呼ばれ、血清中のγ-グロブリンの増加を反映して上昇します。γ-グロブリンは免疫を担当する蛋白です。

肝硬変では、γ-グロブリンおよびTTT、ZTTの異常が大きく現れます。これらの上昇は慢性炎症に対応し、免疫反応が持続的に起こっていることを示しています。

2)-①：肝臓の機能の障害による症状

肝機能障害による症状は、肝臓のもつさまざまな機能の破綻を如実に物語っています。

関連図の肝機能障害に位置づけられたもののなかでも、**代謝、排泄、解毒**は、肝臓の担う最も重要な働きです。肝硬変の主要症状である**腹水、黄疸、肝性脳症**は、これら3つの働きが不十分になった結果として起こってくるものです。

肝臓は、破壊された肝細胞の働きを他の肝細胞がカバーしているうちは、なかなか症状を現しません。肝臓は非常に辛抱強い臓器なので、なかなか弱音を吐かず、相当までは生き残った細胞が頑張り続けるのです。しかし、その頑張りも限界に達し、もはや壊死した肝細胞の働きをカバーしきれなくなった時には、これらの症状が姿を現します。

したがって、非代償期になり、これらの症状の出現をみたときには、肝硬変はかなり進行していることを意味します。なかでも、アンモニアの解毒の障害からくる肝性脳症が現れると、肝機能は著しく障害され、底をついた状態と考えられます。このような状態にいたると、肝不全と呼ばれるようになります。

なお、症状・障害の1つひとつを説明するには多くの誌面を必要とするので、主なものだけを207頁の肝硬変の事例を通して行うことにします。

2)-②：肝内外の循環障害による症状

肝硬変により、肝臓が線維化して硬くなると、血管の締めつけや圧迫によって、肝臓内の血流は大きく阻害されます。すると、肝臓へ流入する門脈は、川の流れをせき止められたような状態となり、肝臓へ流れ込むことができなくなります。

その結果、門脈血はうっ滞し、門脈内の血圧が上昇していわゆる**門脈圧亢進**を起こします。そうなると血液は、ふだんは血流量の少ない食道下部や胃の上部の細い静脈をバイパスに利用して、何とか心臓へ戻ろうとします。時には臍静脈や直腸下部の静脈を利用することもあります。

このバイパスは側副血行路と呼ばれます。通常は血流量の少ないこうした細い血管が、側副血行

路として使われることで、それらの血管には大量の血液流入が起こります。すると血管は蛇行するように膨隆し、瘤が連らなったような状態になります。これが静脈瘤です。

このようにして肝硬変が引き起こす肝臓の循環の障害は、門脈循環の変調へとつながり、最終的には、静脈瘤形成というかたちをとります。静脈瘤は放置すると、やがて破裂を起こします。そして吐血や下血となり、大出血に伴う出血性ショックによって、生命をおびやかすことになるのです（図1）。

予後

肝硬変は回復の望めない病気です。すなわち、肝硬変であるということは、いずれ何らかのかたちで死にいたるということなのです。しかしその期間には差があり、長短さまざまです。

肝硬変の死因は、そのほとんどを次の3つが占めています。
①静脈瘤の破裂による消化管出血
②肝性昏睡
③肝癌

4．症状・障害

1）炎症に基づく症状・障害
①肝細胞の破壊と壊死による症状・障害
- 発熱
- 倦怠感
- 肝酵素の逸脱：AST（GOT）・ALT（GPT）・LDH上昇

②慢性炎症および免疫反応による症状
- γ-グロブリン上昇
- TTT・ZTT上昇

2）肝臓という場に基づく症状・障害
①肝臓の機能の障害による症状・障害
- 腹水・浮腫
- 黄疸
- 肝性脳症・昏睡
- 出血傾向
- 女性化乳房・くも状血管腫・手掌紅斑など

②循環障害による症状・障害
- 静脈瘤とその破裂による消化管出血
- 悪心・嘔吐・食欲不振

5．検査

肝硬変の疑いがあれば次のような検査が行われます。
- 血液検査－肝機能検査
- 画像診断－肝シンチグラフィ
    超音波検査
    CT
    腹腔鏡検査
- 肝生検

血液検査による肝機能検査および画像診断を補助療法として、腹腔鏡検査、さらに肝生検によって確定診断が得られます。

6．治療

肝硬変そのものの解消には、今のところ有効な手だてはありません。唯一肝移植によりその可能性が見いだされているのみです。

したがって、慢性肝炎から肝硬変への進展を阻止あるいは遅らせること、また、いったん肝硬変になった後は、代償期の状態に長く維持すること、さらには非代償期の状態、すなわち腹水、黄疸、肝性脳症、静脈瘤の破裂などの状態から代償期の状態へ引き戻すことをめざした治療が行われます。

その主な柱は①安静療法、②食事療法、③薬物療法の3つです。

①安静療法は肝血流量を増加させまた、肝臓の代謝機能の負担を軽減する目的で行われます。

特に食後の安静が重要です。

②食事療法では、高蛋白・高カロリーを中心としたバランスのよい食事が基本となります。非代償期には厳重な食事管理が必要で、塩分制限や、症状に応じた蛋白量が重要になります。

③薬物療法では、それぞれの症状に対する対症療法が行われます（表1）。

参考文献
1) 福山裕三・高杉佑一：よくわかる内科、金原出版、1990
2) 高橋徹：標準看護学講座　6病理学、金原出版、1998
3) 鈴木宏総監修：これだけは知っておきたい肝臓病、別冊NHKきょうの健康、NHK出版、1994
4) 熊田博光：図解肝臓病を治す生活読本、主婦と生活社、1997
5) 日野原重明総監修・杉田輝地・藤村龍子編集：消化器疾患マニュアルⅡ、ナーシング・マニュアル7、学習研究社、1989
6) マンスリーセミナー消化器系（内）、ナーシングカレッジ、2（7）、1998
7) 佐藤純一：臨床看護に役立つ検査値の読み方、別冊ナーシングトゥデイ、日本看護協会出版会、1993
8) 大久保忠成、他：系統看護学講座 専門8、消化器疾患患者の看護、医学書院、1997

図1　側副血行路と静脈瘤

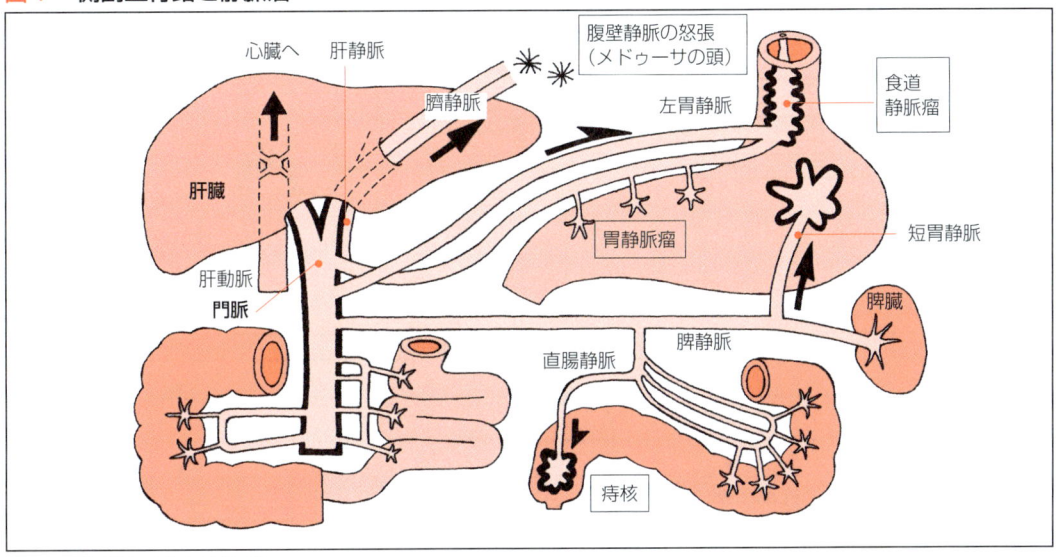

表1　症状に対する治療

	食事療法	薬物療法	その他
腹水	塩分制限 高蛋白食 高カロリー食	利尿薬 アルブミン製剤	腹腔穿刺 腹水濃縮再静注法
黄疸	高蛋白食 高カロリー食 高ビタミン食		
静脈瘤	物理的・化学的刺激の少ない形態のもの。	降圧剤	内視鏡的硬化療法 緊急出血時 　S-Bチューブ挿入 手術療法
肝性脳症	蛋白制限	アミノ酸製剤 合成2炭糖 　（ラクツロース） 抗生物質	

肝硬変　**203**

事例：肝硬変

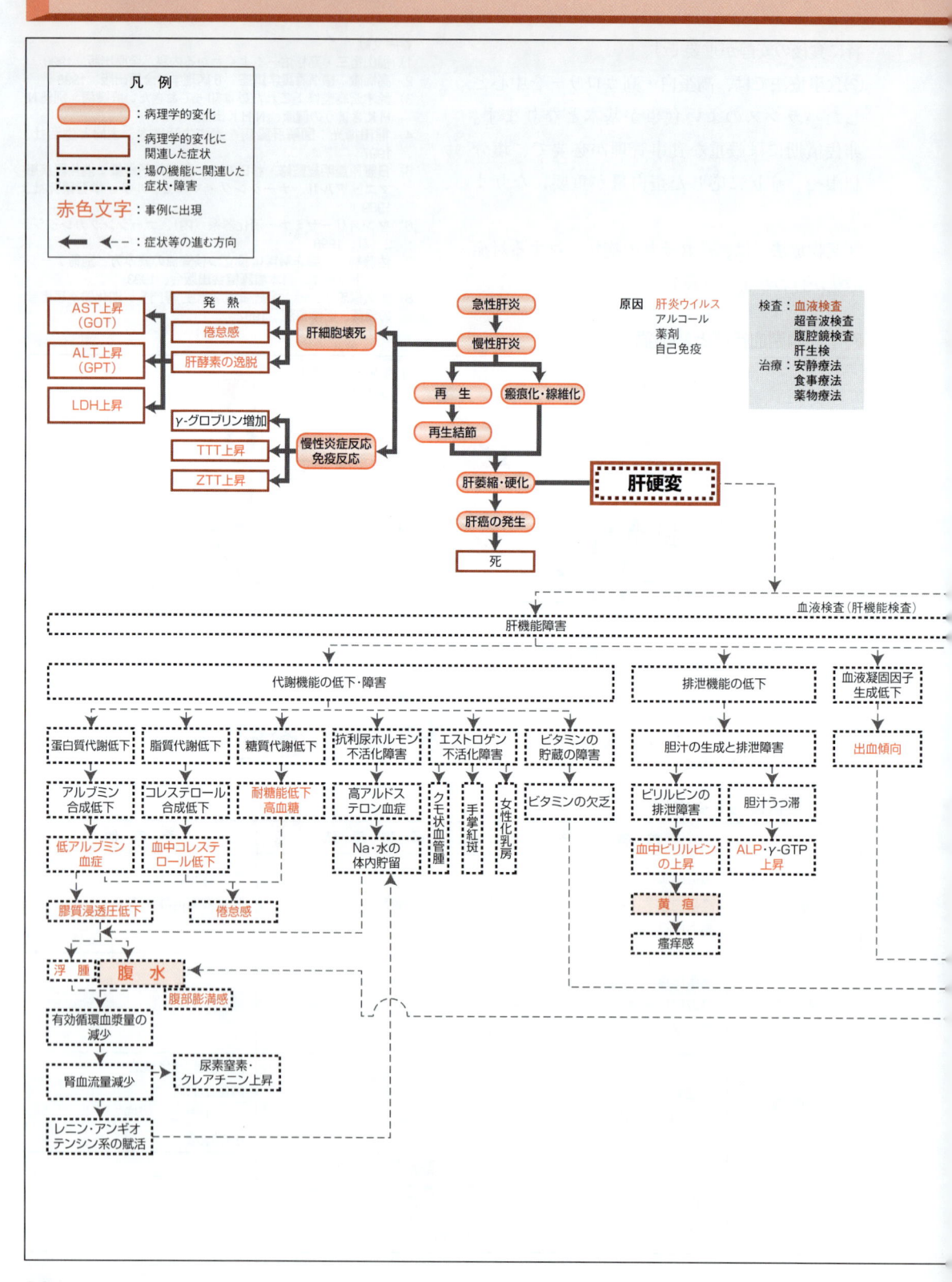

凡 例
- ■（橙塗り）：病理学的変化
- □（実線枠）：病理学的変化に関連した症状
- □（破線枠）：場の機能に関連した症状・障害
- 赤色文字：事例に出現
- ←, ←--：症状等の進む方向

フローチャート

原因：肝炎ウイルス、アルコール、薬剤、自己免疫

急性肝炎 → 慢性肝炎 → 再生 / 瘢痕化・線維化 → 再生結節 → 肝萎縮・硬化 → **肝硬変** → 肝癌の発生 → 死

検査：血液検査、超音波検査、腹腔鏡検査、肝生検
治療：安静療法、食事療法、薬物療法

肝細胞壊死関連
- 発熱
- 倦怠感
- 肝酵素の逸脱 → AST上昇（GOT）、ALT上昇（GPT）、LDH上昇

慢性炎症反応・免疫反応
- γ-グロブリン増加 → TTT上昇、ZTT上昇

肝機能障害（血液検査：肝機能検査）

代謝機能の低下・障害
- 蛋白質代謝低下 → アルブミン合成低下 → 低アルブミン血症 → 膠質浸透圧低下 → 浮腫／腹水（腹部膨満感）
- 脂質代謝低下 → コレステロール合成低下 → 血中コレステロール低下 → 倦怠感
- 糖質代謝低下 → 耐糖能低下・高血糖
- 抗利尿ホルモン不活化障害 → 高アルドステロン血症 → Na・水の体内貯留
- エストロゲン不活化障害 → クモ状血管腫、手掌紅斑、女性化乳房
- ビタミンの貯蔵の障害 → ビタミンの欠乏

排泄機能の低下
- 胆汁の生成と排泄障害
  - ビリルビンの排泄障害 → 血中ビリルビンの上昇 → 黄疸 → 瘙痒感
  - 胆汁うっ滞 → ALP・γ-GTP上昇

血液凝固因子生成低下
- 出血傾向

腹水からの続き
- 有効循環血漿量の減少 → 腎血流量減少 → 尿素窒素・クレアチニン上昇
- レニン・アンギオテンシン系の賦活

小平孝子

Qさん・58歳・男性・自営業

　20年前、胃潰瘍の手術をし、その際多量の輸血を受けた。手術から約3か月後、全身倦怠感が強く、検査したところ、非A非B型（のちにC型と判明）肝炎ウイルスによる慢性活動性肝炎と診断された。

　その後は大きな事件もなくすごしていたが、3年前になって急に糖尿病を指摘された。さらに2年前には吐血を起こし、入院して食道静脈瘤からの出血と診断され、内視鏡的硬化療法を受けた。

　数か月前より、どうしても体のだるさがとれず、同時に腹部の膨満感が強くなって、下肢の浮腫もみられるようになった。また、家族からは、眼球の黄染を指摘されていた。しかし、仕事が忙しく、受診せずにいたところ、ここ2、3日は「疲れた」といっては、食事もとらずに終日臥床している状態となった。うとうとしていることが多かったが、声かけには反応があった。

　今朝になり、家族が尿失禁していることに気づき、あわてて受診し、そのまま入院となった。入院時血液データ：AST（GOT）76 IU/l、ALT（GPT）47 IU/l、LDH 498 IU/l、TTT 11.2 U、ZTT 27.5 U、アルブミン 2.1 g/dl、コレステロール 92 mg/dl、血糖 202 mg/dl、総ビリルビン 6.2 mg/dl、ALP 598 IU/dl、アンモニア 172 μg/dl、プロトロンビン時間 27％

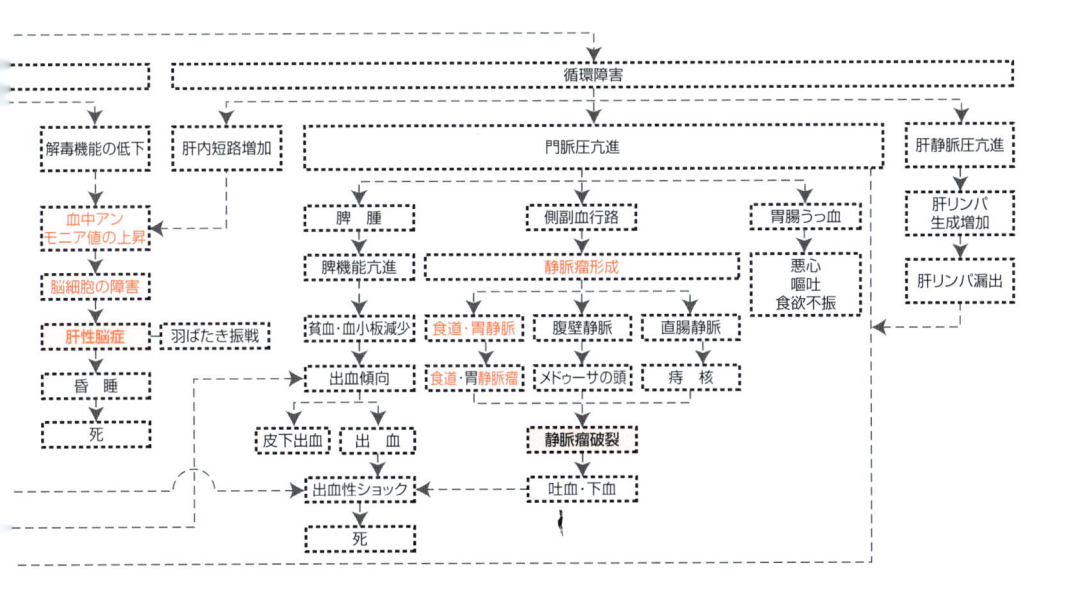

事例の解説：肝硬変

小平孝子

[事例]
Qさん・58歳・男性・自営業

　20年前、胃潰瘍の手術をし、その際多量の輸血を受けた。手術から約3か月後、全身倦怠感が強く、検査したところ、非A非B型（のちにC型と判明）肝炎ウイルスによる慢性活動性肝炎と診断された。

　その後は大きな事件もなくすごしていたが、3年前になって急に糖尿病を指摘された。さらに2年前には吐血を起こし、入院して食道静脈瘤からの出血と診断され、内視鏡的硬化療法を受けた。

　数か月前より、どうしても体のだるさがとれず、同時に腹部の膨満感が強くなって、下肢の浮腫もみられるようになった。また、家族からは、眼球の黄染を指摘されていた。しかし、仕事が忙しく、受診せずにいたところ、ここ2、3日は「疲れた」といっては、食事もとらずに終日臥床している状態となった。うとうとしていることが多かったが、声かけには反応があった。

　今朝になり、家族が尿失禁していることに気づき、あわてて受診し、そのまま入院となった。

入院時血液データ：
AST（GOT）76 IU/l、ALT（GPT）47IU/l、LDH 498 IU/l、TTT 11.2U、ZTT 27.5U、アルブミン 2.1g/dl、コレステロール 92mg/dl、血糖 202mg/dl、総ビリルビン 6.2mg/dl、ALP 598IU/dl、アンモニア 172μg/dl、プロトロンビン時間 27%

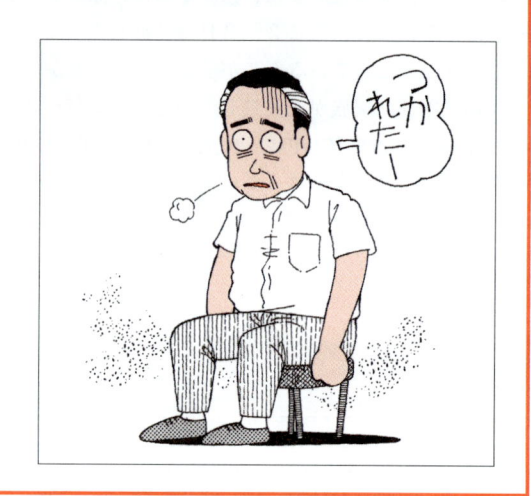

1．原因

　QさんはC型肝炎から進展した肝硬変です。Qさんの場合、20年前の手術の際の輸血が感染源であることは、間違いないでしょう。

　現在では、血液の抗体検査により、輸血による肝炎の感染はほとんどなくなりましたが、当時はまだそれを予防する手だてがなかったのです。

　C型肝炎は、急性肝炎から慢性肝炎に移行しやすく、特に、Qさんがそうであったように慢性活動性肝炎は、さらに肝硬変へと進行する確率が非常に高くなります。

　Qさんも、感染から20年のあいだに、徐々に慢性肝炎、肝硬変という経路をたどり、現在にいたったわけです。

2．成り行き

　事例をみた限り、Qさんには肝性脳症と思われる症状が現れています。したがって、Qさんの肝硬変は、非代償期、そのなかでももはや肝不全のステージとみてよいでしょう。すなわち、肝機能はほとんど残されておらず、肝臓の営みは、にっちもさっちもいかないところにまで追いつめられているようです。

　Qさんには多彩な症状が見られます。また血液検査のデータも異常ばかりが並んでいます。その障害の多さにはちょっと圧倒されそうですが、これらはすべて、先に述べた4つの柱のどこかにきちんと所属しますので、安心してください。

　まず、4つの柱をもう一度確認します。

1）原因である炎症に基づく症状
①肝細胞の破壊と壊死による症状
②慢性炎症および免疫反応による症状

2）障害の場が肝臓であることに基づく症状
①肝臓の機能の障害による症状
②肝内外の循環障害による症状

では、Qさんに起こった症状・障害の、何がどこに属するか、1つひとつ柱に沿ってみていきましょう。

1）-①：肝細胞の破壊と壊死による症状

このルートからは、発熱や倦怠感、肝酵素の逸脱が起こることは、すでに述べました。

Qさんにも、倦怠感、そしてAST・ALT・LDHの上昇が認められます。ただし、AST・ALT・LDHの値をみると、いずれも上昇の幅はわずかで、これはQさんの正常な肝細胞がもうあまり残っていないことを意味します。

また、Qさんをおそった体のだるさは、炎症の結果というより、むしろ肝臓の機能の障害との関わりの方が深いでしょう。肝臓の働きのうち、代謝機能の障害は、生体にエネルギー供給の不足をもたらし、疲労感や倦怠感を生じさせます。そのため肝疾患に倦怠感はつきもので、それも身の置き場のないほどの強さで患者さんを苦しめます。仕事の忙しかったQさんには、ただならぬ疲労感・倦怠感との闘いがあったと思われます。

1）-②：慢性炎症および免疫反応による症状

このルートから起こるTTT・ZTTの異常は、Qさんにもしっかり現れていることがわかります。元気な肝細胞は残り少なくなっていますが、免疫反応はまだ続いているのです。

2）-①：肝臓の機能の障害による症状

肝臓は無口な働き者です。確かに体は大きいですが、まかされている仕事の内容や量の多さも並大抵ではありません。肝臓は私たちの生命を維持するために、そのたくさんの仕事を毎日黙々となしとげているのです。しかし、極めて多岐に渡る機能を営んでいるゆえに、肝機能に破綻が生じたときの障害も多種多様です。関連図の肝機能障害の下にずらりと位置づけられた出来事は、みな、その無口な肝臓が叫び声をあげた時に起こってくる障害です（これでも少し略してあります）。

事例のQさんにも、このルートからさまざまな症状、データの異常が現れています。まず、肝臓の働きの代表、**代謝**の障害からくるものを探してみましょう。

Qさんの血液データのうち、アルブミンの低値、コレステロールの低値、血糖の高値、この3つがそれにあたります。これらはそれぞれ、蛋白質代謝・脂質代謝・糖質代謝の低下に起因しています。代謝とは、身体に必要な物質の合成と考えてください。その合成の力が落ち、3大栄養素である蛋白質・脂質・糖質がみな十分に作られなくなるのです。

なお、糖質代謝については、その低下は「低血糖」と考えてしまいそうですが、実際は「高血糖」になるので、間違えないようにしてください。Qさんの糖尿病もおそらく、肝性糖尿病といわれる肝硬変から二次的に起こったものでしょう。また、先に述べた通り、これらの障害は、生きて生活していくのに必要なエネルギー供給を不足させ、Qさんに強い倦怠感を生じさせたのです。

代謝の低下のうち、蛋白質代謝の低下の結果である低アルブミン血症は、Qさんをさらなる苦痛へと導いてしまっています。Qさんの腹部膨満感と下肢の浮腫は、このアルブミンの低下が元凶なのです。アルブミンの低下は、血液の膠質浸透圧を低下させ、結果として大量の**腹水**貯留を招きます。一般にアルブミンが2.5g/dl以下になると腹水が多く発生するといわれており、アルブミン2.1g/dlのQさんにも、腹水がどんどんたまり、それが腹部膨満感として自覚されたのです。なお、肝硬変における腹水の成因にはその他にもいくつかのルートがあるので、関連図で確認しておいて

ください。

次なる肝臓の働きの障害としてQさんに現れているのは**黄疸**です。黄疸は、肝臓の仕事のなかの**排泄**がうまく行かなくなった結果として起こります。肝臓には胆汁を排泄する、という重要な任務があります。この胆汁にはビリルビンが含まれており、排泄機能の低下によって、ビリルビンが正常に排泄されずに血中に増える状態が黄疸なのです。

なお、黄疸は強膜（白目）の部分からはじまり、また強膜（白目）が最もわかりやすくもあります。Qさんが家族から「目が黄色い」と指摘されたのはそのせいです。血液データをみても、総ビリルビン値は正常の6倍近くに上がっており、黄疸出現をしっかり裏づけています。また、ＡＬＰの高値も、胆汁の流れがとどこおり、うっ滞を起こしていることの動かぬ証拠となっています。

さらなる問題は、**解毒**の障害です。肝臓は生体内の中毒物質を分解・解毒する役割も担っています。この役割が十分に果たせなくなり、中毒物質のなかでも、アンモニアの処理能力が低下して生体内に蓄積すると、中枢神経系の機能の障害となって現れます。これが**肝性脳症**です。

今回Qさんの直接の入院のきっかけとなった症状は、この肝性脳症から起こった精神・神経症状です。Qさんの昏睡度はⅢ度だと思われるので、事例ではわかりませんが、有名な羽ばたき振戦もみられていたかもしれません。血液データをみると、やはりアンモニアの値が異常に上昇しているのがわかります（**表1**）。

このルートの最後として、Qさんの血液データで1つ残されたプロトロンビン時間の延長は、血液凝固因子生成の低下により、血中のプロトロンビン量が減り、血液の凝固時間が長くなっていることを示しています。この事例ではわかりませんが、データを見た限りQさんには強い出血傾向が現れていたと思われます。

2)-②：肝内外の循環障害による症状

このルートから起こる1番の障害は、**静脈瘤**の形成とその**破裂**による**出血**です。現在のQさんのどこにどの程度の静脈瘤ができているかは、内視鏡検査を待たねばわかりません。しかし2年前の吐血はまさにこの静脈瘤破裂によるものだったのです。

3．検査

Qさんには、肝臓の機能を調べるための血液検査と、肝臓の形態や組織を調べるための超音波検査・腹腔鏡検査・肝生検などが順次行われていくことでしょう。

4．治療

今回のQさんの治療の目的は、肝性脳症からの脱却です。肝性脳症は、増悪から昏睡、さらには死に至ることも多く、肝硬変の三大死因の1つになっています。

Qさんの生命を守るため、積極的な薬物療法とともに、食事療法、アンモニアの増加の原因となる便秘を防ぐための排便コントロールなどがすぐにでも開始されます。また同時に、その他の症状の緩和も行われます。

表1　肝性脳症の病期

昏睡度	精神症状	神経症状
I	睡眠異常 多幸症、時に抑うつ 判断力低下	軽い振戦
II	傾眠状態 指南力低下 応答遅延	腱反射亢進 時に羽ばたき振戦 構語障害
III	嗜眠傾向 覚醒時せん妄状態 散乱性思考	羽ばたき振戦 腱反射亢進 バビンスキー反射出現 足クローヌス
IV	異常行動 意識消失	筋強直 ミオクローヌスとその後の筋緊張低下
V	深昏睡	

参考文献
1) 福山裕三・高杉佑一：よくわかる内科、金原出版、1990
2) 高橋徹：標準看護学講座6　病理学、金原出版、1998
3) 鈴木宏総監修：これだけは知っておきたい肝臓病、別冊NHKきょうの健康、1994
4) 熊田博光：図解肝臓病を治す生活読本、主婦と生活社、1997
5) 日野原重明総監修、杉田輝地・藤村龍子編集：ナーシング・マニュアル7、消化器疾患マニュアル、学習研究社、1989
6) マンスリーセミナー消化器系(内)、ナーシングカレッジ、2(7)、1998
7) 佐藤純一：臨床看護に役立つ検査値の読み方、別冊ナーシングトゥデイ、1993
8) 大久保忠成、他：系統看護学講座専門8　消化器疾患患者の看護、医学書院、1997

ひとくちメモ

肝硬変

　肝硬変で生命に関わるのは、①静脈瘤の破裂、②肝性昏睡、③肝癌の合併の3つであることはすでに述べました。このうち静脈瘤と肝性昏睡については、治療法の急速な進歩によって死亡する人は減少し、そのぶん肝癌で死亡する人が目立つようになりました。
　日本では肝癌のほとんどが肝硬変を合併しています。そして肝癌患者の85％にC型肝炎ウイルス、20％にB型肝炎ウイルスの感染がみられます(重複しているケースもあります)。

メドゥーサの頭

　肝硬変の関連図の中に「メドゥーサの頭」というのがありますが、これはいったい何のことでしょうか。メドゥーサは、ギリシア神話に出てくる美しい処女で、ことに髪の毛の美しさはたぐいなきほどといわれていました。
　しかし、その美しさをアテナ女神と争い、そのために女神の激しい怒りにふれて、その美しかった髪の毛の一本一本は蛇に変えられ、その目を見たものは石になったといわれています。
　肝硬変で側副血行路が形成され、腹壁静脈に静脈瘤ができると、へそを中心に腹壁の四方に静脈が浮き出ることがあります。この様子がちょうどメドゥーサの蛇になった髪の毛に似ていることからこの名称がつけられました。へそが頭、静脈が髪の毛というわけです。

大腿骨頸部骨折の病態関連図

高山美佳

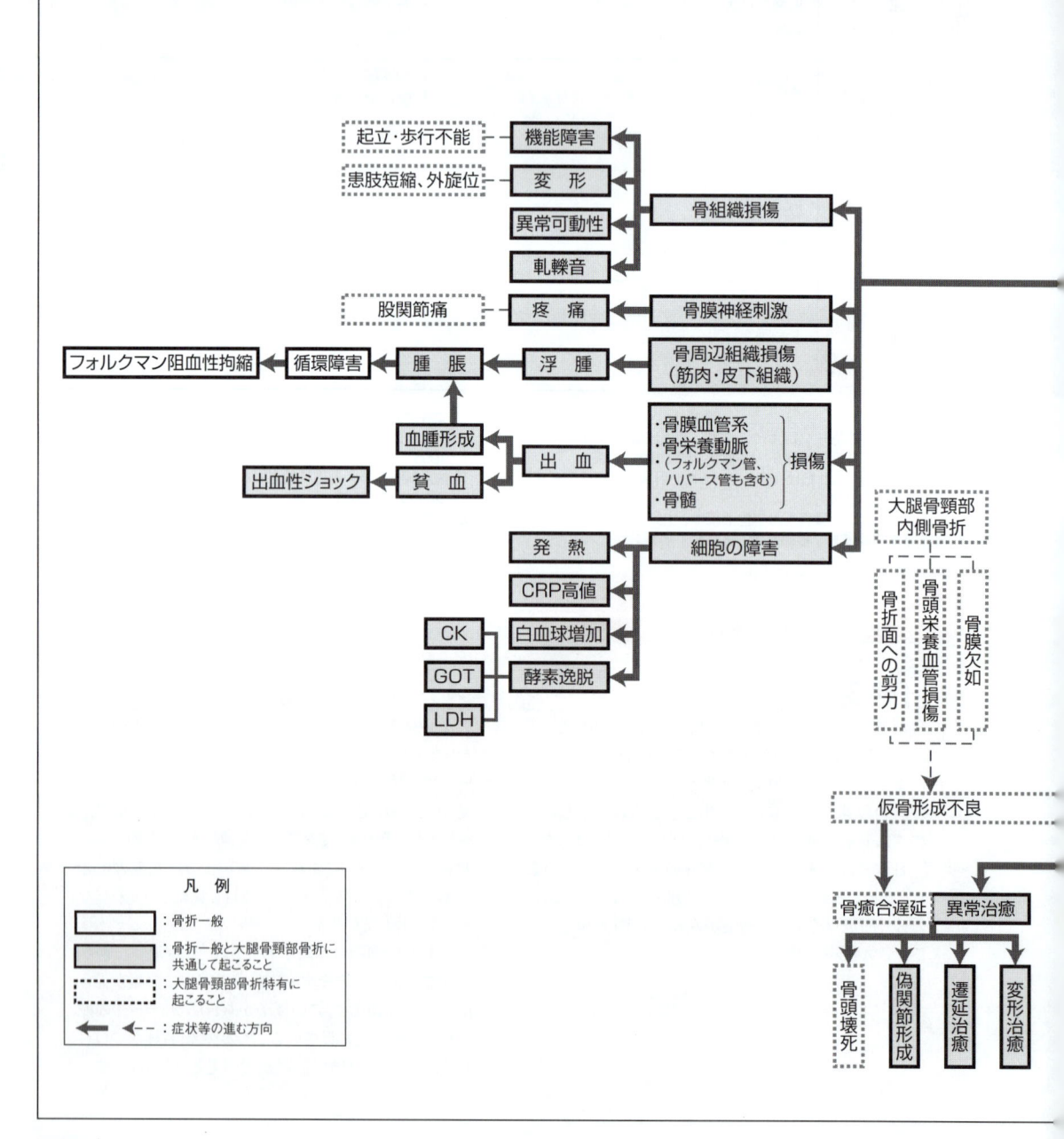

起立・歩行不能 ─ 機能障害 ← ┐
患肢短縮、外旋位 ─ 変形 ← ┤
　　　　　　　　異常可動性 ← ┤─ 骨組織損傷 ←──────┐
　　　　　　　　軋轢音 ← ┘

股関節痛 ─ 疼痛 ← 骨膜神経刺激 ←

フォルクマン阻血性拘縮 ← 循環障害 ← 腫脹 ← 浮腫 ← 骨周辺組織損傷（筋肉・皮下組織）

血腫形成 ←┐
　　　　　├ 出血 ← ・骨膜血管系
出血性ショック ← 貧血 ←┘　　　　　・骨栄養動脈（フォルクマン管、ハバース管も含む）・骨髄 ─ 損傷

　　　　発熱 ← 細胞の障害
　　　　CRP高値 ←
CK　　白血球増加 ←
GOT　　酵素逸脱 ←
LDH

大腿骨頸部内側骨折
骨折面への剪力 / 骨頭栄養血管損傷 / 骨膜欠如
↓
仮骨形成不良
↓
骨癒合遅延　異常治癒
↓　　　　　↓
骨頭壊死　偽関節形成　遷延治癒　変形治癒

【凡例】
□：骨折一般
■：骨折一般と大腿骨頸部骨折に共通して起こること
┄：大腿骨頸部骨折特有に起こること
← ←┄：症状等の進む方向

検査：単純X線撮影
　　　血液検査

```
老人性骨粗鬆症
    ↓
骨の力学的強度の低下
    ↓
外力
    ↓
骨の力学的強度を超える
    ↓
骨折 ─── 大腿骨頸部骨折 ─┬─ 内側骨折
                          └─ 外側骨折
    ↓
骨・骨膜・骨周辺組織損傷 → 合併症 ─┬─ 皮膚損傷  → 感染
                                     ├─ 神経損傷  → 知覚・運動麻痺
                                     ├─ 血管損傷  → 出血性ショック
                                     ├─ 脂肪塞栓  → 肺・脳の塞栓 → 死
                                     ├─ 挫滅症候群 → 腎機能低下
                                     └─ 内臓損傷
    ↓
骨の整復・固定
    ↓
┌─────────────┬────────────────────┐
保存的療法           手術療法 ----- 人工骨頭置換術
                       ↓                    │
                  観血的整復固定術            │
                    ├─ 創外固定              │
                    │   ├ 感染         人工骨頭の
                    │   ├ 出血         ゆるみ、感染など
                    │   └ 疼痛
                    └─ 内固定          術操作に伴う
                                       関節包・靱帯・
牽引                                   筋肉の損傷
ギプス固定                                  ↓
副子固定                               脱臼の危険性
安静療法                                    ↓
                                       肢位保持
(骨折治癒過程)   後療法         骨折部の安静・保持
    ↓         リハビリテーション       ↓
仮骨形成      筋力維持・増強訓練     活動制限
    ↓        関節可動域訓練等          ↓
骨癒合                    ┌──┬──┬──┬──┬──┬──┬──┐
                     廃用性 筋力 関節 ADL ストレス 静脈 精神 身体
                     筋萎縮 低下 拘縮 制限      血栓 機能 機能
                                                    の低下 の低下
                                                      ↓
                                                   廃用症候群
```

その他

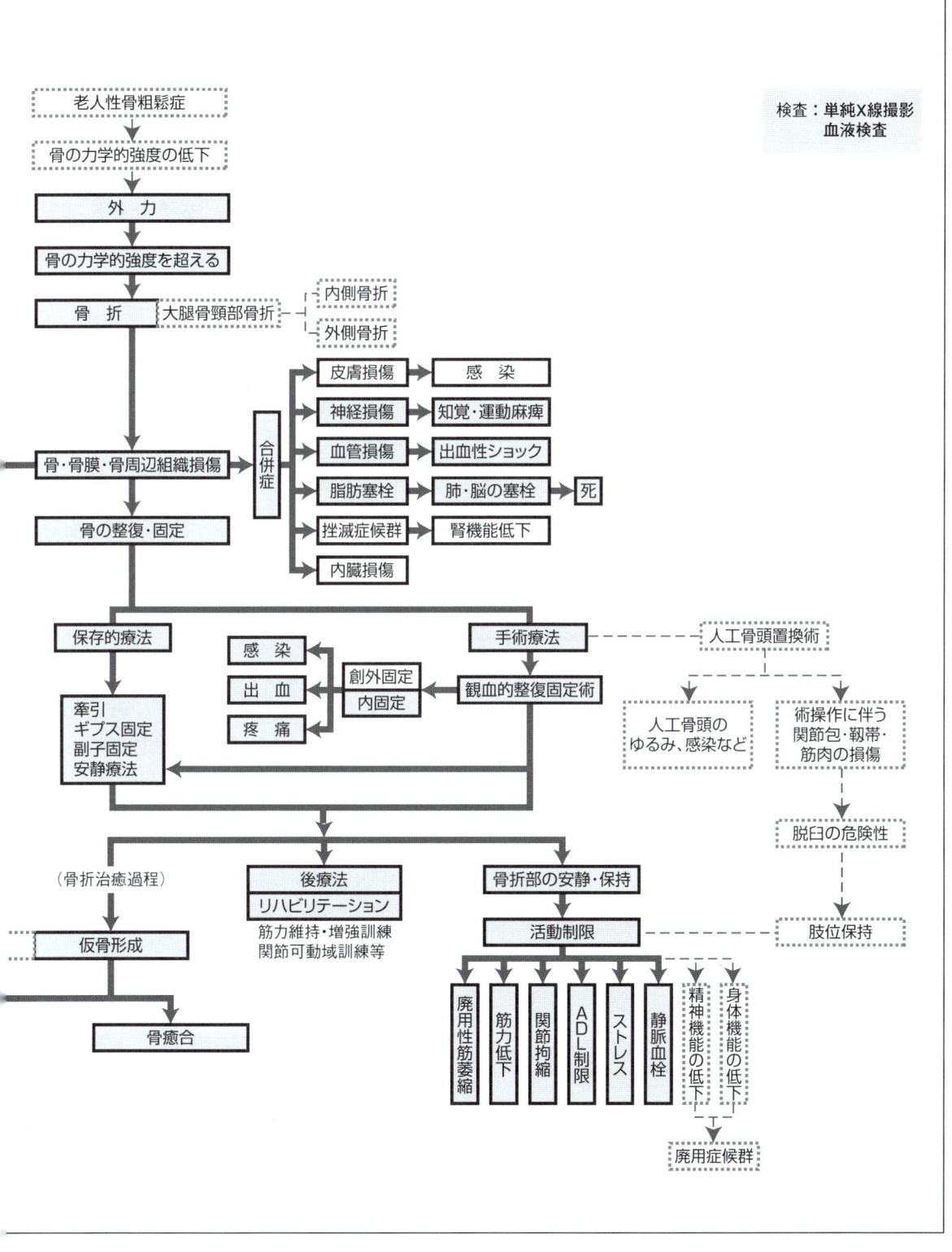

骨・関節・筋

大腿骨頸部骨折

高山美佳

1. 大腿骨の主な機能

①支持
②骨盤と股関節を形成し、筋肉とともに下肢の動きを作り出す。つまり、起立、歩行の中心。

2. 大腿骨頸部骨折とは

原因

大腿骨頸部骨折は高齢者に多いですが、高齢者の多くは、骨粗鬆症となっているため、骨の強度が低下しています。そこへ、外力が作用すると、弱い外力であっても容易に骨折を起こしてしまいます。

分類

大腿骨頸部骨折は、部位によって①内側骨折（関節包内骨折）、②外側骨折（関節包外骨折）に分けられます。

3. 成り行き

大腿骨頸部骨折によって、大腿骨とその周辺が損傷されます。

その結果、起立、歩行不能、骨折した下肢の短縮、外旋が起こりますが、これらは大腿骨の機能が障害されたためです。

股関節部に疼痛が現れ、他動的に動かすと強い痛みを訴え、腫脹、皮下出血が現れます。

大腿骨頸部骨折は骨の損傷が大きいため出血量が多く、約1,000ml前後の出血が予測されます。大腿骨頸部骨折は、予備力の低下した高齢者に多いことからも、出血の全身に与える影響は大きく、出血性ショックを起こす危険性があります。

骨折による股関節部周辺の筋肉損傷によって、CK・GOT・LDHが上昇し、吸収熱も現れます。

合併症として、脂肪塞栓を起こすこともあります。

4. 検査

骨折の部位、転位の程度を明らかにするために、単純X線撮影を2方向から行い、出血の程度、筋肉損傷の程度を明らかにするために、血液検査（赤血球・ヘモグロビン・ヘマトクリット・CK・GOT・LDH）を行います。

5. 治療と成り行き

大腿骨頸部骨折に対する治療の基本的な考え方は、高齢者が多く、長期臥床による合併症を防ぐことが大切なため、早期離床を可能にすることです。したがって、手術療法が多く行われます。

大腿骨頸部骨折は、骨折部の転位のないものに対しては、牽引によって固定し保存的に治療することもあります。

大腿骨頸部骨折の手術療法は骨折部位の特徴によってさまざまな方法があります。

内側骨折、外側骨折ともに、観血的整復固定術として、ねじや釘で固定する方法、釘とプレートの組み合わせなどいくつかの方法が、骨折の状態に併せて選択されます。いずれにしても、骨折部を固定して早期に離床することが大切です。

大腿骨頸部内側骨折は、**表1**の特徴から、骨癒合がしにくいため、人工骨頭置換術が多く行われます。

表1 大腿骨頸部内側骨折の特徴

関節包内骨折で骨膜がない
骨頭への栄養血管が損傷され、骨頭への血流が障害される
骨折面への剪力が働き、有効な固定がしにくい

図1　股関節の構造と特徴[1]

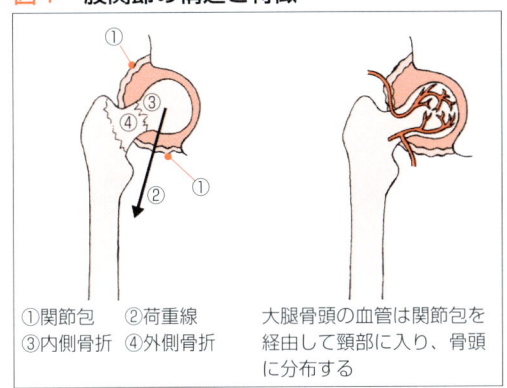

①関節包　②荷重線
③内側骨折　④外側骨折

大腿骨頭の血管は関節包を経由して頸部に入り、骨頭に分布する

図2　大腿骨頸部骨折の分類[2]

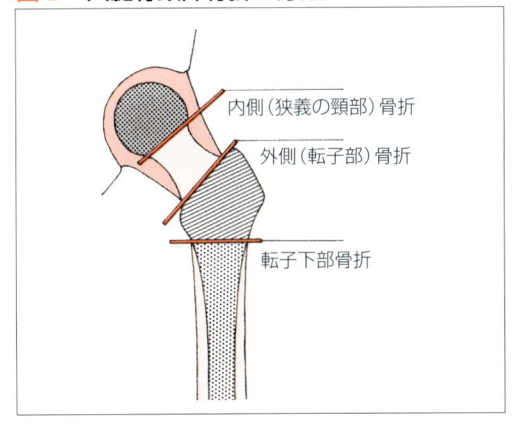

内側（狭義の頸部）骨折
外側（転子部）骨折
転子下部骨折

図3　大腿骨頸部骨折の種類と関節包との関係[3]

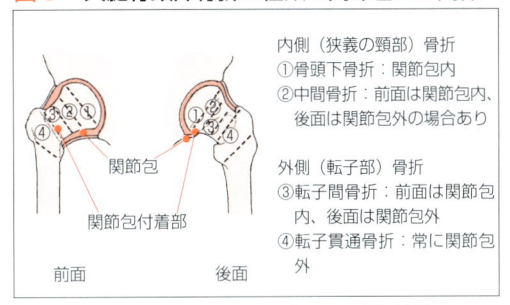

内側（狭義の頸部）骨折
①骨頭下骨折：関節包内
②中間骨折：前面は関節包内、後面は関節包外の場合あり

外側（転子部）骨折
③転子間骨折：前面は関節包内、後面は関節包外
④転子貫通骨折：常に関節包外

関節包
関節包付着部
前面　　後面

図4　大腿骨頸部骨折に対する手術法[3]

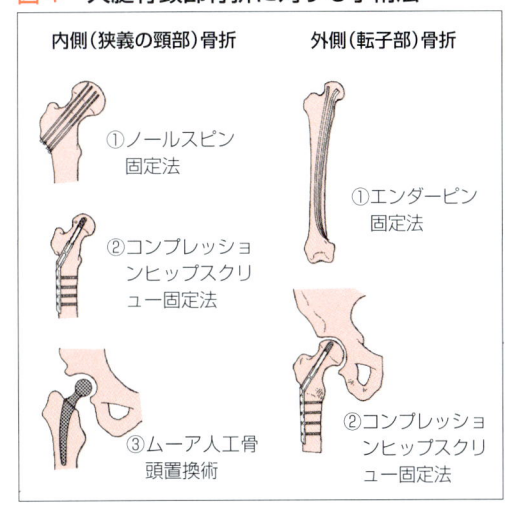

内側（狭義の頸部）骨折
①ノールスピン固定法
②コンプレッションヒップスクリュー固定法
③ムーア人工骨頭置換術

外側（転子部）骨折
①エンダーピン固定法
②コンプレッションヒップスクリュー固定法

　人工骨頭置換術は、術操作によって関節包、靭帯、筋肉が大きく損傷を受け、関節の固定性が低下するので、術後、脱臼の危険性があります。そのため、一定期間、肢位を保持する必要がありますが、その後は、早期から歩行訓練をすることができます。

　術後は早期に離床することが大切ですが、一定期間、骨折部の安静が必要であり、そのため、活動が制限されます。大腿骨頸部骨折は高齢者に多いため、活動制限によって安静による弊害がおこる危険性が高く、特に廃用症候群が問題となります。

　術後の後療法は、術式によって異なりますが、筋力維持・強化訓練、関節可動域訓練などのリハビリテーションを行います。

　大腿骨頸部骨折の骨癒合には約8～12週間かかります。外側骨折は骨癒合は良好ですが、内側骨折は、前述したように、骨癒合しにくく、偽関節形成、骨頭壊死となる場合もあります。

引用文献
1) 日野原重明監修：看護のための臨床医学大系8、運動器系、第5章 外傷、p.94、ほるぷ出版、1980
2) 佐藤紀子監修：アセスメントに役立つ病態生理、p.114、文化放送ブレーン、1997
3) 日野原重明監修：図説臨床看護医学、整形外科／皮膚、第4章 疾患、p.174、同朋舎出版、1986

参考文献
1) 五十嵐三都男：系統看護学講座専門13、運動器疾患患者の看護、医学書院、1998
2) 寺山和雄、広畑和志監修：標準整形外科学、第6版、医学書院、1996
3) 宮崎和子監修、加藤光宝編集：看護観察のキーポイントシリーズ整形外科、改訂版、中央法規出版、1997
4) 宮岡英世：大腿骨近位端の解剖・生理、クリニカルスタディ、19(8)、1998
5) 宮岡英世：大腿骨頸部骨折の病態・生理・診断・治療、クリニカルスタディ、19(8)、1998
6) 浦野里香他：大腿骨頸部骨折患者、看護論を活用した考える看護過程事例8、EN看護学生版、7(3)、1998

事例：大腿骨頸部骨折

Rさん・83歳・女性

トイレに行こうとして、つまずいて転倒。歩行困難と左股関節部痛があり、救急車にて来院。X線撮影の結果、左大腿骨転子部骨折と診断。2日後、エンダービン挿入固定術を行った。

入院時、赤血球350万／mm³、白血球9,300/mm³、Hgb9.5 g/dl、CRP2.87mg/dl、CK625IU/l、血圧96/50mmHg、脈拍90回/分、体温37.2℃。左下肢短縮、外旋位をとっていた。手術翌日より、患肢免荷で車椅子移動が許可された。

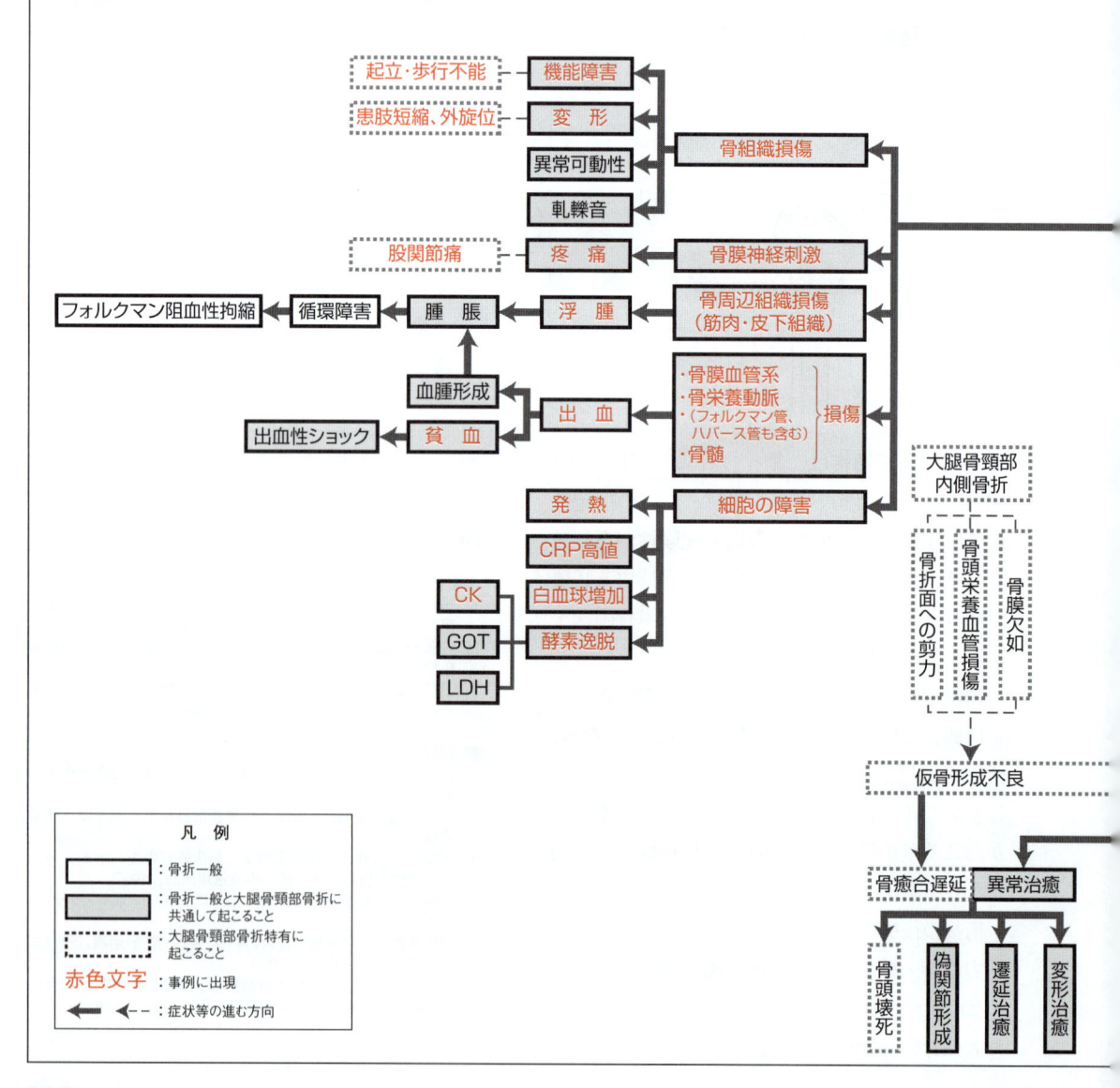

【病態関連図】
- 起立・歩行不能 → 機能障害 ← 骨組織損傷
- 患肢短縮、外旋位 → 変形
- 異常可動性
- 軋轢音
- 股関節痛 → 疼痛 ← 骨膜神経刺激
- フォルクマン阻血性拘縮 ← 循環障害 ← 腫脹 ← 浮腫 ← 骨周辺組織損傷（筋肉・皮下組織）
- 血腫形成 ← 出血
- 出血性ショック ← 貧血
  - 損傷：骨膜血管系・骨栄養動脈（フォルクマン管、ハバース管も含む）・骨髄
- 発熱 ← 細胞の障害
- CRP高値
- CK / GOT / LDH → 白血球増加 / 酵素逸脱

【大腿骨頸部内側骨折】
- 骨折面への剪力
- 骨頭栄養血管損傷
- 骨膜欠如
- → 仮骨形成不良
- → 骨癒合遅延 / 異常治癒
  - 骨頭壊死／偽関節形成／遷延治癒／変形治癒

凡例
- □：骨折一般
- ▨：骨折一般と大腿骨頸部骨折に共通して起こること
- ┄┄：大腿骨頸部骨折特有に起こること
- 赤色文字：事例に出現
- ←：症状等の進む方向

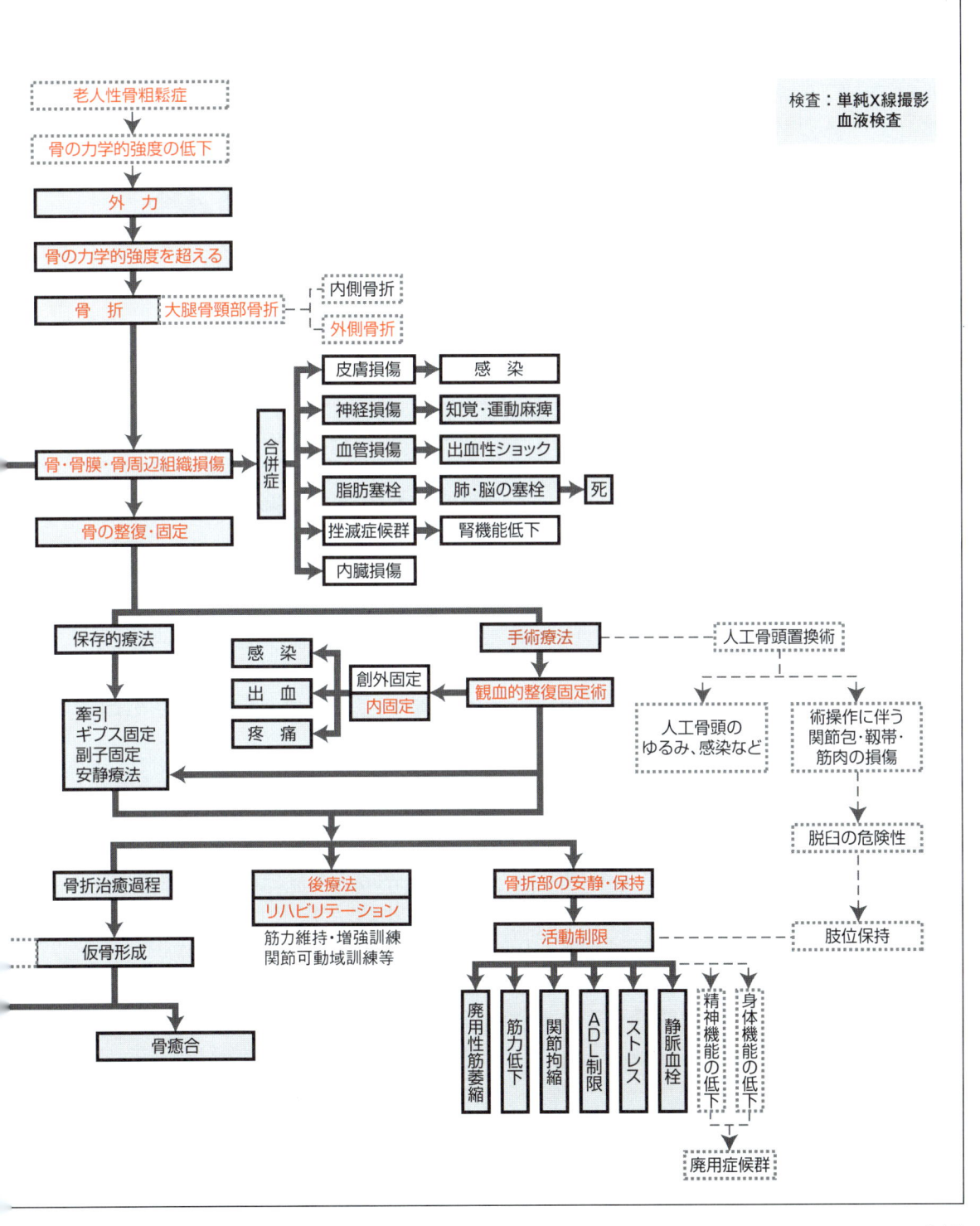

高山美佳・小栗ひろみ

検査：単純X線撮影
　　　血液検査

```
老人性骨粗鬆症
    ↓
骨の力学的強度の低下
    ↓
  外　力
    ↓
骨の力学的強度を超える
    ↓
  骨　折 ── 大腿骨頸部骨折 ─┬─ 内側骨折
                          └─ 外側骨折
```

- 皮膚損傷 → 感染
- 神経損傷 → 知覚・運動麻痺
- 血管損傷 → 出血性ショック
- 脂肪塞栓 → 肺・脳の塞栓 → 死
- 挫滅症候群 → 腎機能低下
- 内臓損傷

骨・骨膜・骨周辺組織損傷 → 合併症

骨の整復・固定

保存的療法 ／ 手術療法 — — 人工骨頭置換術

手術療法：観血的整復固定術
- 感染
- 出血
- 疼痛
- 創外固定
- 内固定

人工骨頭のゆるみ、感染など

術操作に伴う関節包・靱帯・筋肉の損傷
　↓
脱臼の危険性

保存的療法：
- 牽引
- ギプス固定
- 副子固定
- 安静療法

骨折治癒過程 → 仮骨形成 → 骨癒合

後療法
リハビリテーション
　筋力維持・増強訓練
　関節可動域訓練等

骨折部の安静・保持
　↓
活動制限 — — 肢位保持

活動制限より：
- 廃用性筋萎縮
- 筋力低下
- 関節拘縮
- ADL制限
- ストレス
- 静脈血栓
- 精神機能の低下
- 身体機能の低下
　↓
廃用症候群

大腿骨頸部骨折

事例の解説：大腿骨頸部骨折

高山美佳・小栗ひろみ

[事例]

Rさん・83歳・女性

トイレに行こうとして、つまずいて転倒。歩行困難と左股関節部痛があり、救急車にて来院。X線撮影の結果、左大腿骨転子部骨折と診断。2日後、エンダーピン挿入固定術を行った。

入院時、赤血球350万/mm³、白血球9,300/mm³、Hgb9.5 g/dl、CRP2.87mg/dl、CK625IU/l、血圧96/50mmHg、脈拍90回/分、体温37.2℃。左下肢短縮、外旋位をとっていた。手術翌日より、患肢免荷で車椅子移動が許可された。

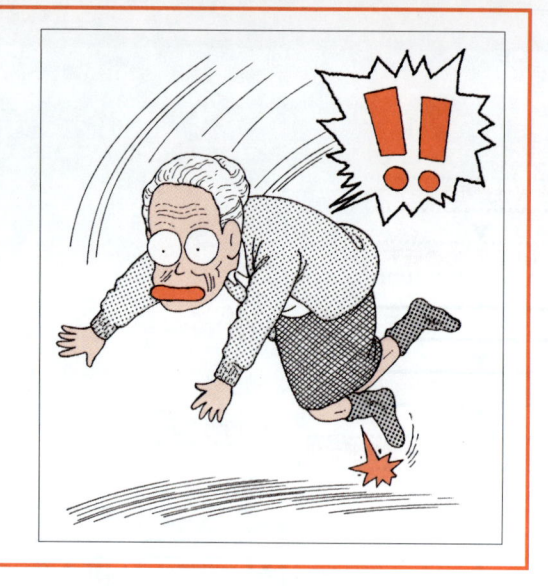

1. 原因

83歳という高齢のため、骨粗鬆症が基盤にあり、そこへ転倒したことによる外力が作用し骨折したと考えられます。

2. 検査

骨折の診断のために左股関節部のX線撮影を行い転子部に骨折線があることから大腿骨頸部外側骨折が確認されました。

血液検査の結果、赤血球数の減少、ヘモグロビン値および血圧の低下がみられることから骨折部よりの多量の出血（約1,000mlくらい）があるものと考えられます。その結果血圧の低下とそれに伴う脈拍の増加が起こっています。

3. 成り行きと治療

転倒により左大腿骨頸部に骨の強度以上の外力が作用し、骨・骨膜・骨周辺組織が損傷されました。その結果、歩行困難になり大腿骨の機能障害が出現しました。また、疼痛や左下肢短縮・外旋位という変形がみられます。

赤血球、ヘモグロビン値、血圧の低下からかなりの出血（約1,000mlくらい）があると考えられます。また、損傷による細胞の障害から、白血球増加、ＣＲＰ高値、ＣＫ上昇が現れ、37℃台の吸収熱が出ています。骨折による全身に影響を及ぼす合併症はみられません。

高齢であるため、長期の活動制限による廃用症候群を防ぐため手術療法が適応され、固定力の強いエンダーピン挿入固定術が行われました。その結果、骨折部の安静を保つため、患肢の免荷が指示されましたが、それ以外の身体の安静による害を防ぐため車イスでの移動が許可されました。

後療法として筋力維持・強化訓練、関節可動域訓練などのリハビリテーションを行います。

おたすけメモ

自分で病態関連図を描いてみよう

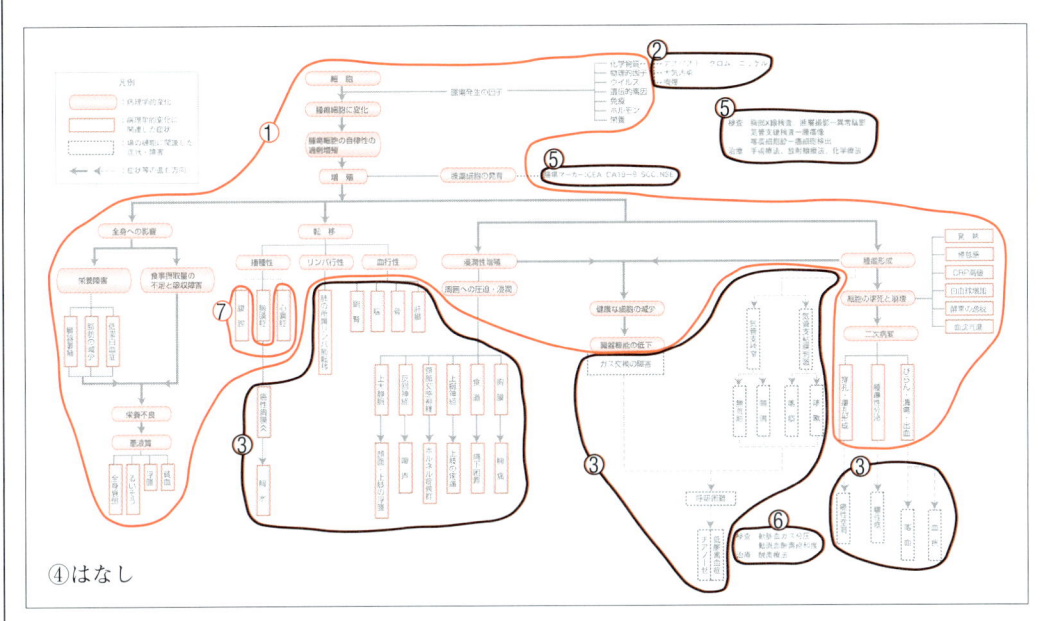

④はなし

　病態関連図の考え方はわかったでしょうか。大切なことは自分で描いてみることです。もう一度、上の肺癌(p82)を例に整理してみます。

疾患名から（例：肺癌）
身体のどこで（障害の場）　　（例：肺）
どういう病理学的変化が起きているか
に分ける（例：悪性腫瘍）。
上の病理学的変化(悪性腫瘍)の病態関連図を基におく。

①病態関連図のルートを基に
②その疾患特有の原因、誘因をあげる。
③①のルートにそって、場の役割・機能、構造の特徴から考え、どんな障害や症状が出現するかをあげる。
④障害の場の特徴から追加する病理学的変化や障害・症状をあげる（例：肺癌の場合はありません。炎症の病態関連図p10と気管支喘息の病態関連図p36を比較してみると平滑筋のれん縮が追加されている）。
⑤原因に対する検査・治療をあげる。
⑥症状に対する検査・治療について、関連づけてあげる。
⑦障害の場の役割・機能、構造の特徴から考え、病理学的変化で起きないと考えられる病態関連図の部分を消す（肺癌では転移の播種性で腹腔と心嚢腔）（わかりやすい例：出血の病態関連図p20と脳出血の病態関連図p162を比較すると、脳出血の病態関連図では赤血球の減少と循環血液量の減少が消えている）。

　この全体の柱になるのは、病理学的変化の病態関連図と、場の役割・機能、構造の特徴です。場の役割・機能、構造の特徴を解剖・生理学で、病理学的変化の病態関連図の理解を病理学で、内容を理解していないと上記の①～⑦の関連づけはできないでしょう。序文でも述べているように自分で学習することが必要です。

（文責：山岸）

腰椎椎間板ヘルニアの病態関連図

高山美佳

●椎間板の中心部の髄核が、線維輪の亀裂から突出、脱出し、脊髄神経根、脊髄神経を圧迫する。その結果、神経刺激症状が出現する

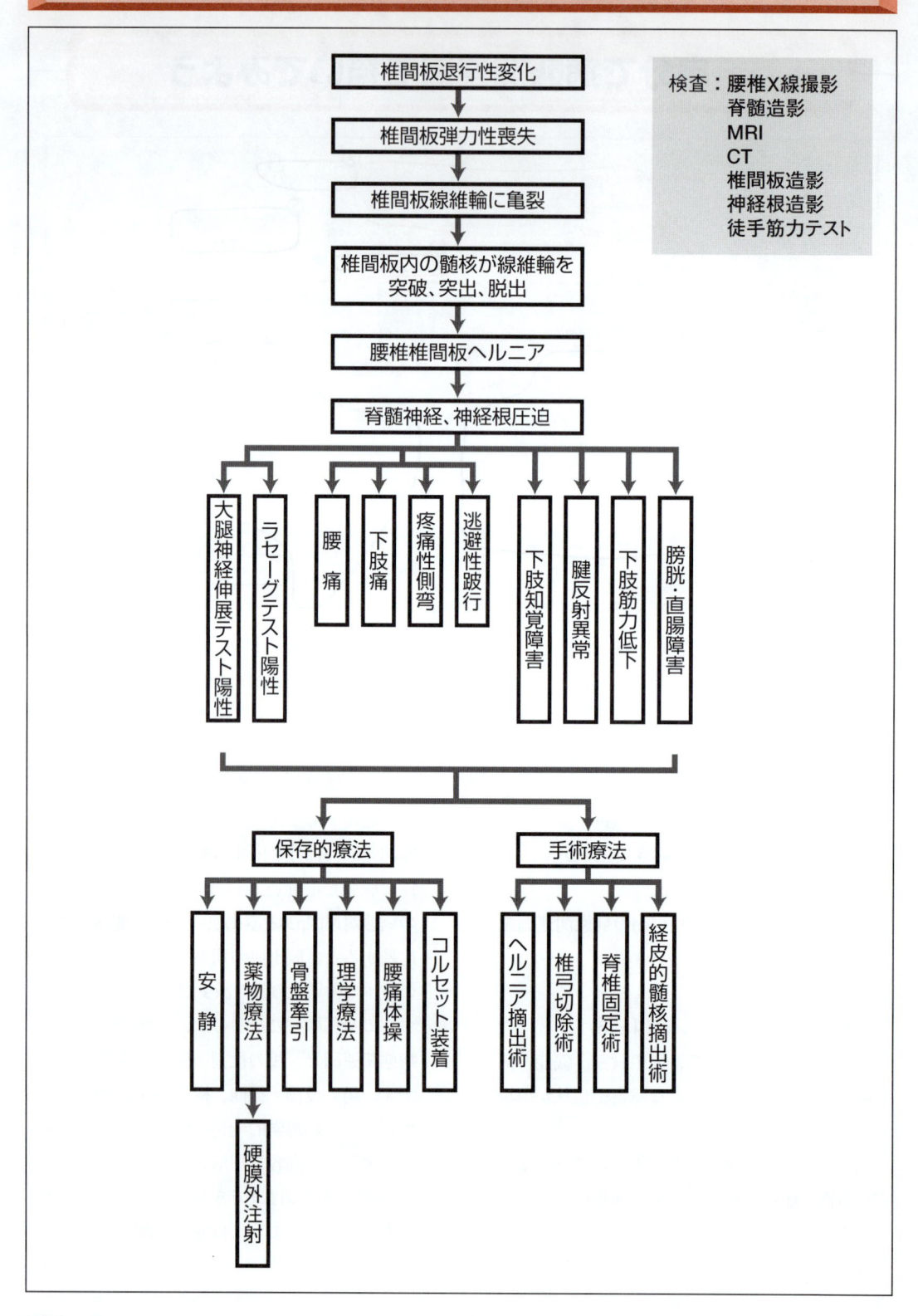

検査：腰椎X線撮影
　　　脊髄造影
　　　MRI
　　　CT
　　　椎間板造影
　　　神経根造影
　　　徒手筋力テスト

```
椎間板退行性変化
    ↓
椎間板弾力性喪失
    ↓
椎間板線維輪に亀裂
    ↓
椎間板内の髄核が線維輪を突破、突出、脱出
    ↓
腰椎椎間板ヘルニア
    ↓
脊髄神経、神経根圧迫
```

- 大腿神経伸展テスト陽性
- ラセーグテスト陽性
- 腰痛
- 下肢痛
- 疼痛性側弯
- 逃避性跛行
- 下肢知覚障害
- 腱反射異常
- 下肢筋力低下
- 膀胱・直腸障害

保存的療法
- 安静
- 薬物療法 → 硬膜外注射
- 骨盤牽引
- 理学療法
- 腰痛体操
- コルセット装着

手術療法
- ヘルニア摘出術
- 椎弓切除術
- 脊椎固定術
- 経皮的髄核摘出術

腰椎椎間板ヘルニア

高山美佳

1. 椎間板ヘルニアに関する場の機能

1）椎間板の機能

椎間板は上下2椎体間をつなぐ円盤状の軟骨組織で、椎間関節とともに、機能的脊柱単位を構成し、①可動性、②脊柱の安定・支持、③クッション作用の機能があります。

椎間板は、中心部分の髄核とその周囲を取り囲む線維輪からなります。

2）脊髄、脊髄神経の機能

脊髄は中枢神経で、①神経伝導路（知覚刺激伝導 運動指令伝導）、②円滑な随意運動を行う、③反射中枢の機能があります。

脊髄神経は末梢神経で、脊髄の腹側から前根（運動神経）、背側から後根（知覚神経）がでて合流したものです。運動神経は、骨格筋に分布し、その運動をつかさどっています。知覚神経の終末は、皮膚、筋肉などの感覚受容器に分布し、刺激を中枢に伝えています。

2. 腰椎椎間板ヘルニアとは

1）ヘルニアとは

ヘルニアとは、臓器が先天的または後天的に存在する孔口より、体内の異なる部位に脱出する疾患で、その症状は、脱出臓器による圧迫症状、脱出臓器自体の機能障害、およびヘルニア嵌頓です。

2）腰椎椎間板ヘルニアとは

椎間板の中心部の髄核が、線維輪の亀裂から、突出、脱出し、脊髄神経根、馬尾神経を圧迫し、その結果、神経の機能が障害され、神経刺激症状が出現します。

原因

椎間板は一生を通じて力学的荷重を受け、体動によってその負荷は増大します。

椎間板の中心部の髄核は水分と軟骨基質であるプロテオグリカンを多量に含んだゲル状の構造をしています。20歳を過ぎると、これらは減少し、椎間板は弾力性を失いクッション作用は低下します。つまり、椎間板の退行性変化がおこります。

退行性変化をおこした椎間板には、力学的荷重がかかり続けるため、髄核を取り囲む線維輪に亀裂が発生します。体動によってその負荷が増大したときに、線維輪の亀裂から、髄核が脱出します。

以上から、腰椎椎間板ヘルニアの原因は、椎間板の退行性変化と椎間板への力学的荷重であるといえます。

3. 成り行き（図1・2、表1）

退行性変化が起こり弾力性を失った椎間板は、椎間板にかかる圧力を分散しきれなくなり、線維輪の重力負荷の大きい後方線維輪に亀裂を生じます。体動によって椎間板への負荷が増大し、椎間板にかかる圧力が高くなり、椎間板内圧が高まると、線維輪の亀裂から髄核が後方、後側方へ脱出します。椎間板の後方には、脊柱管があり、馬尾神経がそこを通り、左右から脊髄神経根が出ているため、馬尾神経、脊髄神経根が脱出した髄核によって圧迫されます。

第5腰椎の椎間板には全体重の60％の負荷がかかり、退行性変化が進行します。したがって、腰椎椎間板ヘルニアの好発部位は、①第4腰椎・第5腰椎間、②第5腰椎・第1仙椎間です。

髄核によって、脊髄神経根、馬尾神経は機械的圧迫を受け、また、神経への圧迫は神経に炎症性変化をおこし刺激物質が産生されます。

これらより、末梢神経の機能障害が起こり、運動や知覚が障害され以下のような症状が出現します。

図1 腰椎椎間板ヘルニアの高位と障害を受ける神経根との位置関係[1]

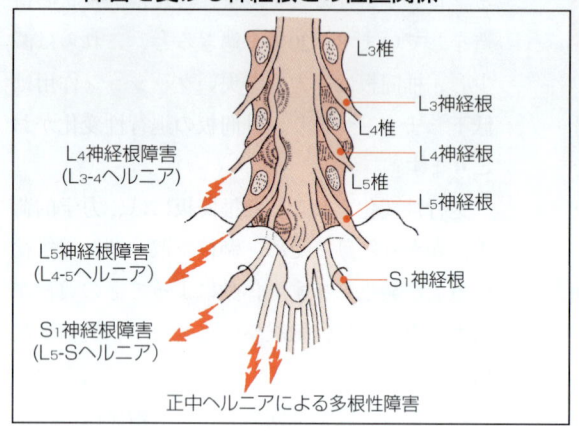

図2 ヘルニアの形態[2]

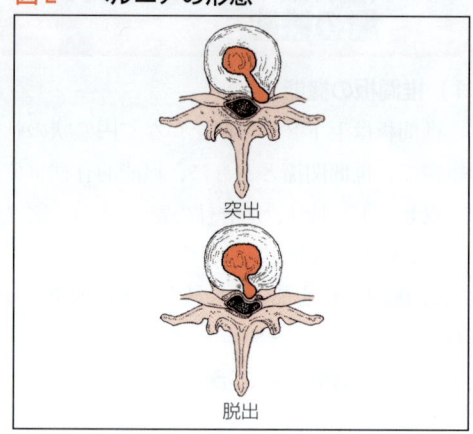

表1 椎間板ヘルニアの高位と神経症状[3]

ヘルニアの高位 （椎間板）	圧迫される神経根	知覚	筋力	深部腱反射
L2-3 またはL3-4	L3 またはL4	大腿前面 ↓ 下腿内側 ↓	大腿四頭筋力 ↓ 足内反力 ↓	膝蓋腱反射 ↓
L4-5	L5	足背部 ↓ 下腿前外側 ↓	足関節、 足指の背屈力 ↓	すべて正常
L5-S	S1	下腿外側 ↓ 足部外側 ↓	腓腹筋力 ↓ 足外反力 ↓	アキレス腱反射 ↓

①腰痛・下肢痛－疼痛性側彎・逃避性跛行
②下肢知覚障害
③腱反射異常
④下肢筋力低下

　これらの症状はヘルニアによって圧迫されている脊髄神経根の支配領域に一致して現れ、腰痛、下肢痛の強い急性期では、疼痛性側彎、逃避性跛行を呈します。また、筋力低下が進行すると、下肢の運動障害が現れます。
　ヘルニアは後側方の左右いずれかに発生することが多いため、症状は片側優位です。
　大きなヘルニアが後方に脱出した正中ヘルニアでは、馬尾神経全体が圧迫され、尿閉、排便障害など、⑤膀胱・直腸障害が現れることがあります。
　ヘルニアによる神経刺激の特徴的所見として、⑥ラセーグテスト陽性、大腿神経伸展テスト陽性（図3）が見られます。

4. 症状・障害

障害の場から出現する症状・障害

①腰痛、下肢痛、疼痛性側彎、逃避性跛行
②下肢知覚障害
③腱反射異常
④下肢筋力低下
⑤膀胱・直腸障害
⑥ラセーグテスト陽性、大腿神経伸展テスト陽性

　上記の症状はヘルニアによって直接、神経の機能が障害された結果です。
　腰椎椎間板ヘルニアの障害の場である、椎間

板の支持機能、クッション作用の低下は、症状の直接の原因にはなりませんが、治療の過程では重要な意味をもっています。

5. 検査

- 椎間板ヘルニアの位置、脱出程度、形態を把握し、診断を確定するために、腰椎単純X線撮影、MRI、脊髄造影、CT、椎間板造影、神経根造影などの検査を行います。
- 椎間板ヘルニアによる筋力低下の程度、部位を明らかにするために、徒手筋力テストを行います。

6. 治療およびその成り行き

1）保存的治療

前に述べた症状と脊髄造影検査などの所見により、腰椎椎間板ヘルニアと診断されると、まず保存的治療が行われます。保存的治療によって80％は症状が軽減します。主として、症状の緩和、椎間板への負荷の軽減、ヘルニアによる神経圧迫の軽減を目的として、以下のような治療が行われます。

- 安静　・薬物療法　・骨盤牽引　・理学療法
- 腰痛体操　・コルセット装着

2）手術療法

明らかな下肢運動麻痺、膀胱・直腸障害が起こっている場合や、保存的治療の効果がなく、生活に支障を来すような場合は、手術療法の適応となります。ヘルニアを除去し、神経の圧迫を除去する目的で行われます。

手術方法はヘルニア摘出術（ラブ法）、椎弓切除術、脊椎固定術、経皮的髄核摘出術などがあり、術後の経過も術式によって異なりますが、手術に伴う術操作によって、椎間板およびその周囲組織（脊椎、靱帯、筋肉）は機械的損傷を受けるため、腰椎の支持機能が一時的に低下します。腰椎の支持機能の回復のために、術後は一定期間の臥床安静が必要となります。

引用文献
1) 寺山和雄、広畑和志監修：標準整形外科学、第6版、p.433、医学書院、1996
2) 前掲書、p.435
3) 前掲書、p.431

参考文献
1) 木本誠二監修、石川浩一他編集：運動器、現代外科学大系、第44巻A、中山書店、1970
2) 五十嵐三都男：運動器疾患患者の看護、系統看護学講座専門13、医学書院、1998
3) 寺山和雄、広畑和志監修：標準整形外科学、第6版、医学書院、1996
4) 堺 章：目でみるからだのメカニズム、医学書院、1996
5) 磯部文子監修、高森スミ他編著：フローチャート式系統別外科的療法を受ける患者の看護、学習研究社、1994
6) 村井肇：腰椎椎間板ヘルニアの病態・症状・検査・治療、EN看護学生版、5(9)：24-29、1996
7) 小林たつ子他：腰椎椎間板ヘルニア患者、看護論を活用した考える看護過程17、EN看護学生版、7(13)：19-41、1998
8) 後藤稠編集：最新医学大辞典第2版、医歯薬出版、1996

図3　ラセーグテスト、大腿神経伸展テスト

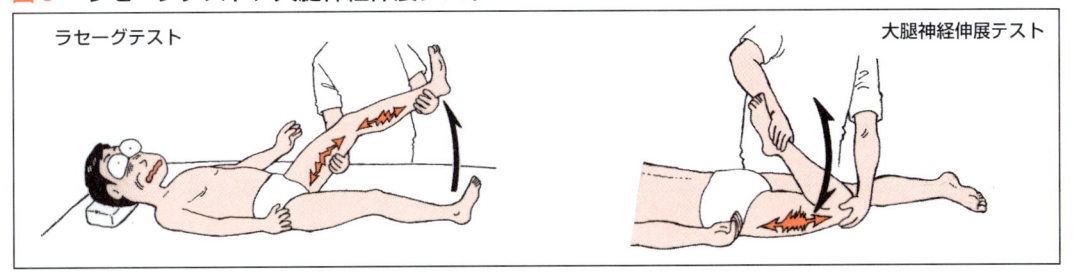

事例：腰椎椎間板ヘルニア

高山美佳

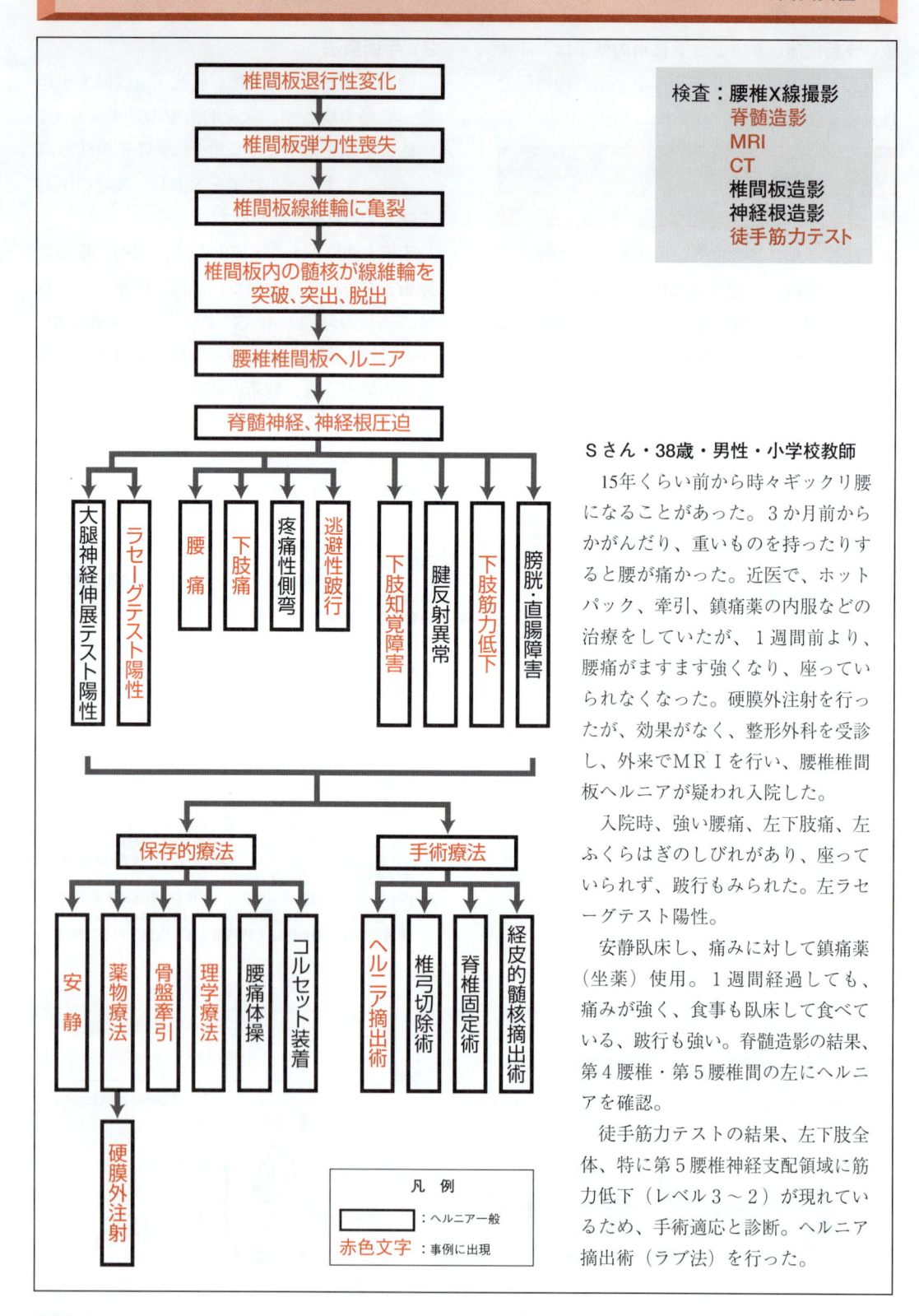

```
椎間板退行性変化
    ↓
椎間板弾力性喪失
    ↓
椎間板線維輪に亀裂
    ↓
椎間板内の髄核が線維輪を
突破、突出、脱出
    ↓
腰椎椎間板ヘルニア
    ↓
脊髄神経、神経根圧迫
```

分岐：大腿神経伸展テスト陽性／ラセーグテスト陽性／腰痛／下肢痛／疼痛性側弯／逃避性跛行／下肢知覚障害／腱反射異常／下肢筋力低下／膀胱・直腸障害

保存的療法：安静／薬物療法（硬膜外注射）／骨盤牽引／理学療法／腰痛体操／コルセット装着

手術療法：ヘルニア摘出術／椎弓切除術／脊椎固定術／経皮的髄核摘出術

凡例
□：ヘルニア一般
赤色文字：事例に出現

検査：腰椎X線撮影
脊髄造影
MRI
CT
椎間板造影
神経根造影
徒手筋力テスト

Sさん・38歳・男性・小学校教師

15年くらい前から時々ギックリ腰になることがあった。3か月前からかがんだり、重いものを持ったりすると腰が痛かった。近医で、ホットパック、牽引、鎮痛薬の内服などの治療をしていたが、1週間前より、腰痛がますます強くなり、座っていられなくなった。硬膜外注射を行ったが、効果がなく、整形外科を受診し、外来でMRIを行い、腰椎椎間板ヘルニアが疑われ入院した。

入院時、強い腰痛、左下肢痛、左ふくらはぎのしびれがあり、座っていられず、跛行もみられた。左ラセーグテスト陽性。

安静臥床し、痛みに対して鎮痛薬（坐薬）使用。1週間経過しても、痛みが強く、食事も臥床して食べている、跛行も強い。脊髄造影の結果、第4腰椎・第5腰椎間の左にヘルニアを確認。

徒手筋力テストの結果、左下肢全体、特に第5腰椎神経支配領域に筋力低下（レベル3～2）が現れているため、手術適応と診断。ヘルニア摘出術（ラブ法）を行った。

事例の解説：腰椎椎間板ヘルニア

高山美佳

1．原因

はっきりと特定できる直接のものはありません。腰椎椎間板ヘルニアの好発部位の、第4腰椎・第5腰椎間にヘルニアが認められることから、椎間板の退行性変化と椎間板への負荷であると考えられます。

2．検査

腰椎椎間板ヘルニアの診断、部位の確認のために、MRI・脊髄造影が行われ、第4腰椎・第5腰椎間の左にヘルニアが認められました。

徒手筋力テストの結果の左下肢全体、特に第5腰椎神経支配領域の筋力低下（レベル3～2）は、ヘルニアによる神経障害の程度とヘルニアの圧迫部位を示しています。

3．成り行きと治療

第4腰椎・第5腰椎間の左に脱出した髄核によって、第5腰椎神経根が機械的圧迫を受け、また、神経への圧迫は神経に炎症性変化を起こし刺激物質が産生されます。これらより、末梢神経の機能障害が起こり、運動や知覚が障害されこの患者では以下のような症状が出現しています。

- 強い腰痛
- 左下肢痛
- 跛行
- 左ふくらはぎのしびれ
- 坐位がとれない
- 左ラセーグテスト陽性
- 左下肢全体、特に第5腰椎神経支配領域の筋力低下（レベル3～2）

これらの強い症状と、筋力低下はヘルニアによる神経圧迫が強いことを示しています。

そのため、Kさんは手術療法の適応となり、ヘルニア摘出術（ラブ法）が行われました。

手術の結果、ヘルニアによる神経の圧迫は消失し、症状は消失します。疼痛は早期に消失しますが、知覚障害（しびれ）、筋力低下については、回復には時間がかかる場合もあります。

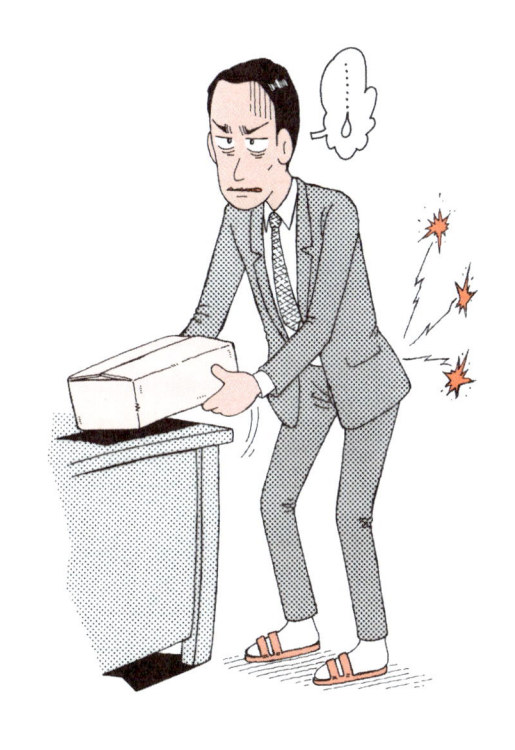

糖尿病の病態関連図

岡崎みち子

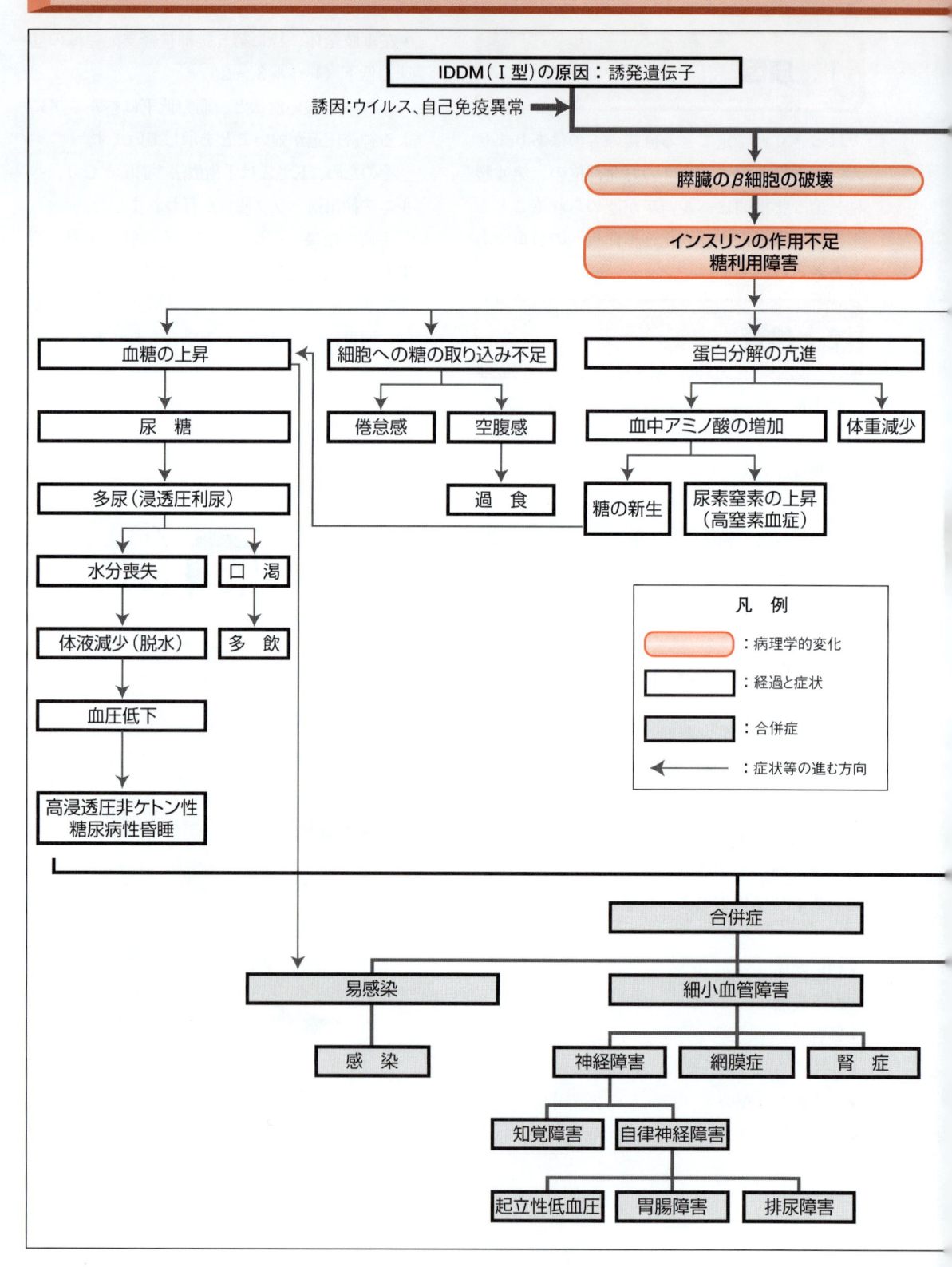

```
                    IDDM（Ⅰ型）の原因：誘発遺伝子
誘因：ウイルス、自己免疫異常 →

                         膵臓のβ細胞の破壊
                         インスリンの作用不足
                            糖利用障害
```

- 血糖の上昇 ← 細胞への糖の取り込み不足 / 蛋白分解の亢進
  - 尿糖
  - 多尿（浸透圧利尿）
    - 水分喪失 / 口渇
      - 体液減少（脱水） / 多飲
        - 血圧低下
          - 高浸透圧非ケトン性糖尿病性昏睡
- 細胞への糖の取り込み不足
  - 倦怠感 / 空腹感
    - 過食
- 蛋白分解の亢進
  - 血中アミノ酸の増加 / 体重減少
    - 糖の新生 / 尿素窒素の上昇（高窒素血症）

凡例
- 　　：病理学的変化
- 　　：経過と症状
- 　　：合併症
- ←　：症状等の進む方向

合併症
- 易感染
  - 感染
- 細小血管障害
  - 神経障害
    - 知覚障害
    - 自律神経障害
      - 起立性低血圧
      - 胃腸障害
      - 排尿障害
  - 網膜症
  - 腎症

●体内におけるインスリンの作用不足による代謝障害

NIDDM（Ⅱ型）の原因：誘発遺伝子
　　　　　　　　　　　　　←誘因：肥満、多食、運動不足、ストレス

検査：血液検査（血糖、HbA$_{1C}$、血清脂質、血清蛋白質、電解質）
　　　尿検査（尿糖）

治療：食事療法、運動療法、薬物療法

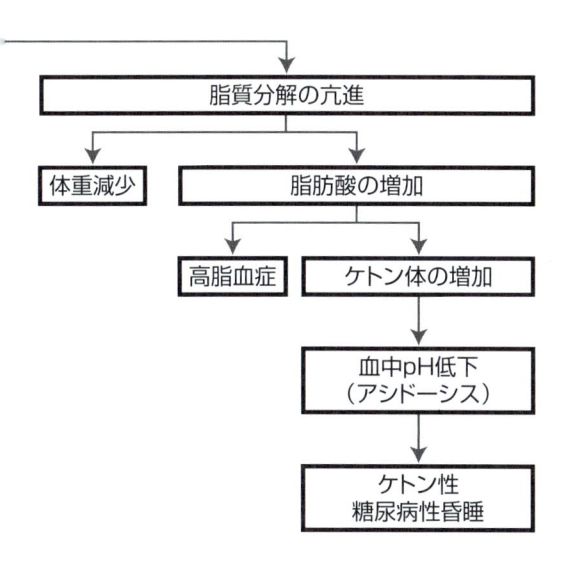

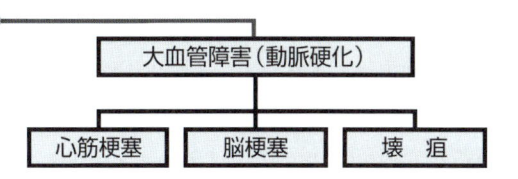

```
          脂質分解の亢進
          ↓        ↓
       体重減少   脂肪酸の増加
                  ↓      ↓
               高脂血症  ケトン体の増加
                          ↓
                       血中pH低下
                       （アシドーシス）
                          ↓
                       ケトン性
                       糖尿病性昏睡
```

大血管障害（動脈硬化）
　├─ 心筋梗塞
　├─ 脳梗塞
　└─ 壊疽

糖尿病

岡崎みち子

1．インスリンの働き

インスリンは膵臓のβ細胞から分泌され、その働きは主に、肝臓・筋肉・脂肪組織での同化を促し、異化を抑制します。インスリンは糖代謝ばかりでなく、蛋白質・脂質の代謝にも影響しています。

2．糖尿病とは

糖尿病はインスリンの作用不足による代謝障害です。この疾患はある臓器に病理学的変化を起こし、病理学的変化からくる症状や、臓器の機能障害を起こすという形はとりません。膵臓のβ細胞が何らかの原因により障害されます。ここまでは今までと同じです。しかしβ細胞障害により症状が現れるわけではありません。β細胞からのインスリンの分泌がなくなったり、少なくなるという量の変化の影響を受け、その結果インスリンの働きが少なくなったり、なくなったりします。

また障害は、ある臓器に起きるのではなく、全身の代謝障害を起こします。

分類

糖尿病はインスリン依存性糖尿病（IDDM）とインスリン非依存性糖尿病（NIDDM）に分類されます。

原因

IDDMは誘発遺伝子があり、誘因としてウイルス感染し、ウイルスに免疫反応をおこすところをβ細胞に免疫反応をおこした（自己免疫反応）結果β細胞が破壊されるといわれていますが、まだ明らかになっていません。これをⅠ型糖尿病ともいいます。

NIDDMはこの糖尿病の誘発遺伝子を持つ人が過食で肥満になると、インスリン受容体が減少します。そうなるとβ細胞はたくさんのインスリンを出して受容体の少ないのを補おうとします。その結果、β細胞は疲労しインスリン分泌ができなくなります。そして働くβ細胞が少なくなってNIDDMになります。NIDDMは徐々に進行します。これをⅡ型糖尿病といいます。

3．成り行き

健康の時は吸収されたブドウ糖がランゲルハンス島を刺激しインスリンの分泌を促します。しかし前記の原因でインスリンは分泌されないか、されても足りない状態になります（インスリンの作用不足）。

インスリンの作用不足になり、糖が利用できない状態になると、インスリンの働きである糖代謝・蛋白代謝・脂質代謝の同化作用の促進と異化作用の抑制をしなくなります。

糖代謝について

関連図の細胞への糖の取り込みと血糖の上昇のルートを説明します。

インスリンの糖への働きとしては次のことをします。

①筋肉や脂肪の細胞及び組織へのブドウ糖の取り込みを促します。

②筋肉・肝臓でグリコーゲンの合成と蓄積をします。

③肝臓からの糖の新生の抑制をします。

インスリンの糖への作用は、上記の働きをして血液中の糖を利用することです。インスリンの作用が不足するということは、糖が利用されないということです。だから血糖が上昇します。そうなると尿糖が出ます。糖は腎臓の尿細管で再吸収されますが、血糖値が180mg/dlを超えると、尿細管の再吸収量を超えるため尿に糖が排泄されます。

糸球体濾過液にブドウ糖が多く入っていると

浸透圧が上がり、まわりの血管から水を引き多尿になります。多尿になると口渇が起き、脳の渇中枢を刺激し多飲となります。

多尿になっても水分を補給しないでいると、体内の水分が喪失し脱水・循環血液量の低下・血圧低下となり、高浸透圧非ケトン性糖尿病性昏睡になります。インスリンの作用がなく、①の働きをしなくなると、細胞への糖の取り込み不足になります。そうなるとエネルギーがつくられず、倦怠感が出現します。さらに細胞のエネルギー不足は脳の中枢を刺激し多食になります。

蛋白代謝について

関連図の蛋白分解のルートを説明します。

インスリンの蛋白への作用として次のことをします。
①筋肉組織でアミノ酸の取り込みを促し、蛋白合成を促進をします。
②アミノ酸の放出の抑制をします。

インスリン作用不足があり、蛋白への①の作用も阻害され、消化管から吸収されたアミノ酸は蛋白合成されません。同時に②の作用も機能しなくなるため体蛋白は分解され、血中のアミノ酸は増加を示します。これは後に肝臓に運ばれ脱アミノ基作用を受け尿素窒素になります。

腎臓の機能が低下していると高窒素血症になります。腎臓の機能低下がないと特に問題になりません。ここでは血中アミノ酸の増加と現してありますが、このアミノ酸はすぐに肝臓で処理され、データとして現れることはあまりありません。またアミノ酸は肝臓でブドウ糖に変化し、血糖をますます上昇させます。これは糖代謝についての③の働きをしなくなるということです。そして筋肉の減少をきたし体重減少を起こします。

脂質代謝について

関連図の脂質分解のルートを説明します。

インスリンの脂質への作用として、肝臓・脂肪組織で中性脂肪の合成促進する働きがあります。

インスリンの作用不足があるとブドウ糖からの脂肪合成が障害されます。中性脂肪も分解されて脂肪酸になります。その結果、血液中は脂肪酸が多くなります。これを高脂血症といいます。糖尿病の時はブドウ糖がエネルギーとして使われないので、この脂肪酸が肝臓で分解され使われます。このとき、産生されるケトン体が多量のため処理しきれず血中に多くなります。ケトンは酸性であるため、血中pHの低下が起き（ケトアシドーシス）ケトン性糖尿病性昏睡になります。このとき血糖が高くなっているので高浸透圧の状態になります。

合併症について

次に関連図の合併症について説明します。

高血糖は、貪食細胞や好中球の貪食作用を低下させ感染症にかかりやすくなります。

代謝異常の状態で長い時間経過すると血管に障害を起こします。大血管障害と細小血管障害に分けて考えています。原因はいろいろな考えがありますので自分で学習してください。

細小血管に障害が及ぶと糖尿病性腎症、糖尿病性網膜症、糖尿病性神経症になります。神経障害には自律神経障害と、知覚障害に分けられ自律神経障害は尿閉になる排尿障害、下痢と便秘を繰り返して起こす胃腸障害、起立性低血圧があります。

動脈硬化が原因の大血管障害には梗塞がおき心筋梗塞・脳梗塞・壊疽になります。

4．症状

- 高血糖
- 尿糖
- 過食
- 多飲・多尿
- 倦怠感

- 体重減少
- 高脂血症
- 合併症の症状

> ＊同化（合成）：生体に取り入れられた物質を素材にして、生体成分をつくり出す反応。
> ＊異化（分解）：同化で得た物質の一部を分解・消化する反応。
>
> 引用
> 石黒伊三雄監修：わかりやすい生化学、廣川書店、1990 より

5．検査

糖尿病の診断にブドウ糖負荷試験が行われます。

その他に、インスリン定量、血糖検査、尿糖検査、HbA1c、血清脂質等の検査が行われます。

合併症が起きている場合は合併症の疾患の検査をします。

6．治療

食事療法、運動療法、薬物療法です。

食事療法は、標準体重と活動量で必要エネルギー量が決められます。糖質も蛋白質も脂質もバランスよく摂取します。食事療法でも血糖がコントロールされない場合、薬物療法を行います。

運動療法は、インスリンの抵抗性を少なくし、インスリンを有効に使う働きがあります。また、食事からとったエネルギーを消費します。

参考文献
1) 後藤由夫総監修：これだけは知っておきたい糖尿病合併症がこわい、NHKきょうの健康別冊、NHK出版、
2) 日野原重明総監修：ナーシングマニュアル第5巻、甲状腺疾患看護マニュアル、糖尿病、学習研究社、1987
3) 西崎統、石澤晋編集：JJNスペシャルNo.24、糖尿病ナーシング、医学書院、1992
4) 小峰光博他監修、福本泰明、薮道弘訳：Nurse's Clinical library内分泌、医学書院、1987
5) 藤本薫喜、沖中重雄監修、細谷憲政編著：病態栄養学双書第5巻、糖尿病、第一出版、1976
6) 野口美和子監修、佐藤栄子編集：ナーシング、アプローチ糖尿病の看護、桐書房、1993
7) 石橋丸應：図説病態生理と薬の作用、改訂第4版、南山堂、1988
8) 高橋徹：標準看護学講座 6、病理学、金原出版、1991
9) 福山裕三、高杉佑一：よくわかる内科、金原出版、1990
10) 日野原重明他：系統看護学講座専門基礎 1、人体の構造と機能〔1〕解剖生理、医学書院、1997
11) 中野昭一他：図説、病気の成立ちとからだ〔Ⅱ〕、医歯薬出版、1996
12) 佐藤紀子監修：アセスメントに役立つ病態生理、文化放送ブレーン、1997

ひとくちメモ

糖尿病の患者さんと関わる時

糖尿病は十数年するうちに全身の病気になります。網膜症から視力を落としたり、糖尿病腎症から腎不全となり、透析療法をするようになる場合もあります。また下痢と便秘に悩まされ、いつ下痢になるかわからないので外出もままならない状態になることもあります。

糖尿病の進行は食事療法に左右されます。食事療法が十分でなく、発病から5年で透析療法を受けた人もいました。

しかし一生懸命食事療法を守ってもどうしても少しずつ進行していきます。また糖尿病は遺伝的因子があるため、同じような食生活をしても糖尿病になる人とならない人がいます。

食事療法を指導するとき看護者は、"守っていても進行する"ということ、"糖尿病になったのは患者さん自身の食生活が悪いばかりではない"ということを理解して関わることが大切です。そうすることで、患者さんの気持ちが楽になるように思います。

おたすけメモ

病理学的変化が基にない疾患の病態関連図はどう描くか

　これまで、疾患を、病理学的変化の病態関連図を基にした考え方で進めてきました。しかし、すべての疾患が病理学的変化の病態関連図を基に考えられるわけではありません。

　ここでは、**病理学的変化の病態関連図が基にない疾患の考え方**について述べます。基本的な考え方は変わりません。

1. 疾患名から(疾患の定義)
   ①身体のどこで(障害の場)
   ②どのような障害が起きているか
   に分ける。
2. 障害により、役割・機能に関連し、どのような影響が起こっているのかその特徴をあげる。
3. 原因・誘因をあげる。
4. 障害された結果、どこが、どう影響を受け、どう身体が変化していくのか。主な障害の結果起きる成り行きをルートごとにあげ、関連した症状をあげる。
5. ルート間で関連のあるものを線で結ぶ。
6. 原因に対する検査・治療をあげる。
7. 症状に対する検査・治療について関連づけてあげる。

　基本的には以上のような考え方です。疾患の病態関連図でいうと役割・機能の障害をあげ、成り行きに沿って関連した症状を考えていきます(病態関連図の上から下へ考えていく演繹法)。しかし、この考え方だけでは主な障害が十分あがらなかったり、成り行きがなかなか進められないことも多いでしょう。そんな時は次のようなことも考えてみるといいでしょう。

　教科書や参考書には、疾患の症状が書かれています(病態関連図でいうなら、成り行きの結果、出現する症状と同じです)。そこでその症状1つ1つを、病態関連図の役割・機能に関連した障害のどこと結びつくか考えます。病態関連図の上から(役割・機能)と下から(症状)の意味がつながっていくものを結びつけていきます。しかしそれでも、教科書や参考書の症状が、役割・機能に関連してあげた障害のどこともつながらない場合もあります。その時は、症状から主な障害という、下から上にたどったルートを作っていきます。すると、障害の特徴や障害された結果の影響では考えられなかった、1つのルートが整理できることもあります。

　このように上から下へ、つまり役割・機能の障害をあげ、成り行きに沿って関連した症状を考えていく演繹法と、具体的な症状(下)から上がっていく帰納法の考え方の両方を生かします。また、起きてくる症状を関連づけていく成り行きの段階の多さは、個人が理解しやすいものでよいのです。最終的に自分が理解しやすい、納得のできる病態関連図を描くことが大切なのです。

　病態関連図を自分で描いてみると、一目で障害や症状が把握でき、関係もわかり、疾患全体が見えます。症状の意味やその経過をみることの必要性、検査の意味などが一目瞭然です。このような考え方で教科書や参考書から疾患を理解していくと、何に注目し、把握すればいいかがわかります。

　また、参考書にあげられている疾患の障害や主要症状が、病理学的変化の病態関連図のどこと関連づくかを読みとることにより、病態生理の成り行きや、症状、検査、治療の根拠が理解できます。

(文責：山岸)

事例：糖尿病

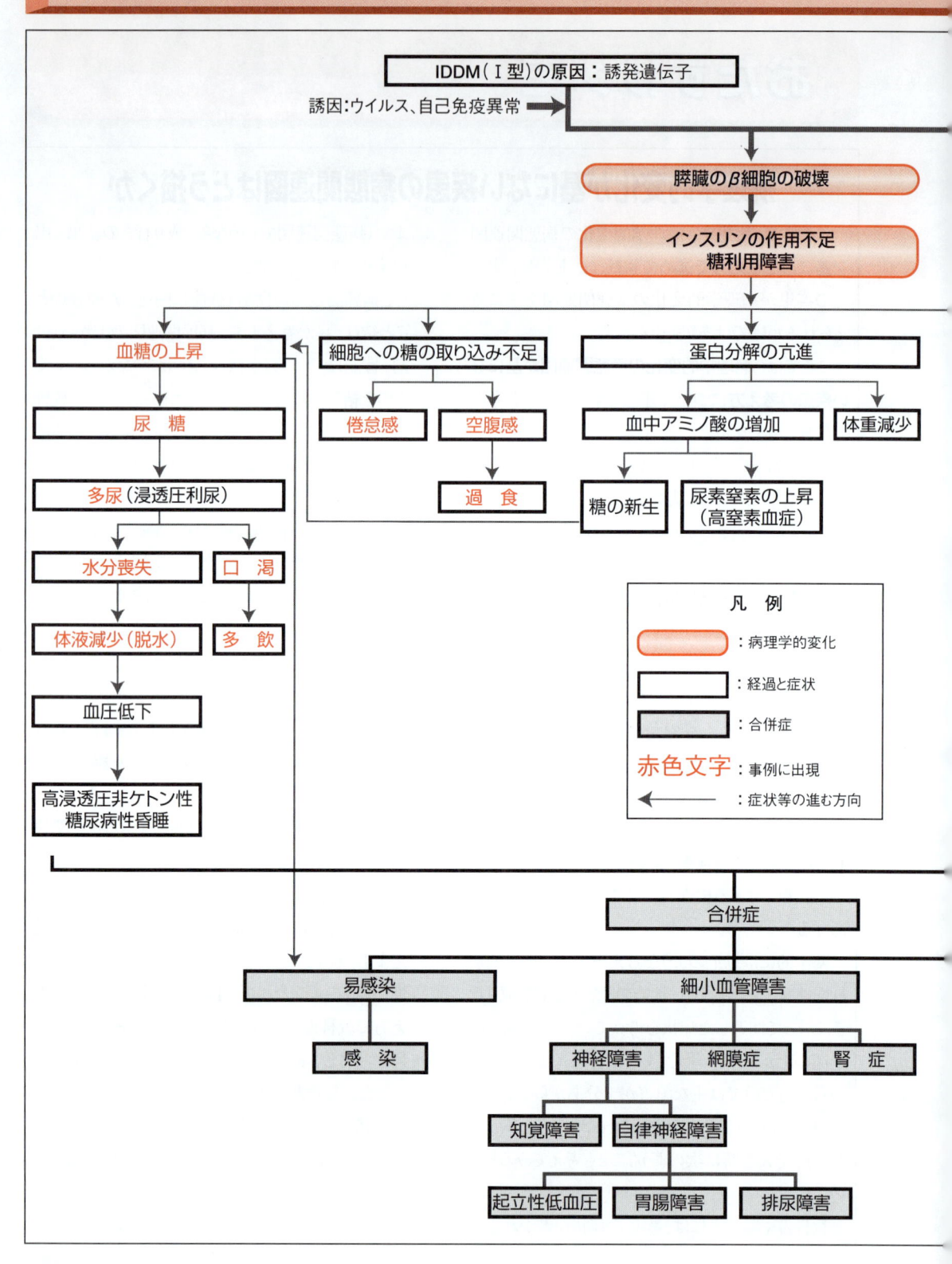

```
                    IDDM（Ⅰ型）の原因：誘発遺伝子
    誘因：ウイルス、自己免疫異常 →
                                    ↓
                            膵臓のβ細胞の破壊
                                    ↓
                            インスリンの作用不足
                              糖利用障害
```

- 血糖の上昇
  - 尿糖
    - 多尿（浸透圧利尿）
      - 水分喪失
        - 体液減少（脱水）
          - 血圧低下
            - 高浸透圧非ケトン性糖尿病性昏睡
      - 口渇
        - 多飲
- 細胞への糖の取り込み不足
  - 倦怠感
  - 空腹感
    - 過食
- 蛋白分解の亢進
  - 血中アミノ酸の増加
    - 糖の新生
    - 尿素窒素の上昇（高窒素血症）
  - 体重減少

凡例
- ◯ ：病理学的変化
- □ ：経過と症状
- ▨ ：合併症
- 赤色文字：事例に出現
- ← ：症状等の進む方向

合併症
- 易感染
  - 感染
- 細小血管障害
  - 神経障害
    - 知覚障害
    - 自律神経障害
      - 起立性低血圧
      - 胃腸障害
      - 排尿障害
  - 網膜症
  - 腎症

岡崎みち子

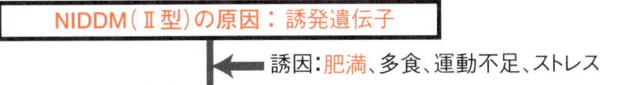

NIDDM（Ⅱ型）の原因：誘発遺伝子
　　　　　　　　　←誘因：肥満、多食、運動不足、ストレス

検査：血液検査（血糖、HbA1c、血清脂質、
　　　　　　　　血清蛋白質、電解質）
　　　尿検査（尿糖）

治療：食事療法、運動療法、薬物療法

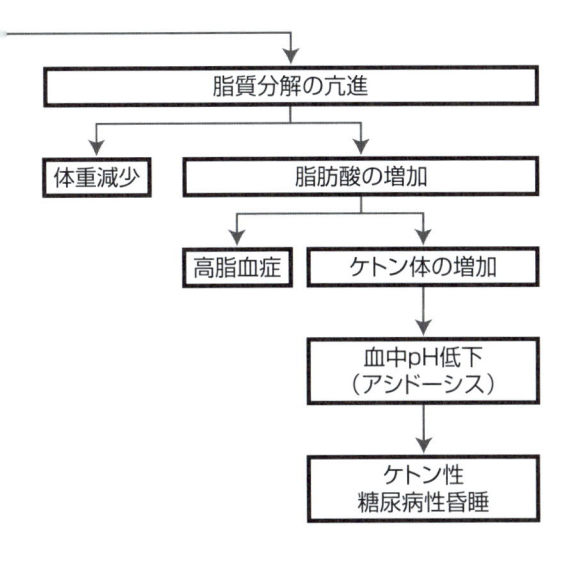

```
脂質分解の亢進
  ├─ 体重減少
  └─ 脂肪酸の増加
       ├─ 高脂血症
       └─ ケトン体の増加
            └─ 血中pH低下（アシドーシス）
                 └─ ケトン性糖尿病性昏睡
```

```
大血管障害（動脈硬化）
  ├─ 心筋梗塞
  ├─ 脳梗塞
  └─ 壊疽
```

Tさん・45歳・男性・会社員

　30歳台の頃より肥満になり、健康診断のたびに体重を減らすように言われていた。会社の仕事は、デスクワーク。

　2週間前より喉が渇いて、だんだん飲み物の量も増え、2日前から会社ではジュースを約5本/日飲み、夜は枕元にペットボトルのジュースを用意し飲んでいた。尿も多くトイレにばかり行っていた。倦怠感も日毎に増し、今朝は仕事に行かれないほどになり受診した。

　身長173cm、体重89kg、血糖389mg/dl、尿量3,200ml/日。

　食事療法1,700kcal/日の指示。

　兄（48歳）も糖尿病で経口糖尿薬を内服中。来週75gGTT、インスリン定量の予定。

糖尿病

事例の解説：糖尿病

岡崎みち子

[事例]
Tさん・45歳・男性・会社員

　30歳台の頃より肥満になり、健康診断のたびに体重を減らすように言われていた。会社の仕事は、デスクワーク。
　2週間前より喉が渇いて、だんだん飲み物の量も増え、2日前から会社ではジュースを約5本/日飲み、夜は枕元にペットボトルのジュースを用意し飲んでいた。尿も多くトイレにばかり行っていた。倦怠感も日毎に増し、今朝は仕事に行かれないほどになり受診した。
　身長173cm、体重89kg、血糖389mg/dl、尿量3,200ml/日。
　食事療法1,700kcal/日の指示。
　兄（48歳）も糖尿病で経口糖尿薬を内服中。来週75gGTT、インスリン定量の予定。

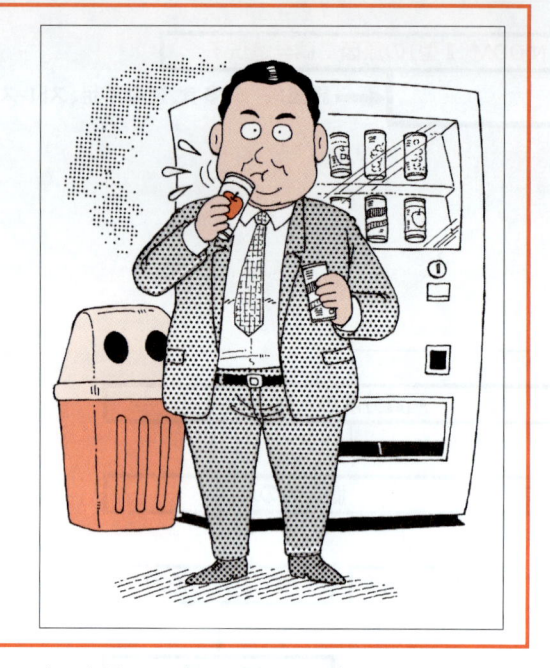

1．原因

　兄が糖尿病といわれていることから遺伝子因子と肥満から起こったNIDDMと考えられます。

2．検査

　本日受診し血糖が389mg/dl。これは空腹時かどうか不明ですが、正常値が食後2時間でも140mg/dlなので明らかに高いといえます。尿量も正常は1,200ml/日なので、3,200ml/日はかなり多い量です。来週GTTとインスリン定量を行い、インスリンの分泌状態を把握します。

3．成り行き

　インスリンの作用不足により、血糖が389mg/dlにまで上昇しています。尿糖は調べていませんが、血糖から推測するに、当然尿に糖は出ているでしょう。多尿（3,200ml/日）で渇中枢が刺激されたこと、細胞のエネルギー不足が起こったことから、水分および糖への欲求が高まりジュースを多く飲んでいました。また細胞への糖の取り込み不足から、倦怠感が増しています。このまま治療しないでいると、高浸透圧非ケトン性糖尿病昏睡になります。またデータには出ていませんが、体重減少も起きている可能性があります。
　この段階ではまだ、合併症は出ていません。しかし、血糖が高い状態なので、感染しやすい状況です。傷をつくったり、風邪をひかないようにする必要があります。

4．治療

　治療としては、食事療法を行い血糖調節しています。これに加えて運動療法をし、体重を落とす必要があります。それでも血糖がコントロールできないときは、経口糖尿薬の内服の必要があります。食事療法・運動療法・薬物療法についての教育指導をします。

慢性糸球体腎炎(IgA腎症)の病態関連図
● 慢性に経過し、進行の可能性を持つ一次性の糸球体腎炎　岡崎みち子

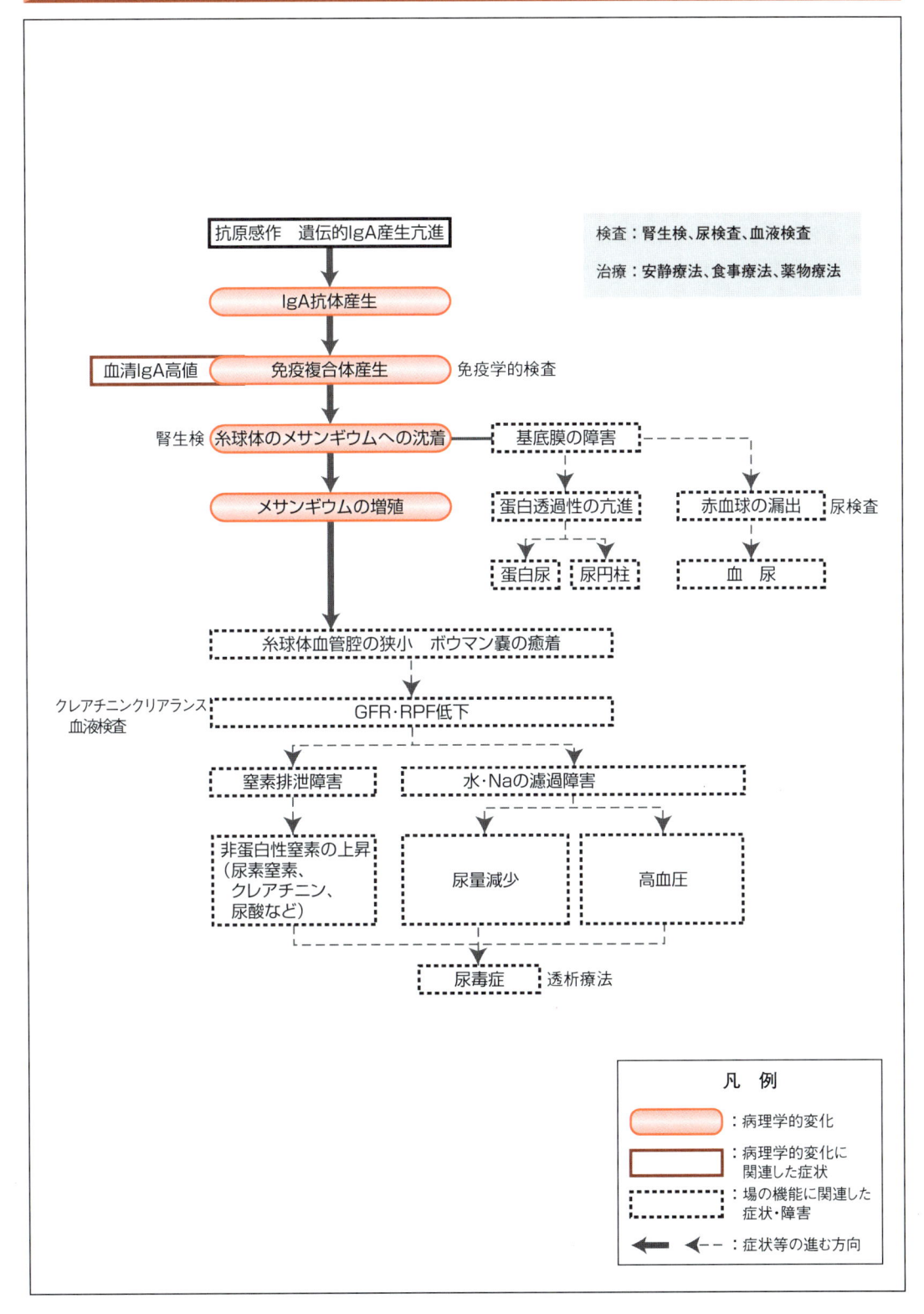

検査：腎生検、尿検査、血液検査
治療：安静療法、食事療法、薬物療法

抗原感作　遺伝的IgA産生亢進
↓
IgA抗体産生
↓
血清IgA高値　免疫複合体産生　　免疫学的検査
↓
腎生検　糸球体のメサンギウムへの沈着　→　基底膜の障害
↓　　　　　　　　　　　　　　　　　　　↓　　　　　　↓
メサンギウムの増殖　　　　　　　蛋白透過性の亢進　　赤血球の漏出　尿検査
　　　　　　　　　　　　　　　　↓　　　↓　　　　　↓
　　　　　　　　　　　　　　　蛋白尿　尿円柱　　　血尿
↓
糸球体血管腔の狭小　ボウマン嚢の癒着
↓
クレアチニンクリアランス
血液検査　　GFR・RPF低下
↓　　　　　　　　↓
窒素排泄障害　　水・Naの濾過障害
↓　　　　　　　　↓　　　　　↓
非蛋白性窒素の上昇　尿量減少　　高血圧
（尿素窒素、
　クレアチニン、
　尿酸など）
↓　　　　　　↓
　　　　　尿毒症　　透析療法

凡例
　　：病理学的変化
　　：病理学的変化に関連した症状
　----：場の機能に関連した症状・障害
← ←-- ：症状等の進む方向

その他
腎・排泄

慢性糸球体腎炎（IgA腎症）

岡崎みち子

1．腎の機能

　腎臓は代謝によって生じた老廃物、不要になった物質などを、排泄するとともに、血液のpHや浸透圧、細胞外液、電解質などを調整し体液の恒常性を保っています。糸球体は毛細血管の集まりで、血液の液体成分と分子の小さい物質を、その毛細血管の基底膜を通して濾過し、ボウマン嚢に出す働きをしています。

2．慢性糸球体腎炎（IgA腎症）とは

　IgA（免疫複合体を形成している）が原因で、びまん性に糸球体が損傷され、慢性的に経過する疾患です。

原因

　原因は明確にされていませんが、ウイルス抗原・食物抗原・自己抗原によるIgA抗体の産生、遺伝性IgA産生亢進などが原因といわれています。

分類

　慢性糸球体腎炎は１つの原因による疾患ではなく、原因・組織所見などにより、細分化されています。病理組織学的分類によると、微小変化型、巣状糸球体硬化症、膜性腎症、メサンギウム増殖性糸球体腎炎、膜性増殖性糸球体腎炎などがあります。IgA腎症はメサンギウム増殖性糸球体腎炎に属しますが、メサンギウムにIgAの沈着がみられるので、IgA腎症といいます。

3．成り行き

　この慢性糸球体腎炎（IgA腎症）は腎臓の糸球体に炎症を起した病気で、慢性的な経過をとります。糸球体腎炎では糸球体に病原体が感染して障害を起こすというより、他の場所での免疫反応の結果の抗原抗体結合物（免疫複合体）が糸球体に沈着し基底膜（毛細血管壁）の損傷やメサンギウムの増殖を起こします。そして慢性化により絶えず免疫複合体が産生され、沈着するという経過をたどります。

　このように、糸球体に沈着すると、①基底膜の損傷による症状、②糸球体の機能障害による症状が現れます。この疾患の場合は腎臓の糸球体が損傷されることにより起きる症状（場の障害による症状）がほとんどで、病理学的変化により出現する症状は血清IgA上昇のみでほとんどありません。

1）糸球体の基底膜の障害

　細胞（基底膜）の障害が起こることにより、本来微量しか通さない蛋白を通し（蛋白透過性の亢進）、全く通さない赤血球を通します（赤血球の漏出）。その結果、蛋白尿や血尿が起きます。

2）糸球体の機能障害

　IgA腎症では、直接メサンギウムの増殖が起き（変性）、機能障害を起こします。メサンギウムの増殖が起きると、糸球体血管腔が狭まり、ボウマン嚢へも癒着してしまいます（図１）。こうなると糸球体を通る血液量も減少し、濾過量も減り、原尿量も減るわけです。これを糸球体機能の低下といいます。

　IgA腎症の場合、機能低下を起こすのは10〜20％で、ほとんどが、蛋白尿や血尿が出るという症状で経過します。機能低下を起こす場合は、徐々に糸球体の濾過機能が低下し、水・ナトリウム・BUN・クレアチニンなどが排泄されず高血圧も起き、腎不全状態から、尿毒症になります。糸球体は硬化という変化を起こしています。

4．症状・障害

1）障害の場から出現する症状

①糸球体の基底膜の障害
- 蛋白尿
- 血尿

②糸球体の機能障害
- 高血圧
- クレアチニン・クリアランス値の低下
- BUNの上昇
- クレアチニンの上昇
- 尿量減少

2）病理学的変化による症状
- 血清IgAの上昇（この疾患の半分の人に起こります）

5．検査

IgA腎症は、学校や会社での定期健診で血尿や蛋白が出ていると指摘され、初めて発見されます。その後、腎生検・血清IgAにて確定診断をします。クレアチニン・クリアランスにて腎機能を知り、経過を血液検査・検尿で追います。

6．治療

積極的治療はしません。運動も過激にしない程度に抑えます。しかし、進行性のものは安静療法も大切になります。食事は浮腫・高血圧があれば塩分制限をします。また、蛋白制限もBUNが高ければ行います。薬物療法は根治的にはないので対症療法となります。

図1

免疫複合体 → 基底膜の障害
メサンギウムの増殖
血管腔の狭小

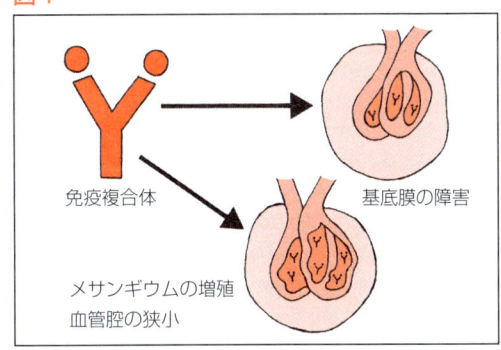

参考文献
1) 河村信夫：看護診断とケアプラン　腎、泌尿、生殖器系、看護セレクト11、情報開発研究所、1989
2) 石橋丸應：図説病態生理と薬の作用、改訂第4版、南山堂、1988
3) 高久史麿監修、矢崎義雄他編集：腎、泌尿器、図説病態内科講座第9巻）メジカルビュー社、1993
4) 高橋徹：病理学、標準看護学講座6、金原出版、1991
5) 日野原重明監修、天羽敬祐他編集：腎、尿路系、看護のための臨床医学大系10、情報開発研究所、1980
6) 福山裕三、高杉佑一：よくわかる内科、金原出版、1990
7) 日野原重明他：系統看護学講座専門基礎1、人体の構造と機能〔1〕解剖生理、医学書院、1997
8) 中野昭一他：図説、病気の成立ちとからだ〔II〕、医歯薬出版、1996
9) 佐藤紀子監修：アセスメントに役立つ病態生理、文化放送ブレーン、1997
10) 山村雄一監修、武内重五郎、加藤暎一編集：腎臓〔B〕、図説臨床内科講座第12巻、メジカルビュー社、1980
11) 阿部信一他：系統看護学講座専門11、腎、泌尿器疾患患者の看護、成人看護学〔7〕、医学書院、1998

事例：慢性糸球体腎炎（IgA腎症）

岡崎みち子

検査：腎生検、尿検査、血液検査
治療：安静療法、食事療法、薬物療法

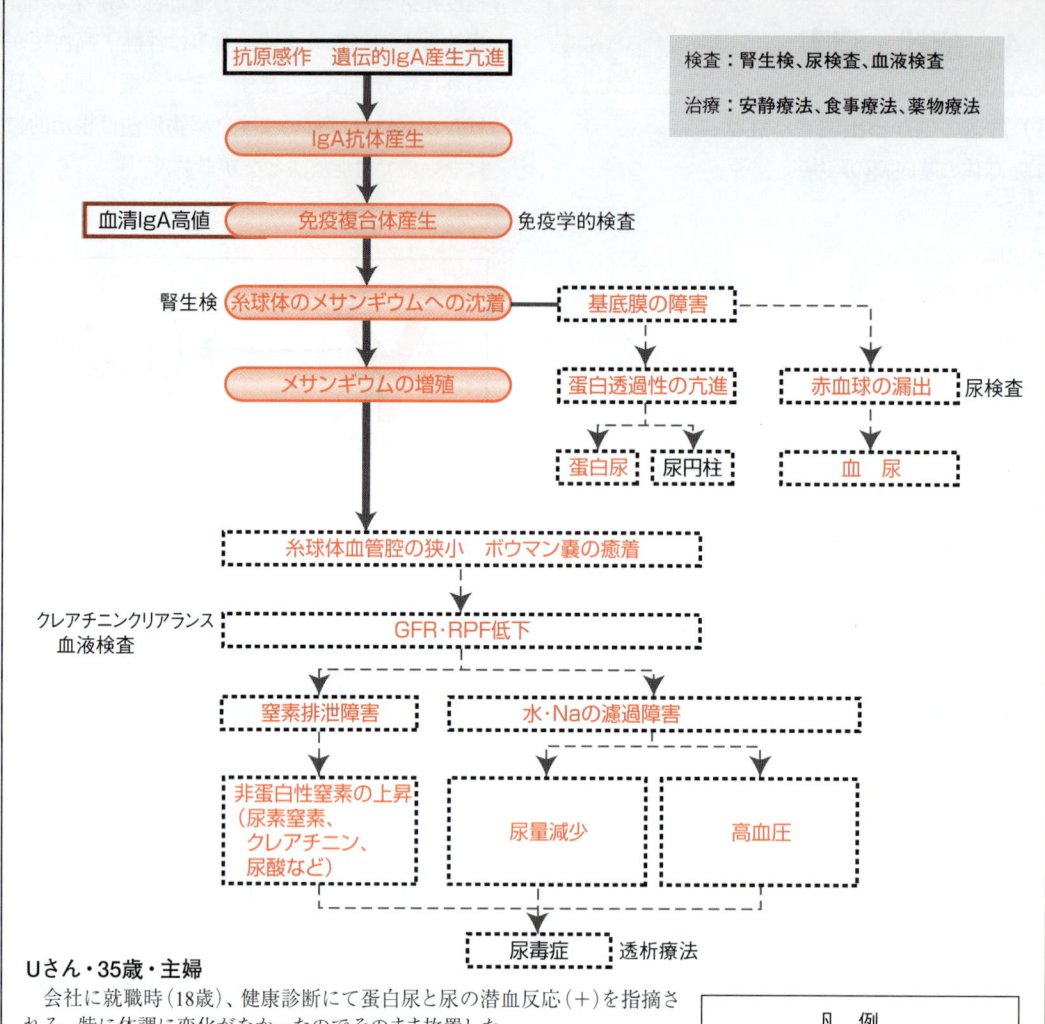

```
抗原感作　遺伝的IgA産生亢進
          ↓
      IgA抗体産生
          ↓
血清IgA高値 — 免疫複合体産生 — 免疫学的検査
          ↓
腎生検 — 糸球体のメサンギウムへの沈着 …… 基底膜の障害
          ↓                        ↓          ↓
      メサンギウムの増殖      蛋白透過性の亢進  赤血球の漏出 — 尿検査
                              ↓      ↓           ↓
                             蛋白尿  尿円柱       血尿
          ↓
      糸球体血管腔の狭小　ボウマン嚢の癒着
          ↓
クレアチニンクリアランス
血液検査   GFR・RPF低下
          ↓              ↓
      窒素排泄障害      水・Naの濾過障害
          ↓              ↓         ↓
      非蛋白性窒素の上昇  尿量減少   高血圧
      （尿素窒素、
       クレアチニン、
       尿酸など）
          ↓              ↓
              尿毒症 — 透析療法
```

Uさん・35歳・主婦

　会社に就職時（18歳）、健康診断にて蛋白尿と尿の潜血反応（＋）を指摘される。特に体調に変化がなかったのでそのまま放置した。

　26歳で第一子を妊娠する。尿蛋白（2＋）で妊娠中毒症であった。分娩後も蛋白尿が続いた。

　29歳の時、腎生検を受けIgA腎症と診断される。尿蛋白が4〜5g/日あり、予後不良といわれていた。

　31歳の時、双子を妊娠、重症妊娠中毒症で尿蛋白（3＋）、血圧162-92mmHgであった。

　33歳、尿蛋白（2＋）、クレアチニン（Cr）1.5mg/dl。血圧168-90mmHgにて降圧剤内服、塩分制限の指示が出たが忙しくて自分のことはできないと言っていた。

　34歳、尿蛋白（2＋）、Cr 1.6mg/dl、クレアチニン・クリアランス50ml/min、1日の尿蛋白量4.0g。半年後、Cr 2.2mg/dl、尿素窒素31.1mg/dl。蛋白制限の指示あり。

　その後3か月ごとに血液検査を行った。
1月　Cr 2.7mg/dl、尿素窒素57.5mg/dl。
4月　Cr 3.9mg/dl、尿素窒素41.9mg/dl。
尿量は600mlで利尿剤の内服。

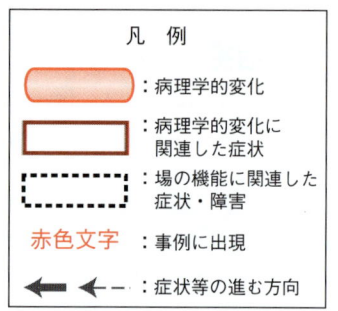

凡　例

- ■：病理学的変化
- □：病理学的変化に関連した症状
- ┈：場の機能に関連した症状・障害
- 赤色文字：事例に出現
- ⬅ ⇠：症状等の進む方向

事例の解説：慢性糸球体腎炎
岡崎みち子

1．原因

Uさんの場合どのような免疫反応が起き、IgA腎症になったのか確定できません。しかし糸球体腎炎は進行しています。進行している原因は、免疫反応が持続して起こっている可能性と腎臓への過剰な負荷が考えられます。

2．検査

糸球体が障害され、濾過機能が低下し、正常な場合は排泄されない蛋白が尿に排泄されています。尿検査によって明らかになっています。

慢性糸球体腎炎の病因を確定するための検査として腎生検が行われ、IgA腎症と診断されました。また腎臓の排泄能力を知るためにクレアチニン・クリアランス（糸球体濾過値の代行）を行っています。この値が50ml/minということは、正常の排泄能力の半分になっています。

排泄能力が低下した結果、血液中にクレアチニンや尿素窒素などが多くなります。それを知るために血液検査を行っています。

3．成り行き

免疫反応により抗原抗体結合物が糸球体に沈着し、①基底膜の損傷による症状と②糸球体の機能障害による症状を起こします。

1）糸球体の基底膜障害による症状

基底膜の障害により、本来、尿に出ない蛋白質や血液成分が尿に出て、尿蛋白（2＋）や尿の潜血反応（＋）になっています。

2）糸球体の機能障害による症状

糸球体が変性から硬化という変化を起こしています。このような変化を起こすと糸球体の血管腔が狭くなり、また腎小体の量も減り糸球体濾過量の減少が起きます。つまり糸球体機能の低下の状態になります。

Uさんは2回の妊娠と子育てにより安静や食事療法が守れないことが、変性から硬化への変化を早めていると考えられます。33歳の時にはクレアチニン・クリアランスが50ml/minになり正常の濾過量の50％になっています（クレアチニン・クリアランスの正常値は100～130ml/minで、正常を100と考え、50は50％と考えます）。

腎には予備能力があります。糸球体濾過量で50％までは予備力が減少している時期なので、老廃物の排泄に影響がありません。50以下になるとクレアチニンや尿素窒素、ここにはデータとして出ていませんがナトリウムやカリウム、リンなども濾過されずに貯留し、血液データは上昇します。

ナトリウムや水の濾過障害でUさんも高血圧になっています。また尿量は減少傾向になっています。このまま経過すると尿毒症になります。

4．治療

食事療法は血圧が高いので塩分制限をしています。また尿素窒素は蛋白質から出る老廃物なので、尿素窒素が高くなりはじめた時に蛋白制限の指示が出ました。

活動を多くすると代謝の亢進があり体内の老廃物が増加します。その老廃物の排泄をするので腎臓に負担になります。また活動することにより腎血流量も少なくなり、老廃物の除去も少なくなることが考えられます。以上の意味から安静療法が必要です。Uさんにも腎臓に負担をかけないようにし、症状の出現を遅らせるために安静療法が大切でした。しかしUさんは子育てが忙しく、安静を守ることができませんでした。

薬物療法は降圧剤の内服、利尿剤の内服が対症療法として行われています。

索引

あ
RA ················· 70、72
IgA腎症 ············ 233、234
IDDM ················· 226
悪液質 ·················· 17
悪性腫瘍 ·············· 14、16
アップルコアサイン ········ 100
アテローム硬化 ··········· 144
アトピー型喘息 ············ 39
アレルゲン ··············· 38

い
胃液 ··················· 92
異化 ·················· 228
胃癌 ················· 90、92
胃癌の肉眼的分類 ·········· 97
易出血性 ················ 16
Ⅰ型糖尿病 ·············· 226
胃腸炎 ·················· 51
一過性脳虚血発作 ········· 158
インスリン依存性糖尿病 ····· 226
インスリンの働き ·········· 226
インスリン非依存性糖尿病 ··· 226

う
ウイルス性胃腸炎 ··········· 51
ウイルス性肝炎の種類と特徴 ·· 64
ウイルヒョウ転移 ··········· 93

え・お
A型肝炎 ················· 68
NIDDM ················ 226
FAB分類 ··············· 119
壊死 ················ 12、22
炎症 ················ 12、32
炎症の五大徴候 ············ 13
エンテロトキシン ··········· 53
黄疸 ··············· 201、208

か
外因型喘息 ··············· 39
回腸 ··················· 51
潰瘍 ··················· 16
化学伝達物質 ··········· 13、38

肝硬変 ·············· 198、200
癌性胸膜炎 ··············· 85
肝性脳症 ············ 201、208
癌性腹膜炎 ············ 93、101
肝臓の機能 ············ 62、200

き
気管支喘息 ············ 36、38
気管支喘息重症度判定基準 ···· 39
気道閉塞 ················ 41
機能障害 ················ 12
急性胃腸炎 ········ 46、48、50、51
急性肝炎 ·············· 60、62
急性骨髄性白血病 ········· 122
急性白血病 ··········· 116、118
虚血 ··················· 19

く
クールボアジエ徴候 ········ 114
クモ膜下出血 ········· 172、174
クモ膜下出血の三大合併症 ··· 178
クモ膜下出血の重症度 ······ 185

け
血行性転移 ··············· 16
血栓 ·················· 144
血流量の減少 ············· 22

こ
抗原 ··················· 38
梗塞 ··················· 19
高炭酸ガス血症 ············ 40
股関節 ················ 213
呼吸不全 ················ 40
骨髄の機能 ············· 118
骨折 ··············· 24、26

さ
細菌性胃腸炎 ············· 51
細菌性肺炎 ··············· 32
サイトトキシン ············ 52
細胞の障害 ··············· 22
細胞の変性 ··············· 12

し
CRP ················ 13、19
cAMP ················· 55
C反応性蛋白 ·········· 13、19
子宮筋腫 ············ 134、138
子宮筋腫と子宮癌 ········· 197
子宮頸癌 ············ 124、126
子宮頸癌の
　国際臨床進行期分類 ······ 133
糸球体 ················ 234
子宮体癌 ··············· 126
子宮の機能 ············· 126
脂質代謝 ··············· 227
しぶり腹 ··············· 100
十二指腸 ················ 51
出血 ··············· 20、22
出血性梗塞 ·············· 18
シュニッツラー転移 ········· 93
腫瘍 ··················· 14
腫瘍の発育形式 ············ 17
腫瘤 ··················· 16
循環血液量の減少 ·········· 22
障害性の刺激 ············· 13
小腸 ··················· 51
ショック ················· 22
心筋壊死 ··············· 144
心筋梗塞 ············ 142、144
人工骨頭置換術 ··········· 213
滲出 ··················· 12
滲出液 ·················· 12
浸潤 ··················· 16
浸潤性増殖 ··············· 16
心臓の機能 ············· 144
腎の機能 ··············· 234
心不全 ················ 144

す
髄液 ·················· 174
膵癌 ··············· 106、108
膵臓 ·················· 108
髄膜 ·················· 174
頭蓋内圧亢進 ············ 186

せ・そ
赤血球の減少 ･････････････ 22
腺腫内癌 ･･････････････････ 100
喘息の病型 ････････････････ 39
早期胃癌の分類 ･･･････････ 97
造血 ･･････････････････････ 118
塞栓 ･･････････････････････ 19

た
大腿骨頸部骨折 ･･･････ 210、212
大腿骨の機能 ･････････････ 212
大腿神経伸展テスト ･････ 220
大腸 ･･････････････････････ 51
大腸癌 ･･････････････････ 98、100
蛋白代謝 ････････････････ 227

ち
腸陰窩 ････････････････････ 51
腸の機能 ･････････････････ 51
直腸癌 ････････････････････ 105
直腸腟瘻 ･････････････････ 101
直腸膀胱瘻 ･･･････････････ 101

つ・て
椎間板 ････････････････････ 219
低酸素血症 ･･･････････････ 40
転移 ･･････････････････････ 16

と
同化 ･･････････････････････ 228
糖代謝 ････････････････････ 226
疼痛 ･･････････････････････ 13
糖尿病 ･････････････････ 224、226
糖尿病の合併症 ･･･････････ 227
糖尿病の患者さんと関わる時 ･ 228
動脈硬化 ･････････････････ 144

な・に
内因型喘息 ･･･････････････ 39
内視鏡的逆行性胆管膵管造影法
　･･････････････････････････ 111
Ⅱ型糖尿病 ･･･････････････ 226
二次性二糖類分解酵素欠損症
　･･････････････････････ 51、55
二次性乳糖不耐症 ････････ 55

の
脳幹の障害 ･･･････････････ 154
脳血管攣縮 ･･･････････････ 179
脳血栓 ･･････････････････ 153、158
脳梗塞 ･･････････････････ 150、152
脳梗塞と心筋梗塞 ････････ 160
脳梗塞と脳出血 ･･･････････ 191
脳室ドレナージ ･･･････････ 187
脳出血 ････････････ 162、164、174
脳出血とクモ膜下出血 ････ 189
脳塞栓 ･･････････････････ 153、158
脳動脈瘤 ･････････････････ 180
脳の解剖・生理学的特徴 ････ 152
脳の機能 ･････････････････ 164
脳の血管 ･････････････････ 176

は
肺炎 ････････････････････ 28、30
肺炎と肝炎 ･･･････････････ 80
肺炎と肺癌 ･･･････････････ 195
肺癌 ･･･････････････････ 82、84
肺癌と胃癌 ･･･････････････ 141
肺癌の組織型分類 ････････ 89
播種 ･･････････････････････ 16
破綻性出血 ･･･････････････ 22
発熱 ･･････････････････････ 12
パンコースト型肺癌 ･･････ 85

ひ
非アトピー型喘息 ････････ 39
被殻出血 ･･････････････ 162、164
被殻の機能 ･･･････････････ 153
被殻の障害 ･･･････････････ 154
病原性大腸菌 ･････････････ 51
びらん ････････････････････ 16
貧血性梗塞 ･･･････････････ 18

ふ
Brinkman index ････････････ 88
腹水 ･･････････････････ 201、207
浮腫 ･･････････････････････ 12
プロテオグリカン ････････ 219

へ
ヘリコバクターピロリ ････ 92
ヘルニア ･････････････････ 219
変性 ･････････････････････ 12、22

ほ
ボールマンによる
　胃癌の肉眼的分類 ･･････ 97
発赤 ･･････････････････････ 12
ポリープ ･････････････････ 100
ホルネル症候群 ･･･････････ 85

ま
膜消化 ････････････････････ 52
マクロファージ ･･･････････ 13
慢性関節リウマチ ････ 70、72、76
慢性関節リウマチの分類基準 ･･ 75
慢性糸球体腎炎 ･･･････ 233、234

め・も
メサンギウム ･････････････ 234
メドゥーサの頭 ･･･････････ 209
免疫グロブリン ･･･････････ 38
門脈圧亢進 ･･･････････････ 201

よ
腰椎椎間板ヘルニア ････ 218、222

ら～ろ
ラクターゼ ･･･････････････ 55
ラセーグテスト ･･･････････ 220
裏急後重 ･････････････････ 100
良性腫瘍 ･･････････････ 14、16
リンパ行性転移 ･･･････････ 16
レンズ核線条体
　動脈領域脳梗塞 ････････ 153
漏出性出血 ･･･････････････ 22
ロタウイルス ･････････････ 52

プチナースブックス

自分で描ける病態関連図

2000年5月10日　第1版第1刷発行	著者代表	山岸　節子
2023年2月8日　第1版第23刷発行	発行者	有賀　洋文
	発行所	株式会社　照林社
		〒112-0002
		東京都文京区小石川2丁目3-23
		電　話　03-3815-4921（編集）
		03-5689-7377（営業）
		http://www.shorinsha.co.jp/
	印刷所	大日本印刷株式会社

● 本書に掲載された著作物（記事・写真・イラスト等）の翻訳・複写・転載・データベースへの取り込み、および送信に関する許諾権は、照林社が保有します。

● 本書の無断複写は、著作権法上での例外を除き禁じられています。本書を複写される場合は、事前に許諾を受けてください。また、本書をスキャンしてPDF化するなどの電子化は、私的使用に限り著作権法上認められていますが、代行業者等の第三者による電子データ化および書籍化は、いかなる場合も認められていません。

● 万一、落丁・乱丁などの不良品がございましたら、「制作部」あてにお送りください。送料小社負担にて良品とお取り替えいたします（制作部☎0120-87-1174）。

検印省略（定価はカバーに表示してあります）
ISBN4-7965-2038-4
©Setsuko Yamagishi/2000/Printed in Japan